中国科学院教材建设专家委员会规划教材
全国高等院校精品课程教材

供临床、预防、基础、护理、影像、检验、麻醉、中西医结合、口腔、药学、法医等专业使用

药　理　学

主　编　凌保东
副主编　周岐新　黄仁彬
编　者　（以姓氏笔画为序）

刘　毅	川北医学院	周春阳	川北医学院
许小林	右江民族医学院	金　英	辽宁医学院
杨兴海	三峡大学医学院	高允生	泰山医学院
辛志伟	成都医学院	凌保东	川北医学院
范新田	北华大学药学院	黄仁彬	广西医科大学
周　红	第三军医大学	谢文利	天津武警医学院
周岐新	重庆医科大学	雷　军	川北医学院
周黎明	四川大学		

编委会秘书　刘　毅

科学出版社
北　京

内 容 简 介

本教材为中国科学院教材建设专家委员会规划教材,共**40**章,编写中在继承我国药理学教学传统的同时,还具有以下特点:①在保证“三基”的基础上,尽量做到简明扼要,使学生更好更快地吸收本学科知识,减轻学生负担,达到事半功倍之目的;②对一些章节进行合并,简化层次。③减少重复内容,缩减篇幅;④具体涉及的章节做如下处理:在总论添加新药研究开发;将传出神经系统用药归纳为四章:拟胆碱药、抗胆碱药、拟肾上腺素药、抗肾上腺素药,对传出神经系统概论不单独列章,其内容融入相关章节;有机磷酸酯类中毒及解救药放在新增章节“中毒与解毒药”;钙通道阻滞药、肾素-醛固酮系统药理、影响自体活性物质的药物不单独成章;删减中枢神经系统药理学概论、中枢兴奋药、性激素与避孕药、影响免疫功能的药物。

本教材主要供高等医药院校学生教学使用,也适用于临床医生和其他医学专业人员学习、参考。

图书在版编目(CIP)数据

药理学 / 凌保东主编 . —北京:科学出版社,2009

(中国科学院教材建设专家委员会规划教材·全国高等院校精品课程教材)

ISBN 978-7-03-026378-0

Ⅰ. 药… Ⅱ. 凌… Ⅲ. 药理学-高等学校-教材 Ⅳ. R96

中国版本图书馆 CIP 数据核字(2010)第 006462 号

策划编辑:李国红 邹梦娜 / 责任编辑:邹梦娜 / 责任校对:朱光光

责任印制:赵 博 / 封面设计:黄 超

科学出版社 出版

北京东黄城根北街16号

邮政编码:100717

http://www.sciencep.com

新科印刷有限公司 印刷

科学出版社发行 各地新华书店经销

*

2009年12月第 一 版 开本:850×1168 1/16

2017年8月第十一次印刷 印张:21 3/4

字数:672 000

定价:49. 80 元

如有印装质量问题,我社负责调换

序

药理学是连接基础医学与临床医学、医学与药学的桥梁，其系统性强、关联学科多、知识面广。随着生命科学和现代技术的发展及其在药理学研究中的应用，药理学学科进展迅猛。为了给我国高等医药院校药理学教学提供一本既继承我国药理学教学传统，又适当反映学科新进展的教材，受科学出版社邀请，川北医学院凌保东教授组织全国 10 余所医药院校教学、科研一线的药理学专家、教授编写了本教材。

本教材的编写思路来源于教育部启动的我国高等学校教学质量与教学改革工程，顺应了高等院校教材建设发展的新趋势。编写过程中，一方面遵循教育部提出的“思想性、科学性、先进性、启发性、实用性”的原则，注重“基础理论、基本知识、基本技能”的培养，另一方面顺应教育部提出的推进高等教育创新、深化教育教学改革、加大精品教材建设、提高人才培养质量的教育教学改革精神，及时反映教育观念的更新及教学研究和课程改革的成果。本书在保留经典教学内容的同时，也适当介绍了药理学的最新概念、技术与成就，以及比较重要的新药等；对与医学相关的药理学理论与机制进行了较系统的阐述，既体现基础与临床的结合及学科间的交叉融合，又体现素质教育和创新能力及实践能力的培养，也较好地解决了传统药理学教学与现代药理学快速发展之间的矛盾，有利于学生完整、准确地掌握药理学内容，有利于促进我国高等医药院校药理学教学质量的提高。

本教材在内容、形式上有许多革新之处：① 作者根据药理学教学实际，结合多年教学、科研经验，以药理学“三基”为重点，在保证教材“五性”的基础上进行大胆取舍，做到内容新颖、材料精选、深入浅出，并适当反映了药理学学科发展的动向及进展。② 对一些章节进行了合并，减少了重复内容，如在总论中添加“新药研究开发”一章；将“传出神经系统概论”内容纳入相应的“拟胆碱药”、“抗胆碱药”、“拟肾上腺素药”、“抗肾上腺素药”；删减中枢神经系统药理学概论、中枢兴奋药、性激素与避孕药、影响免疫功能的药物等。③ 作者队伍年轻化，且均为学术水平较高、教学经验丰富并长期工作在教学第一线的骨干。④ 教材读者定位明确、服务教学：适应高等医药院校 5 年制临床、预防、基础、口腔、麻醉、影像、药学、检验、护理、法医等专业学生使用。⑤ 排版印刷方面，设计精美、图文并茂、双色印刷、清晰醒目、品质优良。

当前，高等医药院校、特别是人口密集的中西部地区的高等医药院校涌现出一批长期工作在教学、科研第一线、学术水平高、教学经验丰富的专家、教授，在此背景下，本书特别邀请了四川大学、重庆医科大学、第三军医大学、广西医科大学、三峡大学、北华大学、泰山医学院、辽宁医学院、天津武警医学院、右江民族医学院、成都医学院的药理学专家、教授参与编写，由于他们对教学观念、教学手段、教学内容和课程结构改革有更为深入的体会，从而保证了本教材的高质量、高标准。

谨以此文，权当为序，并予推荐。

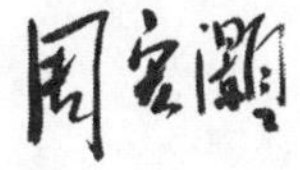

2009 年 10 月 20 日

前　　言

《药理学》一书是在教育部启动精品课程建设工作的背景下，由科学出版社组织编辑出版的全国高等医药院校精品课程系列教材之一。本教材可供临床、基础、预防、护理、影像、检验、麻醉、中西医结合、口腔、药学、法医等专业学生使用，也可作为相关人员的参考用书。

本教材由四川大学、重庆医科大学、第三军医大学、广西医科大学、北华大学医学院、三峡大学医学院、辽宁医学院、泰山医学院、天津武警医学院、右江民族医学院、成都医学院、川北医学院共十二所院校的专家教授共同编写完成。编委会成员多是各院校的博士或硕士生导师，而且长期工作在药理学教学科研第一线，具有丰富的教学经验和较强的科研能力。

本教材重视教学内容和课程体系改革，遵循“思想性、科学性、先进性、启发性和实用性”的原则，突出以下几个方面的特点：①在保证“三基”的基础上，尽量做到简明扼要，使学生更好更快地吸收本学科知识，减轻学生负担，达到事半功倍之目的；②对一些章节进行合并，简化层次；③减少重复内容，缩减篇幅；④具体涉及的章节做如下处理：在总论添加新药研究开发；将传出神经系统用药归纳为四章：拟胆碱药、抗胆碱药、拟肾上腺素药、抗肾上腺素药，对传出神经系统概论不单独列章，其内容融入相关章节；有机磷酸酯类中毒及解救药放在新增章节“中毒与解毒药”；钙通道阻滞药、肾素-醛固酮系统药理、影响自体活性物质的药物不单独成章；删减中枢神经系统药理学概论、中枢兴奋药、性激素与避孕药、影响免疫功能的药物。

川北医学院和科学出版社对本教材的编写和出版给予了大力支持。川北医学院药理教研室的同仁和硕士研究生协助全书的审定，做了大量细致而卓有成效的工作。在此谨向关心、支持和参加编写本教材的全体人员表示衷心的感谢！

本教材编委们同心协力、严谨认真、努力探索，力争编写出高水平的教材，为我国的高等医学教育贡献一份力量。但由于时间关系以及水平有限，书中难免不足之处，恳请各位同仁及读者给予指正。

凌保东

2009 年 10 月 20 日

目　录

第1章 绪言

第一节 药理学的性质与任务

一、药　物

药物(drug)是指能影响机体的生化过程、生理功能及病理状态，用于治疗、诊断、预防疾病和计划生育的化学物质。药物可来源于植物、动物和矿物或其有效成分，也可人工合成，随着科学技术的发展，产生了生物技术药物即各类生物制品如基因工程产品。药物具有明确的作用、适应证、用法、用量。药物与毒物(toxicant)之间并无严格界限，毒物是指较小剂量就能损害人体健康的化学物质。药物的剂量过大可能产生毒性反应。

二、药理学及其研究内容

药理学(pharmacology)是研究药物与机体(含病原体、肿瘤细胞)间相互作用及作用规律的一门学科。药理学的研究内容：①药物效应动力学(pharmacodynamics)简称药效学，研究药物对机体的作用及其规律，包括药物的药理作用、作用机制、临床应用及不良反应等。②药物代谢动力学(pharmacokinetics)简称药动学，研究机体对药物处置过程的动态变化，包括药物在体内的吸收、分布、转化(代谢)和排泄的过程以及血药浓度随时间而变化的规律。药效学及药动学两个过程是同时进行又相互联系的，并受很多因素影响，故药理学还要研究影响药效学及药动学的因素。

药理学在指导临床合理用药与新药开发研制中起着重要作用，它是基础医学与临床医学、医学与药学的桥梁学科。

三、药理学的学科任务

(1) 在阐明药效学及药动学的基础上，为临床合理用药防治疾病提供理论依据，以充分发挥药物治疗效果，避免或减少不良反应。

(2) 研究和开发新药，发现药物的新用途。

(3) 与其他生命科学的研究相互促进。

药理学作为一门综合性医学机能学科，其理论与生理学、生物化学、病理生理学、微生物学、寄生虫学、免疫学、分子生物学及药物化学等相互渗透，并借助于这些学科的技术与手段开展研究，因此学习药理学必须注意密切联系相关的基础医学知识，以加深对药理学内容的理解。

四、药理学的研究方法

(一) 实验药理学方法

用健康动物(包括清醒动物和麻醉动物)或其器官、组织、细胞、亚细胞、受体分子等为实验对象，进行药效学和药动学的研究，实验药理学方法对于研究药物作用、作用机制及药物代谢动力学的过程具有重要意义。

(二) 实验治疗学方法

用病理模型动物或组织器官为实验对象，研究药物治疗作用，也包括药物在体外对培养细菌、寄生虫及肿瘤细胞等作用的研究。

(三) 临床药理学方法

以健康志愿者或病人为对象，进行药物的药理学研究，并对药物的疗效和安全性进行评价，一方面进行新药临床试验，促进新药开发，另一方面推动药物治疗学发展，确保临床合理用药。

第二节 药物学与药理学发展简史

一、药物学阶段

从远古时代起，人类在自然界谋求生存的经历中逐渐积累了对药物的认识，在有文字以后，这些经验被记录下来，形成了一些文明古国(如古埃及、巴比伦、印度和中国)最早的药物学著作。祖国医学历史悠久，早在公元1世纪就有

《神农本草经》，收载药物365种和疾病疗法120种。公元7世纪(659年)，唐代的《新修本草》是我国，也是世界上第一部由政府颁布的药典，收载天然药物884种，比西方最早的纽伦堡药典早883年。明代伟大的医药学家李时珍，汇集16世纪以前八百多种先贤典籍，广采众长，亲身实践，三易其稿，历时27载，于1596年完成巨著《本草纲目》。全书共52卷，约190万字，收载药物1892种、插图1160幅，附方11000余条，并提出了药物科学分类法。该书不仅是传统医药经典著作，也是世界闻名的药物学巨著，已译成英、日、朝、法、德、俄、拉丁文语等七种文字流传世界，对促进祖国医药及世界药学的发展，作出了杰出贡献，至今仍是有重要参考价值的药物学巨著。在这个阶段，对药物的认识与记载是全方位的，包括药物的来源、辨识、采集、炮制、作用、应用、毒副作用等。

二、药理学阶段

随着现代科学技术的发展，对药物的研究逐渐分支，形成如生药学、药物化学、药剂学、药理学、毒理学等。药理学的形成起源于欧洲，其标志为纯化合物的出现，使药物能精确定量、重复给药的进行动物实验。这期间有影响的事件：1803年德国化学家Serturner首先从鸦片中提出吗啡，并用犬进行镇痛研究。1819法国Magendie用青蛙经典实验确定了士的宁的作用部位。以后相继从植物药中不断提纯多种有效成分，如依米丁、奎宁、阿托品等，并利用整体动物及离体器官开展药理学试验。在此基础上，德国Buchheim(1820—1879)建立了世界上第一个药理实验室，创立了实验药理学，并写出第一本药理学教科书，使药理学正式成为一门独立学科。英国生理学家Langley(1852—1925)根据阿托品与毛果芸香碱对猫唾液分泌的拮抗作用研究，提出受体概念，为受体学说的建立奠定了基础。20世纪初，德国Ehrlich用自制的砷凡钠明治疗梅毒，Domagk发现磺胺药能治疗细菌感染，从此开创了化学合成药物的新纪元。英国Fleming及Florey对青霉素的发现和成功用于临床，使人类步入伟大的抗生素时代。20世纪30年代到50年代是新药发展的黄金时期，现在临床上常用的药物，如磺胺类药物、抗生素、合成的抗疟药、抗组胺药、镇痛药、抗高血压药、抗精神失常药、抗癌药、激素类药物以及维生素类中许多药物均是在这一时期研制开发的。Waston和Crick于1953年发现DNA双螺旋结构，对蛋白质和酶等大分子化合物的结构和功能有了深入的了解，推动了药理学的发展。Numa应用克隆技术成功克隆乙酰胆碱受体亚单位，为百年受体理论得到实验证实。20世纪80年代以来，随着单克隆抗体、基因克隆、通道电流测定、磁共振、X线衍射、配体构象计算机测算等技术的发展，各种与药物作用的受体分子、药物结合蛋白、靶酶被成功克隆，使药理学的研究从系统、器官水平深入到细胞、亚细胞和分子水平，特别是基因工程药物问世，大大促进了新药的研究与开发。

随着自然科学技术及生理学、生物化学、细胞生物学、分子生物学等学科，特别是单克隆、基因重组及基因敲除等技术的发展，药理学已发展成为与生物物理学、生物化学以及分子生物学等多学科密切联系的一门综合学科，从而促使药理学出现了许多分支，如生化药理学、细胞药理学、分子药理学、遗传药理学、受体药理学、神经药理学、时辰药理学、生殖药理学、临床药理学等。展望未来，利用现代科学技术，将推动现代药理学向更深层发展，为临床药物治疗展示出更广阔的前景。

(凌保东)

第2章 药物效应动力学

药物效应动力学(pharmacodynamics)研究药物对机体的作用,主要是阐明药物与机体(含病原体和肿瘤)细胞靶位结合后引起的生理或生化反应及其作用机制。旨在为临床合理的药物治疗及新药的研究开发提供理论基础。

第一节 药物的基本作用

药物作用(drug action)是指药物与药物靶位(受体或酶等)结合并产生一定初始反应,继而引起机体组织器官功能的改变称药理效应(pharmacological effect)。如去甲肾上腺素与血管平滑肌上的 α 受体结合并兴奋该受体为其药物作用,对 α 受体激动后使血管收缩和血压上升则为药理效应。通常并不将药物作用和药理效应严格区分。

一、兴奋与抑制作用

药物是通过改变机体固有的生理、生化功能而起作用,使原有功能增强称兴奋(excitation),如咖啡因兴奋中枢、呋塞米增加尿量;使原有功能减弱称抑制(inhibition),如地西泮催眠、普萘洛尔减慢心率。过度兴奋可产生惊厥,亦可转入衰竭,过度的抑制可引起麻痹。同一药物也可表现出相反或双向效应,如阿托品因解除迷走神经对心脏的抑制而使心率加快,但对胃肠平滑肌则引起抑制。甚至有的药物对同一类组织亦可产生不同的效应,如肾上腺素使骨骼肌血管舒张,而对内脏血管则引起收缩。

二、局部作用与吸收作用

根据药物作用范围又分为局部作用(local action)与吸收作用(absorptive action)。前者指药物无须吸收入血,就在用药局部呈现的直接作用,如普鲁卡因的局麻作用,抗酸药中和胃酸的作用。后者指药物吸收入血液循环后,分布到各靶组织器官而呈现的作用,又称全身作用。

三、特异性和选择性

多数药物是通过化学反应而产生药理效应的,这种化学反应的专一性使药物的作用具有特异性(specificity),例如吗啡特异性激动阿片受体,而对其他受体无明显影响。药物作用特异性的物质基础是药物的化学结构。

药理效应的专一性称为选择性(selectivity),指药物往往只对少数组织器官或病原体产生明显的作用。如麦角新碱选择性兴奋子宫平滑肌;青霉素选择性杀灭革兰阳性细菌。选择性低的药物,作用范围广,可影响机体多种功能,临床应用时针对性不强,副作用较多,如阿托品。但就抗菌药而言,对病菌不明的感染,抗菌谱广是其优点。选择性高的药物作用范围窄,应用时针对性强,特效意义较大,副作用较少。但选择性作用具有相对性,随剂量增加效应也会变得广泛,如咖啡因选择性兴奋大脑皮质引起苏醒,剂量过大亦可兴奋脊髓而致惊厥。

药物作用的选择性是对药物进行分门别类的基础,也是临床选择用药的根据。

药物的选择性与药物在体内的分布、组织细胞的结构及生化特点的差异有关。

四、药物作用的双重性

(一)治疗作用

凡符合用药目的,达到防治疾病的作用称治疗作用(therapeutic action),包括对因治疗与对症治疗。

1. 对因治疗(etiological treatment) 指消除原发致病因素的治疗,以达到彻底治愈疾病的目的。如抗生素杀灭体内病原微生物;解毒药促进体内毒物消除等。此外,替代治疗(replacement therapy),如补充营养物或代谢物质不足,也起到部分对因治疗作用。

2. 对症治疗(symptomatic treatment) 指改善疾病症状的治疗,如阿司匹林的解热镇痛作用。

一般说来更重视对因治疗，但对诊断不明，或一些重危急症，如休克、心衰、脑水肿、高热、惊厥等，对症治疗对维持重要的生命指标，争取对因治疗的时间更为迫切。因此临床用药应根据病人的具体情况，急则治标（对症）、缓则治本（对因）、或标本兼治的原则，妥善处理好二者相辅相成的关系。

（二）不良反应

不良反应（adverse reaction，ADR）是指不符合用药目的并给病人带来不适，甚至有危害的反应。多数不良反应是药物固有作用的延伸，一般可预知，少数较严重的不良反应，给患者造成难以恢复的伤害称药源性疾病（drug-induced disease）如链霉素引起耳聋。常见的药物不良反应有：

1. 副作用（side effect） 是指药物在治疗量时，出现的与治疗目的无关反应。副作用一般较轻，多数是可逆性功能变化，副作用的原因是药物作用选择性低，作用广泛所致，当某些效应被用作治疗目的时，其他效应就成了副作用，故副作用具有：可预知、不易避免、随用药目的不同可发生转化。

2. 毒性反应（toxic reaction） 是指用药剂量过大或蓄积过多时发生的危害性反应。一般较重，可预知，也是一种可以避免的不良反应。有时由于病理状态，遗传缺陷或合并用药使机体敏感性增加，即使治疗量也可出现毒性反应。短期内用药过量引起的毒性称急性毒性（acute toxicity），以损害呼吸、循环和神经系统为主。长期用药体内蓄积过多而逐渐产生的毒性称慢性毒性（chronic toxicity），常损伤肝、肾、骨髓及内分泌功能。定期检查血液及尿液等有关生化指标，掌握好用药剂量，给药间隔及控制疗程，是预防毒性反应的重要措施。

致畸（teratogenesis）、致癌（carcinogenesis）、致突变（mutagenesis）的“三致”反应属慢性毒性范畴，是药物损伤了细胞遗传物质所致的特殊毒性作用。可用来评价药物的安全性。早期妊娠是致畸敏感期，必须避免使用致畸及可能致畸的药物。

3. 后遗效应（residual effect） 指停药后血药浓度已降至阈浓度以下时仍残存的药理效应。如服用长效巴比妥类催眠药后，次晨仍感困倦乏力的现象。

4. 停药反应（withdrawal reaction） 指长期用药后突然停药，使原有疾病复发或加剧的反应，又称“反跳”。如久服可乐定降血压，停药次日血压又急剧回升。

5. 变态反应（allergic reaction） 是机体接受药物刺激后发生的异常免疫反应，可引起生理功能障碍或组织损伤。非肽类药物可作为半抗原与机体蛋白结合成全抗原后，刺激体内产生抗体（一般7～10日），当再次接触抗原时即引起免疫反应，也称过敏反应（hypersensitive reaction），常见于过敏性体质的病人。尽管发生率较低但对机体危害性大，一般不可预知，过敏反应的性质与药物原有效应无关，反应程度与剂量无关。不同的药物、不同的个体其过敏反应的临床表现差异很大，症状轻重不一，轻则皮炎、皮疹、药热，重则骨髓抑制、肝、肾功能损害、休克甚至死亡。一般停药后可恢复，再次用药可再次发生。防止变态反应的主要措施是全面了解患者的过敏史及熟悉可能引起变态反应的药物。有些药用前应进行皮肤过敏试验，如青霉素、链霉素，皮试阳性者禁用。

6. 特异质反应（idiosyncratic reaction） 指少数人因先天遗传性异常，而导致对某些药的反应特别敏感，反应性质与药物固有作用基本一致，反应的程度与剂量成比例。如葡萄糖-6-磷酸脱氢酶（G6PD）缺乏者，服伯氨喹或磺胺药后极易引起急性溶血。

7. 耐受性（tolerance） 长时间连续用药后机体对药物的敏感性降低，其出现一般较慢，程度较轻，如增加剂量亦可达到原有的药理效应，这种现象称耐受性。快速耐受性（tachyphylaxis）指药物在短时间内反复用药后药效递减直至消失，如麻黄碱在静脉注射三四次后升压反应逐渐消失。这是由于其作用机制在于促进神经末梢释放儿茶酚胺，当释放耗竭时即不再起作用。

8. 耐药性（drug resistance） 反复用药后导致病原体、肿瘤细胞对化学治疗药物敏感性降低的现象，也称抗药性。

9. 依赖性（dependence）**与药物滥用**（drug abuse）

1）躯体依赖性（physical dependence）：有些药物在连续使用后能使机体对药物产生一种适应性状态，这时如突然停药，机体的生理功能就发生紊乱，出现一系列严重反应即戒断症状（withdrawal syndrome），此现象称为躯体依赖性。

2）精神依赖性（psychic dependence）：长期连续用药后突然停药，产生对用药的渴求（craving），导致用药者不择手段地去寻求药物以满足自己的欲望，此为精神依赖性。能产生药物依赖性的药物包括麻醉药品（narcotics）和精神药物（psychotropic substances），两者统称为精神活性药物（psychoactive drugs），属于特殊药品，受国际公约及各国相关法规管制。

笔记栏

3）药物滥用：指无病情根据地大量长期地使用具有依赖性潜质的药物（即精神活性药物），造成用药者对该药的依赖性，由此造成健康损害并带来一系列严重的社会问题。

第二节　药物的量-效关系

在一定范围内同一药物药理效应的强弱与剂量大小或浓度高低呈一定比例关系，即剂量-效应关系（dose-effect relationship），简称量-效关系。因药理效应与血药浓度更密切，故也常称浓度-效应关系（concentration-effect relationship）。通过量-效关系研究，可定量分析和阐明药物剂量（或浓度）与效应的规律，有助于深入认识药物作用的性质，为临床确定安全剂量、制定给药方案提供依据。

一、药物量-效曲线

以药理效应强度（*E*）为纵坐标，药物剂量或浓度（*C*）为横坐标作图，即得量-效曲线（dose-effect curve）以表示量-效关系。

（一）剂量的概念

用药的量称剂量（dose）。按剂量大小与药效的关系，剂量又分为：

1. 阈剂量（threshold dose）　即最小有效量（minimal effective dose）指引起药理效应的最小剂量。

2. 治疗量（therapeutic dose）**或常用量**　是对大多数人安全而有效的剂量，比最小有效量大，比极量小的剂量。医生按患者具体情况一般在常用量范围内增减。

3. 极量（maximal dose）　是药典对药品规定的最大允许用量，又称最大治疗量。它大于常用量，小于最小中毒量，是临床安全用药的极限，超过极量很容易引起毒性反应，因此处方时一般不用极量，更不得超过极量，否则造成意外事故，医生应负法律责任。

4. 中毒量及致死量　超过极量引起毒性反应的剂量称中毒量（toxic dose），引起毒性反应的最小剂量称最小中毒量。引起中毒致死的剂量称致死量（lethal dose）。

（二）量反应与质反应

药物所产生的效应有的可以定量、有的则只能定性，因此药理效应按性质就分为量反应及质反应，相应有量反应量-效曲线及质反应量-效曲线。

1. 量反应（graded response）　指药理效应的强弱呈连续性量的变化，可以用数或量表示者（属计量资料），有可测定的数据值，这类反应称量反应。如心率快慢、血压高低、血糖水平，肌肉张力程度等，以效应强度（*E*）为纵坐标，药物剂量或浓度（*C*）为横坐标作图，所得曲线称量反应量-效曲线，为一先陡后平的曲线，横坐标改用对数剂量或浓度（lg*C*）则曲线呈对称“S”形（图 2-1）。

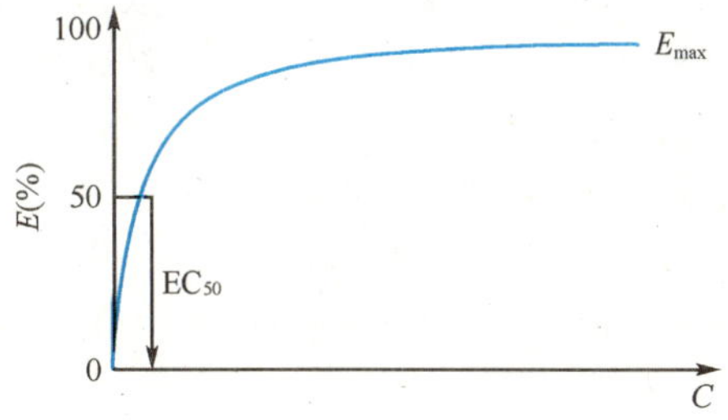

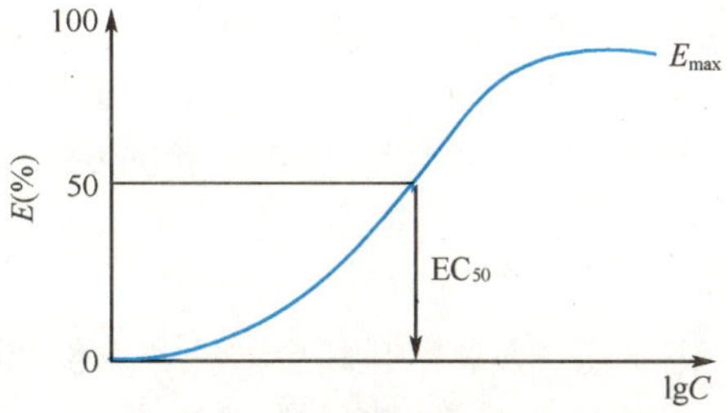

图 2-1　量反应的量-效曲线

2. 质反应（quantal response）　指药理效应不能定量，仅有质的差别，只有阳性或阴性、全或无之分，这类反应称质反应（属计数资料）。如死亡、惊厥、麻醉、哮喘等出现与否。效应指标一般是阳性反应率，在单个指标中其阳性率的分布基本呈正态分布型，如以累加阳性率与对数剂量（或浓度）作图，则质反应的量-效曲线也呈对称“S”形（图 2-2）。

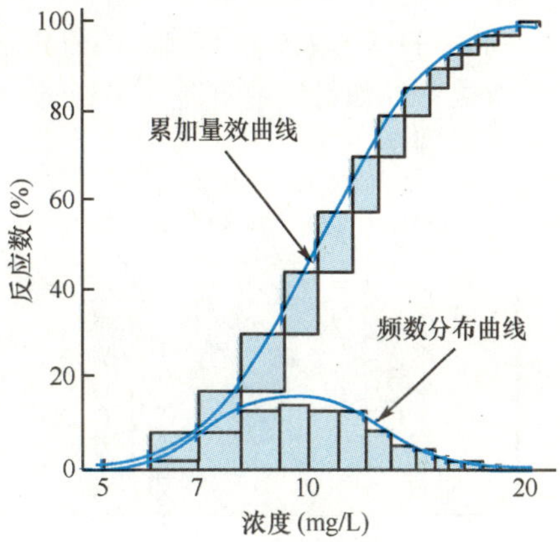

图 2-2　质反应的量-效曲线

笔记栏

二、量-效关系的药效学参数

根据量效曲线可获得一系列的药效学参数。

(一) 效能与效价强度及曲线斜率

1. 效能(efficacy) 是指药物所能产生的最大效应(maximal effect, E_{max}),此时再增加剂量效应也不会增强,反而只能引起毒性。效能反映药物的内在活性,由药物固有性质所决定。高效能药物所产生的效应,是低效能药物无论多大剂量也无法产生的。如吗啡是高效能镇痛药能解除剧痛,而阿司匹林无论怎样增加剂量也不能解除剧痛。

2. 效价强度(效价,potency) 指引起一定效应时所需剂量的大小,常用50%最大效应剂量来表示。所需剂量越小,效价强度越大,即效价强度与等效剂量成反比。效价强度部分取决于药物与受体的亲和力以及药物-受体偶联产生反应的效率。常用于同类药物之间等效剂量(能引起同等效应的剂量)比较。等效剂量小者效价强度大。如吗啡与哌替啶的等效剂量分别为10mg、100mg,说明吗啡的效价强度比哌替啶强10倍。

临床选择药物时应结合效能和效价强度综合考虑。图2-3是几种利尿药的量-效关系曲线,图中呋塞米比氢氯噻嗪的效能高,故在需要强效利尿时如急性肾功能衰竭、急性肺水肿时选择呋塞米而不能选择氢氯噻嗪;但在同等效应时,氢氯噻嗪比呋塞米所用剂量小,说明氢氯噻嗪的效价强度强于呋塞米,因此,临床上对一些轻中度水肿常用氢氯噻嗪而不用呋塞米。

3. 斜率(slope) 量-效曲线效应量的16%~84%区段大致成直线,斜率指该段曲线与横坐标夹角的正切值。斜率大的药物在药量微小增减就能显著改变药物效应,斜率小的药物较温和。所以,斜率的大小也是临床选药和制定剂量的依据之一。如针对有严重不良反应的药物应谨慎增加剂量。

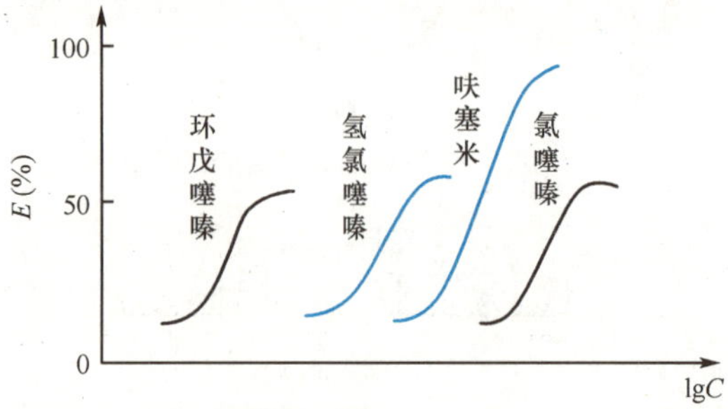

图2-3 几种利尿药效能及效价强度的比较

(二) 半数有效量、半数中毒量、半数致死量

1. 半数有效量(median effctive dose, ED_{50})**或半数有效浓度**(median effctive concentration, EC_{50}) 是指能引起50%的效应(量反应)或50%阳性反应(质反应)的剂量或浓度。

2. 半数中毒量(median toxic dose, TD_{50})**或半数中毒浓度**(median toxic concentration, TC_{50}) 是指引起半数动物中毒时的剂量或浓度。

3. 半数致死量(median lethal dose, LD_{50}) 指能引起半数动物死亡的剂量,LD_{50}越大,药物毒性越小,LD_{50}常用于临床前药理研究检测药物毒性的大小。

(三) 药物的安全性评价

药物具有不良反应,临床用药时需注意药物安全性,评价药物安全性的指标有:

1. 治疗指数(therapeutic index, TI) 是LD_{50}与ED_{50}比值,一般讲TI越大越安全。

$$治疗指数(TI)=\frac{半数致死量(LD_{50})}{半数有效量(ED_{50})}$$

鉴于治疗指数未考虑到药物达到最大效应时的毒性情况,故单用治疗指数不能完全严格地反映药物的安全性。

如图2-4所示,A、B两药的LD_{50}及ED_{50}相同,因此TI相等,但两药的量-效曲线的斜率并不相同,B药表示疗效的曲线与表示毒性的曲线首尾有重叠,即LD_5小于ED_{95},未达最大效应时已有动物死亡。而A药首尾无重叠,在ED_{95}和ED_{99}时仍无动物死亡,故A、B两药虽然TI相等,但实际是A药比B药安全,因此单用治疗指数不能完全反应药物的安全性。

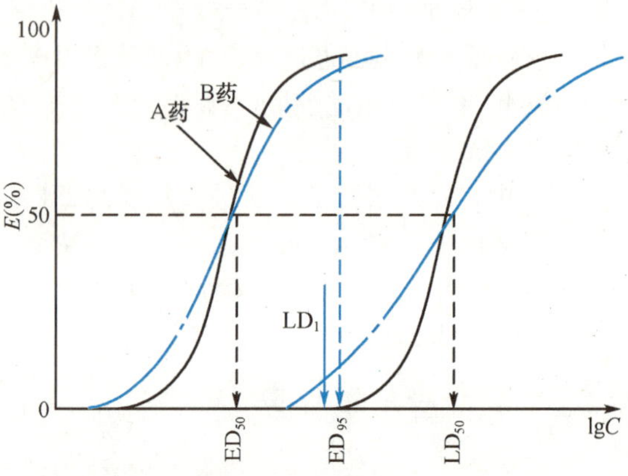

图2-4 药物效应和毒性的量-效关系

2. 安全范围(margin of safety) 是指5%

致死量(LD_5)与 95%有效量(ED_{95})之间的距离，距离越大越安全。

3. 可靠安全系数(certain safety factor)　是指 1%致死量(LD_1)与 99%有效量(ED_{99})的比值，若系数<1，说明有效量与致死量仍有重叠是不安全的。

(四) 个体差异

生物的个体差异现象普遍存在。如同等剂量的药物对不同个体产生不完全一致的反应；达到相同效应所需的药物剂量在不同个体间也存在明显差异。即同一剂量在不同个体可引起不同效应，而相同效应可由不同剂量引起。

第三节　药物作用机制

药物作用机制(mechanism of drug action)是研究药物如何与机体不同靶细胞结合，又如何发挥作用的，有助于深入阐明药物作用的本质。药物作用机制十分复杂，已知作用靶位几乎涉及生命活动所有环节，因此作用机制的研究，常常从对细胞生理及生化过程的影响去探讨。现将作用机制简介如下：

一、理 化 反 应

有些药物以其本身理化性质与靶细胞间通过沉淀、吸附、络合、脂溶、酸碱中和或改变渗透压等简单的理化作用而产生药理效应，这类作用机制与化学结构关系不大，又称非特异性药物作用机制。如口服抗酸药中和胃酸治疗溃疡病；静注甘露醇提高血浆渗透压，使组织脱水治疗脑水肿；二巯基丁二酸钠能络合砷、汞而解除砷汞中毒。

二、参与或干扰细胞代谢

有些药物以补充体内某种缺乏物质而产生药理效应。如铁盐、钙盐、钾盐以及各种维生素。另有些药物的化学结构与机体或病原体的正常代谢物质很相似，作为伪代谢物掺入到代谢过程，干扰该物质代谢而起作用，如抗代谢药类抗癌药、干扰细菌叶酸代谢起抑菌作用的磺胺药等。

三、影响酶的活性

对酶产生抑制或激活是药物作用的一种重要机制。如奥美拉唑抑制胃黏膜壁细胞 H^+-K^+-ATP 酶抑制胃酸分泌；卡托普利抑制血管紧张素转换酶；苯巴比妥诱导肝药酶；氯解磷定恢复胆碱酯酶的活性。有些药本身是酶的底物，如左旋多巴在纹状体经酶转化成多巴胺而起作用；有些药本身就是酶，如胃蛋白酶。

四、影响生理物质的合成、释放与转运

如阿司匹林通过抑制前列腺素合成起解热镇痛作用；小剂量碘促进甲状腺激素合成，而大剂量碘则阻止其释放起抗甲状腺作用；苯甲双胍通过促胰岛素释放而降低血糖。

许多无机离子，神经递质及一些代谢物，在体内主动转运需要载体，有些药物是通过干扰载体转运而发挥作用。如呋塞米在肾小管抑制 Na^+-K^+-$2Cl^-$ 共同转运系统，减少 NaCl 重吸收而起排钠利尿作用；又如丙磺舒竞争性抑制肾小管对弱酸性代谢物的主动转运载体，减少尿酸再吸收而防治痛风病。

五、影响离子通道

细胞膜上主要有 Ca^{2+}、K^+、Na^+ 及 Cl^- 等离子通道。有些药物直接作用离子通道改变其构象，使通道开放或关闭，影响离子转运而发挥作用。如局部麻醉药阻滞 Na^+ 通道，阻断了神经冲动的发生与传导；硝苯地平抑制 Ca^{2+} 通道，减少 Ca^{2+} 内流使血管平滑肌舒张。

六、影响核酸代谢

许多药物直接影响核酸代谢而起作用。如抗癌药中甲氨蝶呤能抑制 DNA 合成，而烷化剂则使 DNA 断裂。许多抗菌药也是影响细菌核酸代谢而起抗菌作用，如磺胺类、喹诺酮类、利福霉素等。

七、影响免疫机制

有些药物通过免疫调节而发挥作用。如左旋咪唑能增强免疫功能，用于免疫功能低下及免疫缺陷。环孢素是免疫抑制剂，用于自身免疫性疾病及抑制器官移植后的排斥反应。有的免疫成分可直接入药，如丙种球蛋白(抗体)、疫苗(抗原)。

笔记栏

八、作用于受体

许多药物是通过作用于受体而发挥作用的，有关受体理论详见下节。

第四节　药物与受体

自 Langley 和 Ehrlich 提出受体设想以来，受体学说已有百多年历史，受体的存在早已被证实并分离纯化，近年来数以百计的受体蛋白被克隆，并明确其分子结构与功能，成为分子生物学迅猛发展的领域之一。药物作用的受体学说，是药效学基本理论之一，它从分子水平阐明生命现象和药物作用机制，并对新药研制以及某些疾病的病因和治疗的研究，起着积极而深远的影响。

一、受体概念与受体特性

（一）受体

受体（receptor，R）是指对生物活性物质具有识别能力，并选择性与之结合，传递信息引起特定效应的生物大分子。能与受体特异结合的物质称配体（ligand），分内源性和外源性配体。内源性配体包括神经递质、激素、自体活性物质、抗原、抗体等，药物属于外源性配体。受体上与配体分子结合的化学基团称结合位点或受点（binding site）。多数受体存在胞膜上，称膜受体，如胆碱受体、肾上腺素受体、胰岛素受体、阿片受体等，少数受体存在胞质内或胞核内，前者如肾上腺皮质激素受体，后者如甲状腺激素受体。受体不仅品种繁多，而且以动态形式存在，不同的构象是形成受体亚型的原因，各类受体及亚型在体内都有特定的分布与效应特点。

（二）受体的特性

受体与配体结合主要有以下特点：

1. 特异性（specificity）　特定的受体只能选择性地与特定的配体结合，产生特定的效应。

2. 灵敏性（sensitivity）　受体只需与微量的配体（$10^{-15}\sim10^{-12}$ mol/L）结合，就能触发一系列生理效应。

3. 饱和性（saturability）　每个细胞或一定量组织内受体数量是有限的，当配体达到一定浓度，其最大效应不再随配体浓度的增加而加强，作用于同一受体的配体之间存在竞争现象。

4. 可逆性（reversibility）　配体与受体通过分子间化学键结合，一般是可逆的，配体解离出来仍是原型而非代谢产物。

5. 多样性（multiple-variation）　同一受体可广泛分布于不同的细胞产生不同效应。受体多样性是受体亚型分类的基础。

6. 可调节性（regulability）　受体的数量和反应性会受到各种因素的影响而发生改变。

二、药物与受体相互作用

（一）药物与受体反应动力学

受体的基本功能是与配体结合和传递信息。结合是药物与受体相互作用的开始，进而引起细胞内一系列变化，完成信息向下转导的过程，最终产生药理效应。

根据质量作用定律，药物与受体的相互作用可表达为：

$$D+R \underset{k_2}{\overset{k_1}{\rightleftharpoons}} DR \rightarrow \cdots \rightarrow E$$

式中：D 为药物；R 为受体；DR 为药物受体复合物；E 为效应；k_1 为结合速率常数；k_2 为解离速率常数。

1. 亲和力（affinity）　药物与受体的结合力称亲和力，用解离常数 K_d 或亲和力常数（pD_2）表示。

$$K_d=\frac{[D][R]}{[DR]}\text{（式中[　]示摩尔浓度）}$$

解离常数 K_d 反映药物与受体的亲和力，K_d 越小说明药物与受体的亲和力越大，即二者成反比。如果以 K_d 的负对数（$-\lg K_d$）即 pD_2（亲和力常数）来表示，则 pD_2 值与亲和力成正比。

药物作用受体的首要条件，只有药物受体复合物才能介导出药理效应。按质量作用定律，药物与受体结合的量越多其作用越强，故效应的相对强弱与 DR 相对结合量成比例。

2. 内在活性（intrinsic activity）　即药物与受体结合后产生效应的能力大小，内在活性又称效应力。药物与受体结合产生效应，不仅药物要具有亲和力，还需具有内在活性，所以当药物亲和力相等时，其最大效应取决于内在活性的大小；当内在活性相等时，效价强度取决于亲和力（pD_2）的大小（见图 2-5）。

笔记栏

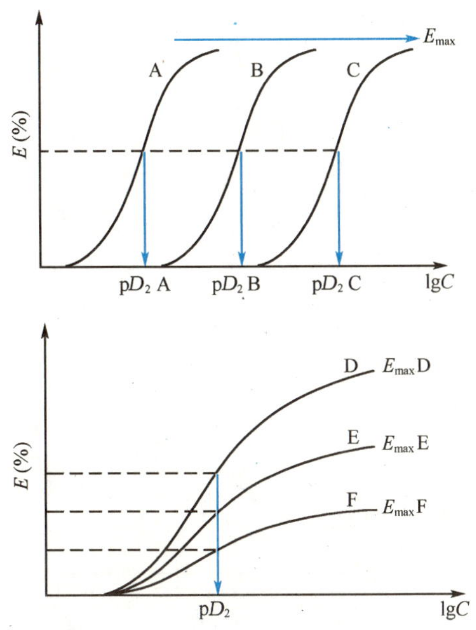

图 2-5　药物与受体的亲和力和内在活性
A、B、C 三药的内在活性（E_{max}）相等，但亲和力（pD_2）不等；D、E、F 三药的亲和力（pD_2）相等，但内在活性（E_{max}）不等

（二）受体理论

1. 占领学说（occupation theory）　Clark（1926）首先提出，该学说认为药理效应与药物占领的受体数量成正比；药物与受体的结合是可逆的；药物的浓度与效应服从质量作用定律。药物占领受体的数量取决于受体周围的药物浓度，以及单位面积或单位容积内受体的总数。当全部受体被占领时，药物效应达到最大值。受体占领学说适用于激动剂。然而却无法解释有些药物占领受体后，为什么不产生效应的现象；也不能解释某些药物在发生最大效应时，靶器官尚有 95%～99%受体未被占领的事实。

2. 备用受体学说（spare receptor theory）**和速率学说**（rate theory）　20 世纪 50 年代 Ariens 和 Stephenson 修正了占领学说，认为药物产生最大效应不一定占领全部受体，药物至少具备两种特性即亲和力和内在活性，才能引起生物效应。亲和力决定药物与受体结合能力，但药物与受体复合物引起生物效应的大小，则取决于药物的内在活性。药物产生最大效应不需要占领全部受体，多余的受体称备用受体（spare receptor）或储备受体。另外，激动剂占领的受体必须达到一定阈值后才开始出现效应。阈值以下被占领的受体并不引起效应称为静息受体（silent receptor）。

1961 年，Paton 提出药物作用的速率学说（rate theory），认为药物的作用并不与被占领的受体数量呈正比，药物作用最重要的因素是药物分子与受体结合的速率，药物作用的效应与其占有受体的速率成正比，而与其占有的多少无关。效应的产生是一个新药分子和受点相碰时产生一定量的刺激，并传递到效应器的结果。药物与受体结合的速率与药物的结合速率常数 k_1 及解离速度常数 k_2 有关。激动剂和拮抗剂的区别主要在于 k_2。如果 k_2 大，则药物与受体复合物迅速解离。激动剂的 k_2 值大，作用较快而短；部分激动剂或拮抗剂的 k_2 值小，解离速度慢，偶尔有自由的受体可供新的结合，故本身仅有微弱激动作用或完全没有作用，但由于占领受体，阻断了激动剂的作用，故表现为拮抗作用。速率学说虽有一定的实验依据，但不能解释药物与受体多种类型的相互作用。

3. 二态学说（two state theory）　又称变构学说（allosteric theory），认为受体的构象分为有活性的活化态（active state，R＊）和无活性的静息态（resting state，R）。R＊～R 两态处于动态平衡，可相互转变。在不加药物时，受体系统处于无自发激活的状态。加入药物时则药物均可与 R＊和 R 两态受体结合，其选择性决定于亲和力。激动剂与 R＊态的受体亲和力大，结合后可产生效应；拮抗剂与 R 态的受体亲和力大，结合后不产生效应。当激动剂与拮抗剂同时存在时，两者竞争受体，效应取决 R＊-激动剂复合物与 R-拮抗剂复合物的比例。部分激动剂对 R＊与 R 均有不同程度的亲和力，因此它既可引起较弱的效应，也可阻断激动剂的部分效应。有少数受体还存在另一种类型的配体，这类配体与受体结合后可引起受体的构型向非激活状态方向转变，因而引起与原来激动剂相反的生理效应，这类配体称做反向激动剂（inverse agonist）。

近年来的研究表明，受体被其配体激动后不仅能发生一系列生理、生化或药理反应，而且受体本身的数目和亲和力也发生变化。据此，Greaves（1977）提出能动受体学说（motile receptor theory），用以说明受体分子是如何在细胞膜内运动、偶联、传递或放大信息的。

三、作用于受体的药物分类

根据内在活性、亲和力可将药物分为：

（一）激动药

激动药（agonist）指对受体既有亲和力又有

内在活性的药物，它们与受体结合并激动受体而产生效应。根据内在活性大小的不同，又分为完全激动药(full agonist)及部分激动药(partial agonist)，前者对受体有强的亲和力和强的内在活性，如吗啡是阿片受体的完全激动药，能发挥强大镇痛效应；后者对受体有较强亲和力，但内在活性较低，即使增加浓度也不能像完全激动药那样达到最大效应(E_{max})，相反较大剂量时还可对抗激动药的部分效应。如喷他佐辛(镇痛新)是阿片受体部分激动药，镇痛效应弱于吗啡，与吗啡合用可减低吗啡的镇痛作用。

(二) 拮抗药

拮抗药(antagonist)指对受体有强的亲和力而无内在活性的药物，它能占据受体而妨碍了激动药与受体结合和效应的发挥。如纳络酮、普萘洛尔分别是阿片受体和β受体的拮抗药。少数拮抗药以拮抗作用为主，还兼有微弱的内在活性，表现出一定的激动效应，如氧烯洛尔是β受体的部分拮抗药。

根据拮抗药与受体结合是否有可逆性，又将拮抗药分以下两类：

1. 竞争性拮抗药(competitive antagonist) 能与激动药相互竞争相同受体，且结合是可逆的，通过增加激动药的剂量，最终仍可达到单用时的最大效应。当有不同浓度的竞争性拮抗药存在时，激动药的量效曲线平行右移，最大效应不变(见图 2-6A)。

竞争性拮抗药的作用强度可用 pA_x(拮抗参数)表示。pA_x是指激动药与拮抗药并用时，拮抗药使 x 倍浓度的激动药所产生的效应恰好等于原浓度激动药的反应水平，此时所加入拮抗药的摩尔浓度的负对数值。pA_x值越大其拮抗作用越强，常以 pA_2值来表示。

2. 非竞争性拮抗药(noncompetitive antagonist) 通过共价键与受体相对不可逆结合，改变受体构型，干扰激动药与受体正常结合，减少了能结合的受体数目，故加大激动药剂量也不能达到原来的最大效应。因此激动药的量效曲线不仅右移，且降低最大效应(见图 2-6B)。

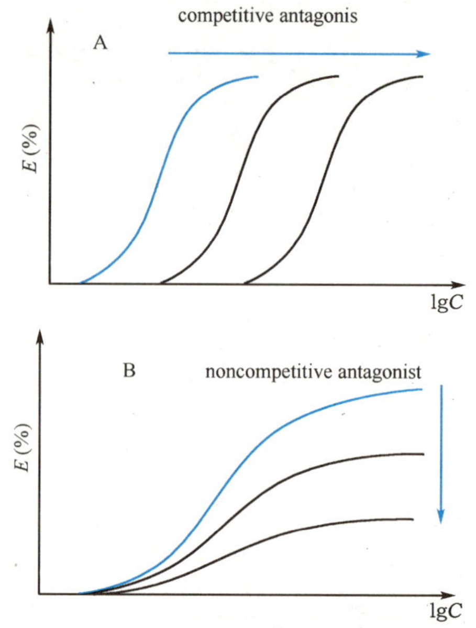

图 2-6 激动药与不同类型拮抗药合用时的量-效曲线
图中蓝色曲线表示没有拮抗药时激动药的量效曲线；箭头表示拮抗药浓度增加后量效曲线的移动方向

四、受体类型

根据受体蛋白结构、信息传导过程及效应体系的不同将受体主要分为以下几类：

1. G 蛋白偶联受体 (G protein-coupled receptors) 是一类超家族受体。该类受体有共同的基本结构，均由 350～500 个氨基酸残基组成，形成 7 个 α 螺旋往返穿透细胞膜，膜外侧是疏水性 N 端，膜内侧为亲水性 C 端，不同受体其氨基酸组成不同故对不同配体具有特异性。G 蛋白(G-protein)是鸟氨酸结合调节蛋白(guanine nucleotide regulatory protein)的简称，位于细胞膜内侧，是由 α、β、γ 三个亚基组成的三聚体，因 α 亚基的不同使 G 蛋白又分为若干型，如兴奋型 G 蛋白(Gs)能激活腺苷酸环化酶(AC)使 cAMP 增多；抑制型 G 蛋白(Gi)能抑制 AC 使 cAMP 减少。药物与受体结合后通过 G 蛋白转导，影响胞内 cAMP、Ca^{2+}、磷酸肌醇等第二信使的水平而产生效应。已发现有 40 多种神经递质及多肽激素的受体，是通过 G 蛋白偶联机制而发挥作用的，如肾上腺素、M 胆碱、多巴胺、5-羟色胺、组胺、阿片类、前列腺素、胰高血糖素等受体属于 G 蛋白偶联受体。

2. 配体门控离子通道受体(ligand-gated ion channel receptor) 由配体结合部位及离子通道两部分组成，主要存在快反应细胞膜上。该类受体由 4～5 个亚单位构成，每一亚单位由单一肽链反复 4 次跨膜形成，如 Na^{+}、K^{+}、Ca^{2+}、Cl^{-} 通道。该类受体与配体结合后，受体变构使通道开放或关闭，改变膜内、外离子流动状态，引起细胞膜去极化或超极化，产生兴奋或抑制效应。这类受体包括 N-乙酰胆碱、γ-氨基丁酸、甘氨酸、谷

笔记栏

氨酸、门冬氨酸受体等。

3. 酪氨酸激酶受体（tyrosine kinase linked receptor）　该类受体具有酪氨酸激酶活性。由3个结合区组成，膜外有配体结合区，中间为跨膜段，胞内有可被磷酸化的酪氨酸残基。当配体与受体胞外区段结合后受体变构，胞内区段酪氨酸激酶被激活，使胞内底物酪氨酸磷酸化，进而激活胞内蛋白激酶，加速核酸及蛋白质合成，引起细胞生长分化等效应。各种生长因子的受体可能与肿瘤的发生发展有关。胰岛素、胰岛素样生长因子、表皮生长因子、血小板生长因子等的受体属于该类型。

4. 细胞内受体（intracellular recepor）　存在于胞质或细胞核内。该类受体常与蛋白复合物结合，蛋白复合物覆盖其活性部位（特异性DNA碱基识别部位）。当配体与受体结合后，此复合物发生变构暴露识别部位，进入胞内与特异性碱基段结合促进其转录及随后的特异性蛋白质合成，从而发挥效应。本类受体包括肾上腺皮质激素受体、性激素受体、甲状腺素受体等。

五、信号传导

第一信使是指能与受体特异性结合的配体，包括内源性活性物质（多肽激素、神经递质等）和外源性配体（药物）。当内源性活性物质或药物与受体结合后，还不能产生效应，必须通过第二信使，将所获信息进行放大、分化、整合并传递给效应物（如酶）才能产生特定的生理功能或药理效应。

第二信使是第一信使作用于靶细胞后，刺激胞质内产生的信息分子，是细胞外信息与细胞内效应之间必须的中介物。最早发现的第二信使是环磷腺苷（cAMP），现在知道其他物质也参与信息传递作用，包括环磷鸟苷（cGMP）、三磷酸肌醇（IP_3）、四磷酸肌醇（IP_4）、二酰甘油（DAG）和钙离子等。

从分子生物学角度看，第二信使主要通过影响酶的活性、离子通道、细胞核基因的转录来完成其作用的。

六、受体调节

受体并非固定不变，而是在不断地更新，受体的数量及反应性经常受到各种生理、病理因素及药物的调节，调节方式主要有脱敏和增敏两种类型。

受体脱敏（receptor desensitization）指长期使用一种激动剂后，组织或细胞对激动剂的反应性和敏感性降低的现象。受体脱敏分为同源性脱敏及异源性脱敏，前者指仅对一种类型的受体激动药反应性降低，后者指除激动剂相应的受体外，别的受体对各自相应激动剂的效应也减弱的现象。同源性脱敏可能是受体自身的变化（受体磷酸化或内移）；异源性脱敏可能是因为所有受影响的受体拥有一个共同反馈调节机制，或者受到调节的是它们信号转导通路上的某个共同环节。

受体增敏（receptor hypersensitization）与受体脱敏相反，可因长期激动剂水平降低或长期使用拮抗剂而造成。如普萘洛尔阻断β受体，长期使用则可引起受体增敏，突然停药时会出现病情加剧的反跳现象。

若受体脱敏和受体增敏只涉及受体数量的变化，数量降低称向下调节（down-regulation），数量增加称向上调节（up-regulation）。

（凌保东）

第3章 药物代谢动力学

药物代谢动力学(pharmacokinetics)简称药动学，研究药物的吸收、分布、转化和排泄等体内过程以及体内药物浓度随时间变化的规律。利用药动学规律科学地计算临床用药剂量，对维持有效血药浓度、控制药效的强弱和持续时间、减少不良反应的发生、达到临床最佳疗效具有重要意义。

第一节 药物的跨膜转运

药物由用药部位到达作用部位、在体内的分布和由体内排出体外都需要通过各种生物膜，药物通过生物膜的过程称跨膜转运(transmembrane transport)。常见的跨膜转运方式主要有被动转运和载体转运。

一、被动转运

被动转运(passive transport)是指药物顺着生物膜两侧的浓度差，从高浓度侧向低浓度侧的扩散转运。特点是不消耗能量、无竞争抑制及饱和现象，药物从高浓度区向低浓度区扩散，直到膜两侧浓度相等，是大多数药物的主要转运方式。被动转运包括两种类型：

(一) 简单扩散

简单扩散(simple diffusion)又称脂溶扩散(lipid diffusion)，即脂溶性药物可溶于膜的脂质层顺浓度差通过生物膜。简单扩散受药物的解离度、极性和脂溶性等影响。药物多是弱酸性或弱碱性有机化合物，在体液中可部分解离。解离型药物极性大，脂溶性小，难以扩散；非解离型药物极性小，脂溶性大，容易扩散。其离子化程度受其解离常数(K_a)的负对数值 pK_a 及其所在溶液的 pH 的影响，这是影响药物跨膜转运、吸收、分布、排泄的一个可变因素。按 Handerson-Hasselbalch 公式：

弱酸性药物，HA 为分子型药物。

$$HA \longleftrightarrow H^+ + A^-$$

$$K_a=\frac{[H^+][A^-]}{[HA]}$$

$$pK_a=pH-\log\frac{[A^-]}{[HA]}$$

$$pH-pK_a=\log\frac{[A^-]}{[HA]}$$

$$10^{pH-pK_a}=\frac{[A^-]}{[HA]}即\frac{[离子型]}{[非离子型]}$$

弱碱性药物，B 为分子型药。

$$BH^+ \longleftrightarrow H^+ + B$$

$$K_a=\frac{[H^+][B]}{[BH^+]}$$

$$pK_a=pH-\log\frac{[B]}{[BH^+]}$$

$$pK_a-pH=\log\frac{[BH^+]}{[B]}$$

$$10^{pK_a-pH}=\frac{[BH^+]}{[B]}即\frac{[离子型]}{[非离子型]}$$

由上式可知，当 pH＝pK_a 时，则[HA]＝[A^-]，[B]＝[BH^+]，即 pK_a 为药物 50%解离时溶液的 pH。各药 pK_a 有其固定的值。当 pK_a 与 pH 的差值以数学值增减时，药物的离子型与非离子型浓度比值以指数值相应变化。说明药物所处体液的 pH 的微小变化可显著改变药物的解离度，从而影响药物在体内转运。非离子型药物可以透过生物膜，而离子型药物就被限制在膜的一侧，这种现象称为离子障(ion trapping)。通常，pK_a 为 3.0～7.5 的弱酸性药物以及 pK_a 为 7.0～11.0 的弱碱性药物的转运受 pH 的影响。一般规律是：弱酸性药物在酸性体液中解离少，容易透过细胞膜；在碱性体液中解离多，很难透过细胞膜。弱碱性药物在碱性体液中解离少，容易透过细胞膜；在酸性体液中解离多，很难透过细胞膜，见图 3-1。

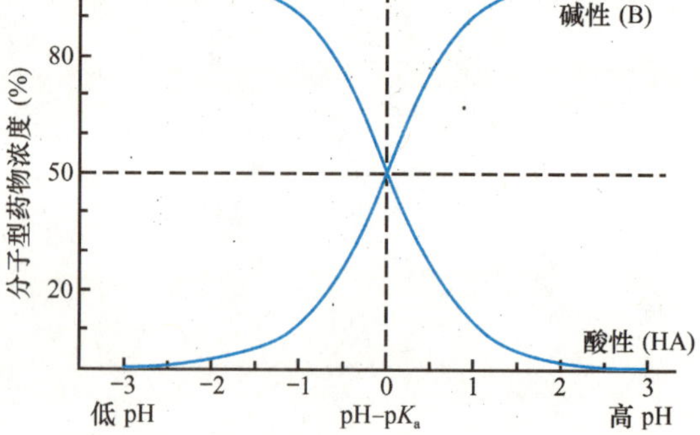

图 3-1 体液 pH 对弱酸或弱碱性药物解离的影响

(二) 滤过扩散

滤过扩散(filtration diffusion)小分子水溶性药物借助流体静压和渗透压的作用可穿过生物膜的膜孔而被转运。

二、载体转运

载体转运(carrier-mediated transport)是指跨膜蛋白在细胞膜一侧与药物结合后,发生构型改变,在细胞膜另一侧将结合的药物释出。载体转运具有化学结构特异性、饱和性和竞争性抑制等共同特征。根据是否需要耗能分为两种类型:

(一) 主动转运

主动转运(active transport)是指药物分子能逆浓度梯度或逆电化学梯度进行的载体转运方式,需要耗能,能量可直接来源于ATP的水解,或间接来源于其他离子如 Na^+ 的电化学梯度。

(二) 易化扩散

易化扩散(facilitated diffusion)是指药物分子能顺浓度梯度进行的载体转运,无需耗能,实际上是一种被动转运。甲氨蝶呤进入白细胞、葡萄糖进入红细胞、维生素 B_{12} 从胃肠道吸收等均以易化扩散方式转运。

第二节　药物的体内过程

药物进入机体到药物从机体消除的全过程称为药物的体内过程,包括吸收、分布、生物转化及排泄。

一、吸　　收

药物的吸收(absorption)是指药物自用药部位经过细胞组成的屏障膜进入血液循环的过程。

(一) 口服给药

口服给药(per os,po)是最常用而安全的给药途径。固体药物不能吸收,片剂、胶囊剂在胃肠道必须先崩解(disintegration)、溶解(dissolution)后才可能被吸收。小肠内pH接近中性,黏膜吸收面广,缓慢蠕动增加药物与黏膜接触机会,是主要吸收部位。药物吸收后通过门静脉进入肝脏。有些药物首次通过胃肠壁和肝脏时可被酶代谢失活,使进入体循环的药量减少,这种现象称首关消除(first pass elimination)。首关消除多的药物,生物利用度低。

舌下给药(sublingual)在很大程度上可避开首关消除,直肠给药(per rectum)可有50%的量绕过肝脏。由于直肠中、下段的毛细血管血液流入下痔静脉和中痔静脉,然后进入下腔静脉,其间不经过肝脏。若以栓剂塞入上段直肠,则药物被吸收后经上痔静脉进入门静脉系统,而且上痔静脉和中痔静脉间有广泛的侧支循环。因此,直肠给药能否避免首关消除依给药部位而异。

(二) 注射给药

静脉注射(intravenous injection,iv)没有吸收过程,可使药物迅速而准确地进入体循环,但因以很高的浓度、极快的速度到达靶器官,故发挥作用快而强,也最危险。肌内注射(intramuscular injection,im)及皮下注射(subcutaneous injection,sc)吸收完全,一般比口服快。其吸收速度取决于局部血液循环,血管收缩药则可延长药物的局部作用。动脉注射(intra-arterial,ia)可将药物输送至该动脉分布部位发挥局部疗效以减少全身反应。如将溶纤药直接用导管注入冠状动脉以治疗心肌梗死。注射给药还可将药物注射至身体任何部位发挥作用,如局部麻醉。

(三) 吸入给药

经口、鼻吸入的药物可以从肺泡吸收。肺泡表面积大,与血液只隔肺泡上皮及毛细血管内皮各一层,血流丰富,这些都利于药物快速、大量的吸收,适用于气体及挥发性药物(如吸入性全麻药)。气雾剂(aerosol)可将药液雾化为直径达5μm左右微粒,使其在肺泡迅速吸收。2～5μm直径以下的微粒可重被呼出,10μm直径微粒可在小支气管沉积,异丙肾上腺素可制成10μm微粒气雾剂治疗支气管哮喘。较大雾粒的喷雾剂(nebula)只能用于鼻咽部的局部治疗,如抗菌、消炎、祛痰、通鼻塞等。

(四) 局部给药

局部给药的目的是在皮肤、眼、鼻、咽喉和阴道等部位产生局部作用,偶尔也为了达到吸收作用。药物较难穿过完整的皮肤,吸收程度与其脂溶性成正比。许多溶质容易透过真皮,故药物很易通过皮肤破损、烧伤或剥脱处吸收;炎症和其他增加皮肤血流的情况也促进吸收。利用促皮吸收剂如氮酮，可与药物制成贴皮剂，促使药物透皮吸收(transdermal)，产生全身疗效，如硝苯地平贴皮剂。

二、分　布

分布(distribution)是指药物吸收后从体循环到达机体各个部位和组织的过程。药物的分布与药物的理化性质、组织的血流量、药物与组织的亲和力以及一些特殊屏障有关。

(一) 血浆蛋白结合率

药物进入体循环后部分与血浆蛋白可逆性结合。与血浆蛋白结合的药物称为结合型药物(bound drug)，未结合的药物称为游离型药物(free drug)，结合和游离是一个动态平衡过程。酸性药物多与血浆白蛋白结合，碱性药物多与 α_1 酸性糖蛋白结合，还有少数药物与球蛋白结合。这种结合和药物与受体蛋白结合情况相似：

$$D \longleftrightarrow D+P=DP$$

式中：D 为游离型药物；P 为血浆蛋白；DP 为结合型药物；K_D 为解离常数。

$$\frac{[D][P]}{[DP]}=K_D$$

设 P_T 为血浆蛋白总量，将上式转化为：

$$\frac{[DP]}{[P_T]}=\frac{[D]}{K_D+[D]}$$

可见药物的血浆蛋白结合量受药物浓度、血浆蛋白的质和量及解离常数影响。不同药物具有不同的结合率，但超过一定的剂量范围后，结合率会随剂量增大而降低。结合后的药物药理活性暂时消失，分子变大不能通过毛细血管壁而暂时“储存”于血液中，但因为药物与血浆蛋白的结合是可逆的，当血浆中游离型药物的浓度随着分布、消除而降低时，结合的药物可再次游离出。因此，药物与血浆蛋白的结合影响药物在体内的分布、转运、消除以及药效。药物与血浆蛋白结合特异性低，而血浆蛋白结合位点有限，两个药物可能竞争性结合同一蛋白而发生置换现象。如某药结合率达 99%，当被另一药置换而下降 1%时，则游离型(具有药理活性)药物浓度在理论上将增加 100%，可能导致中毒。但一般药物在被置换过程中，游离型药物会加速被消除，血浆中游离型药物浓度难以持续增高。药物也可能与内源性代谢物竞争性结合血浆蛋白，如磺胺药竞争性结合血浆蛋白而将胆红素置换，使血中游离胆红素浓度升高，在新生儿可能导致核黄疸症。血浆蛋白过少(如肝硬化)或变质(如尿毒症)时，因药物血浆蛋白结合率下降，也容易发生毒性反应。

(二) 组织器官血流量和药物与组织的亲和力

人体各个组织器官的血流量是不均一的。药物在分布的早期，较快、较多地分布到血流丰富以及与药物亲和力高的组织，然后向血流量小以及与药物亲和力较低的组织转移，这种现象称为再分布(redistribution)，如硫喷妥钠先在血流量大的脑中发挥麻醉效应，然后向脂肪等组织转移，效应很快消失。经过一段时间后血药浓度趋向“稳定”，分布达到“平衡”，但各组织中药物并不均等，血浆药物浓度与组织内浓度也不相等，这种“平衡”称为假平衡(pseudoequilibrium)，是由于药物与组织蛋白亲和力不同所致。但临床仍可测定血浆药物浓度来反映靶器官药物浓度高低，并决定药物效应强弱，故测定血药浓度可以估算药物效应强弱。

(三) pH 的影响

药物的 pK_a 及体液 pH 也影响药物分布。生理情况下，细胞内液 pH 约为 7.0，细胞外液 pH 约 7.4，弱碱性药物在细胞外解离少，易扩散进入细胞内液；弱酸性药物则相反，在细胞外液浓度略高。如果改变血液 pH，则能改变药物的分布方向，例如当弱酸性药物苯巴比妥类中毒时，可用碳酸氢钠适当碱化血液和尿液，促使苯巴比妥从脑细胞向血液转移并可从尿中排出，从而减轻中枢中毒症状。

(四) 特殊屏障

药物在血液和组织器官之间转运时所受到的阻碍称为屏障，表明某些组织对药物的通透性有特殊的选择性。

1. 血-脑屏障(blood-brain barrier)　在组织学上是血-脑、血-脑脊液及脑脊液-脑三种屏障的总称，主要由前二者起屏障作用。脑毛细血管内皮细胞间紧密连接，基底膜外还有一层星状细胞包围，药物较难穿透。这种大脑自我保护的生理屏障，有利于维持中枢神经系统内环境的相对稳定。只有脂溶性高、分子量较小及少数水溶性药物易通过血-脑屏障。治疗颅内感染时，为了增

笔记栏

加脑内药物浓度可以选用脂溶性高的药物，如氯霉素。若要减少中枢神经不良反应，可选极性大、脂溶性低的药物，如将阿托品季铵化变为甲基阿托品后，使其极性增大不能通过血-脑屏障，避免中枢兴奋反应。

2. 胎盘屏障（placenta barrier）　是胎盘绒毛与子宫血窦间的屏障，由数层生物膜组成。其通透性与一般毛细血管无显著差别，只是到达胎盘的母体血流量少，进入胎儿循环较慢而已。几乎所有药物都能穿透胎盘屏障进入胚胎循环，在妊娠期间用药应谨慎，禁用对胎儿发育有影响的药物。

3. 血-眼屏障（blood-eye barrier）　吸收入血的药物在房水、晶状体和玻璃体等组织的浓度远低于血液，此现象是由血-眼屏障所致，故作用于眼的药物多以局部应用为好。包括局部滴眼和周边注射给药，不但能提高眼内药物浓度，还能减少全身不良反应。

三、生物转化

药物在体内发生化学结构的改变称生物转化（biotransformation），也称为代谢，其目的主要是降低药物的脂溶性，提高水溶性，减少表观分布容积和肾小管的再吸收，有利排泄。药物通过生物转化后，一般是活性降低或消失，但也有药理作用或毒性反而增加的。

（一）药物转化部位

体内各种组织均有不同程度的代谢药物的能力，但肝脏是体内药物生物转化的主要器官。

（二）药物转化的步骤

1. Ⅰ相反应（phase Ⅰ reaction）　即氧化、还原、水解。机体向原型药物分子加入或从原型药物分子去除某个极性基团的过程，例如加入或去除—OH、—COOH、—NH_2、—SH 或—CH_3 等，Ⅰ相反应使多数药物灭活，但少数例外反而活化，故生物转化不能等同为解毒过程。

2. Ⅱ相反应（phase Ⅱ reaction）　即结合反应，Ⅰ相反应形成的代谢产物可与体内葡萄糖醛酸、乙酰基、甘氨酸、硫酸等内源性物质在相应基团转移酶的催化下进行结合反应。结合后的产物水溶性和极性增加，易经肾脏排泄。例如二磷酸尿嘧啶是葡萄糖醛酸的供体，结合后使脂溶性进一步降低，极性和水溶性增加，更易从肾排泄。

（三）药物转化酶系

药物的代谢有少部分可不经酶促反应而自动发生，但大多数是通过酶促反应产生的。药物主要通过细胞色素 P450 单氧化酶系进行代谢。

1. 细胞色素 P450（cytochrome P450 或 CYP450，CYP）　是一类亚铁血红素硫醇盐蛋白的超家族，因其结构与血红蛋白相似，有以 Fe^{2+} 为中心的血红素，由于与 CO 结合时的吸收峰在 450 nm 处，故名细胞色素 P450 酶系。在哺乳动物主要分布在肝脏的内质网和线粒体中。它参与内源性物质、外源性物质以及药物的代谢。细胞色素 P450 酶系成员众多，是一个超家族，已发现几乎 1000 种 CYP 广泛分布于各种生物机体中，在人类有功能意义的已分离出 70 余种，为单加氧酶，能对数百种药物起反应。

CYP 根据氨基酸序列的同一性依次分为家族、亚家族和酶个体 3 级，氨基酸序列有 40%以上相同者划为同一家族，以阿拉伯数字表示；同一家族内有 55%以上相同者为一亚家族，在阿拉伯数字后以英文字母表示；同一亚家族的单个酶再以阿拉伯数字表示。如 CYP3A4：CYP 代表细胞色素 P450，3 代表家族，A 代表亚家族，4 代表个体酶。在写法上 CYP3A4 表示酶蛋白，*cyp3a4* 则表示编码 CYP3A4 的酶基因。

CYP 参与药物代谢的总反应式：

$$DH + NADPH + H^+ + O_2 \rightarrow DOH + H_2O + NADP^+$$

式中：DH 为原型药物；DOH 为药物代谢产物。

其反应如图 3-2：①复合：药物与氧化型细胞色素 P450（P450 Fe^{3+}）结合成复合物 Fe^{3+} · DH。②还原：Fe^{3+} · DH 接受还原型辅酶Ⅱ（HADPH）提供的电子，还原成 Fe^{2+} · DH。③接受一分子氧：药酶中的低铁血红蛋白能与分子氧结合。④再接受-还原：Fe^{2+} O_2 · DH 再接受 2 个电子，由 NADPH 提供或由还原型辅酶Ⅰ（NADH）供给，NADH-细胞色素还原酶传递，激活分子氧成 2 个离子氧。⑤氧化：一个离子氧使药物氧化，另一个与氢结合成水。同时，P450 Fe^{2+} 失去一个电子，还原再生成 P450 Fe^{3+}，循环利用。

细胞色素 P450 酶系具有以下特性：①专一性低，药物间有竞争性；②个体差异大；③酶活性有限；④其活性易受药物的诱导或抑制。

（1）药酶诱导剂：凡能加强 P450 酶系统活性或者增加药酶生成的药物，称为药酶诱导剂。

笔记栏

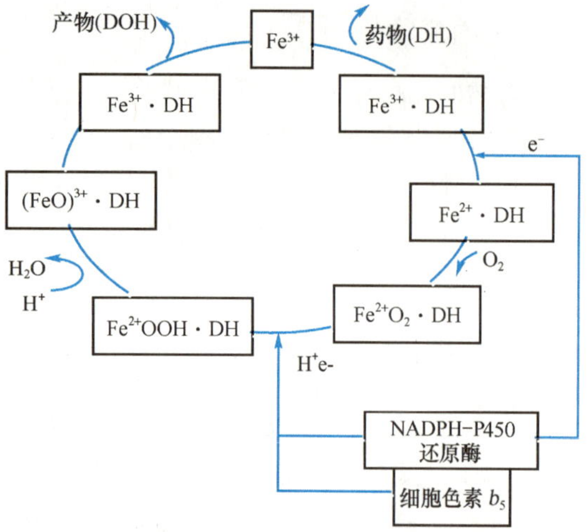

图 3-2 细胞色素 P450 在药物氧化中的循环

如苯巴比妥能促进光面肌浆网增生，使其中P450 酶系统活性增加，加速药物生物转化，这是其自身耐受性及与其他药物交叉耐受性的原因。目前已发现 200 多种化学结构不同的药酶诱导剂，长期应用不仅可以加速自身转化，产生耐受性，还可以降低其他依赖于药酶转化药物的药效。常见的药酶诱导剂见表 3-1，为维持药效，可适当增加被增强转化药物的剂量。

表 3-1 药酶诱导剂

诱导剂	被加快生物转化的药物
氯环力嗪	固醇类激素
乙氯维诺	华法林
格鲁米特	安替比林、格鲁米特、华法林
灰黄霉素	华法林
苯巴比妥	巴比妥类、氯霉素、氯丙嗪、可的松、香豆素类口服抗凝血药 洋地黄毒苷、多柔比星、雌激素、保泰松、苯妥英钠、奎宁、睾酮
保泰松	氨基比林、可的松、洋地黄毒苷
苯妥英钠	可的松、地塞米松、洋地黄毒苷、茶碱、卡马西平
利福平	美沙酮、美托洛尔、口服避孕药、泼尼松、普萘洛尔、奎尼丁、洋地黄毒苷、糖皮质激素、香豆素类

(2) 药酶抑制剂：凡能抑制药酶活性或者减少药酶生成的药物，称为药酶抑制剂，如西咪替丁抑制 P450 酶系统活性，故可抑制地西泮、华法林等药物的转化。常见的药酶抑制剂见表 3-2，为防止药物中毒，应适当减少被抑制转化药物的剂量。

表 3-2 药酶抑制剂

抑制药	被抑制生物转化的药物
别嘌醇、氯霉素	氨替比林、双香豆素、丙磺舒、卡马西平
异烟肼	甲苯磺丁脲
西咪替丁	地西泮、华法林
双香豆素	苯妥英钠
乙醇	地西泮
酮康唑	环孢素
去甲替林	安替比林
口服避孕药	安替比林
竹桃霉素	茶碱、甲泼尼松

2. 非微粒体酶 除细胞色素 P450 酶系统外，在胃肠道上皮、肾、肺、血浆，甚至回肠、结肠的厌氧菌还原酶亦具有转化药物的功能。这些统称为非微粒体酶。

四、排 泄

药物排泄(drug excretion)是指药物原型及其代谢产物从排泄器官排出的过程，它与生物转化统称为药物消除(drug elimination)。药物可通过肾、胆汁、肺及腺体(如乳腺、唾液腺)等排泄，其中以肾最重要。

(一) 肾脏排泄

肾是最主要的排泄途径，药物及其代谢产物经肾排泄有如下三种方式：

1. 肾小球滤过 肾小球毛细血管通透性较大，血流丰富、滤过压较高，血中游离型药物及其代谢物都可通过肾小球滤过，经肾小管随尿排泄。但大分子物质及与血浆蛋白结合的药物则不能由肾小球滤过。因此血浆蛋白结合率很高的药物排泄较慢。

2. 肾小管再吸收 肾小管上皮为类脂质屏障，脂溶性高、极性低、非离子型药物可在远曲小管通过细胞膜扩散而被再吸收，排泄慢；反之，脂溶性低、极性高、离子型药物则不易被再吸收，排泄快。因此，改变尿液 pH 可影响药物排泄，碱化尿液可使弱酸性药物离子型增多加速其排泄；而酸化尿液可使弱碱性药物离子型增多，排泄加快。

3. 肾小管主动分泌 某些药物通过肾小管主动分泌最终随尿排泄。这是一种涉及载体及耗能的主动转运过程，其排泄速度较快。若同时有两种药物通过同一载体主动转运，则会产生竞争现象，据此可用丙磺舒抑制青霉素的主动分泌，提高青霉素的血药浓度，延长其作用时间。

肾功能不良时，主要经肾消除的药物，剂量适当减少，以免产生蓄积中毒。

(二) 胆汁排泄

某些药物及其代谢产物可经载体转运排入胆汁，有些药物在肝细胞内与葡萄糖醛酸结合后分泌入胆汁中，自胆汁排入十二指肠，然后从粪便排除。经胆汁排入肠腔的药物部分可经小肠上皮细胞被再吸收经肝进入血液循环，这种药物在肝、胆汁、小肠间的循环称肠肝循环(enterohepatic cycle)。肠肝循环多的药物血药浓度下降缓慢，作用时间延长。

(三) 其他排泄途径

乳汁 pH 略低于血浆，弱碱性药物可随乳汁排泄。某些非离子型药物亦可通过汗腺、唾液腺和泪腺排泄。某些挥发性药物，如乙醇等可经肺排泄。因胃液的 pH 很低，某些生物碱(如吗啡)即使是注射给药，也可向胃液内扩散，故中毒时可通过洗胃加速其排泄。

第三节　血药浓度变化的时间过程

一、时-量关系

时-量关系(time-concentration relationship)即体内药量随时间而变化的过程，是药动学研究的中心问题。通常以血浆药物浓度作为纵坐标，以时间为横坐标作图，即时量曲线(time-concentration curve)。图 3-3 为单次静脉和口服给药后的时-量曲线。静脉给药表现为快速下降的分布相和缓慢下降的消除相，口服给药，曲线升段主要是吸收过程，曲线降段主要是消除过程，但实际药物在体内的吸收、分布、代谢及排泄过程同时进行。峰值浓度(peak concentration, C_{max})是指用药后所能达到的最高浓度，达峰时间(peak time, T_{max})是指给药至峰值浓度的时间。血药浓度超过最小有效浓度而低于最小中毒浓度的时间称为有效期(effective peroid)。时量曲线下所覆盖的面积称曲线下面积(area under the curve, AUC)与吸收入体循环的药量成比例，反映进入体循环药物的相对量。

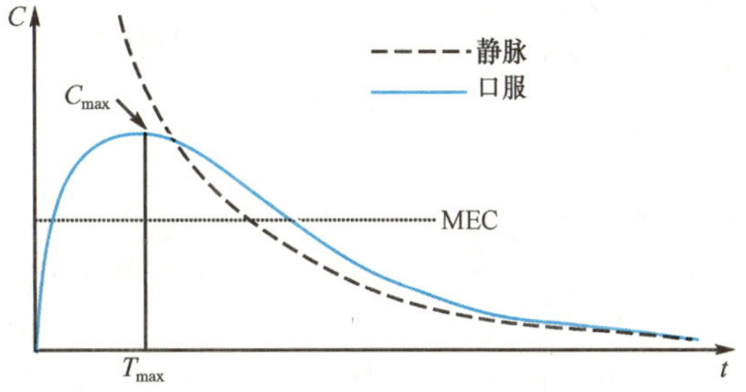

图 3-3　时-量曲线图

C：血浆浓度；t：时间；MEC：最小有效浓度；

T_{max}：达峰时间；C_{max}：峰浓度

二、药物消除动力学

药物消除动力学是指体内药物转运或消除的速率过程。按药物消除速率与血药浓度之间的关系特征，可将动力学过程分为两类：

(一) 一级消除动力学

一级消除动力学是单位时间内消除的体内药量与血浆药物浓度呈正比，也就是在单位时间内消除药物百分率不变，恒比消除，其本质是反应药物用量未超过机体最大消除能力。血药浓度高，单位时间内消除的药量多，当血药浓度下降后，药物消除量也按比例下降。在时量曲线上呈一曲线，若将药物浓度改为对数则为一直线，如图 3-4。

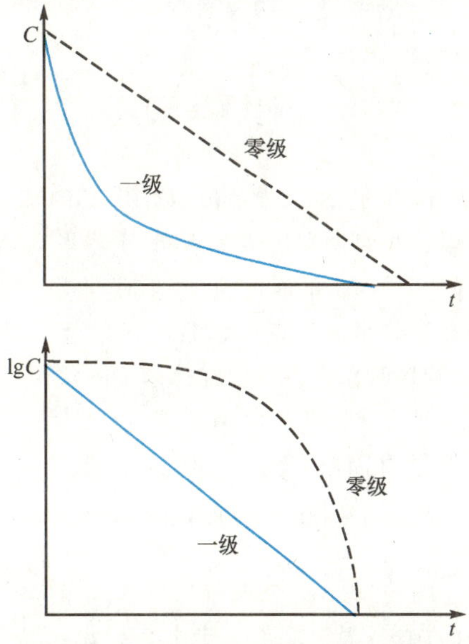

图 3-4　药物在体内消除过程的时量曲线

C：药物浓度；t：时间

反映药物在体内按一级动力学消除的方程式：

$$\frac{dC}{dt} = -k_e C$$

式中：C 为血药浓度，t 为时间，k_e 为消除速率常数，负号表示血药浓度随时间而降低。将上式积分得：

$$C_t = C_0 e^{-k_e t}$$

换算成对数：

$$\log C_t = \log C_0 - \frac{k_e}{2.303}t \quad t = \log \frac{C_0}{C_t} \times \frac{2.303}{k_e}$$

式中：C_0 为初始血药浓度，C_t 为 t 时的血药浓度。一级消除动力学又称线形动力学。

（二）零级消除动力学

当药物用量超过机体最大消除能力时，机体按最大能力即恒量消除，称零级消除动力学。此时不论血浆药物浓度高低，单位时间内消除的药物量不变。

反映零级动力学消除的方程式：$\frac{dC}{dt} = -k_0$（为了和一级动力学中消除速率常数区别，用 k_0 代 k_e），将上式积分得：$C_t = C_0 - K_0 t$，式中，C_0 为初始血药浓度，C_t 为 t 时的血药浓度，以 t 时血药浓度（或对数值）与时间作图 3-4。零级消除动力学又称非线形动力学。按零级消除动力学消除的药物经过一段时间后可转变成一级动力学消除。

第四节 药动学常用参数及其意义

一、消除半衰期

消除半衰期（elimination half-life time，$t_{1/2}$）包括生物半衰期和血浆半衰期，生物半衰期指药效下降一半所需的时间；血浆半衰期是药物在体内分布达到平衡状态后血浆药物浓度降低一半所需的时间，是表述药物在体内消除快慢的重要参数。绝大多数药物的消除属一级动力学，因此其半衰期有固定的数值，不因血药浓度而改变。按一级动力学消除的药物衰减的表达式：$t_{1/2} = \frac{0.693}{k_e}$，可见按一级动力学消除的药物半衰期与 C 高低无关，是恒定值。由上式可见，按一级动力学消除的药物 $t_{1/2}$ 是一个常数，不受药物初始浓度高低和给药剂量的影响，仅取决于 k_e 值的大小。按零级动力学消除的药物 $t_{1/2} = \frac{0.5C_0}{k_0}$，由上式可见，按零级动力学消除的药物，$t_{1/2}$ 不是一个常数，而是一个变量，随血浆药物浓度的变化而改变，与血浆药物初始浓度成正比，即给药剂量越大，$t_{1/2}$ 越长。

了解 $t_{1/2}$ 有助于：①确定给药的间隔时间，半衰期短则给药间隔时间短，半衰期长则给药间隔时间长；②预测达到稳态血药浓度的时间，通常恒速静脉滴注或分次恒量给药，经过 5 个半衰期，消除速度与给药速度几乎相等即达稳态血药浓度；③预测药物基本消除的时间，通常停药时间达到 5 个半衰期，药量消除 95%以上即达基本消除。具体数值见表 3-3。

表 3-3 一级动力学药物在体内消除量及累积量

$t_{1/2}$间隔数	药物排泄量(%)	累计排泄量(%)
1	$100\times(1/2)=50$	50
2	$100\times(1/2)^2=25$	75
3	$100\times(1/2)^3=12.5$	87.5
4	$100\times(1/2)^4=6.25$	93.8
5	$100\times(1/2)^5=3.13$	96.9
6	$100\times(1/2)^6=1.56$	98.4
7	$100\times(1/2)^7=0.78$	99.2

二、生物利用度

生物利用度（bioavailability）是指药物被机体吸收进入体循环的相对量和速率，用 F 表示，$F = \frac{A(\text{进入体循环的量})}{D(\text{口服剂量})} \times 100\%$。吸收入血的药物相对量常用时量曲线下面积（area under the curve，AUC）衡量，故绝对口服生物利用度 $= \frac{\text{口服等量药物后的 AUC}}{\text{静注等量药物后的 AUC}} \times 100\%$。由于药物剂型不同，口服吸收率不同，故可以某一制剂为标准，与受试药比较，称为相对生物利用度 $= \frac{\text{受试药物 AUC}}{\text{标准药物 AUC}} \times 100\%$。生物利用度还反映药物吸收的速度对药效的影响，图 3-5 是某药剂量相等的三种制剂口服后测得的时量曲线，其 AUC 相等（表示 F 值相等），但 T_{max} 及 C_{max} 不等，吸收快的 C_{max} 可能已超过最低中毒浓度，吸收慢的 C_{max} 可能还在最低有效浓度以下。影响生物利用度的因素较多，包括药物颗粒的大小、晶型、填充剂的紧密度、赋型剂及生产工艺等，生物利用度是药物制剂质量的一个重要指标。

生物等效性（bioequivalence）两个药学等同的药品，若它们所含的有效成分具有相同的生物

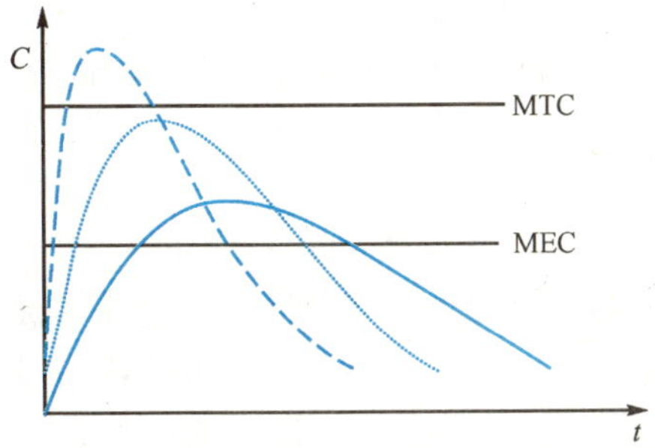

图3-5　某药剂量相等的三种制剂的生物利用度比较
C:浓度;t:时间;MTC:最低中毒浓度;MEC:最低有效浓度

利用度,则称为生物等效。按理说同一药品,相同剂量应产生等同效应,但由于存在吸收量和速度的差异,结果在效应上不等。生物利用度反应药物的吸收量和速度,因此它决定了含量相等的不同制剂是否产生相同效应的依据。有的时候,不同药厂生产的同一制剂、或同一药厂生产的同一制剂的不同批号,其生物利用度可有较大差别,如地高辛。

三、表观分布容积

表观分布容积(apparent volume of distribution,V_d)是指药物吸收达到平衡或稳态时,体内药物总量(A)按血药浓度(C)推算,理论上应占有的体液容积。

$$V_d=\frac{A(\text{体内药物总量})}{C(\text{血药浓度})}$$

它并不代表体液的真实容量。表观分布容积的意义在于反映药物在体内分布的广泛程度或药物与组织成分的结合程度。①推测药物的分布范围:V_d=5L左右,表示大部分分布于血浆;V_d=10L～20L,表示分布于全身体液;V_d=40L,表示分布全身组织器官。②推测药物排泄速度:V_d越小,排泄越快;V_d越大,排泄越慢。③推测体内药物的总存量或达到某一有效血药浓度时的药物剂量。V_d值与药物性质、pK_a值、血浆蛋白结合率以及组织亲和力等有关。不同药物V_d值差异很大,许多弱酸性药物与血浆蛋白结合率高,分布到组织液少,其V_d值小,如肝素的V_d为0.06L·kg^{-1};弱碱性药物则易被组织摄取,血药浓度低,V_d大,如阿托品的V_d为2～4L·kg^{-1}。除少数不能透过血管的大分子药物外,大多数药物的V_d值都大于血浆容积。

四、清　除　率

清除率(clearance,CL)是指单位时间内能把多少容积血中的某药全部清除。单位为L·h^{-1}或ml·min^{-1},公式是$CL=K_e\cdot V_d$,公式表明:清除率与消除速率常数及表观分布容积成正比,单位时间清除的药量等于清除率与血药浓度的乘积。CL反映机体消除药物能力的大小。按清除途径不同分肾清除率、肝清除率,血浆总清除率则是肾、肝以及其他所有清除器官清除率的总和。肝、肾功能不全的病人,应适当调整剂量或延长给药间隔时间,以免过量蓄积中毒。不同药物均有各自的CL。

第五节　药物剂量的设计

一、多次给药和稳态血药浓度

临床治疗常需多次给药,以维持有效血药浓度。恒比消除或恒量消除的药物,连续恒速或分次恒量给药时,当给药速度大于消除速度时,血药浓度会逐渐增高,体内药物蓄积;当给药速度等于消除速度时,血药浓度维持在一个相对稳定的水平,称稳态血药浓度(steady state concentration,C_{ss}),其波动的峰值为峰浓度(C_{max}),谷值为谷浓度(C_{min}),两者之间相对距离为波动幅度。按一级动力学消除的药物,以恒定时间间隔$t_{1/2}$给相同剂量的药物,按$A_t=A_0(1-e^{-k_et})$计算约需5个$t_{1/2}$达到血药稳态浓度(C_{ss})(图3-6),此时给药速度与消除速度相等。

$$C_{ss}=\frac{R_E}{CL}=\frac{R_A}{CL}=\frac{D_m/t}{CL}=\frac{D_m/t}{k_eV_d}$$

式中:R_E为消除速度(单位时间消除的药量),R_A为给药速度(单位时间给予的药量),D_m为维持剂量,t为给药间隔时间,可见C_{ss}随给药速度($R_A=\frac{D_m}{t}$)快慢而升降,到达C_{ss}时间不因给药速度加快而提前,它取决于药物的k_e或$t_{1/2}$。据此,可以用药物的k_e、V_d或CL计算给药速度以达到所需的有效药物浓度。静脉恒速滴注时血药浓度可以平稳地到达C_{ss}。分次给药虽然平均血药浓度上升与静脉滴注相同,但实际上血药浓度上下波动。给药间隔时间越长波动越大,其峰值浓度$C_{ss\text{-}max}=\frac{A/V_d}{1-e^{-k_et}}$,谷值浓度$C_{ss\text{-}min}=C_{ss\text{-}max}e^{-k_et}$。如果实际$C_{ss}$过高或过低,可以按已达到的$C_{ss}$与需要达到的$C_{ss}$比值调整给药速度,即$\frac{C_{ss}(\text{已达到的})}{C_{ss}(\text{需要的})}=\frac{R_A(\text{现用的})}{R_A(\text{将调整的})}$。调整剂量后需再经过5个$t_{1/2}$方能达到需要的$C_{ss}$。

笔记栏

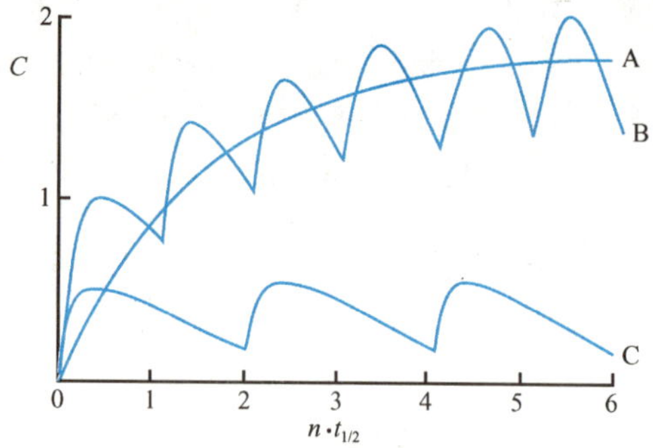

图 3-6 连续多次给药和恒速给药时时量曲线
A:静脉滴注;B:肌内注射(D_m/ $t_{1/2}$);C:肌内注射($1/2D_m/2t_{1/2}$)

二、维 持 量

合理的给药方案是要使稳态血浆药物浓度(C_{ss})达到一个有效而不产生毒性反应的治疗浓度范围。临床多采用间歇给药或是维持静脉滴注,以使稳态血浆药物浓度维持在一个治疗浓度范围。因此,要计算药物维持量(maintenance dose)。计算公式如下:

$$D/t=CL \cdot C_{ss}/F$$

式中:D 为给药量;t 为给药间隔时间;CL 为清除率;C_{ss}为稳态血浆药物浓度;F 为生物利用度

如果先提出理想的稳态治疗血浆药物浓度,又已知该药物的清除率、生物利用度、给药间隔时间,由上式计算出应给予的药物剂量。

间歇给药的给药间隔时间的确定:一般来说、间隔给药药物浓度会产生波动,间隔越长波动越大,间隔越短波动越小;间隔时间若为一个半衰期,波动为两倍,这种波动范围一般可为病人耐受。如从药物效应动力学方面考虑,则不一定循此法给药。如青霉素毒性作用很低,药物浓度可以比所需的治疗浓度高好几倍而仍可耐受,而半衰期仅为 1 小时,但通常给以大剂量,每6~12 小时给药一次。

对那些治疗范围很窄的药物,则要非常仔细地估计剂量范围可能产生的毒性反应。

三、负 荷 量

因维持量给药一般需要 4~5 个半衰期达到稳态血药浓度,增加剂量或者缩短给药时间均不能提前达到稳态,只能提高药物浓度,因此如果病人急需达到稳态血药浓度以迅速控制病情时,可用负荷量给药法。

负荷量(loading dose)是首次剂量加大,然后再给予维持剂量,使稳态血药浓度提前产生。负荷量的计算公式为:

$$负荷量=C_{ss} \cdot V_{ss}/F$$

使用负荷量也有明显的缺点:①负荷量通常很大,而且快速给药,容易产生毒性作用,特别是敏感的患者;②如果所用的药物有很长的半衰期,则在药物浓度过高时须较长的时间降低到合适浓度。

理想的给药方案应该是使 $C_{ss\text{-}max}$略小于最小中毒血浆浓度(MTC)而 $C_{ss\text{-}min}$略大于最小有效血浆浓度(MEC),即血药浓度波动于 MTC 与 MEC 之间。

在零级动力学药物中,体内药量超过机体最大消除能力。如果连续恒速给药,给药速度>消除速度,体内药量蓄积,血药浓度将不断增高。停药后消除时间也较长,超过 5 个 $t_{1/2}$。因为 $t_{1/2}=0.5\times\frac{C_0}{K}$,达到 C_0 越高,$t_{1/2}$越长。

临床用药可根据药动学参数如 V_d、CL、k_e、$t_{1/2}$ 及 AUC 等按以上各公式计算剂量及设计给药方案以达到并维持有效血药浓度。除了少数 $t_{1/2}$特长或特短的药物,或零级动力学药物外,一般可采用每一个半衰期给予半个有效量,并将首次剂量加倍,是有效、安全、快速达到稳态的给药方法。

有些药物在体内转化为活性产物则需注意此活性产物的药动学,如果活性产物的消除是药物消除的限速步骤的话,则应按该产物的药动学参数计算剂量及设计给药方案。

第六节 房 室 模 型

以上涉及的药物浓度都是设定机体为一均匀的整体,药物在机体均匀分布,各组织药物浓度瞬时完全相等。实际上由于多种因素的影响,药物在体内的分布在不同时段存在差异,使其药物浓度不一致,因而提出房室概念。房室模型是将机体视为一个系统,系统内部按动力学特点分为若干房室,凡摄取或消除药物速率相似的组织器官均可划为同一房室,这个房室不是解剖学上分隔体液的房室,而是反映药物分布状况的假设空间。因药物可进出房室,故称开放性房室系统,常见的有 2 种开放性模型,即

开放性一室模型(one-compartment open model)和开放性二室模型(two-compartment open model)(图 3-7)。

笔记栏

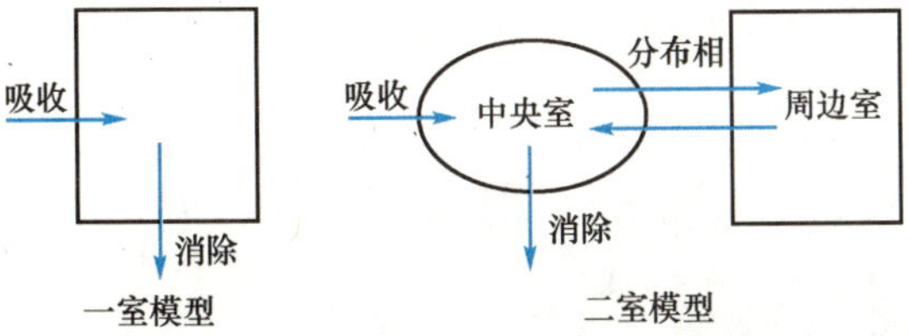

图 3-7　一室模型和二室模型示意图

(一) 一室模型

药物进入体循环后迅速转运，瞬时达到分布平衡，可将机体视为一个整体，称一室模型。按一室模型进行药代动力学计算最方便，但多数药物在体内分布都要经过一定的过程才能达到平衡。

(二) 二室模型

多数药物进入体液循环后快速向组织分布，首先进入血流量大的肺、肾、心、脑等器官，这些器官很快与血中药物达到平衡，将这些器官和血液统称为中央室；而一些血流量少的组织器官不能很快与血药浓度达到平衡，称周边室。由于药物消除发生在中央室，因此，二室模型的时-量曲线呈双指数衰减，可大致分为分布相及消除相(图 3-8)。

时-量曲线的初始段血药浓度迅速下降，称为 α 相或分布相，它主要反映药物自中央室向周边室的分布过程。一旦分布平衡后，曲线进入较慢衰落的 β 相或消除相，它主要反映药物从中央室的消除过程。其药动学规律为：

$$C_t = Ae^{-\alpha t} + Be^{-\beta t}$$

α 及 β 分别为分布相及消除相的消除速率常

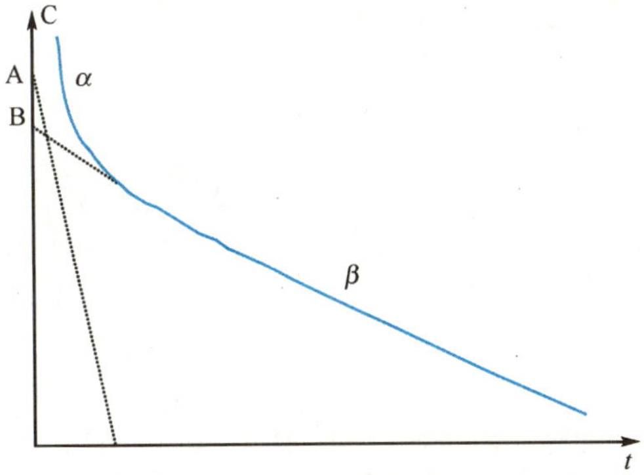

图 3-8　二室模型时量曲线示意图

数，分别反应体内药物分布和消除的速度，B 为时量曲线中 β 相段外延至纵坐标(浓度)的截距。将实验中的各实际测得的血药浓度值减去 β 相段上各相应时间点的数值，再将其差值在同一时量曲线图上作图得到一直线，将此直线外延至纵坐标的截距即为 A。

三室模型是将机体分为三部分，既中央室和二个周边室，其数学计算更为复杂。

由于房室模型并非药物固有的药动学指标，机体也无此解剖学间隔，即使运用电子计算机计算也不一定获得明确的划分。加之问题过于复杂，临床应用诸多不便，实际运算也很困难。因此，越来越多研究人员逐渐放弃房室模型而转向采用适用于所有药物的非房室方法来进行药代动力学计算和分析。

(凌保东　刘　毅)

第4章 影响药物效应的因素及合理用药原则

药物作用和药理效应除有其固有的普遍规律外，在不同个体又受到许多因素的影响，表现出量和质上的差异，在量反应上表现为高敏性或耐受性，在质反应上表现为变态反应或出现"特异质"反应。这种因人而异的药物反应现象称为个体差异（individual variation）。如果这种差异发生在种族间，则称为种族差异（interethnic variation）。影响药物作用的因素主要包括药物因素、机体因素、环境因素。临床用药时必须考虑可能影响药物作用的各种因素，研究用药的个体化（individualization），才能得到良好效果。

第一节 药物方面的因素

药物的作用及效应主要由药物的化学结构和药物的理化性质决定，但在具体使用过程中，药物的剂量、剂型、制剂、给药途径和给药时间对其疗效产生明显影响。

一、药物剂量

用药的量称剂量。给药及不断增加药物的量会依次产生无效量、阈剂量、极量、中毒量及致死量，图4-1。

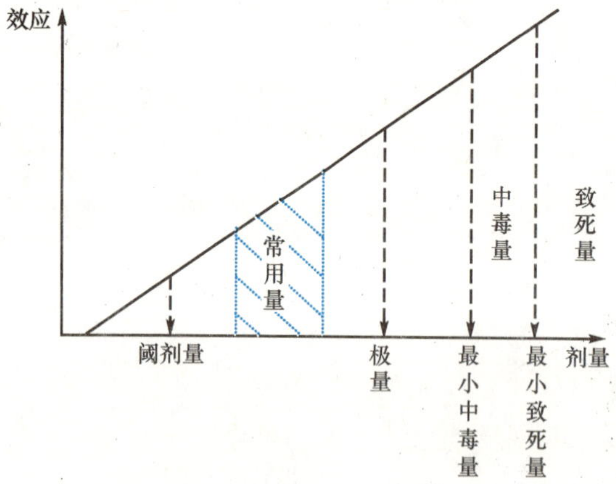

图4-1

药物作用从无效剂量到有效剂量和从极量到中毒剂量或致死剂量是一个从量变到质变的过程。药物的使用过程中应清楚药物的有效剂量、中毒剂量以及反映药物安全性的治疗指数和安全范围等指标，以保证临床用药的有效性和安全性。法定药物的治疗剂量范围和极量，一般药典中均有明确的规定，除特殊情况外，用药剂量不能超过极量。但事实上，病人的病情千变万化，在不同个体、种族和环境的具体情况下，同一个药物往往会引起不同的药理反应，因此，个体差异不可忽视。

二、药物剂型和制剂

药物经加工制成的适合于疾病的诊断、治疗或预防需要的不同给药形式称作药物剂型，简称剂型（dosage form）。根据药品标准或其他适当处方，将原料药物按某种剂型制成具有一定规格的药品称为药物制剂（pharmaceutical preparations），简称制剂。药物可制成多种剂型。同一药物的不同剂型所含的药量（即药剂当量，pharmaceutical equivalance）即使相同，但因吸收不一样，血药浓度不等，药效强度存在差异；因此需要用生物当量（bioequivalence，即药物不同制剂能达到相同血药浓度的剂量比值）作为比较标准。

对同一药物的不同剂型，应用时尤其应注意区分选择。如硝酸甘油有静脉注射制剂（含药5～10μg），舌下含片（0.2～0.4mg），口服制剂（2.5～5mg），贴膜剂（10mg）等剂型，其剂量相差很大，如使用错误，势必带来不良后果。缓释制剂（slow release preparation）和控释制剂（controlled release preparation）均是利用无药理活性的基质或包衣阻止药物迅速溶出以达到比较稳定而持久的疗效（见图4-2）。如茶碱控释片（含无水茶碱400mg）能精确而平稳地定量释放茶碱，昼夜可靠地保持稳定的血药浓度，每日只需口服一片。如子宫内缓释避孕剂每年只需放置一次。最近，控释制剂在工艺技术上逐渐向定速释放、定位释放和定时释放的方向发展。这不仅保证了药物的疗效，减少了药物不良反应的发生，同时也大大方便了病人。

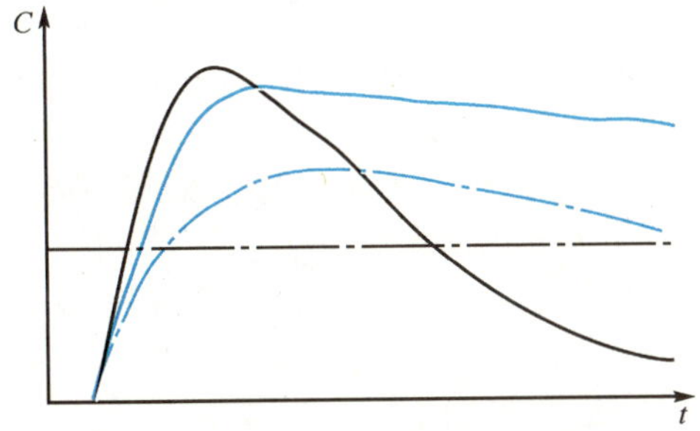

图 4-2　控释制剂、缓释制剂和普通制剂的时间-血药浓度曲线（示意图）

蓝色实线：控释制剂；蓝色虚线：缓释制剂；黑色实线：普通制剂；黑色虚线：最小有效浓度；t：时间；C：浓度

三、给药途径

药物的不同剂型决定药物的给药途径。不同的给药途径因药物的吸收速度及吸收程度的差异而影响药物的起效时间、作用强度和作用维持时间。不同给药途径的吸收速度快慢的一般规律依次为：静脉注射＞吸入＞肌内注射＞皮下注射＞口服＞经直肠＞贴皮。在一般情况下，口服是最常用的给药方法，但有的药物首关效应大，有的药物在消化道不能吸收，有的药物易被消化液破坏，均可造成口服无效。

不同给药途径还可影响药物作用性质，如口服硫酸镁为导泻药；外敷硫酸镁可以消肿止痛；注射硫酸镁可以降压和抗惊厥。

四、联合用药及药物相互作用

临床上为了提高疗效或减少不良反应的目的，将两种或两种以上药物联合应用。联合用药引发的药效和（或）不良反应的改变称为药物相互作用（drug interaction）。药物相互作用的结果表现为两种情况：协同作用（synergism）或拮抗作用（antagonism）。能使原有药物作用增强者称协同作用，包括相加作用（两药合用的效应是两药分别作用的代数和）和增强作用（两药合用的效应大于两药个别效应的代数和）。合并用药后能使原有药物作用减弱的称为拮抗作用。联合用药期望达到多种治疗目的、利用药物间的协同作用以增加疗效、利用拮抗作用以减少不良反应；但不恰当的联合用药反而会使疗效降低或出现意外的毒性反应。因此，联合用药必须弄清楚联合用药所产生的协同与拮抗作用对特定的机体是有益的还是有害的。应当指出：固定剂量比例的复方制剂虽然应用方便，但针对性不强，不利于实现“个体化”的用药目标，难以解决个体差异问题。如对于某些发病机制复杂、病情多样的高血压病，若笼统地采用复方降压片，就不可能达到预期的最佳效果。因此，广泛研究和推广使用复方制剂并非药物治疗学的方向。

药物的相互作用包括体外和体内发生的相互作用。

（一）体外相互作用

药物在体外配伍直接发生物理性的或化学性的相互作用而影响药物疗效或产生毒性反应称为配伍禁忌（incompatibility）。在静脉滴注时尤应注意配伍禁忌。如将青霉素加入氨基酸溶液中可形成导致变态反应的复合物而造成严重的临床后果。羧苄青霉素与庆大霉素混合于静脉滴注液中，因可造成庆大霉素破坏而明显降低其血药浓度。临床医务工作者应认真遵守“常见药物配伍禁忌”的规定，并在工作中不断研究解决新问题。

（二）体内相互作用

药物体内相互作用主要表现在两个方面，一是不影响药物在体内的浓度，但改变药理作用，表现为药物在药效学方面的相互作用，见表 4-1；二是通过影响药物的吸收、分布、代谢和排泄，改变药物的浓度而影响药物作用，表现为药物在药动学方面的相互作用，见表 4-2。

表 4-1　药物在药效学方面的相互作用

相互作用的环节	药物举例
生理性拮抗或协同	服用镇静催眠药后饮酒或喝浓茶、喝咖啡会加重或减轻前者的中枢抑制作用。抗凝血药华法林和抗血小板药阿司匹林合用则可能导致出血反应。万古霉素增强氨基苷类抗生素的肾毒性
受体水平的协同与拮抗	β 受体激动剂和拮抗剂在各脏器组织上的 β 受体部位产生相互作用，后者拮抗前者对 β 受体的激动效应
干扰神经递质的转运	三环类抗抑郁药抑制儿茶酚胺再摄取，可增加肾上腺素及去甲肾上腺素升压反应，而抑制甲基多巴的中枢降压作用

续表

相互作用的环节	药物举例
通过不同的细胞机制而产生药物间的相互作用	如地高辛与钙拮抗剂合用，通过改变心肌细胞内的钙离子浓度而增强地高辛的正性肌力作用，甚至引起心脏毒性反应
通过改变细胞内外的环境而影响另一个药物的作用	如利尿药能使体内电解质平衡发生改变而引起低血钾，从而增加机体对地高辛的敏感性，引起心律失常
通过化学物理相互作用而影响药理效应	如临床对肝素(带大量阴电荷)使用过量而引起严重出血的患者采用静注硫酸鱼精蛋白(带大量阳电荷)解救，其原理就是利用两种药物阴阳电荷的结合而形成稳定的复合物，使肝素失去抗凝血作用

表 4-2 药物在药动学方面的相互作用

相互作用的环节	药物举例
吸收	相互影响主要发生在以下几个环节：①药物在消化道内相互螯合形成难溶性复合物而影响彼此吸收。如抗酸药(含二价或三价阳离子)可与四环素、普萘洛尔等药物螯合。②通过改变胃肠道 pH 而影响药物的崩解度、解离度和稳定性，继而影响药物的吸收。如碳酸氢钠提高胃肠 pH 影响四环素的溶解度而使其吸收减少。③影响胃肠运动。如促进胃排空的药(甲氧氯普胺)能加速药物吸收，抑制胃排空药如各种具有抗 M 胆碱作用药物能延缓药物吸收。④影响胃肠道黏膜的完整性而影响药物的吸收。如同时口服苯妥英钠和呋塞米，因胃肠道黏膜受损而使呋塞米的吸收受到影响
血浆蛋白结合	与血浆蛋白竞争置换作用，使游离血药浓度明显增加，作用加强。如香豆素类抗凝药及口服降血糖药易受阿司匹林等解热镇痛药置换而分别产生出血及低血糖反应
代谢	药酶诱导药如苯巴比妥、利福平、苯妥英及香烟、酒等能增加药物的消除而使药效减弱。药酶抑制药如异烟肼、氯霉素、西咪替丁等能减慢药物的消除而使药效加强
排泄	联合用药可能通过对肾脏排泄过程的作用而影响药物的消除，如碱化尿液可加速酸性药物的排泄，减慢碱性药物的排泄；反之，酸化尿液可加速碱性药物排泄，减慢酸性药物排泄。另一方面，一些有机酸类和有机碱类药物可通过肾小管主动排泌。如两种酸性药物或两种碱性药物联合使用，则可能通过竞争酸性物或碱性物的主动转运系统而影响其排泄，从而使血药浓度增加、作用增强或出现毒性反应。如水杨酸盐竞争性抑制甲氨蝶呤自肾小管排泄而增加后者的毒性反应；丙磺舒可抑制青霉素的肾小管排泌，延长作用时间

对于口服药物，饮食的性质和服药时间可不同程度地影响药物的吸收速度和程度。一般而言，除少数药物如口服降糖药在饮食前服用外，一般都在饭后服用，旨在减少药物的消化道反应。如果药物与饮食同服，有些药物的吸收速度加快(如美托洛尔)，而有些药物的吸收速度则减慢(如地高辛)。饮食性质不同对药物的影响表现在高蛋白饮食者对氨茶碱的代谢高于高碳水化合物者；低蛋白饮食可使细胞色素 P450 酶的水平降低而使多种药物的氧化代谢速率下降；高脂饮食能促进灰黄霉素的吸收；高铁高钙饮食因食物中的 Fe^{2+}、Ca^{2+} 可与某些药物(如四环素、环丙沙星)发生络合反应而互相影响吸收。考虑到饮食对药物代谢动力学的影响，在新药临床药代动力学和生物利用度的研究中，为保证实验条件的一致性，一般要求空腹口服药物，并统一于服药 2～4 小时后进食清淡食物。

第二节 机体方面的因素

一、年 龄

不同年龄的病人对药物的反应可能有较大的差异。因为在机体生长发育以及衰老等过程的不同阶段，各项生理功能、体液与体重的比例、血浆蛋白的含量和对药物的反应及处置能力都可能有所不同，从而影响药物的作用。儿童和老人对药物的反应及药物代谢动力学上，均与成年人有一定量或质的差异。

(一) 小儿

小儿不是小型成人，在解剖、生理、病理等方面都与成人有所不同，而且正处于生长发育阶段，多种功能参数存在着年龄依赖性的发展变

笔记栏

化，特别是肝、肾功能和中枢神经系统发育尚未完善，以致影响某些药物的肝脏代谢或肾脏排泄。因此，小儿用药不能将成人剂量简单地按体重比例递减。

一般而言，小儿对药物的消除能力较弱，对多数药物的反应一般比较敏感。例如新生儿肝脏葡萄糖醛酸结合能力尚未发育，应用氯霉素或吗啡将分别导致灰婴综合征及呼吸抑制；新生儿的肾功能只有成人的20%，庆大霉素在其体内的血浆半衰期(18小时)是成人的9倍，故更易发生中毒反应。2岁以内的儿童由于血-脑屏障发育不完善，一些作用于中枢神经系统的药物，易导致其过度反应。如中枢抑制药吗啡易致呼吸抑制，而中枢兴奋药氨茶碱易致过度兴奋。

婴儿的体液与体重比大，故水盐代谢转换率较快，但其调节功能差，易造成平衡障碍。故婴儿对影响水盐代谢或酸碱代谢的药物(如利尿药)特别敏感，易造成代谢障碍或中毒。

此外，有些药物(如激素)对小儿生长发育有较大影响，可导致发育异常和障碍；有些药物(如四环素)可影响钙的代谢，使婴幼儿牙齿黄染，牙釉质缺损，早产儿骨骼发育停滞。

(二) 老年人

医学上一般将65岁以上的人列为老人。其特点是主要器官功能逐渐减退。

1. 药动学方面　老年人对药物的吸收变化不大；老年人血浆蛋白量较低，体液较少、脂肪较多，故其药物血浆蛋白结合率偏低，水溶性药物分布容积较小，而脂溶性药物分布容积较大；老年人肝肾功能日益衰退，药物代谢减慢，使血药浓度偏高，许多药物的血浆半衰期都有不同程度的延长。例如老年人对利多卡因和地西泮的消除半衰期分别是青年人的1.7倍和4.5倍；主要从肾排泄的药物如氨基苷类抗生素在老年人中的消除半衰期明显延长。

2. 药效学方面　老人对许多药物反应特别敏感，例如作用于中枢神经系统的药物易致精神错乱，心血管系统用药易致血压下降及心律失常，非甾体抗炎药易致胃肠出血，胰岛素易致低血糖反应，糖皮质激素易致骨质疏松，抗M胆碱药易致尿潴留、大便秘结及青光眼等。

二、性　　别

长期以来，除了性激素以外，男女用药无明显区别。近年来，随着医药科学研究的不断深入，人们逐渐认识到性别差异也是影响药物作用的重要因素之一。

(一) 男女间的差异性

女性一般体重较男性为轻，肌肉较男性为少，用药量相同时作用可能有强弱之别。女性体内脂肪所占比例较男性为大，脂溶性药物的分布也会有所不同。因此，男女间药物的代谢动力学和药效学是不同的。如男性对对乙酰氨基酚及阿司匹林的清除率分别较女性高40%及60%。女性对普萘洛尔的消除能力明显低于男性。

(二) 女性各特殊生理时期的差异性

女性有妊娠、分娩、哺乳等特殊时期，故有一些特殊的用药注意事项。如妇女月经期不宜服用泻药和抗凝药，以免盆腔充血和月经增多。茶碱在排卵前后的$T_{1/2}$缩短。妊娠妇女因受内分泌改变、血容量增加及血浆蛋白下降等因素的影响，其药物的体内过程和药理反应明显区别于非孕期。这时尤其应考虑药物对胎儿的影响，因为所谓的“胎盘屏障”并无实际意义。20世纪50年代末期在西欧因孕妇服用反应停(沙利度胺，属镇静催眠药)而生产了一万余例海豹畸形婴儿的悲惨结果引起了对孕妇用药的警惕。在妊娠期尤其是妊娠早期应严格禁用确定致畸和可能致畸的药物。授乳期间还应考虑药物通过乳汁对婴儿发育的影响，因为乳腺对药物没有屏障作用。产前使用抗癫痫药物宜适当增量；产前应禁用阿司匹林并慎用影响子宫肌肉收缩的药物。

需要指出的是，由于某些口服避孕药具有肝药酶抑制或诱导作用，而育龄妇女又经常服用避孕药，故在使用其他药物时须考虑药物之间的相互作用。某些口服避孕药有药酶抑制作用或诱导作用，可以影响诸如安定、泼尼松龙、茶碱、丙咪嗪等的代谢清除过程。有药酶抑制作用或药酶诱导作用的药物也能影响避孕药的代谢消除过程，从而影响口服避孕药的效果或引起不良反应。

三、遗传因素的影响

药物在体内发挥作用时，与药效和药物代谢动力学有关的许多大分子物质，包括药物作用的受体，药物体内转运过程中涉及的多种蛋白质，以及药物代谢酶等，都与遗传密切相关。目前至少已有一百余种与药物效应有关的遗传基因被发现。遗传因素是决定药物作用的种族差异和个体差异的重要因素。因此,动物实验的结果不能简单地推论到人体,西方人体上总结的资料特别是药物剂量等,也不能简单地搬用。

遗传多态性(genetic polymorphism)对药物效应的影响近年来逐渐受到重视,已形成一个独立的药理学分支——遗传药理学(genetic pharmacology)。许多过去所谓的特异体质(idiosyncrasy)药物反应多数已能从遗传异常表型获得解释。

(一)对药动学的影响

药物在不同个体和种族的体内过程存在显著差异。虽然影响药动学的因素很多,但遗传因素起着决定性的作用。尽管有证据说明遗传因素对药物吸收和分布产生影响(如先天性内因子缺乏导致维生素 B_{12} 吸收障碍而引起幼年恶性贫血;遗传性血浆蛋白结合能力低下而使乙酰水杨酸的游离血药浓度明显增高),但主要影响仍表现在机体对药物生物转化的异常,可分为强(快)代谢型(extensive metabolizer,EM)及弱(慢)代谢型(poor metabolizer,PM)。前者使药物快速灭活,后者使药物灭活减缓,因而影响药物血浆浓度及效应的强弱久暂。如异烟肼在人体肝脏内的生物转化即存在种族差异。

(二)对药效学的影响

遗传因素可能导致某些酶或药物受体的数量减少或功能障碍而使机体对药物的反应异常。如6-磷酸葡萄糖脱氢酶(G6PD)缺乏者使用伯氨喹、磺胺等药物易发生溶血反应。此种遗传异常属X连锁不完全显性遗传,只在机体受到药物激发时方出现异常,故不属遗传性疾病。某些患者在反复使用糖皮质激素过程中出现眼内压增高,此反应由一对等位基因决定,属常染色体隐性遗传。

四、病理因素的影响

不同疾病对人体内环境及各脏器功能的不同影响而导致药物的体内过程和药理效应出现较大差异。同种疾病的严重程度固然与药物疗效有关,同时存在的其他疾病也会影响药物的疗效。

(一)疾病对药物代谢动力学的影响

震颤麻痹、胃溃疡病、偏头痛、抑郁症、创伤或手术后胃排空时间往往延长,因而延缓口服药物的吸收,而甲状腺功能亢进,焦虑不安及疱疹性皮炎时则胃排空时间缩短,但同时伴有肠蠕动加速,这就可从两个方面影响药物的吸收。各种原因引起的低白蛋白血症时血中游离药物增多,能影响药物作用的强度,也影响药物的分布和消除;慢性肾功能衰竭时能产生"结合抑制因子",也能减少药物与血浆蛋白的结合,产生类似影响。在此类情况均应适当减少药物用量。血浆或体液 pH 的改变可能影响药物的解离程度,从而影响药物的分布。肝实质细胞受损的疾病可致某些肝药酶减少,主要由肝灭活的药物作用会加强,一些慢性病如哮喘等所致的慢性低氧血症可以代偿性地增强肝药酶活性,使药物作用减弱。能使肾血流减少或损伤肾小球功能的疾病可使药物的滤过减少,也能影响肾小管的重吸收和主动排泌功能。

(二)疾病对药物效应动力学的影响

某些病可以影响某些受体的数目和亲和力的改变,从而影响药物的作用。例如,哮喘病人支气管平滑肌上的β受体数目减少,而且与腺苷酸环化酶的偶联有缺陷,而α受体的功能相对明显,因而导致支气管收缩。应用β受体激动药往往效果不佳,加用α受体拮抗药则可有良效。疾病时机体整体调节功能状态与正常人有一定差异,也能影响药物的作用。

五、心理因素的影响

精神因素对药物的作用有明显影响。安慰剂(placebo)是指不具药理活性的空剂型(如淀粉片剂、含盐水的注射剂等),可使病人的主观或客观症状得到安慰性的非特异疗效。安慰剂对心理因素控制的自主神经系统功能影响较大,对于头痛、心绞痛、手术后痛、感冒咳嗽、神经官能症等能获得20%～40%的疗效,但对疾病的器质性变化及自然过程少有或没有影响,甚至在病人信心不足时还会引起不良反应。由于安慰剂对任何病人都可能取得阳性效果,因此医生不可能单用安慰剂做出真病或假病(心理病)的鉴别诊断,更不应利用安慰剂去敷衍或欺骗病人,因为这样会延误疾病的诊治并可能破坏病人对医生的信任。安慰剂在新药临床研究时的双盲对照中极其重要,常作为阴性对照,可用以排除假阳性疗效或不良反应。值得注意的是,医生的任何医疗活动,包括一言一行等服务态度都可能产生安慰剂作用，要充分利用这一效应，帮助病人树立战胜疾病的信心。此外，氯丙嗪，利血平，肾上腺糖皮质激素类及一些中枢抑制性药物在抑郁病人可能引发悲观厌世情绪，用药时应高度警惕。

第三节　环境因素

一、吸　　烟

香烟燃烧时所产生的烟雾中至少含有 2000 余种有害成分，其中如多环芳烃的苯并芘、苯并蒽、亚硝胺、镉、砷、β-萘胺等有致癌作用，香烟烟雾中的促癌物有氰化物、邻甲酚、苯酚等。吸烟时，香烟烟雾大部分吸入肺部，小部分与唾液一起进入消化道。烟中有害物质部分停留在肺部，部分进入血液循环，流向全身。在致癌物和促癌物协同作用下，损伤正常细胞，可形成癌症。

吸烟能诱导多种药物代谢酶，特别是细胞色素 P450 酶系统，而使某些药物代谢增强，药物消除加速。例如吸烟者应用咖啡因、氨茶碱时其药物的消除率明显高于不吸烟者。临床上表现为吸烟者对药物的耐受性高于不吸烟者。

二、饮　　酒

酒精对中枢神经系统、心血管系统和消化系统均有一定的作用。嗜酒、酗酒可对机体造成各方面的危害性，如酒精性肝病和肝硬化，神经系统的损害和精神失常等疾病。酒精和多种中枢神经系统药物如巴比妥类药、苯二氮䓬类药、水合氯醛等药物具有协同作用，可增强后者的药理效应。

饮酒对细胞色素 P450 酶系统具有诱导作用，可使某些药物代谢加快如苯妥英钠。酒精对 CYP2El 的诱导作用，在酒精性肝病的发生和发展中具有较大的作用。

三、其他外源性物质

环境中越来越多的外源性化学物质会影响药物的作用。例如空气污染中含有铅微粒，长期吸入体内后，可抑制药酶的活性，影响药物的代谢。农药中各种杀虫剂，以及催促植物生长的化合物，建筑或装修住宅中的各种有机溶剂，多环芳香烃类化合物等均可诱导药酶活性而加速某些药物的生物转化过程而影响其药理作用。

四、时间节律因素

给药时间有时是决定药物能否发挥作用及其效应强弱的重要因素。在一般情况下，饭前服药吸收较好，显效也较快，但有刺激性药物宜饭后服用，可减少对胃肠道的刺激作用，催眠药宜在临睡前服用，驱虫药应该空腹或半空腹时服用，泻药在早晨服用方便。

在昼夜间的不同时间，机体对药物的敏感性不同，现在已建立时辰药理学(chronopharmacology)。时辰药理学是药理学的分支科学，它是应用时间生物学的知识和方法研究机体不同时间对药物代谢动力学和药物效应动力学的影响。其中以对昼夜节律的影响研究最多。资料显示，茶碱类药物早上口服后的血药浓度高于其他给药时间。早上服用水杨酸类药物者，其尿中的排泄时间明显长于晚上服用者。另一方面，机体对药物的反应也呈周期性变化。如机体对过敏物质最敏感的时间为晚上 19～23 点。早晨皮内注射利多卡因的局麻作用持续时间仅为下午注射时的 1/3。目前认为，时间节律对药动学和药效动力学的影响主要与机体内环境调节功能有关，具体机制有待进一步研究阐明。

第四节　合理用药的原则

合理用药就是在给患者用药过程中综合各种因素，采用一种最适宜的给药方案。尽管对于怎样才算合理用药尚缺乏具体标准，对某一疾病也没有统一的治疗方案，但应基本遵循：

1. 有效　最好能迅速而彻底地治愈疾病。

2. 安全　不发生毒性反应，尽可能少产生副作用；安全是用药的前提，有效是治病的首要目标，两者不可偏废。但是，用药的安全性是相对的，因为药物常会出现不良反应，有时为了治病还要承担一定的风险。合理用药应力求在获得良好治疗效果的同时，让病人承担最小的治疗风险。

3. 方便　服用方法简单方便，无或较少痛苦。

4. 经济　减少病人和国家经济负担，有利于巩固农村合作医疗制度。关于用药的经济性，简单的看是指药品价格贵贱、医疗费用高低的问题，实际上还有药价与疗效(cost-effect)相比是否值得的问题。合理用药的经济性应当与社会整体消费水平成正比。高额的药费必定给个人、单位和国家造成巨大的开支，用药不应超越社会经济的总体水平。

5. 中西医结合 为发掘祖国医学遗产，创立我国独特的新医学学派作出贡献。

不同的医生可以采用不同的药物治愈相同的病人。这就是说在严格的科学原则上允许存在一定的灵活性，可根据具体条件作出灵活的处理。因此，要达到合理用药的要求，在此只能提几点原则性的意见：

第一，树立高度的责任心，强调医护并重。作为一名临床医护人员，在接触病人的瞬间即意味着治疗的开始。良好的疗效常常建立在病人对医护人员的尊重和信任的基础上。要充分树立为人民服务的意识，全面了解患者的心理和病理状况，在进行药物治疗的同时，积极采取心理疏导的方法。要认识到医护人员的任何医疗活动都可能发挥安慰剂效应。在药物治疗过程中，应加强护理，严密观察病情变化，及时调整治疗方案。要认真分析每一病例的成功及失败的关键因素，认真总结经验，不断提高医疗水平。

第二，明确诊断、合理选药。在明确诊断的基础上，应该尽量认清病人疾病的性质和病情严重的程度，弄清主诉的病因的同时，还要了解其他存在的疾病，抓住主要矛盾，并据此确定当前用药所要解决的问题，从而选择有针对性的药物和合适的剂量，制订适当的用药方案。

选药要有明确的指征，要根据药物的药理特点，即药效学及药动学规律；针对病人的具体情况，选用药效安全、可靠、价廉易得的药物。要充分认识滥用药物的危害性，反对包罗一切的撒网疗法。

第三，联合用药。正确对待联合用药，坚持可用可不用的药物尽量不用的原则，争取能用最少的药物达到预期的目的。这里所说的“少用药”并非考虑节约或经济问题，主要的是要尽量减少药物对机体功能的不必要的干预和影响。

第四，掌握影响药物疗效的因素。要充分认识药物反应的个体差异性，明确个体化用药的必要性和重要性。要把握小儿、老年人和女性的生理特点，科学选择药物和制定给药方案，防止发生意外的药物反应。用药过程中既要认真执行已定的用药方案，又要随时仔细观察必要的指标和试验数据。以求判定药物的疗效和不良反应，并及时修订和完善原定的用药方案，包括在必要时采取新的措施。

第五，要祛邪扶正并举。药物是外因，要通过机体内因发挥作用。在采用对因治疗的同时，还要注意发挥病人内在的抗病能力，给予必要的支持治疗。

（刘　毅）

笔记栏

第5章 新药研究基本知识

人类生存的历史就是与疾病共生的历史，自从有人类以来就备受疾病的困扰，人们在防治疾病的活动中所用的重要方式就是寻求药物，这一过程的本质就是新药研究。因此，新药研究是人类生存过程中与疾病做斗争的必然选择，是人类追求更美好生活的基本要求，也是科技发展的必然结果。新药研究的基本方法是实(试)验，无论是古代"神农尝百草"的朴素的方式，还是现代的生物工程方法、新的生物材料科学和高通量筛选技术等在新药研究中的应用，无不体现新药研究中实(试)验的基本内涵。由于现代科技的发展日新月异，学科分类更加专业细化，新药研究涉及的学科领域也非常广泛，常常需要多学科联合攻关，包括生物信息技术、药物分析、药物合成、药物制剂、材料科学、分子生物学技术、药理学等诸多学科。其中药理学是新药发现与研究中十分关键的学科之一，主要涉及新药研究中的药物作用，药物代谢动力学，药物作用机制，毒理学以及新药的临床试验等内容。

第一节 药品及新药的概念、来源与分类

《中华人民共和国药品管理法》对药品的定义为：用于预防、治疗、诊断人的疾病，有目的地调节人的生理机能并规定有适应证或者功能主治、用法和用量的物质，包括中药材、中药饮片、中成药、化学原料药及其制剂、抗生素、生化药品、放射性药品、血清、疫苗、血液制品和诊断药品等。

药物来源主要有来源于自然界的天然物质和人工制备药物。天然药物包括来源于植物、动物及矿物等来源，这些既可整体或可局部入药，还从中提取出了大量有效的单体化学药物，主要包括：①生物碱类，如源于阿片的吗啡，金鸡纳树皮的奎宁，颠茄的阿托品，麻黄的麻黄碱；②苷类，如来源于洋地黄等的强心苷，大黄、白番泻叶等的蒽醌苷；③其他还包括多糖类，黄酮类，有机酸类等多种有效单体成分。其中许多已可通过人工合成并被列入化学药品分类中。人工制备药物主要是通过人工的方法合成的全新化学结构的药物，即目前应用的大部分化学药物(西药)及生物制品及基因工程产品类药物。随着生物学及分子生物学的发展，人们将生物制品及基因工程产品作为另一类重要的药物来源而备受关注，并成为新药研究的热点。

为了对新药进行管理，许多国家都对其含义和范畴作出明确的法律规定。《中华人民共和国药品管理法实施条例》规定，"新药(new drug)，是指未曾在中国境内上市销售的药品"。我国对新药的管理主要职能机构是国家食品药品监督管理局(The State Food and Drug Administration，SFDA)，主要依据的法规是依据《中华人民共和国药品管理法》制定的《药品注册管理办法》(原为《新药审批办法》)，新颁布版本于2007年10月1日起施行。其中规定"药品注册：是指SFDA根据药品注册申请人的申请，依照法定程序，对拟上市销售药品的安全性、有效性、质量可控性等进行审查，并决定是否同意其申请的审批过程。""药品注册申请：是指新药申请、仿制药申请、进口药品申请及其补充申请和再注册申请。新药申请：是指未曾在中国境内上市销售药品的注册申请。已上市药品改变剂型、改变给药途径、增加新适应证的药品注册按照新药申请的程序申报"。

按照注册分类的要求将药品进行如下分类：

一、化学药品注册分类

(1) 未在国内外上市销售的药品

1) 通过合成或者半合成的方法制得的原料药及其制剂。

2) 天然物质中提取或者通过发酵提取的新的有效单体及其制剂。

3) 用拆分或者合成等方法制得的已知药物中的光学异构体及其制剂。

4) 由已上市销售的多组份药物制备为较少组份的药物。

5) 新的复方制剂。

6) 已在国内上市销售的制剂增加国内外均

未批准的新适应证。

(2) 改变给药途径且尚未在国内外上市销售的制剂。

(3) 已在国外上市销售但尚未在国内上市销售的药品

1) 已在国外上市销售的制剂及其原料药,和(或)改变该制剂的剂型,但不改变给药途径的制剂。

2) 已在国外上市销售的复方制剂,和(或)改变该制剂的剂型,但不改变给药途径的制剂。

3) 改变给药途径并已在国外上市销售的制剂。

4) 国内上市销售的制剂增加已在国外批准的新适应证。

(4) 改变已上市销售盐类药物的酸根、碱基(或者金属元素),但不改变其药理作用的原料药及其制剂。

(5) 改变国内已上市销售药品的剂型,但不改变给药途径的制剂。

(6) 已有国家药品标准的原料药或者制剂。

二、中药及天然药物注册分类

中药(traditional chinese medicine,TCM)是指在我国传统医药理论指导下使用的药用物质及其制剂。天然药物(natural medicine)是指在现代医药理论指导下使用的天然药用物质及其制剂。

(1) 未在国内上市销售的从植物、动物、矿物等物质中提取的有效成分及其制剂。

(2) 新发现的药材及其制剂。

(3) 新的中药材代用品。

(4) 药材新的药用部位及其制剂。

(5) 未在国内上市销售的从植物、动物、矿物等物质中提取的有效部位及其制剂。

(6) 未在国内上市销售的中药、天然药物复方制剂。

(7) 改变国内已上市销售中药、天然药物给药途径的制剂。

(8) 改变国内已上市销售中药、天然药物剂型的制剂。

(9) 仿制药。

三、生物制品注册分类

1. 治疗用生物制品注册分类

(1) 未在国内外上市销售的生物制品。

(2) 单克隆抗体。

(3) 基因治疗、体细胞治疗及其制品。

(4) 变态反应原制品。

(5) 由人的、动物的组织或者体液提取的,或者通过发酵制备的具有生物活性的多组分制品。

(6) 由已上市销售生物制品组成新的复方制品。

(7) 已在国外上市销售但尚未在国内上市销售的生物制品。

(8) 含未经批准菌种制备的微生态制品。

(9) 与已上市销售制品结构不完全相同且国内外均未上市销售的制品(包括氨基酸位点突变、缺失,因表达系统不同而产生、消除或者改变翻译后修饰,对产物进行化学修饰等)。

(10) 与已上市销售制品制备方法不同的制品(例如采用不同表达体系、宿主细胞等)。

(11) 首次采用 DNA 重组技术制备的制品(例如以重组技术替代合成技术、生物组织提取或者发酵技术等)。

(12) 国内外尚未上市销售的由非注射途径改为注射途径给药,或者由局部用药改为全身给药的制品。

(13) 改变已上市销售制品的剂型但不改变给药途径的生物制品。

(14) 改变给药途径的生物制品(不包括上述 12 项)。

(15) 已有国家药品标准的生物制品。

2. 预防用生物制品注册分类

(1) 未在国内外上市销售的疫苗。

(2) DNA 疫苗。

(3) 已上市销售疫苗变更新的佐剂,偶合疫苗变更新的载体。

(4) 由非纯化或全细胞(细菌、病毒等)疫苗改为纯化或者组分疫苗。

(5) 采用未经国内批准的菌毒种生产的疫苗(流感疫苗、钩端螺旋体疫苗等除外)。

(6) 已在国外上市销售但未在国内上市销售的疫苗。

(7) 采用国内已上市销售的疫苗制备的结合疫苗或者联合疫苗。

(8) 与已上市销售疫苗保护性抗原谱不同的重组疫苗。

(9) 更换其他已批准表达体系或者已批准细胞基质生产的疫苗;采用新工艺制备并且实验室研究资料证明产品安全性和有效性明显提高的疫苗。

(10) 改变灭活剂(方法)或者脱毒剂(方法)的疫苗。

笔记栏

(11) 改变给药途径的疫苗。

(12) 改变国内已上市销售疫苗的剂型，但不改变给药途径的疫苗。

(13) 改变免疫剂量或者免疫程序的疫苗。

(14) 扩大使用人群(增加年龄组)的疫苗。

(15) 已有国家药品标准的疫苗。

第二节　新药研究的基本过程

新药的寻找在早期主要是一些经验积累或偶然发现，随着科学技术的进步，对新药的寻找更加科学和系统。目前，寻找新的化学药物仍然是新药研究的核心内容，其主要过程应包括(图5-1)：疾病调查与治疗理念确立，明确新药的作用靶点；依据药物作用的生物学机制、受体结构和药物结构进行合理化的药物设计或在充分研究药物的构效关系基础上，通过化学定向合成；已知分子的化学修饰；从大量的天然药物、已知化合物、多肽、核酸及其他有机物库中筛选具有生物活性的物质；生物及克隆技术用于生产大分子多肽及蛋白质，还有就是采用自动化的高通量筛选技术筛选目标化合物。现在，基因组学和蛋白质组学技术的应用将有利于新药如细胞因子、疫苗等生物制品的发现。

在新药的寻找过程中还有一个重要的来源就是从天然药物中筛选新药，无论是1803年从阿片中提出的吗啡还是近年来从红豆杉中提出的紫杉醇，都显示出天然物是寻找新药的重要宝库，我国是中药应用的传统大国，具有丰富的资源，更应该充分结合现代科学技术予以挖掘利用。

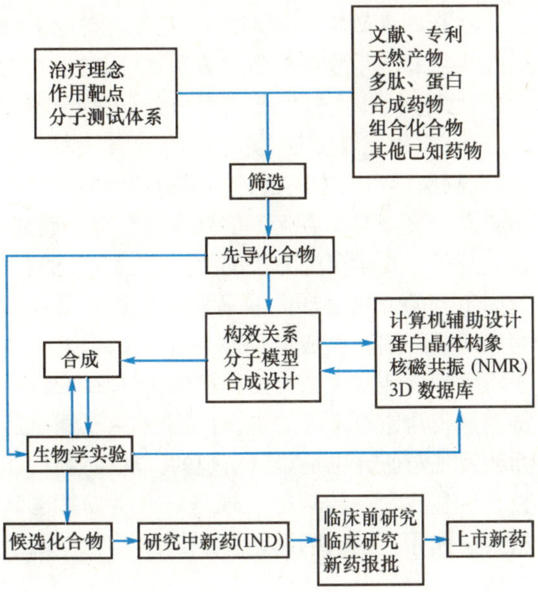

图5-1　新药(化学药物)研究过程

新药研究是科技含量高、投资多、周期长、风险大、效益高和管理规范严格的原创性工作。在美国，一个上市新药的研究大约要花费9亿美元，10到12年时间，对于特殊药品如治疗艾滋病等的药物还设定了特别审批程序(fast-tracking，快通道)以缩短时间。新药研究与开发过程最终就是要确保安全、有效和质量可控的药品进入市场。

作用靶点确认：药物通常作用于机体内细胞或基因上的特定部位，如酶、受体、离子通道或转运蛋白等，此即作用靶点，被认为与疾病相关。研究者通过各种现代研究方法明确并分离单个靶点以掌握其功能和对疾病的影响。

靶点优化与有效性确认：为了选择对疾病最有价值的靶点，研究者对每一个可能的作用靶点进行分析研究，并研究能使疾病细胞产生预期生理、生化变化的靶点。

先导化合物(lead compound)的确认：先导化合物被认为具有疾病的治疗潜力，通过与已知物质进行比较从而研究新化合物成功的可能性。要在大量定向合成的有机化合物或分离提纯天然产物中筛选有效成分，先进行一般的初步的生物活性筛选实验，通过体内(*in vivo*)、体外(*in vitro*)实验对其中最具潜力的物质进行安全与有效性和代谢过程研究。然后在疾病模型上进行随机对照试验印证，从众多化合物中发现具有进一步开发价值的先导化合物。发现先导化合物是新药研究的基础。然后进一步研究先导化合物的构效关系和量效关系等以确定所开发的新药，并按国家关于新药审批办法的有关规定进行工艺学研究、制剂研究、质量控制、药效学评价、安全性评价和临床药理研究等。

在新药的筛选过程中还要注意药物的手性因素。药物的手性使药物具有不同的对映体，若对映体具有相同的或类似的作用则影响不大，若具有不同的药理活性甚至完全不同的效应，则必须对其对映体进行有效的区分。例如，20世纪50年代末在前西德等国家广泛用于治疗早孕反应的药物沙利度胺(thalidomide，反应停)是包含两种对映体的混合体即消旋体，使用后出现了大量的海豹样畸形婴儿，后来的研究证明两种对映体中只有R-型对映体具有缓解妊娠反应的作用，而S-型对映体则具有强烈的致畸作用。

在临床前研究过程中，被研究药物必须进行大量的实验室研究并确保人体应用的安全。这个过程一般需要1年到5年，需要提供有关药物

笔记栏

组成、安全性、制剂与生产过程，人体如何使用等。包括应用体内、体外等研究方法进行生产工艺、制剂选择、质量保证等药学和制药技术以及药理学、毒理学等研究。

所有研究中新药（Investigational New Drug，IND）的临床前研究资料均需提供给新药研究的主管机构如中国的SFDA以申报进行临床研究。申请临床研究所需的临床前研究资料及申报新药需提供的研究资料一般有四个方面（以化学药物为例），包括：

资料综述包括：①药品名称；②证明性文件；③立题目的与依据；④对主要研究结果的总结及评价；⑤药品说明书、起草说明及相关参考文献；⑥包装、标签设计样稿。

药学研究资料包括：①药学研究资料综述；②原料药生产工艺的研究资料及文献资料；制剂处方及工艺的研究资料及文献资料；③确证化学结构或者组份的试验资料及文献资料；④质量研究工作的试验资料及文献资料；⑤药品标准及起草说明，并提供标准品或者对照品；⑥样品的检验报告书；⑦原料药、辅料的来源及质量标准、检验报告书；⑧药物稳定性研究的试验资料及文献资料；⑨直接接触药品的包装材料和容器的选择依据及质量标准。

药理与毒理学资料包括：①药理毒理研究资料综述；②主要药效学试验资料及文献资料；③一般药理学的试验资料及文献资料；④急性毒性试验资料及文献资料；⑤长期毒性试验资料及文献资料；⑥过敏性（局部、全身和光敏毒性）、溶血性和局部（血管、皮肤、黏膜、肌肉等）刺激性等特殊安全性试验资料和文献资料；⑦复方制剂中多种成分药效、毒性、药代动力学相互影响的试验资料及文献资料；⑧致突变试验资料及文献资料；⑨生殖毒性试验资料及文献资料；⑩致癌试验资料及文献资料；⑪依赖性试验资料及文献资料；⑫非临床药代动力学试验资料及文献资料。

临床试验资料包括：①国内外相关的临床试验资料综述；②临床试验计划及研究方案；③临床研究者手册；④知情同意书样稿、伦理委员会批准件；⑤临床试验报告。

对于申报不同类别的药物所需提供的具体研究资料并不完全一样，对于中药、天然药物及生物制品的申报资料与化学药物相比也有所差别，如在安全性评价中生物制品还需进行免疫毒性和（或）免疫原性研究等内容。这些在《药品注册管理办法》中有明确规定，在申报时应按要求提供。

笔记栏

第三节 药理学在新药研究中的作用

药理学是一门实验性科学，其研究是发现新药的重要手段，也是验证及研制新药的核心内容。对药物的研究可在整体、器官、组织、细胞、亚细胞和分子水平进行。现代药理学广泛吸取医学各学科相关的知识和研究方法，并广泛运用数学和计算机应用等学科进行药理学研究，使药理学研究的手段和技术迅速发展，形成了许多重要的分支，在新药研究中所涉及的药理学部分根据研究阶段、对象和目的不同分为临床前药理学与临床药理学研究。

一、临床前药理学研究

临床前药理学（pre-clinic pharmacology）研究以动物等（即除人以外）为实验对象，研究药物与动物相互作用的规律，包括：①实验药理学，以健康动物（包括清醒动物和麻醉动物）、正常器官、组织、细胞、亚细胞和受体分子为实验对象。②实验治疗学，以病理模型动物或组织器官为实验对象，观察药物对疾病模型的影响。上面两方面研究主要进行药效学及作用机制研究。③药代动力学研究，研究药物在动物体内的转运（吸收、分布、排泄）、转化（代谢）和血药浓度随时间变化的规律。

在药理学研究中所用的研究方法实际上涉及几乎所有的生物医学研究方法，常用的有行为学方法、电生理学方法、形态学方法、生物学鉴定与分析、生物化学方法、分子生物学方法等。因此，生物医学研究方法的进步对药理学的研究乃至新药的发现与研究无不起到推动作用。例如，没有分子生物学研究方法的建立，就不可能利用基因工程的方法生产人胰岛素等生物制品用于糖尿病或红细胞生成素（erythropoietin，EPO）用于再生障碍性贫血的治疗；没有电生理研究方法特别是膜片钳技术的进步，对于影响离子通道药物的发现与研究也是难以实现的。现在，新的研究方法和技术在新药的发现与研究中发挥越来越大的作用，例如高通量筛选技术，药物基因组学研究等。

一般在新药研究过程中毒理学研究或安全

性评价实验研究也纳入临床前药理研究之中，并称为药理学与毒理学研究。

二、临床药理学研究

临床药理学(clinic pharmacology)研究主要以人为实验对象，实验对象为健康志愿者或病人，评价其对于人的安全和有效性，研究药物与人体相互作用的规律，阐明药物的临床疗效、不良反应、体内过程及新药的临床评价等。一般来说，新药研究中的药理学研究部分先是由基础药理学研究起始，用动物实验证实新药比临床现用药物具有药效学或药动学方面的优点，如具有效应高、毒性低或效应快、维持时间长等特点，然后才进入临床药理学研究，在人体进行进一步的研究印证。

新药的临床药理研究的主要内容为新药临床试验(clinical trials)，分Ⅰ、Ⅱ、Ⅲ、Ⅳ期进行。

1. Ⅰ期临床试验　为初步的临床药理学及人体安全性评价试验，以健康志愿者为受试对象，一般为20～30例，观察人体对于新药的耐受程度和药代动力学，为制定给药方案提供依据，为Ⅱ期临床试验提供安全有效的合理试验方案。

2. Ⅱ期临床试验　治疗作用初步评价阶段。其目的是初步评价药物对目标适应证患者的治疗作用、适应证和安全性，也包括为Ⅲ期临床试验研究设计和给药剂量方案的确定提供依据。以适应证病人为试验对象，不少于100例，常用方法是随机双盲对照临床试验。

3. Ⅲ期临床试验　治疗作用确证阶段，为扩大范围的临床试验。病例数一般不少于300例，在多家医院或全国范围内进行，有的在国际范围内进行。其目的是在较大范围内进一步验证药物对目标适应证患者的治疗作用、不良反应、安全性和药物相互作用等，评价利益与风险关系，最终为药物注册申请的审查提供充分的依据。试验一般应为具有足够样本量的随机盲法对照试验。本期结束后，即可将临床试验结果及临床前药理研究结果汇总，向药政主管部门办理审批手续，申请新药证书。

4. Ⅳ期临床试验　为上市后临床试验或称上市后药物监测，病例数不少于2000例，目的是对已在临床上广泛应用的新药进行社会性考察，发现推广应用后可能出现的毒副反应和发现新的治疗用途，重点是新药的不良反应监测，评价在普通或者特殊人群中使用的利益与风险关系以及改进给药剂量等。

此外，还包括未能在上市前进行的某些特殊病人的安全有效性考察，如新药在老年人、幼儿、孕妇、肝肾功能异常等病人的临床试验应在肯定新药安全有效并已批准上市后进行(专用于老人、小儿或终止妊娠等新药除外)。

常用的药物临床试验还包括生物等效性试验，是指用生物利用度研究的方法，以药代动力学参数为指标，比较同一种药物的相同或者不同剂型的制剂，在相同的试验条件下，其活性成分吸收程度和速度有无统计学差异的人体试验。

为了保证药品研究的科学与规范，各个国家都制定有新药研究相关的法规予以规范研究行为。在临床前药理与毒理尤其是其中安全性评价方面的试验要求及临床药理研究中需要遵照的规范主要是:《药品非临床研究质量管理规范》(Good Laboratory Practice，GLP)和《药品临床试验质量管理规范》(Good Clinical Practice，GCP)。

此外，为了加强对我国药品研究、生产、流通等各环节的质量管理，国家食品药品监督管理局(The State Food and Drug Administration，SFDA)还制定了多个质量管理规范，如《中药材生产质量管理规范》(Good Agricultural Practice，GAP)，《药品生产质量管理规范》(Good Manufacturing Practice，GMP)，《药品经营质量管理规范》(Good Supplying Practice，GSP)等。

第四节　上市药物再评价及药物不良反应监测

新药上市前的研究规模和时间很有限，因此在新药推广进入临床大规模应用之后是充分显示和再次评价其效应和不良反应的时机。上市药物再评价包括两类:①针对上市药品所存在的问题(如疗效差或毒性较大等)进行临床对比研究，也可先做实验对比研究，然后再进行临床对比验证。②进行流行病学调研，对再评价品种的安全有效性进行评价。药品再评价是临床药理研究的经常性工作，随着安全有效的新品种不断上市，对同类药物有必要进行对比研究和再评价，为药品研制、管理及使用部门决定继续使用或减量生产或淘汰这些品种提供科学依据。比如，经过广泛深入研究，我国近年来淘汰了数以百计的各类药物。经常对市场上常用药物与新药之间进行各种对比研究，可发现药物之间的优缺点和价格差别，提出符合药物经济学(drug economics)的合理治疗方案。

药物不良反应(adverse drug reaction,ADR)监测　据报道,药物不良反应在综合医院住院病人中的发生率达1%,监护病房则高达3%,因此,药物不良反应监测是临床药理研究的一项经常性任务。由于ADR的危害具有国际性,1967年开始建立了ADR国际监测系统,进行研究工作并指导各国ADR监测系统。每年根据ADR监测系统所获得的资料,经电脑分析处理,可及时发现ADR发生率高和程度严重的药物,并控制或淘汰,保证用药者的安全。比如,在英国ADR监测实行黄卡系统,全国医务人员或其他有关人员发现药物不良反应立即填写黄卡向英国医药安全委员会报告。如镇痛药异丁芬酸(ibufenac)就是根据黄卡系统所获得的资料,由于其肝毒性明显而被淘汰。近年来由于各种严重的不良反应,某些上市后不久的新药即在国内、外市场撤出。如世界卫生组织(WHO)药品不良反应数据库中,有关加替沙星(gatifloxacin)的不良反应报告共2500余例,不良反应表现共计6178例次,其中糖代谢异常表现938例次(占15%),包括高血糖、低血糖、糖尿病、糖耐量异常、高血糖昏迷、低血糖昏迷等,现已撤出美国等市场。1998年1月至2001年6月间,美国对252460例单独使用他汀(statin)类或合并使用贝特(fibrate)类降脂药物发生需进行医疗处理的横纹肌溶解症(rhabdomyolysis)的情况进行了监测,每万人发生横纹肌溶解症的情况为:单独使用阿伐他汀(atorvastatin)、普伐他汀(pravastatin)或辛伐他汀(simvastatin)为0.44,而西立伐他汀(cerivastatin)为5.34,若与贝特类合用,前者则达到5.98,后者则达到1035。目前,西立伐他汀已撤出市场。我国是ADR国际监测系统的成员,但ADR报告意识还不强,报告率还比较低,广大医药工作者、药品生产企业、患者等都有责任参与ADR的上报,应该遵照相关法规的要求,做好此项有益于全人类健康的大事。近年来,随着一系列中药安全性事件的发生,如木通制剂引起的肾脏损害,对于中药毒副作用的认识应该提高警惕。

研究新药的过程将是伴随人类的永恒活动,就目前而言,人们对于许多严重威胁人类健康与生命的疾病还缺乏有效的药物治疗,如肿瘤、心血管疾病、艾滋病及衰老性疾病等。因此,在新药的研究开发中我们将任重而道远,需要我们共同迎接机遇与挑战。

(凌保东　周春阳)

笔记栏

第6章 拟胆碱药

传出神经系统(efferent nervous system，ENS)由自主神经系统(autonomic nervous system，ANS)和运动神经系统(somatic motor nervous system)组成。自主神经系统包括交感神经系统(sympathetic nervous system)和副交感神经系统(parasympathetic nervous system)，它们主要支配眼、心脏、平滑肌和腺体等效应器活动，如眼视力调节、心肌收缩、平滑肌兴奋和腺体分泌等生理活动。体内大多数器官接受交感神经和副交感神经的双重支配，但两者通常产生相反的拮抗作用，如交感神经和迷走神经兴奋时分别使心脏激动和抑制。运动神经系统则支配骨骼肌运动，如呼吸运动和肢体活动等。传出神经系统是通过其末梢释放的化学物质即神经递质(neurotransmitter)完成神经元之间或神经末梢与效应器之间(突触，synaptic cleft)的信息传递(information transfer)。根据释放的神经递质不同，又将传出神经系统分为胆碱能神经(cholinergic nerve)和去甲肾上腺素能神经(noradrenergic nerve)，它们分别释放乙酰胆碱(acetylcholine，ACh)和去甲肾上腺素(noradrenaline，NA)。神经递质乙酰胆碱和去甲肾上腺素的作用可被药物所模拟或拮抗，而呈现拟似或拮抗传出神经系统的效应，如毛果云香碱的拟胆碱作用和阿托品的抗胆碱作用。

第一节 胆碱能传出神经概述

一、胆碱能神经的组成

传出神经系统分为胆碱能神经和去甲肾上腺素能神经，前者其末梢释放的神经递质为ACh。胆碱能神经主要包括(图6-1)：

(1) 全部交感神经和副交感神经的节前纤维。

(2) 全部副交感神经的节后纤维。

(3) 极少数交感神经的节后纤维，如支配汗腺分泌和骨骼肌的血管舒张神经。

(4) 运动神经。

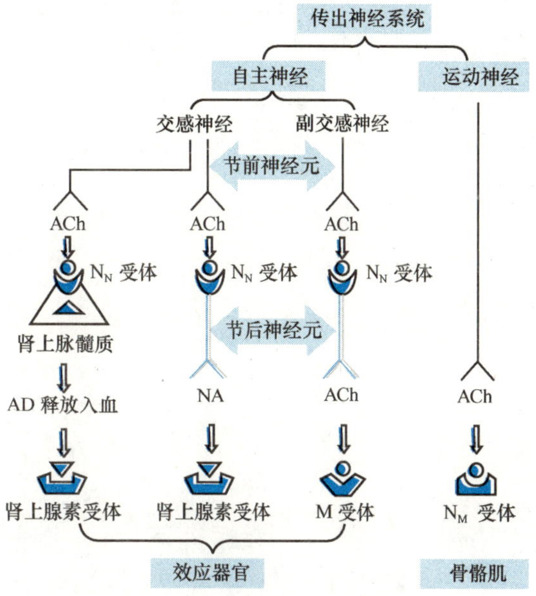

图6-1 传出神经系统及其递质和受体

二、胆碱能神经递质

ACh是胆碱能神经的递质。在胆碱能神经末梢，胆碱乙酰化酶(choline acetylase)催化乙酰辅酶A(acetyl coenzyme A)和胆碱结合形成ACh。ACh生成后即转运至囊泡，并以高浓度储存于囊泡内。当神经冲动到达神经末梢时，囊泡膜与突触前膜融合，通过裂孔将囊泡内的递质排出至突触间隙，这种排出方式称为胞裂外排。释出的ACh扩散至突触后膜并作用于胆碱受体，同时迅速被突触部位的胆碱酯酶(cholinesterase，ChE)水解成胆碱和乙酸，终止其生物效应。胆碱可被摄入胆碱能神经末梢内，作为合成ACh的原料(图6-2)。

三、胆碱受体

胆碱受体是指能与ACh结合的受体，可分为两大类：毒蕈碱(muscarine)型胆碱受体即M胆碱受体(M受体)，以及烟碱型胆碱受体即N胆碱受体(N受体)。M受体是指能与毒蕈碱为代表的拟胆碱药特异结合而产生特异效应的受体，主要分布于副交感神经节后纤维支配的效应器细胞膜上。近年根据不同组织M受体对配体相对亲和力不同，已将M受体分为五种亚型，即M_1、M_2、M_3、M_4 和 M_5。M_1 受体主要分布于交感神经节后纤维和胃壁细胞，激动时引起神经兴奋和胃酸分泌；M_2 受体主要分布于心肌及胃肠道等平滑肌，激动时引起心脏收缩力减弱、心率减慢及平滑肌收缩；M_3 受体主要分布于腺体及血管平滑肌，激动时引起平滑肌松弛和腺体分泌。M_4 和 M_5 受体的分布目前尚未十分明确。中枢神经系统内几种受体均有分布。阿托品对以上三种受体均可阻断。N胆碱受体是指能与烟碱特异结合而产生特异效应的受体，N受体主要分布在神经节细胞和骨骼肌细胞上，又可分为 N_N 受体和 N_M 受体。N_N 受体位于神经节细胞膜上，N_M 受体位于骨骼肌细胞膜上。

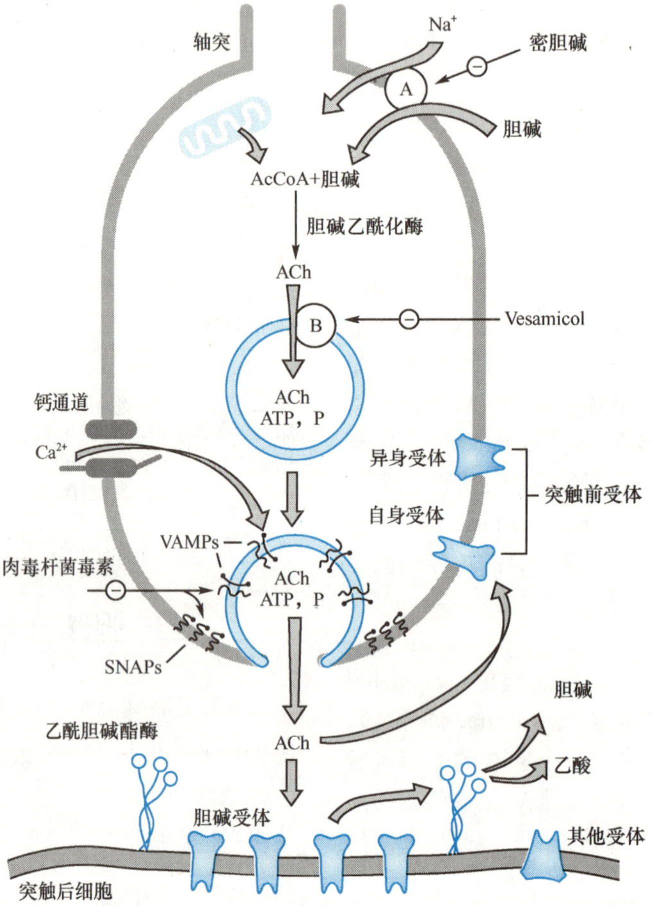

图 6-2 胆碱能神经末梢递质合成、存储、释放、代谢过程示意图

AcCoA：乙酰辅酶A；ACh：乙酰胆碱；A：钠依赖性载体；B：乙酰胆碱载体；ATP：三磷酸腺苷；P：多肽；SNAPs (synaptosome-associated proteins)：突触小体相关蛋白；VAMPs (vesicle—associated membrane proteins)：囊泡相关膜蛋白

四、胆碱能神经递质效应的分子学机制

1. M胆碱受体 属于与鸟苷酸调节蛋白(G蛋白)偶联的超级家族受体(superfamily of G-protein-coupled receptors)。胆碱能神经递质ACh使M受体激动后与G蛋白偶联，进而激活磷酯酶C(phospholipase C)，促进肌醇三磷酸(inositol triphosphate, IP_3)和二酰甘油(diacylglycerol, DAG)形成而产生效应。M受体激动也可抑制腺苷酸环化酶(adenyl cyclase, ACase)、激活 K^+ 通道或抑制 Ca^{2+} 通道而产生效应。

2. N胆碱受体 属于配体门控离子通道(ligand-gated ion channel)型受体，由二个α亚基和β、γ、δ亚基组成五聚体，中间为跨细胞膜的受体离子通道(ion channel)(图 6-3)。当ACh与α亚基上的ACh作用位点结合后，引起离子通道开放，使胞外 Na^+、Ca^{2+} 离子进入胞内，可产生局部去极化电位。当此电位超过肌纤维扩布性去极化阈值时，可打开膜上电压门控性离子通道(voltage-gated ion channel)，使大量 Na^+、Ca^{2+} 进入细胞，产生动作电位，导致肌肉收缩。

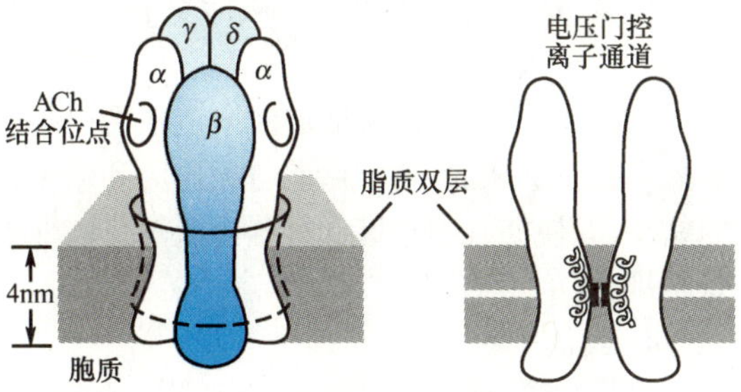

图 6-3　N 乙酰胆碱受体的结构

五、作用于胆碱能传出神经系统药物的作用方式和分类

（一）直接作用于受体

许多胆碱能传出神经系统药物可直接与胆碱受体结合，如结合后所产生效应与神经末梢释放的递质效应相似，称之为激动药（agonist）。如结合后不产生或较少产生拟似递质的作用，并可妨碍递质与受体结合，产生与递质相反的作用，就称之为阻断药（blocker）或拮抗药（antagonist）。

（二）影响递质

1. 影响递质释放　某些药物如卡巴胆碱（氨甲酰胆碱）可促进 ACh 释放而发挥拟胆碱作用。

2. 影响递质的生物转化　ACh 在体内灭活主要依赖于胆碱酯酶（cholinesterase）水解。因此胆碱酯酶抑制剂可减少体内 ACh 的代谢，造成体内 ACh 堆积，从而产生效应。

（三）药物分类

作用于胆碱能传出神经系统药物按其作用的性质不同，可分为以下几类（表 6-1）。

表 6-1　作用于胆碱能传出神经系统的药物

拟似药	拮抗药
胆碱受体激动药	胆碱受体阻断药
1. 胆碱受体激动药	1. M 受体阻断药
(1) M、N 受体激动药：卡巴胆碱	(1) M 受体阻断药：阿托品
(2) M 受体激动药：毛果芸香碱	(2) M_1 受体阻断药：哌仑西平
(3) N 受体激动药：烟碱	(3) M_2 受体阻断药
2. 抗胆碱酯酶药：新斯的明	2. N 受体阻断药
	(1) N_N 受体阻断药：樟磺咪芬
	(2) N_M 受体阻断药：筒箭毒碱

第二节　胆碱受体激动药

胆碱受体激动药（cholinoceptor agonists）又称为拟胆碱药（direct-acting cholinomimetic drugs），是一类能够兴奋胆碱受体，引起与 ACh 类似效应的药物。按其作用机制不同可以分为直接的胆碱受体激动药和抗胆碱酯酶药。按药物对胆碱受体亚型的选择性不同则可分为 M 胆碱受体激动药和 N 胆碱受体激动药。M 胆碱受体激动药根据化学结构的差异可分为两大类，即胆碱酯类（包括 ACh）和天然的拟胆碱生物碱类（毒蕈碱）。胆碱酯类多数药物对 M、N 胆碱受体均有兴奋作用，然而以 M 胆碱受体为主；天然的拟胆碱生物碱类则以兴奋 M 胆碱受体为主。由于以上这些药物作用广泛，选择性差，仅有少数几个用于临床治疗。

一、胆碱酯类

ACh、**醋甲胆碱**（methacholine）、**卡巴胆碱**（carbachol）和**氯贝胆碱**（bethanechol）均属于胆碱酯类药物。该类药物的共同特点是结构上具有一个带正电荷的季铵基团，因此这类药物亲水性强、脂溶性差，口服难吸收，也不易透过血-脑屏障。胆碱酯类药物主要由胆碱酯酶水解，由于各药空间结构上的差异导致胆碱酯酶水解各药物的难易程度有较大不同，因而药物作用维持的时间也有所不同。胆碱酯类主要激动 M 胆碱受体，而 M 胆碱受体对配体的空间结构具有很强的选择性，例如(S)-氯贝胆碱的效能比(R)-氯贝胆碱强 1000 倍。

乙酰胆碱

ACh 是胆碱能神经递质，化学性质不稳定，在组织内易被乙酰胆碱酯酶（acetylcholinesterase，AChE）水解。其作用广泛，选择性差，临床上不作为治疗用药，仅作为科学研究的一种工具药。但其为内源性神经递质，分布较广，具有非常重要的生理功能，了解 ACh 的作用能帮助理解和掌握胆碱受体激动药和胆碱受体阻断药的药理作用。

【药理作用】

1. 心血管系统　副交感神经通过其末梢释放 ACh 可支配心血管系统功能，主要产生以下作用：

笔记栏

(1) 心脏

1) 减慢心率：亦称负性频率作用(negative chronotropic effect)。ACh能延缓窦房结舒张期自动除极和增加复极化电流，延长动作电位到达阈值的时间从而导致心率减慢。

2) 缩短心房不应期：ACh可使心房不应期及动作电位时程缩短(即迷走神经作用)，然而其不影响心房肌的传导速度。

3) 减慢房室结及浦肯野纤维传导：又称为负性传导作用(negative dromotropic action)。ACh可延长房室结和浦肯野纤维(Purkinje fibers)的不应期并减慢其传导。在使用强心苷或者全身大剂量给予胆碱受体激动药时常会发生完全性心脏传导阻滞，这与房室结传导明显抑制密切相关。前者可反射性导致迷走神经兴奋性增高而通过ACh发挥作用；后者为副交感神经，为ACh的拟似效应。

4) 减弱心肌收缩力：又称负性肌力作用(negative inotropic action)。通常认为胆碱能神经主要分布在窦房结、房室结和心房而心室的胆碱能神经较少，故ACh对心室肌有一定抑制作用但较小，而ACh对心房收缩的抑制作用大于心室。ACh不但对心室肌有直接抑制作用，而且还能间接通过减弱支配心室的交感神经活动而抑制心室收缩，其原因是由于迷走神经末梢与交感神经末梢紧密相邻，迷走神经末梢所释放的ACh可激动交感神经末梢突触前膜M胆碱受体而抑制交感神经末梢NA的释放，最终导致心室收缩力减弱。

5) 影响心脏离子通道活动：ACh对心脏离子通道的影响主要表现在以下几方面：增加心房肌、窦房结和房室结细胞的K^+电流，减少心肌细胞内向Ca^{2+}电流，削弱与舒张期去极化有关的超极化激活电流，这些作用与心脏起搏节律减慢有关。

(2) 血管：静脉注射小剂量ACh时，由于广泛的血管扩张而引起短暂血压下降，同时常伴有反射性心动过速。ACh基本上可使所有的血管床扩张，包括肺和冠状血管床，此效应由刺激内皮细胞释放一氧化氮(NO)介导。冠状血管床舒张可能由于压力感受器或化学感受器反射引起，但在调节冠脉血流量方面，与局部氧张力和代谢因素如腺苷的自身调节作用相比，副交感舒血管神经和交感缩血管神经的张力都不起主要作用。如果血管内皮受到损伤，则ACh的上述作用将不再存在，反而可引起血管收缩。另外，ACh抑制肾上腺素能神经末梢释放NA也与其扩血管作用有关。

2. 胃肠道 ACh可兴奋胃肠道平滑肌导致收缩幅度和张力增加，故引起胃、肠平滑肌蠕动增加。在使用较大剂量时甚至可导致胃肠痉挛并可使胃、肠分泌功能增强，从而引起恶心、呕吐、嗳气、腹痛及排便等临床表现。

笔记栏

3. 泌尿道 ACh可增加泌尿道平滑肌蠕动及兴奋膀胱逼尿肌，增加膀胱排尿压力和输尿管的蠕动，并使膀胱三角区和外括约肌舒张而促进膀胱排空。

4. 其他

(1) 中枢：由于ACh为季铵类化合物，脂溶性差而难以进入中枢，故尽管中枢神经系统存在胆碱受体，所以通过外周途径给药时很少发生中枢效应。

(2) 眼：当应用ACh滴眼时，可致瞳孔括约肌收缩，调节于近视。

(3) 腺体：ACh使泪腺、唾液腺、消化道腺体和支气管腺体及汗腺等的分泌增加。

(4) 神经节和骨骼肌：ACh能激动自主神经节的N_N胆碱受体，引起交感和副交感神经节兴奋，并激动神经肌肉接头上的N_M胆碱受体作用，引起肌肉收缩。

(5) 支气管和化学受体：ACh使支气管收缩，并能兴奋颈动脉体和主动脉体的化学受体。

ACh及直接作用于胆碱受体药物的主要效应见表6-2。

醋甲胆碱(methacholine)

醋甲胆碱又称乙酰甲胆碱，由于其结构上增加了甲基，性质稳定，可以口服，但吸收少而不规则。在体内可被AChE水解，但灭活较慢，故作用较持久，水解速度较ACh慢，作用时间也比ACh长。本品激动M胆碱受体，对M胆碱受体具有相对高的选择性，具有毒蕈碱样作用，无烟碱样作用，特别对心血管系统的选择性较强，对胃肠道及膀胱平滑肌的作用较弱，它也可收缩支气管平滑肌，使支气管分泌增加。临床上主要用于口腔黏膜干燥症、偶尔用于支气管高敏性的诊断。禁忌证主要是支气管哮喘、甲状腺机能亢进、冠状动脉缺血和溃疡病患者。注意：过量时可出现M胆碱受体被激动的症状；禁用于房室结性和室性心动过速，因不仅无效，且可致房颤；绝不可作静脉注射。

卡巴胆碱(carbachol)

卡巴胆碱化学性质稳定，由于不易被AChE水解而作用维持时间延长。该药选择性较差，对

表 6-2 直接作用于胆碱受体药物的主要效应

器官	效应	器官	效应
眼		血管	
瞳孔括约肌	收缩(瞳孔缩小)	动脉	舒张(通过 EDRF);收缩(大剂量直接作用)
睫状肌	收缩,以适宜看近物		
		胃肠道	
心脏		运动	增加
窦房结	减慢心率	括约肌	松弛
心房	减弱收缩力;缩短不应期	腺体分泌	促进分泌
房室结	减慢传导速度;延长不应期	尿道膀胱	
心室	稍微降低收缩强度	逼尿肌	收缩
支气管		膀胱括约肌	舒张
支气管平滑肌	收缩	腺体	
支气管腺体	促进分泌	汗腺、唾液腺、泪腺、鼻咽腺体	促进分泌

M、N 胆碱受体选择性与 ACh 相似。对膀胱和肠道作用十分明显,故临床上应用于术后腹气胀和尿潴留,仅皮下注射给药,禁用于静注给药,应用本品可出现强烈的调节痉挛、头痛、结膜充血及泪腺分泌增多等副作用,且阿托品对它的解毒效果差,因此目前主要用于局部滴眼治疗青光眼。禁用于闭角型青光眼、心脏病及支气管哮喘患者。

氯贝胆碱(bethanechol)

氯贝胆碱又名氨甲酰甲胆碱,化学性质稳定且不易被 AChE 水解破坏。口服给药和注射给药均有效。该品可激动 M 胆碱受体,特别是对胃肠道和膀胱平滑肌的选择性较高,作用较强,对心血管系统的作用几无影响。临床广泛应用于术后腹气胀、尿潴留、胃张力缺乏症及胃轻瘫等的治疗。通常采用口服给药,对尿潴留的病人,可皮下注射给药。由于氯贝胆碱在 β 位存在甲基,因而对 M 胆碱受体具有相对选择性,对 N 胆碱受体没有作用,故其疗效优于卡巴胆碱。

禁忌证同醋甲胆碱。

二、生物碱类

生物碱类主要包括三种天然生物碱,如**毛果芸香碱**(pilocarpine)、**槟榔碱**(arecoline)和**毒蕈碱**(muscarine)。另外,还包括合成同类物震颤素(oxotremorine),此药也是胆碱受体激动药,常作为科学研究的工具药使用,可激动基底神经节的 M 胆碱受体而产生肌肉震颤、共济失调和肌肉强直等帕金森病样症状。因生物碱类药物具有叔胺基团,所以其脂溶性增强而可通过各种给药途径吸收。生物碱类主要经肾排泄,酸化尿液可加快该类药物的清除。

毛果芸香碱(pilocarpine)

毛果芸香碱又名匹鲁卡品,是从毛果芸香属(pilocarpus)植物中提取得到的生物碱。

【药理作用】

毛果芸香碱直接的选择兴奋 M 胆碱受体,产生与节后胆碱能神经兴奋时相似的效应。其特点是对眼部、多种腺体和胃肠平滑肌有强烈的兴奋作用,但对心血管系统及其他器官的影响较小。

1. 眼 对眼部作用明显,局部滴眼后即可引起缩瞳、降低眼内压和调节痉挛等药理作用。

(1) 缩瞳:虹膜内有两种平滑肌,一是瞳孔括约肌,受胆碱能神经支配,该神经纤维兴奋时瞳孔括约肌收缩而引起瞳孔缩小;二为瞳孔开大肌,受去甲肾上腺素能神经支配,该神经兴奋时瞳孔开大肌向外周收缩而导致瞳孔扩大。本品可作用于瞳孔括约肌上的 M 胆碱受体,使瞳孔括约肌收缩而瞳孔缩小,局部滴眼后作用可持续几小时甚至更长。

(2) 降低眼内压:房水由睫状体上皮细胞分泌和血管渗出而产生,经瞳孔流入前房,到达前房角的小梁网,主要由滤帘流进巩膜静脉窦,最后进入血液循环(图 6-4)。毛果芸香碱通过缩瞳作用可使虹膜朝向中心拉动,虹膜根部变薄,因而使处于虹膜周围的前房角的小梁网扩大，房水很容易经滤帘及巩膜静脉窦流进血液循环从而使得眼内压力下降。

(3) 调节痉挛：正常眼睛在视近物时能通过调节晶状体的屈光度，使物体聚焦成像于视网膜上而清楚地看到物体，这就是眼调节作用。眼的调节作用主要依赖于晶状体屈光度的变化。晶状体囊可因自身具有弹性而趋于凸出，促使晶状体有呈球形的倾向，但由于受到悬韧带的外向牵拉作用而使其维持在较扁平状态。同时，悬韧带受睫状肌控制，睫状肌的组成主要以动眼神经（胆碱能神经）支配的环状肌纤维为主。当动眼神经兴奋或毛果芸香碱激动睫状肌上的 M 受体时，使环状肌向瞳孔中心方向收缩，结果使悬韧带松弛，晶状体变凸而屈光度增加，这时近物在视网膜上聚焦而适宜于视近物，远物不能清晰地在视网膜上成像而难以看清楚，结果视近物清楚，视远物模糊。毛果芸香碱这一作用称为调节痉挛（图 6-4）。

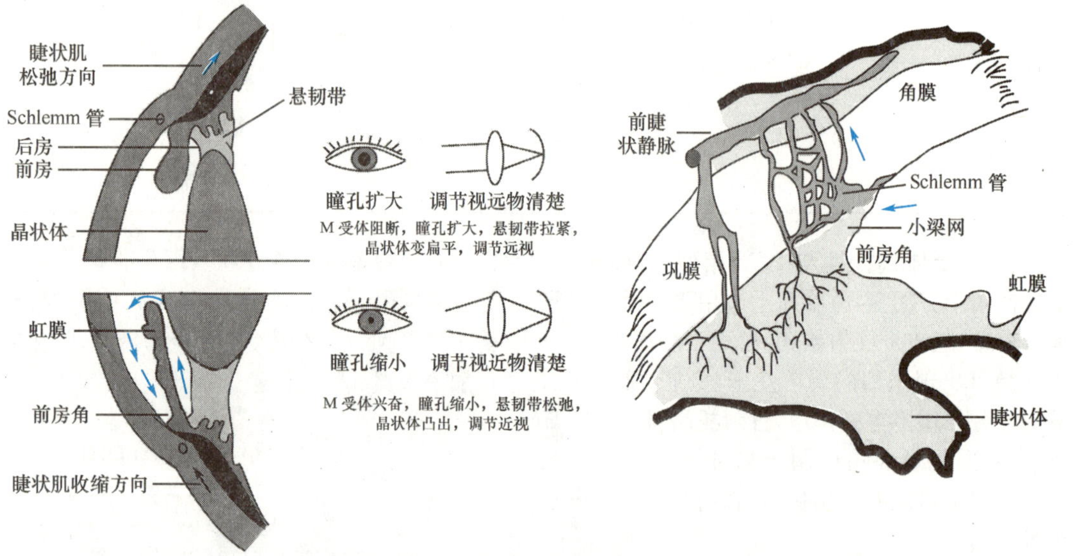

图 6-4 药物对眼的作用

左上图：M 受体阻断药的作用 左下图：M 受体激动药的作用

右图：前房角的解剖结构及房水回流通路；箭头表示房水回流方向

去甲肾上腺素能神经对睫状肌的调节不起主要地位，故拟肾上腺素药一般不影响眼的调节。

2. 心血管 静脉注射毛果芸香碱时可出现心率和血压短暂降低的现象，如先用 N 受体阻断药后，再应用毛果芸香碱则导致明显的升压作用。阿托品可以取消这两种作用，其机制尚不清楚。

3. 腺体 毛果芸香碱可激动腺体的 M 胆碱受体，尤其汗腺、唾液腺分泌显著增加，也可使其他腺体如胃腺、胰腺、小肠腺体和呼吸道黏膜的分泌增加。

4. 平滑肌 毛果芸香碱不但能兴奋眼内平滑肌，而且还可兴奋肠道平滑肌，使其张力和蠕动增加，大剂量时可致痉挛。毛果芸香碱尚可兴奋支气管平滑肌，使气管收缩而诱发哮喘。此外，对子宫、膀胱、胆囊和胆道等平滑肌也有兴奋作用。

【临床应用】

1. 青光眼 青光眼以进行性视神经乳头凹陷及视力急剧减退为主要特征，并伴有眼内压增高、角膜充血、剧烈头痛，严重者可致失明，是最常见的致盲眼病之一。青光眼分为闭角型青光眼（充血性青光眼）和开角型青光眼（单纯性青光眼）。前者主要是前房角狭窄或关闭，房水回流受阻，引起房水涨满、眼压升高而造成；后者主要以小梁网及巩膜静脉变性或硬化，阻止房水回流而使眼压升高而造成。低浓度毛果芸香碱（低于 2%）滴眼，可用于闭角型青光眼的治疗，用药后由于瞳孔缩小而使前房角间隙扩大，房水回流顺畅，眼内压降低，从而缓解或消除症状。本品对开角型青光眼早期也具有一定疗效，其原因是其缩瞳作用牵拉使巩膜静脉窦周围血管扩张，并通过睫状肌收缩使小梁网结构改变，有利于房水回流而降低眼内压。用药后几分钟即出现眼内压下降，并可持续 4～8 小时。

2. 虹膜炎 应与扩瞳药交替使用，使虹膜收缩和舒张交替进行以避免虹膜与晶状体产生粘连。

笔记栏

【不良反应】

本品过量可出现类似毒蕈碱中毒的症状，表现为M胆碱受体过度兴奋症状，可用足量阿托品对抗，并采用其他对症处理和支持疗法，如维持血压和人工呼吸等。

毒蕈碱(muscarine)

毒蕈碱由捕蝇蕈(amanita muscaria)分离提取得到。本品不作为药物用于临床治疗。

毒蕈碱作为经典M胆碱受体激动药，其产生的效应与节后胆碱能神经兴奋的症状相似。毒蕈碱首先从捕蝇蕈中提取得到，但含量很低，因而人食用捕蝇蕈后并不至于发生毒蕈碱中毒。而在丝盖伞菌属和杯伞菌属中毒蕈碱成分的含量较高，食用这些种属的菌后，很快就可出现毒蕈碱中毒症状，主要表现为视觉模糊、多汗、流涎、呕吐、腹泻、大小便失禁、呼吸困难、心动过缓和休克等临床症状。中毒后应用阿托品进行救治以阻断M胆碱受体、消除M样症状。

烟碱(nicotine)

烟碱(nicotine，尼古丁)由烟草中提取分离得到，是一种无色至淡黄色液态生物碱，是烟草中含氮生物碱的主要成分，脂溶性极强。烟碱可兴奋自主神经节N_N胆碱受体及神经肌肉接头的N_M胆碱受体，其对神经节的N_N胆碱受体作用呈双相性，即先短暂兴奋神经节N_N胆碱受体，随后持续抑制神经节N_N胆碱受体。烟碱对神经肌肉接头N_M胆碱受体作用与其对神经节N_N胆碱受体作用相似。因烟碱作用广泛、毒性较大，所以无临床应用价值，仅具有毒理学意义及作为药理和毒理研究工具药。

此外，烟草尚有多种其他有毒物质。吸烟过久、过多可严重损伤人体健康，如肺癌发病率与吸烟密切相关；吸烟可诱发慢性咽炎、呼吸道疾病、心血管疾病、某些消化道疾病和头痛、失眠、视力损害等神经系统障碍。

胆碱酯类和天然生物碱的一些药理活性比较见表6-3。

表6-3 胆碱酯类和天然生物碱的一些药理活性比较

毒蕈碱受体激动剂	对胆碱酯酶敏感性	毒蕈碱样作用					烟碱样作用
		心血管	胃肠道	泌尿道平滑肌	眼(局部)	阿托品的拮抗作用	
乙酰胆碱	+++	++	++	++	+	+++	++
醋甲胆碱	+	+++	++	++	+	+++	+
氯贝胆碱	−	±	+++	+++	++	+++	−
卡巴胆碱	−	+	+++	+++	++	+	+++
毒蕈碱	−	++	+++	+++	++	+++	−
毛果云香碱	−	+	+++	+++	++	+++	−

第三节 抗胆碱酯酶药

一、胆碱酯酶

胆碱酯酶(cholinesterase，ChE)是一类糖蛋白，以多种同功酶形式存在于体内。一般可分为两类：①乙酰胆碱酯酶(acetylcholine esterase，AChE)，又称真性胆碱酯酶(true cholinesterase)或特异性胆碱酯酶，主要存在于胆碱能神经末梢突触间隙，特别是运动神经终板突触后膜的皱褶中聚集较多；也存在于胆碱能神经元内和红细胞中。该酶对于生理浓度的ACh作用最强，特异性也较高。AChE水解各种胆碱能神经末梢-效应器官接头处或突触后部位的ACh而终止其作用。②丁酰胆碱酯酶(butyrocholinesterase，BChE)，又称假性胆碱酯酶(pseudocholinesterase)或非特异性胆碱酯酶(unspecific cholinesterase)，广泛存在于神经胶质细胞、血浆、肝、肾、肠中，对ACh的特异性较低，假性胆碱酯酶可水解其他胆碱酯类，如琥珀胆碱，对终止体内ACh的作用并不重要，本书中所提及胆碱酯酶主要指AChE。

AChE分子表面的活性中心有两个能与ACh结合的部位，即带负电荷的阴离子部位和酯解部位。阴离子部位由谷氨酸残基上的羧基构成，酯解部位含有一个由丝氨酸羟基构成的酸性作用点和一个由组氨酸咪唑环构成的碱性作用点，组氨酸咪唑环通过氢键的转移增强了丝氨酸羟基的亲核活性，使之易与 ACh 结合。

ACh 属季铵化合物，由季铵基、烃基和酯基三部分组成。AChE 水解 ACh 的过程可分为结合、酯解和水解三个步骤：①AChE 的阴离子部位与 ACh 分子结构中带正电荷的季铵阳离子头以静电引力相结合；同时 ACh 分子中的羰基碳与 AChE 酯解部位的丝氨酸的羟基以共价键结合，形成 ACh-AChE 复合物。②ACh 的酯键裂开，ACh-AChE 复合物裂解为游离的胆碱和乙酰化胆碱酯酶。③乙酰化胆碱酯酶迅速水解，分离出乙酸，胆碱酯酶游离，AChE 的活性恢复(图 6-5)。

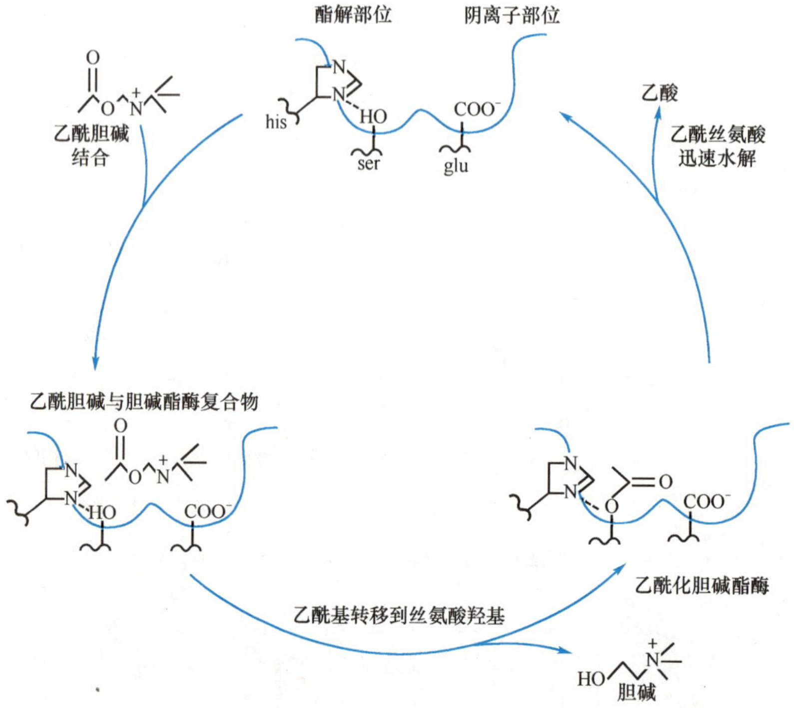

图 6-5 胆碱酯酶水解乙酰胆碱过程示意图

glu：谷氨酸；ser：丝氨酸；his：组氨酸

二、抗胆碱酯酶药

抗胆碱酯酶药(anticholinesterase agents)或称胆碱酯酶抑制药(Cholinesterase inhibitor drug)，与 ACh 一样，也能与胆碱酯酶结合，但结合较牢固，水解较慢，使胆碱酯酶活性受抑制(图 6-6)。从而导致 ACh 在胆碱能神经末梢附近堆积，产生类似于中枢和外周神经系统 M 胆碱受体和 N 胆碱受体过度兴奋的效应，分别表现为 M 样和 N 样作用。

根据药物与 AChE 结合后解离速度的快慢，抗胆碱酯酶药可分为两类：①易逆性抗胆碱酯酶药，如**新斯的明**、**吡斯的明**、**毒扁豆碱**等；②难逆性抗胆碱酯酶药，主要为**有机磷酸酯类农用杀虫剂**，如**敌敌畏**(dichlorovos)、**乐果**(dantox)、**沙林**(sarin)。本章主要介绍易逆性抗胆碱酯酶药。

笔记栏

(一) 易逆性抗胆碱酯酶药的一般特性

【药理作用】

本类药物在治疗学上有重要意义的作用部位是眼、胃肠系统、心血管系统、骨骼肌神经肌肉接头及中枢神经系统，而其余作用则是毒理效应。

1. 眼 本类药物应用于结膜时，可引起结膜充血、瞳孔括约肌收缩(缩瞳)和睫状肌收缩(调节痉挛，使视力调节在近视状态)。其缩瞳作用在几分钟之内出现，并能维持几小时至数日。尽管瞳孔缩小，但对光反射一般不消失，而晶状体调节障碍一般在缩瞳作用终止之前消失。在眼压升高时，由于促进房水回流，使眼内压降低。

2. 心血管 抗胆碱酯酶药能兴奋支配心脏的交感和副交感神经节及接受胆碱能神经支配的效应器上的胆碱受体，如心脏和血管平滑肌的

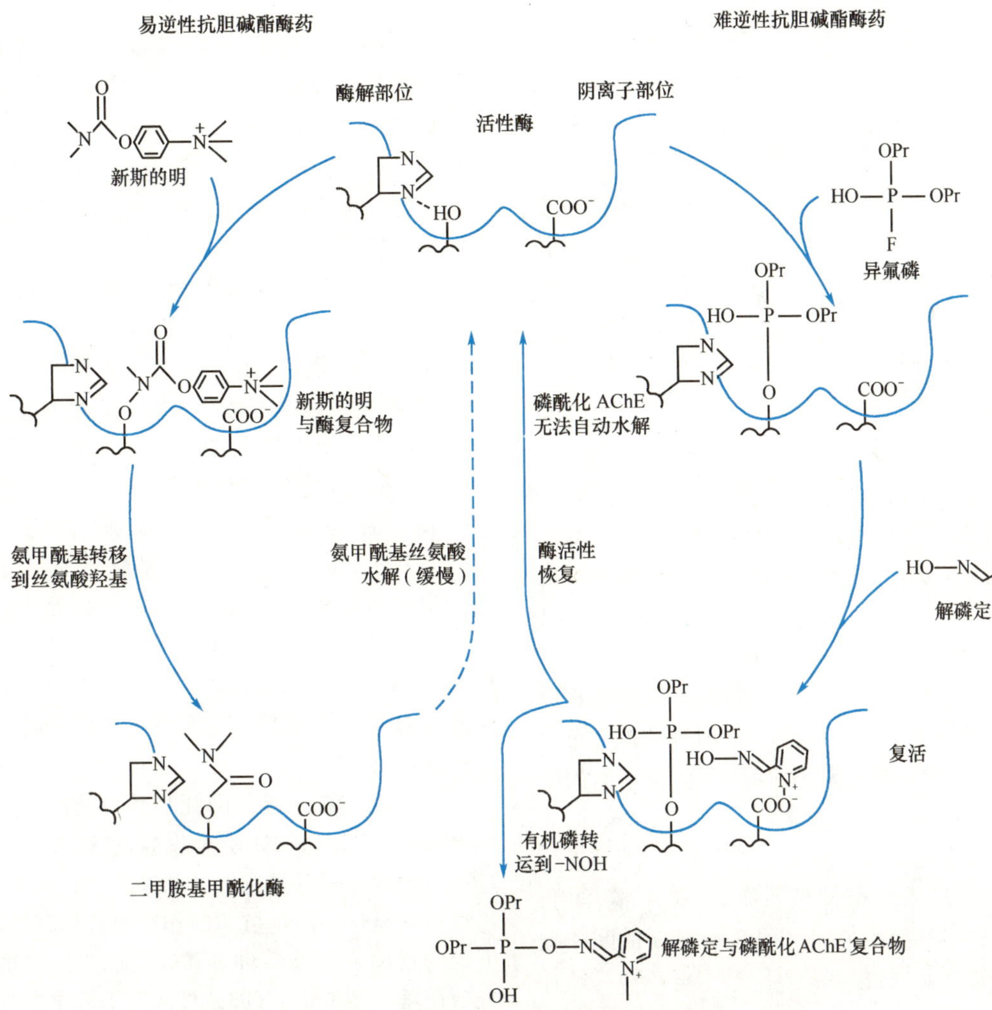

图 6-6　易逆性抗胆碱酯酶药和难逆性抗胆碱酯酶药的作用机制

M 胆碱受体。因为对心脏的神经支配是副交感神经占优势,故使用抗胆碱酯酶药(如新斯的明或毒扁豆碱)后对心脏的效应与兴奋迷走神经的作用相似,主要为抑制效应,表现为心率减慢、传导减慢和心肌收缩力减弱及心输出量减少。由于抗胆碱酯酶药仅影响受胆碱能神经支配的血管平滑肌张力,所以对血管平滑肌和血压的影响较直接作用的胆碱受体激动药为弱。因为受胆碱能神经支配的血管床很少见,所以抗胆碱酯酶药在血管平滑肌的拟胆碱作用微弱。但较大剂量的抗胆碱酯酶药可引起血压下降,这与药物作用于延髓的血管运动中枢有关。

3. 胃肠道　新斯的明可促进胃的收缩,增加胃酸分泌,兴奋食管下段,能拮抗阿托品所致的胃张力下降及增强吗啡对胃的兴奋作用。对明显的食管失弛缓症或扩张的病人,该药能引起食管张力和蠕动增加。此外,新斯的明尚可促进肠道尤其是结肠的运动,促进肠内容物排出。抗胆碱酯酶药对肠道运动总的效应很可能是对奥尔巴克神经丛(auerbach plexus)的神经节细胞及平滑肌纤维的综合作用。

4. 骨骼肌神经肌肉接头　多数的强效抗胆碱酯酶药对骨骼肌的兴奋作用主要是通过抑制神经肌肉接头的胆碱酯酶而实现。某些季铵氨甲酰类抗胆碱酯酶药如新斯的明对神经肌肉接头还具有烟碱受体激动剂的作用,可直接兴奋 N_M 胆碱受体,加强骨骼肌的收缩力。对骨骼肌的兴奋作用可用于治疗重症肌无力。某些抗胆碱酯酶药如新斯的明能逆转竞争性神经肌肉阻滞药引起的肌肉松弛,而不能逆转由除极化型肌松药如琥珀胆碱引起的肌松作用,因新斯的明的 AChE 抑制可进一步加强后者的去极化的作用。

5. 腺体　小剂量抗胆碱酯酶药兴奋外分泌腺体,包括泪腺、汗腺、唾液腺、支气管腺、胃腺、肠腺及胰腺泡腺等，促进腺体的分泌；较大剂量并能增加其静息分泌速率。

6. 支气管和输尿管 抗胆碱酯酶药可增加细支气管和输尿管平滑肌的收缩，增强输尿管的蠕动。

7. 中枢神经 对中枢神经各部位有一定程度的兴奋作用，阿托品能对抗此兴奋作用，但不像对抗外周自主神经效应器部位的毒蕈碱样效应那么完全。高剂量的抗胆碱酯酶药可引起中枢抑制或麻痹，这与所致的血氧过低有关。

【体内过程】

毒扁豆碱属叔胺类化合物，可从胃肠道、皮下及黏膜迅速吸收，易于透过血-脑屏障，在体内2小时内主要由血浆酯酶水解而失活，极少经肾排泄。用本品滴眼时必须压迫内眦，以防止其从鼻腔经黏膜吸收而引起全身性不良反应。新斯的明及其有关季铵类药物如吡斯的明，口服难以吸收，生物利用度仅约为皮下注射给药的十分之一，故口服剂量明显大于注射剂量（人新斯的明非胃肠道给药的有效剂量为0.5～2.0 mg，而等效口服剂量可为15～30 mg或更多）。不易通过血-脑屏障进入中枢神经系统，故无中枢作用。注射给药半衰期约为1～2小时。新斯的明和吡斯的明被血浆酯酶水解破坏，其水解产物可经肾脏排泄。

【临床应用】

1. 重症肌无力（myasthenia gravis） 现认为该病大多数是一种自身免疫性疾病，多数病人血清中有抗ACh受体的抗体，使正常释放的ACh不能使突触后膜上的胆碱受体兴奋，导致神经－肌肉间兴奋传递功能障碍，呈进行性骨骼肌收缩无力。本病表现为骨骼肌进行性无力，眼睑下垂，肢体无力，咀嚼和吞咽困难，严重者可出现呼吸衰竭，甚至死亡。新斯的明、吡斯的明和安贝氯铵是治疗重症肌无力常用的控制临床症状的药物。一般口服给药，因口服吸收不规则，用药剂量需要实行个体化给药。严重和紧急情况时，可皮下注射新斯的明，用药后15分钟起效，作用约持续2～4小时。由于上述药物作用时间较短，需反复给药，必要时可使用缓释剂型，但宜在晚上使用。用药剂量以控制临床症状为度，避免过量导致病情加重而出现"胆碱能危象"，其原因可能是：ACh循环利用受阻所致；运动终板处ACh大量堆积，使突触后骨骼肌细胞持续去极化所致。

约10%重症肌无力病人的肌无力基础是先天的而不是自身免疫获得的，由于ACh受体的变化，影响受体与配体结合和离子通道开放动力学或AChE组成缺陷（该酶含有胶原样尾单位）。在大多数先天性肌无力患者中，给予抗胆碱酯酶药不能改善临床症状。

2. 青光眼 以毒扁豆碱、地美溴铵较为常用。滴眼后5分钟可致瞳孔缩小及眼内压降低。闭角型青光眼常用本类药物进行短期的紧急治疗，但长期疗效以手术治疗为宜。开角型青光眼的发作具有进行性加重的特点，手术治疗效果不佳，本类药物可用作长期治疗。

3. 术后腹气胀和尿潴留 新斯的明是治疗腹气胀和尿潴留的首选抗胆碱酯酶药，该药能兴奋肠道平滑肌和逼尿肌，松弛括约肌，促进排气和排尿。对于术后及其他原因所致的腹气胀及尿潴留，常用甲硫酸新斯的明皮下注射或口服溴化新斯的明。当肠管或膀胱机械性阻塞时不能应用此药。

4. 解毒治疗 除了阿托品和其他抗毒蕈碱药外，许多其他药物如吩噻嗪类、抗组胺药和三环类抗抑郁药等都具有中枢和外周抗胆碱作用。毒扁豆碱是这些药物抗胆碱作用的常用解毒药，但因为毒扁豆碱是一种叔胺，可通过血-脑屏障导致严重的中枢中毒，因此仅用于中毒患者伴有危险性的体温升高或严重的室上性心动过速的情况。常用于解救竞争性神经肌肉阻滞药过量中毒的主要药物有新斯的明、依酚氯铵和加兰他敏。

5. 阿尔茨海默病（Alzheimer's disease） 阿尔茨海默病的病理改变是在中枢部位，尤其是从皮质下延伸的区域如下橄榄核胆碱能神经元缺乏完整性。因此，与其他中枢神经系统退行性疾病的治疗方法一样，用提高中枢神经系统内胆碱能神经递质的方法来治疗该病。在美国曾用他克林（tacrine）治疗轻、中度阿尔茨海默病，但该药的肝毒性发生率较高，从而限制了该药的使用。

近年，多奈哌齐（donepezil）已获批准用于临床，临床观察表明连续用药5～19个月后，患者的认知能力和整体的临床症状得以改善，长期治疗可延缓病情的进展。每日单剂量一次口服耐受性好。不良反应主要为胆碱能神经的过度兴奋效应，恶心、腹泻和呕吐等最为常见。卡巴拉汀（rivastigmine）是一种长效的氨甲酰化抑制

笔记栏

剂，近来已在美国和欧洲用于临床，虽然对其研究尚不够充分，但一般认为该药的疗效、耐受性和副作用与多奈哌齐类似。此外，加兰他敏也用于阿尔茨海默病的治疗，其副作用与多奈哌齐和卡巴拉汀相似。

(二) 常用易逆性抗胆碱酯酶药

常用的易逆性抗胆碱酯酶药见表 6-4。

表 6-4　抗胆碱酯酶药的作用时间和临床用途

药物	作用时间（小时）	临床用途
新斯的明	0.5～2	逆转竞争性神经肌肉阻滞药的作用；口服用于治疗重症肌无力
吡斯的明	3～6	口服用于治疗重症肌无力，吸收比新斯的明好
依酚氯铵	0.1～0.3	重症肌无力的诊断；治疗应用作用维持时间太短
毒扁豆碱	0.5～2	作为滴眼液治疗青光眼

新斯的明(neostigmine)

新斯的明为人工合成的季铵类化合物，极性大，口服后吸收少而不规则，口服生物利用度仅为 1%～2%，一般口服剂量为皮下注射剂量的 10 倍以上。新斯的明口服后约 30 分钟产生作用，作用持续 2～3 小时。甲硫酸新斯的明肌内注射后 5～15 分钟起效，维持时间仅约 1 小时。血浆蛋白的结合率约为 15%～25%。新斯的明不易通过血-脑屏障，故也较少进入中枢。滴眼时其组织渗透作用差，也不易通过角膜进入前房，所以对眼的作用较弱。可迅速消除，用药后 80%的量可在 24 小时内经尿排泄，其中原形药物的排泄量可达 50%，肾功能不全时半衰期延长。

新斯的明可抑制 AChE 活性而发挥完全拟胆碱作用，即通过抑制 AChE 而增加 ACh 的浓度，兴奋 M、N 胆碱受体。此外，能直接激动骨骼肌运动终板上 N_M 烟碱样受体。其作用特点为：对骨骼肌及胃肠平滑肌兴奋作用较强，对腺体、眼、心血管及支气管平滑肌作用弱。在治疗重症肌无力时，可选择口服给药，也可选择皮下或是肌内注射给药。本品静脉注射时存在一定的危险性，必要时宜缓慢注射给药，出现严重毒性反应时用阿托品救治。新斯的明也适用于治疗手术后或其他原因引起的腹气胀及尿潴留、阵发性室上性心动过速和竞争性神经肌肉阻滞药过量中毒。

新斯的明禁用于机械性肠梗阻、尿路梗塞和支气管哮喘等。新斯的明过量主要表现为胆碱能神经过度兴奋的症状，需用阿托品解救及对症治疗以控制胆碱能症状如维持呼吸等，口服中量时应及时洗胃。

吡斯的明(pyridostigmine)

吡斯的明又称吡啶斯的明，也属叔胺类化合物，作用与新斯的明类似，也是通过可逆性抗胆碱酯酶而发挥拟胆碱作用，起效缓慢，作用时间较长。口服吸收较差，剂量较大，其有效剂量是新斯的明的 4 倍，副作用较少。主要用于重症肌无力的治疗，通常为口服给药，必要时可肌内注射，病情严重者也可用本品缓慢静脉注射，剂量依病情而定，疗程通常不多于 8 周。也适用于治疗麻痹性肠梗阻和术后尿潴留。禁用于机械性肠梗阻和尿路梗阻患者，支气管哮喘患者慎用。

毒扁豆碱(physostigmine)

毒扁豆碱又称依色林(eserine)，为叔胺类化合物，是从西非毒扁豆种子中提出的生物碱，现已人工合成。易从胃肠道、皮下及黏膜吸收，易透过血-脑屏障进入中枢神经系统，在体内主要由血浆酯酶水解灭活。本品水溶液不稳定，见光易氧化成红色，导致疗效下降，刺激性增大。

毒扁豆碱主要局部用于治疗青光眼，其作用较毛果芸香碱强而持久，但刺激性大，故长期给药时，可先用本品滴眼数次后，再改用毛果芸香碱维持疗效。又由于睫状肌收缩而引起调节痉挛，并可出现头痛、眼痛等症状。滴眼后 5 分钟出现缩瞳，眼内压下降可维持 1～2 天，调节痉挛作用短暂。毒扁豆碱选择性低，毒性大，小剂量兴奋而大剂量则抑制，中毒时可引起呼吸麻痹而死亡。滴眼时应压迫内眦，避免药液流入鼻腔后吸收引起中毒。故除了用于治疗青光眼外，其他用途被毒性较小的新斯的明取代。

依酚氯铵(edrophonium)

本品具有季铵基团，其抗胆碱酯酶作用明显减弱，激动骨骼肌 N_M 胆碱受体的选择性作用高，副作用少，作用快而短暂，大约 5～15 分钟后消失，故不宜作为常规治疗用药，多用于重症肌无力的诊断。试验时用本品快速静脉滴注，如果给药后受试者肌力短暂性改善，而不伴有舌肌纤维收缩症状，提示诊断阳性，舌肌纤维收缩反应通常出现于非重症肌无力患者。在用药后如出现严重毒蕈碱样反应，应立即静脉注射阿托品对抗。过量的抗胆碱酯酶药导致胆碱能危象，其特征为肌无力和毒蕈碱型受体过度兴奋所致的其他表现。本品可用于区别胆碱能危象（抗胆碱酯酶药过量）和肌无力性无力（或抗胆碱酯酶药剂量不足），如属肌无力性无力，则用本品可立即改善肌肉收缩；如用出现肌力减退，则提示胆碱能危象。

安贝氯铵（ambenonium chloride）

安贝氯铵也称酶抑宁，属双季铵类化合物，作用类似于新斯的明，其抗胆碱酯酶作用和兴奋骨骼肌作用均较新斯的明强，作用持续时间也较长，可以口服用药。临床上主要用于重症肌无力症的治疗，特别是不能耐受新斯的明或吡斯的明者尤为适用。不良反应和注意事项同新斯的明。

地美溴铵（demecarium）

本品是一种作用时间较长的易逆性胆碱酯酶抑制药，适用于治疗无晶状体畸形的开角型青光眼及对其他药物治疗无效的患者。用于治疗青光眼时，可用药液滴眼，以睡前用药为好。滴药后瞳孔缩小持续 1 周或更长时间，用药后 24 小时降眼内压作用达高峰，可持续 9 天以上。

加兰他敏（galanthamine）

加兰他敏是从石蒜科植物中提取得到的一种生物碱，作用较弱，疗效较差。其体外抗胆碱酯酶的效价约为毒扁豆碱的 1/10。临床上主要用于重症肌无力、脊髓灰质炎（小儿麻痹症）后遗症等的治疗，也宜用于治疗竞争性（非除极化型）神经肌肉阻滞药过量中毒及阿尔茨海默病的治疗。其不良反应同新斯的明，但较轻，可用阿托品拮抗。

（黄仁彬）

第 7 章　抗胆碱药

抗胆碱药(anticholine drugs)又称胆碱受体阻断药或胆碱能拮抗剂(cholinoceptor blocking drugs 或 AChR blockers)。本类药物对胆碱受体(AChR)有较强亲和力,但无内在活性,故不产生或极少产生拟胆碱作用,却能妨碍 ACh 或拟胆碱药与胆碱受体的结合,从而表现为胆碱能神经被阻断的效应。根据药物对胆碱受体的选择性不同,抗胆碱药可分为以下三类:M 胆碱受体阻断药、N_M 胆碱受体阻断药和 N_N 胆碱受体阻断药(见抗高血压药)。

第一节　M 胆碱受体阻断药

M 胆碱受体阻断药(muscarinic cholinoceptor blocking drugs),又称节后抗胆碱药,能竞争性地阻断节后胆碱能神经支配的效应器细胞膜上的 M 胆碱受体,发挥抗 M 样作用,但对 ACh 引起的 N 胆碱受体兴奋作用影响较小。临床常用的 M 胆碱受体阻断药有:阿托品、异丙托铵、东莨菪碱、山莨菪碱以及人工合成代用品等。M 胆碱受体阻断药根据其作用选择性不同,可分为 M_1、M_2、M_3 胆碱受体阻断药。

阿托品(atropine)

阿托品及其类似物是托品酸和莨菪碱所构成的酯,均可由茄科植物颠茄(*atropa belladonna* L)、曼陀罗(*datura stramonium* L)或莨菪(*hyoscyamus niger* L)等植物中提取。天然存在于植物中的生物碱为不稳定的左旋莨菪碱,经提取处理后可获得稳定的消旋莨菪碱,即为阿托品。

【体内过程】

口服阿托品可由胃肠道迅速吸收,约 1 小时后血药浓度达到峰值,生物利用度为 50%,半衰期约为 2～4 小时。作用可持续 3～4 小时,对虹膜与睫状肌的作用可长达 72 小时或更久。阿托品也可经眼黏膜吸收,但皮肤吸收较差。吸收后可广泛分布于全身各组织,并可通过血-脑屏障及胎盘屏障。阿托品可在体内迅速消除,有 50%～60%的药物以原形经尿排泄,其余主要为水解产物和与葡萄糖醛酸结合的代谢产物从尿中排出。

在某些种属动物(如家兔最为明显),其体内有一种特异性的阿托品酯酶,该酶可迅速代谢阿托品,保护动物免受过量阿托品引起的中毒。

【药理作用及作用机制】

阿托品为竞争性 M 受体阻断药,对各种 M 受体亚型的选择性较低,对 M_1、M_2、M_3 受体都有阻断作用。不同效应器官上的 M 受体对阿托品的敏感性各异(主要与受体分布有关),随用药剂量增加,可依次出现腺体分泌量减少,瞳孔扩大及调节麻痹,胃肠道及膀胱平滑肌抑制,心率加快等作用。大剂量还可出现中枢症状,表现为中枢神经系统先兴奋后抑制。

1. 腺体　阿托品通过阻断腺体细胞膜上的 M 胆碱受体而抑制腺体分泌。唾液腺(其分泌为 M_3 受体亚型)和汗腺对阿托品作用最为敏感。小剂量(0.5 mg)使用阿托品即可使唾液腺及汗腺分泌减少,引起口干和皮肤干燥,剂量增大时,抑制作用更为显著。如周围环境温度较高,大剂量的阿托品甚至可使体温升高(在婴儿及儿童,中等剂量阿托品即可引起"阿托品热",阿托品中毒的婴儿体温可高达 43℃),同时泪腺和呼吸道腺体分泌也明显减少。较大剂量可减少胃液分泌,降低粘蛋白的分泌浓度,但对胃酸浓度的影响较小,因为迷走神经虽然可以调节促胃液素引起的组胺释放和胃酸分泌,但促胃液素的分泌不完全受迷走神经支配,阿托品并不能阻断胃肠道激素和非胆碱能神经递质对胃酸的分泌作用,同时阿托品还可抑制胃中 HCO_3^- 的分泌。胰腺、肠液的分泌主要受体液因素调节,故阿托品对其影响甚小。

2. 眼　阿托品可以阻断瞳孔括约肌和睫状肌的 M 胆碱受体,使瞳孔括约肌和睫状肌松弛,引起扩瞳、眼内压升高、调节麻痹和畏光等(见第 6 章图 6-4)。上述效应在局部给药和全身用药时均可出现。

(1) 扩瞳:阿托品阻断瞳孔括约肌的 M 胆碱受体,使去甲肾上腺素能神经支配的瞳孔扩大肌功能占优势,结果使瞳孔扩大。

(2) 眼内压升高：由于瞳孔扩大，使虹膜退向四周外缘，虹膜根部变厚，造成前房角间隙变窄，阻碍房水回流进入巩膜静脉窦，导致眼内压力升高。因此，青光眼患者及眼内压有升高倾向者禁用阿托品。

(3) 调节麻痹：阿托品能使睫状肌松弛而退向外缘，使悬韧带拉紧，晶状体变为扁平状态，屈光度降低，不能将近距离的物体清晰地成像于视网膜上，造成视近物模糊不清，只适合看远物，此作用称为调节麻痹。

3. 平滑肌 阿托品对胆碱能神经所支配的多种内脏平滑肌均有松弛作用，尤其对活动过度或痉挛状态的平滑肌作用更为显著，对活动正常的平滑肌影响较小。在各种平滑肌中，阿托品对胃肠道平滑肌痉挛所致的胃肠绞痛疗效最好，可降低其蠕动的幅度和频率。对输尿管及膀胱逼尿肌痉挛引起的绞痛效果次之，常用于解除由药物引起的输尿管张力增高。对支气管、胆道及子宫平滑肌作用较弱。阿托品对胃肠括约肌的作用通常取决于括约肌的功能状态，如幽门括约肌痉挛时，阿托品对其有一定松弛作用，但作用较弱或不恒定。

4. 心脏

(1) 心率：阿托品对心脏的主要作用为加快心率。但治疗剂量的阿托品(0.4～0.6 mg)可使部分患者的心率短暂性轻度减慢，一般每分钟减少4～8次。快速静脉给药时通常不出现上述现象。这种心率减慢并不伴随有血压与心输出量的变化。过去曾认为这一效应是由于迷走神经兴奋所致。但近年来研究发现，选择性M_1胆碱受体阻断药哌仑西平(pirenzepine)也有心率减慢作用，如给患者先用哌仑西平后再用阿托品，则阿托品不能再进一步减慢心率，提示治疗量阿托品减慢心率的作用是由于其阻断了节后胆碱能神经纤维上的M_1受体，减弱了突触中ACh对递质释放的负反馈抑制作用，使ACh的释放增加所致。较大剂量的阿托品(1～2 mg)通过阻断心脏窦房结起搏点的M_2受体，从而解除迷走神经对心脏的抑制作用，引起心率加快。心率加快的程度取决于迷走神经的张力高低，在迷走神经张力相对较高的青壮年，心率加快明显，如肌内注射2 mg阿托品，心率可增加35～40次/分钟；而阿托品对运动时的心率影响较小。对婴、幼儿及老年人，因迷走神经的张力相对较低，即使大剂量阿托品对心率的影响也不大。

(2) 房室传导：阿托品可拮抗迷走神经过度兴奋所致的房室传导阻滞和缓慢型心律失常，还可缩短房室结的有效不应期，从而增加房颤或房扑患者的心室率。

笔记栏

5. 血管与血压 因为大多数血管床缺乏明显的胆碱能神经支配，故治疗量的阿托品对血管和血压无明显影响。大剂量的阿托品可引起皮肤血管扩张，出现皮肤潮红、温热等，尤以面部和颈部皮肤为甚。病理状态下，当机体组织器官的微循环小血管痉挛时，大剂量的阿托品有明显的解痉作用，可以改善微循环，增加组织的血流灌注量，缓解组织缺氧状态。阿托品扩张血管的机制未明，但与其抗M胆碱作用无关，可能是机体对阿托品抑制汗腺分泌，引起体温升高后的代偿性散热反应，也可能是大剂量阿托品直接扩张血管所致。

6. 中枢神经系统(CNS)作用 治疗量阿托品(0.5～1mg)可轻度兴奋迷走神经中枢，较大剂量(1～2mg)则可轻度兴奋延髓和大脑，更大剂量(2～5mg)时中枢兴奋作用明显加强，可见烦躁不安、谵妄等。中毒剂量(10 mg以上)常产生幻觉、定向障碍、运动失调，甚至惊厥。严重中毒时，则由兴奋转为抑制，患者出现昏迷及呼吸麻痹，可致循环和呼吸衰竭。

【临床应用】

1. 解除平滑肌痉挛 适用于各种内脏绞痛。阿托品对胃肠绞痛疗效好，能迅速缓解痉挛，对幽门梗阻疗效较差。对膀胱刺激症状如尿频、尿急等也有较好疗效。但对胆绞痛、肾绞痛疗效较差，常需与阿片类镇痛药，如吗啡或哌替啶合用。虽然阿托品对支气管平滑肌有一定扩张作用，但因其同时能抑制呼吸道腺体分泌，使呼吸道分泌物黏稠而难以清除，易引起继发感染，故不用于平喘治疗。其合成衍生物异丙托溴铵(ipratropium bromide)气雾吸入可用于慢性阻塞性肺疾病患者。

2. 眼科应用

(1) 虹膜睫状体炎：0.5%～1%阿托品溶液滴眼，可使虹膜括约肌和睫状肌松弛，减少组织刺激，有利于炎症消退。为防止虹膜与晶状体粘连和发生瞳孔闭锁可与缩瞳药如毛果芸香碱等交替使用。

(2) 验光、检查眼底：眼内滴用阿托品使睫状肌松弛，具有调节麻痹作用，使晶状体相对固定，可准确检测晶状体的屈光度，利于验光；也可利用其扩瞳作用，检查眼底。但缺点是阿托品对眼作用持续时间长(与药物通过房水消除较慢有关)，调节麻痹作用可维持2～3天，扩瞳作用可维持1～2周，视力恢复较慢，除特殊需要外，成人很少应用。现常用人工合成的短效M受体阻断剂托吡酰胺(tropicamide)或后马托品(homatropine)等替代。目前只在儿童验光仍使用阿托品，因儿童睫状肌调节能力较强，必须充分调节麻痹后，才能比较准确地检验晶状体的屈光度。

3. 抑制腺体分泌 用于全身麻醉前给药，如皮下注射0.5 mg阿托品，可减少呼吸道腺体和唾液腺分泌，防止分泌物阻塞呼吸道发生吸入性肺炎。还可用于严重盗汗（如肺结核）和流涎症（如帕金森病或重金属中毒）的治疗。阿托品的临床常用剂量对胃酸分泌影响较小，但因其对胃肠平滑肌有解痉作用，有助于缓解溃疡症状，故可作为溃疡治疗的辅助用药。

4. 抗缓慢型心律失常 阿托品能对抗迷走神经对心脏的抑制作用，可用于因迷走神经过度兴奋所致的窦性心动过缓、窦房阻滞、房室阻滞等缓慢型心律失常的治疗，还可用于治疗继发于窦房结功能低下而出现的异位节律。阿托品可改善心率，减轻房室传导阻滞，以维持正常的心脏血流动力学而缓解临床症状。但阿托品的应用剂量需谨慎调节，剂量过低可能导致进一步的心动过缓，剂量过大则引起心率过快，使心肌耗氧量增加，并有引起室颤的危险。本品对大多数的室性心律失常疗效差。

5. 抗休克 大剂量阿托品对病理状态下痉挛的小动脉有解痉作用，扩张外周血管，改善微循环及组织缺氧状态，使回心血量增加，升高血压，有助于休克的改善。主要用于治疗严重感染（如暴发型流行性脑脊髓膜炎、中毒性肺炎、中毒性菌痢等）所致的感染性休克。但对休克伴有高热或心率过快者不宜使用。

6. 解救有机磷酸酯类中毒 阿托品可用于有机磷酸酯类和某些种类蘑菇（含胆碱类物质）中毒的解救。主要是对抗过量ACh引起的M样症状。

【不良反应】

阿托品药理作用广泛，但其对组织器官的选择性不高，临床上应用某一种作用时，其他作用便成为不良反应。常见不良反应有口干、视力模糊、心悸、瞳孔扩大、皮肤干燥潮红、排尿困难等。以上症状停药后即可消失，无需特殊处理。随着阿托品用药剂量增加，其不良反应逐渐加重。患者还可出现中枢中毒症状，表现高热、呼吸明显加快、烦躁不安、幻觉、谵妄等。严重中毒时，则由过度兴奋转入抑制，出现昏迷甚至呼吸麻痹等。阿托品的最低致死量成人约为80～130mg，儿童约为10 mg。此外，若误服过量的颠茄果、曼陀罗果、莨菪根茎或洋金花等也可出现上述的中毒症状。

【中毒解救】

阿托品的中毒解救，主要是对症治疗。如属口服中毒，应迅速采取洗胃、导泻等措施促进体内残存药物排出，同时可注射拟胆碱药（如毛果芸香碱或毒扁豆碱等）对抗阿托品中毒症状。毒扁豆碱在体内迅速代谢，患者可在1～2小时内中毒症状复发，故需反复给药。如患者出现明显中枢兴奋症状，可用镇静药或抗惊厥药对抗，但剂量不宜过大，以免与阿托品的中枢抑制作用产生协同效应。呼吸抑制者应采取人工呼吸或吸氧。此外，还可采用物理疗法，如冰袋及酒精擦浴等降低发热患者的体温，此举对解救儿童中毒者尤为重要。

【禁忌证】

青光眼、前列腺肥大及幽门梗阻患者禁用。

阿托品的合成代用品

为提高药物作用的选择性，减少药物不良反应，通过对阿托品化学结构改造，合成了一系列副作用较少的代用品，包括合成扩瞳药、合成解痉药和选择性M受体阻断药。

1. 合成扩瞳药 临床常用的合成扩瞳药有**后马托品**（homatropine）、**托吡卡胺**（tropicamide）、**环喷托酯**（cyclopentolate）和**尤卡托品**（eucatropine）等，均属短效M受体阻断药。与阿托品比较，这些药物扩瞳和调节麻痹的作用持续时间较短，适合用于检查眼底和验光。各药滴眼后作用比较见表7-1。

表7-1 几种扩瞳药滴眼作用的比较

药物	浓度(%)	扩瞳作用		调节麻痹作用	
		高峰(分钟)	消退(天)	高峰(分钟)	消退(天)
硫酸阿托品	1.0	30～40	7～10	60～180	7～12
氢溴酸后马托品	1.0～2.0	40～60	1～2	30～60	1～2
托吡卡胺	0.5～1.0	20～40	0.25	30	<0.25
环喷托酯	0.5	30～50	1.0	60	0.25～1.0
尤卡托品	2.0～5.0	30	0.08～0.25		

2. 合成解痉药

(1) 季胺类:与阿托品类生物碱比较有以下特点:药物极性高,脂溶性较低,故口服吸收较差,仅能吸收用药量的10%~30%;不易通过血-脑屏障,故几无中枢作用;对胃肠道平滑肌的解痉作用较强;有烟碱型神经节阻断作用。

溴丙胺太林(普鲁本辛,propantheline bromide)是临床常用的合成解痉药,口服吸收不完全,食物可妨碍其吸收,故宜在饭前0.5~1小时服用。大部分以代谢产物,小部分以原形随尿液排出,作用持续时间约6小时。本品对胃肠道的M胆碱受体选择性较高,治疗量即可显著抑制胃肠道平滑肌,延缓胃排空,并能不同程度地减少胃液分泌。如与H_2受体阻断药合用,可减少用药剂量,减轻不良反应。可用于胃、十二指肠溃疡、胃肠痉挛、泌尿道痉挛、遗尿症和妊娠呕吐。不良反应类似阿托品,中毒量可致神经肌肉接头传导阻滞,引起呼吸麻痹。

异丙托溴铵(ipratropium bromide)和**噻托溴铵**(tiotropium bromide)均可用于气道疾病的治疗,但对支气管哮喘或支气管高反应患者疗效不满意,临床主要用于治疗慢性阻塞性肺部疾病。异丙托溴铵常以气雾剂吸入给药,噻托溴铵为干粉制剂注射给药。其他药物还有**格隆溴铵**(glycopyrronium bromide)、**奥芬溴铵**(oxyphenonium bromide)、**戊沙溴铵**(valethamate bromide)、**地泊溴铵**(diponium bromide)、**喷噻溴铵**(penthienate bromide)、**羟吡溴铵**(oxypyrronium bromide)等,均可用于缓解内脏平滑肌痉挛,作为消化性溃疡治疗的辅助用药。

(2) 叔胺类:本类药物有以下特点:脂溶性高,口服易吸收;对胃肠道平滑肌有阿托品样解痉作用,还可抑制胃酸分泌;可通过血-脑屏障,故有中枢抗胆碱作用。

常用药物有**贝那替秦**(胃复康,benactyzine),能缓解平滑肌痉挛,减少胃液分泌,还有中枢安定作用,故适用于伴有焦虑症的溃疡患者。主要不良反应有口干、头晕、嗜睡等。**托特罗定**(tolterodine)为一种强的M胆碱受体阻断药,动物实验和临床研究发现,该药对膀胱平滑肌具有选择性作用,但离体受体研究并未发现其对单一受体亚型有选择性。托特罗定在体内的代谢酶是CYP2B6,生成的代谢产物具有与母体药物相似的药理活性。**黄酮哌酯**(flavoxate hydrochloride)和**奥昔布宁**(oxybutynin)对膀胱平滑肌亦有较好解痉作用。其他叔胺类解痉药还有**双环维林**(dicyclomine)、**羟苄利明**(oxyphencyclimine)、**阿地芬宁**(adiphenine)等。**甲磺酸苯扎托品**(benzatropine mesylate)和**盐酸苯海索**(trihexyphenidyl hydrochloride)主要用于帕金森病和吩噻嗪类抗精神病药引起的锥体外系副作用的治疗。

3. 选择性M受体阻断药 阿托品及其绝大多数合成或半合成的类似物,对M胆碱受体各亚型缺乏选择性,因此副作用较多。选择性M受体阻断药对不同亚型受体特异性高,可使副作用明显减少。选择性M_1受体阻断药**哌仑西平**(pirenzepine),属三环类药物,可选择性地阻断胃壁细胞上的M_1受体,减少胃酸及胃蛋白酶的分泌,主要用于胃、十二指肠溃疡的治疗。食物可减少哌仑西平吸收,故应在餐前服用。不良反应偶见口干和视力模糊,但较阿托品弱。因脂溶性低而不易通过血-脑屏障,故无阿托品样中枢作用。**替仑西平**(telenzepine)与**哌仑西平**属同类药物,其对M_1受体的选择性阻断作用更强。有研究认为,上述二药还可用于治疗慢性阻塞性支气管炎,可能与药物拮抗迷走神经功能有关。

戊乙奎醚(长托宁,penehyclidine)为新型选择性M受体阻断药,其特点是对M_2受体作用弱,对心率影响较小;可通过血-脑屏障,发挥中枢抗胆碱作用。肌内注射吸收快,约半小时后血药浓度达到峰值,半衰期可达10小时。临床可代替阿托品用于解救有机磷酸酯类中毒,能较好缓解出汗、流涎、缩瞳、支气管平滑肌及胃肠道平滑肌痉挛等中毒症状;尚能增加呼吸频率及潮气量,一般采用肌内注射用于治疗轻、中、重度中毒,须尽早合用AChE复活药以增强解毒效果。

东莨菪碱(scopolamine)

东莨菪碱是从茄科植物洋金花、莨菪等提取的左旋生物碱,对中枢神经系统有较强的抑制作用。小剂量镇静,较大剂量催眠,更大剂量可引起意识消失,进入浅麻醉状态。患者出现困倦、遗忘、疲乏、快动眼睡眠时相(REMS)缩短等。此外,本品有致欣快作用,易造成药物滥用,应予注意。部分病人,尤其是伴有严重疼痛患者,大剂量东莨菪碱可引起激动、不安、谵妄等类似阿托品的中枢兴奋症状,兴奋过后患者即进入睡眠状态。东莨菪碱的外周抗胆碱作用与阿托品相似,但作用强度和持续时间有所差异。其抑制腺体分泌作用较阿托品强；扩瞳及调节麻痹较阿托品稍弱，但作用消失快；对心血管系统作用较弱。

东莨菪碱不但能抑制呼吸道腺体分泌，还具有中枢镇静作用，因此较阿托品更适合用于麻醉前给药。我国传统医学中，中药麻醉所用的主药洋金花，主要成分即为东莨菪碱，可用东莨菪碱代替洋金花进行中药麻醉。本品还可用于晕动病（如晕车、晕船等）的治疗，预防用药比出现晕动症状时用药效果更好。抗晕动作用可能与其对前庭神经内耳功能或大脑皮质功能抑制有关，也可能与其中枢抗胆碱及抑制胃肠运动有关，与组胺受体阻断药苯海拉明（diphenhydramine）合用可以增加疗效。也可用于妊娠呕吐或放射病呕吐。东莨菪碱对帕金森病也有一定疗效，可改善患者的流涎、震颤及肌肉强直等症状。不良反应及禁忌证与阿托品相似。

山莨菪碱（anisodamine）

山莨菪碱是我国学者从茄科植物唐古特莨菪中分离出的左旋生物碱，简称654。现已能人工合成，人工合成的消旋体称654-2，因其不易通过血-脑屏障，故主要表现外周抗胆碱作用。其抑制唾液腺分泌和扩瞳作用较阿托品弱，仅为后者的1/20～1/10；对平滑肌的解痉作用和对心血管的作用与阿托品相似而稍弱，但对血管痉挛的解痉作用选择性相对较高。山莨菪碱已广泛代替阿托品用于感染中毒性休克、内脏平滑肌绞痛、血管神经性头痛、眩晕症等。此外，本品可增加肺循环的血流速度，减轻支气管黏膜水肿，增加cAMP/cGMP比值，故可用于支气管哮喘持续状态的治疗。不良反应及禁忌证与阿托品相似，但其毒性较低。

樟柳碱（anisodine）

樟柳碱也可由唐古特莨菪中提取，并已可人工合成。外周抗胆碱作用与莨菪碱相似，中枢作用较山莨菪碱强，但弱于东莨菪碱。临床可用于治疗血管神经性头痛、视网膜血管痉挛、脑血管病引起的急性瘫痪、帕金森病等。

第二节 N_N 胆碱受体阻断药

N_N 胆碱受体阻断药（N_N-cholinocepter blocking drugs）又称神经节阻断药（ganglionic blocking agents）能选择性阻断神经递质ACh与神经节细胞突触后膜上的 N_N 胆碱受体结合，从而阻断神经节中神经冲动的传导。交感神经节被药物阻断后可引起血管扩张，外周阻力下降，回心血量减少，心输出量降低，使血压下降或发生严重的体位性低血压。副交感神经节被阻断后可引起瞳孔扩大，视物不清，便秘和尿潴留等。本类药物作用广泛，副作用多而较严重，作用强度不易控制，因此，除用于抢救高血压危象和某些手术控制性降压外，临床上几乎不使用。较常用的药物有美加明（mecamine，mecamylamine）、樟磺咪芬（trimetaphan camsylate，阿方那特）等。

第三节 N_M 胆碱受体阻断药

N_M 胆碱受体阻断药（N_M-cholinocepter blocking drugs）又称骨骼肌松弛药（skeletal muscular relaxants）或神经肌肉阻断药（neuromuscular blocking agents），能选择性阻断骨骼肌运动终板突触后膜的 N_M 胆碱受体，干扰神经冲动向骨骼肌的传递，表现为骨骼肌松弛。本品主要用于全身麻醉的辅助药，便于在较浅的麻醉下进行外科手术。按其作用机制不同，可分为除极化型肌松药（depolarizing muscular relaxants）和非除极化型肌松药（nondepolarizing muscular relaxants）。

一、除极化型肌松药

除极化型肌松药又称非竞争型肌松药（noncompetitive muscular relaxants），能与骨骼肌运动终板突触后膜上的 N_M 胆碱受体结合，Na^+ 通道开放，产生与ACh相似但更为持久的除极化作用。除极化作用开始时骨骼肌有短暂的肌束颤动，而后长期处于不应期状态。一段时间后，运动终板的极化状态虽然可以恢复，但仍不能对ACh起反应，只有在药物作用完全消失后，对ACh的敏感性才能逐渐恢复。此时神经肌肉的阻滞方式已由除极化转变为非除极化，前者为Ⅰ相持久除极化，后者为Ⅱ相脱敏感阻滞相，此二相作用的结果，可短暂阻断神经肌肉的化学传递，引起骨骼肌松弛。

本类药物作用特点：用药后可出现短暂而不协调的肌束颤动，可能是药物对不同部位的骨骼肌除极化出现的时间不同所致；连续用药可产生快速耐受性；抗胆碱酯酶药不能拮抗其肌松作用，反而能增强之，故过量时不能用新斯的明解救；治疗剂量无神经节阻断作用。目前，临床最

笔记栏

常用的除极化型肌松药是琥珀胆碱。

琥珀胆碱(succinylcholine)

琥珀胆碱又称司可林(scoline),由琥珀酸和两分子胆碱组成。在碱性溶液中易被破坏。

【体内过程】

琥珀胆碱进入体内后,迅速被血液和肝脏中的丁酰胆碱酯酶(假性胆碱酯酶)破坏,水解生成琥珀酰单胆碱,肌松作用明显减弱,仅为母体药物的1/50,进而又被同一酶水解成琥珀酸和胆碱,肌松作用完全消失。因琥珀胆碱在体内分布均匀且代谢较快,故仅有约10%~15%的给药量可到达神经肌肉接头处。大部分以代谢产物的形式随尿排出,约2%以原形排出。新斯的明能抑制血中假性胆碱酯酶活性,故能加强和延长琥珀胆碱的肌松作用。

【药理作用】

琥珀胆碱的肌松作用起效快,维持时间短暂,易于控制。静脉注射后20秒内即出现不协调的肌束颤动。1分钟后即转为肌肉松弛,2分钟肌松作用最强,5分钟内作用消失。肌松作用从颈部肌肉开始,后逐渐波及肩胛、四肢和腹部肌肉;以颈部和四肢肌肉松弛最为明显,面、舌、咽喉和咀嚼肌次之,而对呼吸肌作用最弱。重复静脉注射或持续静脉滴注可延长琥珀胆碱作用时间,其作用强度可通过调节滴速加以控制。

【临床应用】

琥珀胆碱对喉肌松弛作用较强,静脉注射适用于气管内插管、气管镜、食管镜检查等短时操作。静脉滴注也可用于较长时间手术。本品可引起强烈的窒息感,可先用硫喷妥钠对患者行静脉麻醉后,再给琥珀胆碱。上述二者不可同时混合应用,因混合后琥珀胆碱活性很快下降。由于琥珀胆碱效应的个体差异较大,故用药剂量和给药速度均需个体化。

【不良反应】

1. 窒息 琥珀胆碱大剂量或多次重复给药时,易引起呼吸肌麻痹。遗传性胆碱酯酶缺乏或酶活性低下者可出现严重窒息,故在临床用药时应备有人工呼吸机。

2. 血钾升高 由于骨骼肌细胞持久除极化,释放大量钾离子,导致血钾升高。故高血钾患者(如广泛软组织损伤、脑血管意外、恶性肿瘤、肾功能不全等)禁用,以免因血钾过高致心跳骤停。

3. 肌束颤动 约25%~50%患者术后出现肩胛部、胸腹部肌肉疼痛,可能是因为琥珀胆碱产生肌松作用前有短暂肌束颤动,损伤肌梭所致,通常3~5天可自愈。

4. 恶性高热 属于特异质反应。某些常染色体异常的遗传性疾病患者,可因吸入卤化氢类麻醉药(如氟烷,halothane)和琥珀胆碱,导致肌浆网释放大量钙离子,使肌肉产热增加,出现体温突然上升(可超过42℃)并有肌强直和酸中毒。恶性高热为麻醉意外的主要死因之一。一旦发生,须立即采取紧急措施,包括给患者迅速降低体温,吸入100%氧气,纠正酸中毒,用丹曲林(dantrolene)抑制肌浆网钙离子的释放,并用抗组胺药对抗组胺释放。

5. 其他 尚有增加腺体分泌,促进组胺释放等不良反应。

【禁忌证】

琥珀胆碱可引起眼外肌痉挛性收缩,脉络膜血管扩张,致眼内压升高,故青光眼患者和白内障晶体摘除术后禁用。遗传性血浆假性胆碱酯酶活性降低患者、严重肝功能不全、营养不良及电解质紊乱患者均禁用。

【药物相互作用】

本品在碱性溶液中可分解,故不宜与硫喷妥钠混合使用。凡能使假性胆碱酯活性降低的药物,如胆碱酯酶抑制剂,普鲁卡因(procaine)、可卡因(cocaine)等局麻药,环磷酰胺(cyclophosphamide)、氮芥(chlormethine)等抗肿瘤药、单胺氧化酶抑制剂及雌激素等,都能增强琥珀胆碱的肌松作用。某些氨基苷类抗生素如卡那霉素和多肽类抗生素如多黏菌素B(polymyxin B)也具有肌肉松弛作用,与琥珀胆碱合并用药时,易致呼吸麻痹,也应予以注意。

二、非除极化型肌松药

非除极化型肌松药又称竞争型肌松药(competitive muscular relaxants),能与ACh竞争骨骼肌运动终板膜上的N_M胆碱受体,因本身无内在活性,不能激动受体产生除极化,却能竞争性阻断ACh与N_M胆碱受体结合,从而使骨骼肌松弛。大剂量时,药物可进入突触前膜Na^+通道,直接阻碍Na^+转运,干扰神经末梢ACh的释放,有助于进一步抑制神经肌肉接头的兴奋传导。本类药物作用特点为:①在产生肌松之前无肌束颤动;②抗胆碱酯酶药如新斯的明可拮抗本品的肌松作用，故过量时可用新斯的明解救；③可有不同程度的神经节阻断作用和促组胺释放作用。

本类药物多数为天然生物碱及其类似物，按化学结构可分为苄基异喹啉类（benzylisoquinolines）和类固醇铵类药物（ammoniosteroids）。苄基异喹啉类主要有**筒箭毒碱**（d-tubocurarine）、**阿曲库铵**（atracurium）、**米库铵**（mivacurium）和**多库铵**（doxacurium）等；类固醇铵类主要包括**泮库铵**（pancuronium）、**哌库铵**（pipecuronium）、**维库铵**（vecuronium）和**罗库铵**（rocuronium）等。典型的类固醇铵类泮库铵，无组胺释放作用，但可阻断毒蕈碱型受体，主要表现为迷走阻断和心动过速。较新的类固醇铵类哌库铵、维库铵、罗库铵和雷库铵则不引起心动过速。苄基异喹啉类没有阻断迷走神经和神经节作用，但仍有轻微的释放组胺倾向。米库铵对胆碱酯酶或其他的血浆水解酶的催化极为敏感，因而其作用持续时间短暂。由于体内过程不同，各药的起效时间和作用维持时间也不同，按作用时间可分为长效类、中效类、短效类。经典药物筒箭毒碱属长效类肌松药。

筒箭毒碱（d-tubocurarine）

筒箭毒碱是从南美洲产的马钱子科和防己科植物中提出的生物碱，右旋体有活性，左旋体效价很低。其化学结构是一个季铵和一个叔铵的化合物。

【体内过程】

本品极性较大，口服吸收差。静脉注射后4～6分钟起效，作用可持续80～120分钟。药物作用的消除主要是体内再分布，故反复用药时应减量，避免蓄积中毒。仅少部分经肝脏代谢，约70%药物以原形经肾排出。

【药理作用】

静脉注射筒箭毒碱后，快速运动肌如眼部和头面部肌肉首先出现松弛，表现眼睑下垂、斜视、失语、咀嚼及吞咽困难等；然后可见颈部、躯干和四肢肌肉松弛，继之肋间肌松弛出现腹式呼吸，如剂量过大，最终可导致膈肌麻痹，呼吸停止。肌肉由松弛状态恢复时，其次序与肌松时相反，即膈肌麻痹最早恢复。

本品常用量即有植物神经节阻断作用，并可部分抑制肾上腺髓质的分泌，导致血压下降。尚可促进体内组胺释放，表现为组胺样疹块、支气管哮喘、唾液分泌等。

【临床应用】

早在20世纪40年代，筒箭毒碱已用于临床。作为全麻辅助用药，可用于胸腹部手术、气管插管等，以减少麻醉药用量，并获得满意的肌松效果，便于手术。但因其作用持续时间较长，用药后作用不易逆转，加之副作用较多，目前临床已少用。

【不良反应及禁忌证】

常用量可致血压下降、支气管痉挛、唾液分泌增加等；过量可致呼吸肌麻痹。因此，重症肌无力、支气管哮喘、严重休克、呼吸肌功能不良或伴肺部疾病患者禁用，有过敏史者慎用。

【药物相互作用】

钙拮抗剂和氨基苷类抗生素均能通过阻滞Ca^{2+}通道、抑制运动神经末梢Ca^{2+}的内流，抑制胆碱能神经ACh的释放而阻断神经肌肉之间冲动的传递，与筒箭毒碱产生协同效应，从而增强或延长其肌松作用。

泮库铵（pancuronium）

泮库铵为类固醇铵类中长效竞争性肌肉松弛药。口服不吸收，静脉注射后4～6分钟起效，维持临床肌松时间约120～180分钟。血浆蛋白结合率约10%。很少透过胎盘屏障，不影响新生儿的Apgar评分、肌肉张力及心肺适应性，主要经肾脏排出。能与乙酰胆碱竞争神经肌肉接头的N_M胆碱受体，从而产生骨骼肌的松弛，肌松作用为筒箭毒碱的5～7倍。由于抗迷走神经作用及儿茶酚胺释放作用，用药后有轻度心率加快，外周阻力增加与血压升高。无神经节阻断和组胺释放作用，故不引起血压下降及支气管收缩，哮喘患者也可使用。能解除肌肉成束收缩、强直、阵挛或惊厥，便于机械通气管理。临床用于气管插管和术中肌肉松弛维持，机械通气治疗时的呼吸控制。本品可使心率略增快，平均动脉血压和心输出量略增加，极少数患者可出现过敏反应和组胺释放，还能引起唾液分泌增加，可使正常及升高的眼压明显下降达数分钟，及产生缩瞳作用。禁用于对本品及溴离子过敏史者、严重肝肾功能不全、重症肌无力、高血压、心动过速及心肌缺血患者。

常见的非除极化型肌肉松药的分类及特点比较见表7-2。

表 7-2 非除极化型肌松药的分类及特点比较

药物	化学类别	药理特点	起效时间（分钟）	维持时间（分钟）	消除方式
筒箭毒碱（d-tubocurarine）	天然生物碱（环苄基异喹啉）	长效非除极化型	4～6	80～120	肾排泄，肝清除
阿曲库铵（atracurium）	苄异喹啉	中效非除极化型	2～4	30～60	霍夫曼降解，被血浆酯酶水解，肾排泄
米库铵（mivacurium）	苄异喹啉	短效非除极化型	2～4	12～18	被血浆胆碱酯酶水解
多库铵（doxacurium）	苄异喹啉	长效非除极化型	4～6	90～120	肾排泄
泮库铵（pancuronium）	类固醇铵	长效非除极化型	4～6	120～160	肾排泄
哌库铵（pipecuronium）	类固醇铵	长效非除极化型	2～4	80～120	肾排泄，肝代谢和清除
罗库铵（rocuronium）	类固醇铵	中效非除极化型	1～2	30～40	肝代谢
维库铵（vecuronium）	类固醇铵	中效非除极化型	2～4	60～90	肝代谢和清除，肾排泄

（黄仁彬）

笔记栏

第 8 章　拟肾上腺素药

拟肾上腺素药(adrenomimetic drugs),又称肾上腺素受体激动药(adrenocepter agonists),是一类化学结构和药理作用与肾上腺素和去甲肾上腺素相似的药物,与肾上腺素受体结合后可激动受体,产生肾上腺素样作用。由于它们化学结构均为胺类,且效应与交感神经兴奋的效应相似,故又称拟交感胺类药(sympathomimetic amines)。

第一节　去甲肾上腺素能神经概述

一、去甲肾上腺素能神经的组成

传出神经系统主要由自主神经系统和运动神经系统组成。根据传出神经按其末梢释放的神经递质不同,分为去甲肾上腺素能神经和胆碱能神经,其末梢释放去甲肾上腺素(noradrenaline,NA)的称为去甲肾上腺素能神经,包括几乎全部交感神经节后纤维(见第 6 章)。

二、去甲肾上腺素能神经递质

NA 在大多数组织中为交感神经节后神经末梢-效应器突触间隙的主要递质,其生物合成的主要部位在神经末梢(图 8-1)。酪氨酸(tyrosine)从血液由钠依赖性载体转运进入神经细胞后,经酪氨酸羟化酶(tyrosine hydroxylase)催化生成多巴(dopa),再经多巴脱羧酶(dopa decarboxylase)

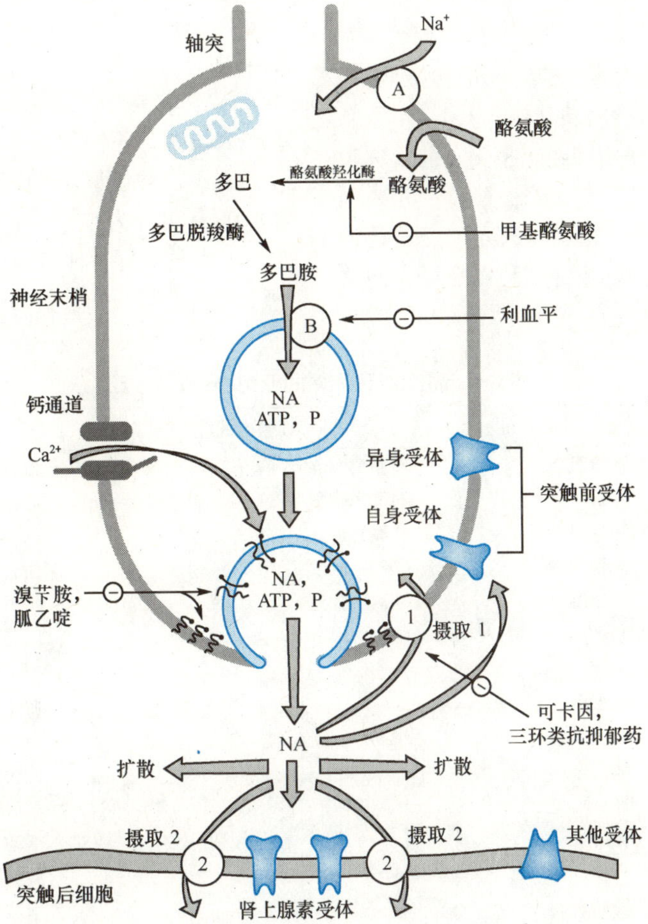

图 8-1　去甲肾上腺素能神经末梢递质合成、存贮、释放和代谢

NA:去甲肾上腺素;A:钠依赖性载体;B:单胺转运载体;ATP:三磷酸腺苷;P:多肽

催化生成多巴胺(dopamine,DA),后者进入囊泡中经多巴胺β羟化酶催化转化为NA,NA与ATP和嗜铬颗粒蛋白结合后贮存于囊泡中。参与NA合成的酶中,酪氨酸羟化酶的活性较低,反应速度慢且对底物要求专一,当胞质中DA或游离NA浓度增高时,可负反馈抑制该酶的活性。反之,对该酶的抑制作用减弱,催化作用加强。因此,酪氨酸羟化酶是合成全过程的限速酶,α甲基酪氨酸可抑制该酶的活性。

当神经冲动到达神经末梢时,钙离子进入神经末梢,促进囊泡膜与突触前膜融合并形成裂孔,囊泡内容物通过裂孔排出至突触间隙(称为胞裂外排,exocytosis),递质NA即与其受体结合,产生效应。静息状态时,交感神经末梢也有微量NA从囊泡中溢出,但溢出量少,不产生效应。此外,某些药物可经交感神经末梢摄取并进入囊泡内,将贮存于囊泡中的NA置换出来,NA释出量较大时可产生效应。

除了NA和ACh外,某些其他递质如多巴胺(DA)、5-羟色胺等释放的过程均有相似之处。此外,一些神经末梢可贮存二种或三种神经递质,起着共同传递(cotransmission)的作用。

NA的失活主要依赖于神经末梢的摄取,即摄取-1(uptake 1)或神经摄取(neuronal uptake)。此摄取为主动转运,是由神经末梢突触前膜称为转运体的特殊蛋白进行的,约有75%~90%释放量的NA通过摄取-1完成。进入神经末梢的NA进一步转运至囊泡中贮存,利血平可抑制这一转运过程。部分未进入囊泡中的NA可被胞质液中线粒体膜上的单胺氧化酶(monoamine oxidase,MAO)破坏。多种特异性较高的突触前膜单胺转运蛋白,如NA、DA等转运蛋白,均属于GABA类转运蛋白。此外,许多非神经组织,如心肌、血管、肠道平滑肌等也可摄取NA,即摄取-2(uptake 2)或非神经摄取(non-neuronal uptake)。摄入非神经组织的NA并不贮存而很快被细胞内儿茶酚氧位甲基转移酶(catechol-o-methyltransferase,COMT)和MAO所破坏。测定24小时内儿茶酚胺类递质的代谢物水平(如间甲肾上腺素、间甲去甲肾上腺素等),可以作为机体产生儿茶酚胺递质总量的指标,可用于嗜铬细胞瘤等疾病的诊断。阻断NA的合成如甲基酪氨酸、贮存如利血平及释放如胍乙啶的药物对某些疾病如高血压产生治疗作用。

三、肾上腺素受体

能与肾上腺素或去甲肾上腺素结合的受体称为肾上腺素受体(adrenoceptors),该受体又分为α肾上腺素受体(简称α受体)和β肾上腺素受体(简称β受体)。

α受体主要分为α_1和α_2二种亚型,亚型之间差异较大,并与不同的G蛋白相偶联。α_1又分为α_{1A}、α_{1B}、α_{1C}三种亚型,α_2也分为α_{2A}、α_{2B}、α_{2C}三种亚型。β受体可分为β_1、β_2和β_3三种亚型,亚型之间极为相似,均由同一种G蛋白与之偶联。α受体和β受体的亚型的分布及其效应见表8-1。

表8-1 肾上腺素受体的亚型、分布和效应

受体	主要分布	细胞内效应	生物效应
α_1受体	平滑肌	磷脂酶C激活	血管收缩、胃肠道松弛
	肝脏	肌醇三磷酸(IP_3)↑	肝糖原分解
	唾液腺	二酰甘油、Ca^{2+}↑	K^+释放,唾液分泌
α_2受体	血管	cAMP↑,钙通道抑制	血管收缩
	胃肠道	钾通道激活	平滑肌松弛
	胰岛		胰岛素分泌减少
	脑干		交感神经冲动抑制
	血小板		血小板聚集
β_1受体	心脏	cAMP↑	心率、心收缩力增加
	唾液腺		淀粉酶分泌
β_2受体	平滑肌	cAMP↑	平滑肌松弛
	骨骼肌		颤动,肌收缩力和速度增加
	肝脏		肝糖原分解
	肥大细胞		组胺释放抑制
β_3受体	骨骼肌	cAMP↑	产热增加
	脂肪细胞		脂肪分解

DA 受体(简称 D 受体)也是肾上腺素受体的一个亚类,能特异性地与 DA 结合产生生物效应,但其分布和功能与肾上腺素受体有较大区别。DA 受体可分布于肾脏和其他内脏血管及中枢。DA 受体至少存在四种亚型,其中 D_1 受体存在于外周效应器上,D_2 受体存在于神经突触前膜,D_1 受体、D_2 受体及其他两型受体均可见于中枢神经系统。

四、去甲肾上腺素能神经递质效应的分子学机制

当第一信使(神经递质、激素、激动剂)激动受体后,与鸟苷酸调节蛋白(G 蛋白)偶联,在细胞内产生第二信使(second messenger),如环磷酸腺苷(cAMP)、环磷酸鸟苷(cGMP)、Ca^{2+}、肌醇三磷酸(IP_3)和二酰甘油(DAG)等,进一步激活相应的蛋白激酶,如 cAMP 依赖性蛋白激酶(cAMP-PK)、cGMP 依赖性蛋白激酶(cGMP-PK)或 Ca^{2+}-钙调蛋白-依赖激酶Ⅱ(Ca^{2+}-CaMKⅡ)等,经磷酸化相应的蛋白后产生不同的生物效应。如激动 α_1 受体可激活磷酯酶(C、D、A_2),使 IP_3 和 DAG 增加;激动 α_2 受体可抑制腺苷酸环化酶(ACase),使 cAMP 减少;激动所有的 β 受体亚型均可激活 ACase,使 cAMP 增加而产生效应。

五、作用于去甲肾上腺素能传出神经系统药物的作用方式和分类

(一)直接作用于受体

作用于肾上腺素能传出神经系统的药物,如异丙肾上腺素可直接与 β 肾上腺素受体结合,激动受体产生拟肾上腺素作用,而某些药物如普萘洛尔能阻断 β 受体产生抗肾上腺素作用。

(二)影响递质

1. 影响递质释放 某些药物如麻黄碱和间羟胺除直接作用于受体外,尚可促进 NA 释放,间接地发挥拟肾上腺素作用。而另一些药物如可乐定和碳酸锂则可分别抑制外周和中枢 NA 释放而产生抑制效应。

2. 影响递质的转运和贮存 某些药物可干扰 NA 的再摄取,如利血平可抑制囊泡对 NA 的摄取而影响其在囊泡内贮存;胍乙啶可抑制 NA 的释放,又影响 NA 在囊泡中贮存;去甲丙米嗪可抑制突触前膜对 NA 的再摄取。

(三)药物分类

作用于肾上腺素能传出神经系统药物按其作用的性质不同,可分为以下几类(表 8-2)。

表 8-2 作用于去甲肾上腺素能传出神经系统的药物

肾上腺素受体激动药	肾上腺素受体阻断药
1. α 肾上腺素受体激动药	1. α 肾上腺素受体阻断药
(1) α_1,α_2 肾上腺素受体激动药:去甲肾上腺素	(1) α_1,α_2 肾上腺素受体阻断药:酚妥拉明
(2) α_1 肾上腺素受体激动药:苯肾上腺素	(2) α_1 肾上腺素受体阻断药:哌唑嗪
(3) α_2 肾上腺素受体激动药:可乐定	(3) α_2 肾上腺素受体阻断药:育亨宾
2. β 肾上腺素受体激动药	2. β 肾上腺素受体阻断药
(1) β_1,β_2 肾上腺素受体激动药:异丙肾上腺素	(1) β_1,β_2 肾上腺素受体阻断药:普萘洛尔
(2) β_1 肾上腺素受体激动药:多巴酚丁胺	(2) β_1 肾上腺素受体阻断药:阿替洛尔
(3) β_2 肾上腺素受体激动药:沙丁胺醇	(3) β_2 肾上腺素受体阻断药:丁氧胺
3. α,β 肾上腺素受体激动药:肾上腺素	3. α,β 肾上腺素受体阻断药:拉贝洛尔

第二节 构效关系和分类

一、构 效 关 系

拟交感药包括儿茶酚胺类和非儿茶酚胺类。儿茶酚(catechol)是指邻苯二酚结构,所有儿茶酚胺类(catecholamines,CA)的结构中都有一个儿茶酚母核和一个氨基侧链,而非儿茶酚胺类在苯环上缺少羟基。他们的基本化学结构是 β-苯乙胺(β-phenylethylamine)(图 8-2),其构效关系为:

(1) 当烷胺侧链 α 位碳原子的氢被甲基取代,不易被 MAO 氧化,作用时间延长。β 位羟基取代使脂溶性降低,难以透过血-脑屏障,中枢作用降低,而外周激动明显加强。

(2) 儿茶酚母核上去掉一个羟基,外周作用

笔记栏

减弱，作用时间延长，如间羟胺。去掉二个羟基，中枢作用更强，作用时间更长，且不易被 COMT 破坏，如麻黄碱。

（3）氨基上氢的取代与药物对 α、β 受体的选择性有关。从甲基到叔丁基，对 α 受体的作用逐渐减弱，对 β 受体的作用则逐渐加强。例如，去甲肾上腺素氨基上的氢被甲基取代成为肾上腺素后，对 β_1 受体的作用增强；异丙基取代氨基末端的氢，则为异丙肾上腺素，对 β_1、β_2 受体的作用进一步增强。同时，MAO 和 COMT 对药物的分解作用逐渐减弱。但去氧肾上腺素是个例外，其氨基上的氢被甲基取代，但苯环上缺少一个羟基，对 β 受体几乎无作用，是一个选择性 α 受体激动剂。

二、分　　类

根据激动药对肾上腺素受体亚型的选择性的不同，可将肾上腺素受体激动药分为三大类：①α 受体激动药（α-adrenocepter agonists）；②β 受体激动药（β-adrenocepter agonists）；③α、β 受体激动药；（α，β-adrenocepter agonists）。见表 8-3。

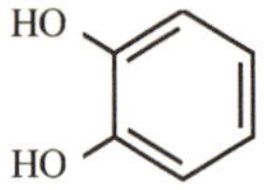

儿茶酚

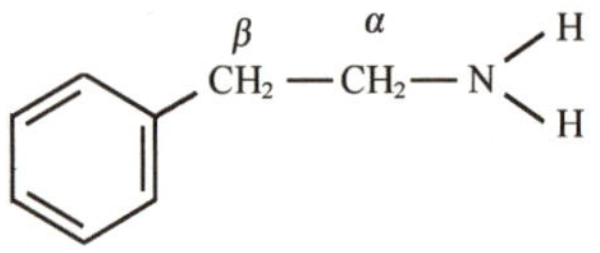

β- 苯乙胺

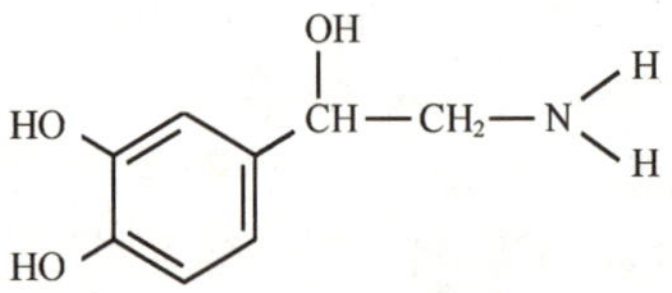

去甲肾上腺素

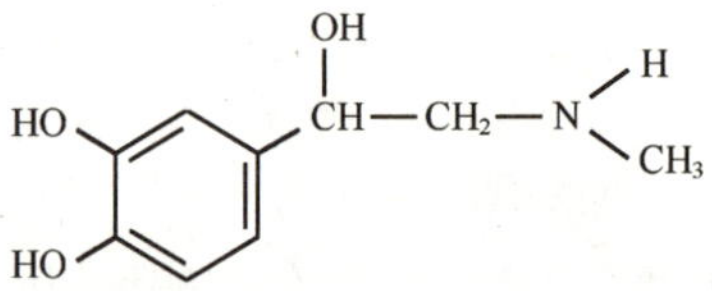

肾上腺素

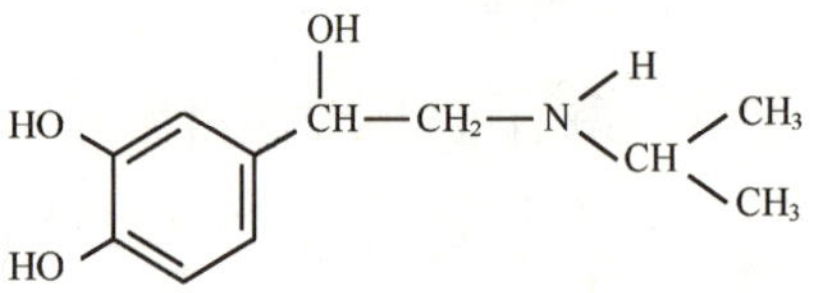

异丙肾上腺素

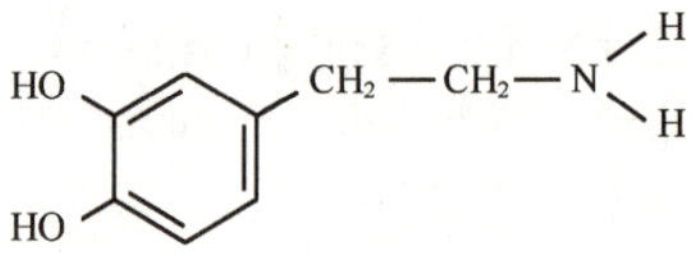

多巴胺

图 8-2　儿茶酚胺类的化学结构

表 8-3　肾上腺素受体激动药的化学结构和受体选择性

类别及名称	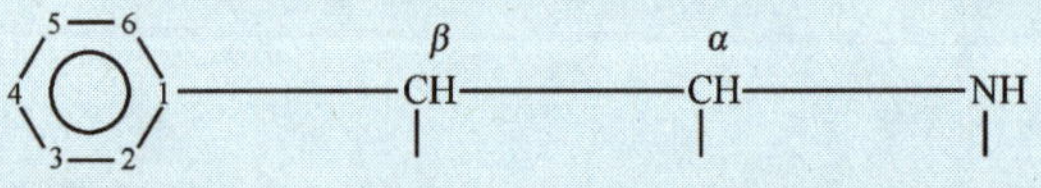				受体选择性
1. 非选择性 α 受体激动药					
去甲肾上腺素	3-OH，4-OH	OH	H	H	α_1，α_2
2. α_1 受体激动药					
去氧肾上腺素	3-OH	OH	H	CH_3	α_1
甲氧明	2-OCH_3，5-OCH_3	OH	CH_3	H	α_1
间羟胺	3-OH	OH	CH_3	H	α_1，α_2
3. 非选择性 β 受体激动药					
异丙肾上腺素	3-OH，4-OH	OH	H	$CH(CH_3)_2$	β_1，β_2
4. β_1 受体激动药					
多巴酚丁胺	3-OH，4-OH	H	H	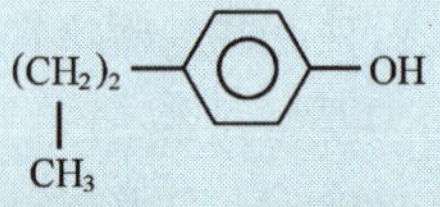	β_1

笔记栏

续表

类别及名称	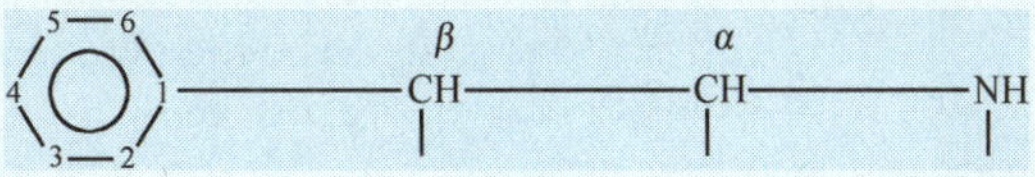				受体选择性
5. β_2 受体激动药					
沙丁胺醇	3-CH_2OH,4-OH	OH	H	$C(CH_3)_3$	β_2
6. α、β 受体激动药					
肾上腺素	3-OH,4-OH	OH	H	CH_3	α、β
多巴胺	3-OH,4-OH	H	H	H	α、β
麻黄碱		OH	CH_3	CH_3	α、β

第三节　α、β 受体激动药

肾上腺素
(adrenaline,epinephrine,AD)

肾上腺素是肾上腺髓质主要的神经递质，主要由肾上腺髓质嗜铬细胞分泌。药用肾上腺素是从家畜肾上腺中提取或由人工合成。化学性质极不稳定，见光易分解失效，在中性尤其是碱性溶液中迅速氧化变色而失去活性。

【体内过程】

口服可被胃肠道和肝脏中的酶快速代谢而失活，故口服无效。肌内注射吸收迅速，作用强而短暂。皮下注射因产生局部缩血管效应从而延缓药物吸收，机体处于低血压状态时吸收进一步减慢，故一般以皮下注射为宜。紧急情况下应采用静脉给药。吸收后在体内的摄取、代谢均与去甲肾上腺素相似。

【药理作用】

肾上腺素对 α 和 β 受体均有强大的激动作用，对 β_1、β_2 受体无选择性。主要表现为兴奋心血管系统、抑制支气管平滑肌兴奋和促进分解代谢等。

1. 心脏　激动心脏的 β_1 受体，使心肌收缩力加强、传导加速、心率加快、心输出量增加，并舒张冠状血管，改善心肌血液供应，且作用迅速，是一个起效快作用强的心脏兴奋药。但在提高心脏兴奋性和自律性的同时，因心脏做功和代谢显著增加，心肌耗氧量也增加，尤其是病人处于心力衰竭、心肌缺氧时，或剂量过大、静脉注射过快时，均可引起心律失常，出现早搏，心动过速甚至心室颤动。

2. 血管　肾上腺素能同时激动血管上 α 和 β_2 受体，激动 α 受体产生缩血管效应，激动 β_2 受体则产生舒血管效应。皮肤、黏膜和腹腔内脏血管 α 受体占优势，故出现明显的收缩作用。尤其是肾血管收缩最为强烈，而对肺和脑血管收缩微弱。肝脏和骨骼肌血管以 β_2 受体为主，呈现舒张反应。对于冠状血管，肾上腺素激动 β_2 受体、冠状血管灌注压力的升高以及心肌的代谢产物腺苷等均可使冠状血管扩张，阻力降低，冠脉流量增加。

3. 血压　肾上腺素对血压的影响因剂量和给药途径而异。皮下注射治疗量(0.5～1 mg)或低浓度静脉滴注(10～30 μg/min)时，兴奋心脏，增加心输出量，使收缩压升高，同时因 β_2 受体对低浓度的肾上腺素更为敏感，使得骨骼肌血管舒张，对血压的影响抵消或超过皮肤黏膜血管收缩作用的影响，故舒张压不变或下降，脉压差加大。此时身体各部位血液重新分布，以适应机体应激的需要。大剂量静脉注射或快速静脉滴注时，强烈兴奋心脏，且由于血管平滑肌 α_1 受体兴奋占优势，特别是皮肤黏膜和肾脏血管等显著收缩，使舒张压和收缩压均升高。而当升压作用消失后，常随之出现微弱的降压效应，这可能是在低浓度的肾上腺素时 β_2 受体激动占优势的表现。如事先给予 α 受体阻断药酚妥拉明等，再给肾上腺素，可使升压效应转为降压效应，称为肾上腺素升压作用的翻转。

4. 内脏平滑肌　肾上腺素激动支气管平滑肌 β_2 受体，使支气管扩张。此外，它还能收缩支气管黏膜血管，降低毛细血管的通透性，减轻黏膜水肿，抑制肥大细胞释放组胺等过敏性介质，以上作用均利于缓解支气管哮喘。肾上腺素激动消化道平滑肌 β_1 受体使其张力下降，收缩频率和幅度减少。对子宫平滑肌的作用与性周期、妊娠状态和药物剂量有关，妊娠末期能抑制子宫张力和收缩。肾上腺素激动 β 受体可使膀胱逼尿肌舒张，激动 α 受体使三角肌和括约肌收缩，从而引起排尿困难和尿潴留。肾上腺素还可收缩前列腺平滑肌引起尿潴留。

5. 代谢 肾上腺素抑制胰岛素分泌(α_2 效应),促进胰岛 α 细胞分泌胰高血糖素(β_2 效应),使肝糖原和肌糖原分解和糖原异生,同时可降低外周组织对葡萄糖的摄取,因而使血糖升高。通过激动脂肪组织 β 受体,激活三酰甘油脂肪酶,加快三酰甘油降解为游离脂肪酸和甘油,从而升高血中游离脂肪酸的含量。在治疗剂量下可使耗氧量增加20%~30%,这反映它具有促进代谢的作用。

【临床应用】

1. 心脏骤停 用于麻醉、手术意外、溺水、药物中毒、急性传染病和房室传导重度阻滞等引起的心脏骤停,但必须配合进行有效的心脏按压、人工呼吸和纠正酸中毒。对电击所致的心脏骤停,可使用肾上腺素配合心脏除颤器或利多卡因等抢救,一般采用心室内注射给药。

2. 过敏性休克 药物如青霉素、链霉素、普鲁卡因、破伤风抗毒素等,或其他异性蛋白如免疫血清等引起的过敏性休克,表现为小血管扩张、毛细血管通透性增加、循环血量降低、血压下降、支气管平滑肌痉挛和黏膜水肿出现呼吸困难等症状。肾上腺素激动 α_1 受体,收缩小动脉和毛细血管,降低后者通透性;激动 β_1 受体改善心脏功能,缓解支气管痉挛,减少过敏介质释放,扩张冠状动脉,因而可迅速缓解过敏性休克的临床症状,为治疗过敏性休克的首选药物。一般肌内或皮下注射给药,危急时可缓慢静滴,但必须控制速度和用量,以免引起血压急剧上升及心律失常等不良反应。

3. 支气管哮喘 肾上腺素能迅速缓解哮喘所引起的支气管平滑肌痉挛性收缩,常用于控制急性发作。其机制为激动 β_2 受体,激活腺苷酸环化酶,使 cAMP 增加,从而扩张支气管,作用快速而强大。此外,肾上腺素可抑制肥大细胞释放组胺等炎症介质,也有利于控制哮喘。选择性的 β_2 激动剂,如沙丁胺醇、特布他林等在哮喘的长期治疗中应用较多,因其作用时间较长,而副作用发生率较低。

4. 减少局麻药吸收及局部止血 在局部麻醉药中,常按 1∶100 000 加入肾上腺素,可使局麻药注射部位周围血管收缩,延缓局麻药的吸收,局麻时间延长,并减少局麻药吸收引起的毒副反应。肾上腺素的 1∶100 000 的稀溶液可收缩黏膜血管,用于牙龈出血或鼻出血。

5. 青光眼 2%的肾上腺素可局部用药收缩睫状体血管,减少房水生成以降低眼内压。用于治疗开角型青光眼。

笔记栏

【不良反应】

1. 中枢神经系统紊乱 肾上腺素可引起焦虑、恐惧、不安、头痛及颤抖等。

2. 脑出血 大剂量因过度兴奋 α 受体,可引起血压显著升高,有导致脑出血的危险。

3. 心律失常 过度兴奋 β_1 受体可使心肌耗氧量增加,可能导致心肌缺血和心律失常,甚至引起心室颤动,故应严格控制用量。

4. 肺水肿 过量的肾上腺素可以引起肺水肿。

【禁忌证】

禁用于器质性心脏病、冠状动脉粥样硬化、高血压、甲状腺功能亢进症、糖尿病等患者。

多巴胺(dopamine,DA)

多巴胺是去甲肾上腺素生物合成的前体,存在于外周肾上腺素能神经纤维、神经节和中枢神经系统的某些部位,也是中枢神经系统黑质-纹状体通路的神经递质。药用人工合成品。

【药理作用】

多巴胺主要激动多巴胺受体(D 受体),如肾血管、肠系膜、冠状血管突触后膜的 D_1 受体,也能激动 α 和 β_1 受体。

1. 心脏 激动心脏 β_1 受体,促进肾上腺素能神经释放去甲肾上腺素,使心肌收缩力加强,心输出量增加。一般剂量对心率无明显影响,大剂量可加快心率。与肾上腺素相比,其加强心肌收缩力较弱,但比去甲肾上腺素强,且较少引起心律失常。

2. 血管和血压 低浓度时(每分钟 10 μg/kg)主要与位于肾脏、肠系膜和冠脉的多巴胺受体(D_1)结合,通过 Gs 蛋白,激活腺苷酸环化酶(AC),增加细胞内 cAMP 而引起血管舒张。该作用只能被多巴胺拮抗剂阻断,因此是激动 D_1 受体产生的。高浓度(每分钟 20 μg/kg)时,作用于心脏 β_1 受体,可升高收缩压和脉压差,对舒张压无明显影响或轻微增加。因仅肾和肠系膜血管阻力下降,其他血管阻力基本不变,因此总外周阻力变化不大(图 8-3)。但大剂量时也可收缩血管,增加外周阻力,该效应可被 α 受体阻断药所对抗,说明是激动 α 受体产生的。

3. 肾脏 激动肾血管 D_1 受体,舒张血管,增加肾血流量、肾小球滤过率和钠排出量,该作用可减少因肾缩血管引起肾衰竭的危险。α 和 β 受体阻滞剂不影响这些效应。多巴胺尚有排钠利尿作用,可能是多巴胺直接对肾小管 D_1 受体的作用。大剂量兴奋肾血管 α_1 受体，引起肾血管收缩，肾血流量减少。

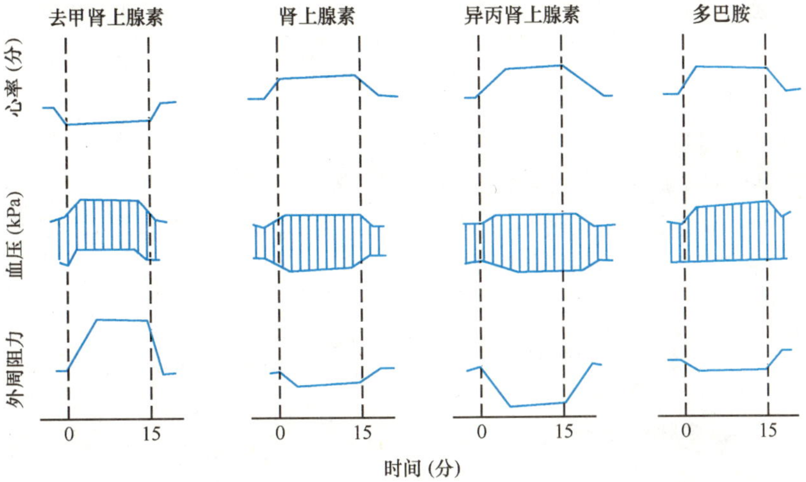

图 8-3 几种拟交感药对心率、血压和外周阻力的影响示意图

静脉滴注，多巴胺用量 500μg/min，其他为 10μg/min，血压上线为收缩压，下线为舒张压

【临床应用】

多巴胺主要用于多种原因引起的休克，对伴有心收缩力减弱及尿量减少者尤为适用。但必须注意补充血容量，纠正酸中毒。此外，本品还可用于急性心功能不全，与利尿药合用治疗急性肾功能衰竭。

【不良反应】

一般较轻微，偶见恶心、呕吐。但滴速太快或用量过大可出现心动过速、心律失常和肾血管收缩而致肾功能下降等。因其半衰期短，及时减慢滴速和停药，上述症状即可消失，必要时可用酚妥拉明对抗。

麻黄碱(ephedrine)

麻黄碱是从植物麻黄中提取的一种生物碱，现已人工合成，药用其左旋体和消旋体。

【体内过程】

麻黄碱化学性质稳定，它不属于儿茶酚胺类，不易被消化液破坏，故口服有效。吸收后能够透过血-脑屏障进入中枢神经系统，从而产生强大的中枢兴奋作用。口服给药后，可维持作用数小时，半衰期约为 3～6 小时。小部分在体内脱胺氧化，约60％～75％以原形随尿排出，且排泄缓慢，故作用持久。

【药理作用】

麻黄碱属于具有混合作用的拟交感类药物，能直接激动 α 和 β 受体，并能促进交感神经元释放去甲肾上腺素而发挥间接作用。本品短期内反复应用，其作用逐渐减弱，称为快速耐受性(tachyphylaxis)，亦称脱敏(desensitization)。一般认为这是由于受体逐渐饱和，β 受体对麻黄碱亲和力显著下降和递质逐渐耗竭所致。当出现快速耐受性后，停药数小时即可恢复。每日用药如不超过 3 次，快速耐受性一般不明显。

1. 心血管 麻黄碱激动心脏 β_1 受体，使心肌收缩力加强，心输出量增加。因血压升高，反射性兴奋迷走神经，使心率减慢，可抵消它直接加速心率的作用，故在整体情况下，心率变化不大。麻黄碱收缩皮肤和内脏血管，而骨骼肌、冠状血管和脑血管则舒张，故收缩压升高比舒张压明显，而脉压差增大，其升压作用缓慢且维持时间较长(3～6 小时)。

2. 支气管 松弛支气管平滑肌，缓慢而持久，但该效应比肾上腺素和异丙肾上腺素弱。

3. 中枢神经系统 麻黄碱具有强大的中枢兴奋作用，小剂量即可兴奋大脑皮质和皮质下中枢，引起精神兴奋、不安和失眠等。对血管运动中枢和呼吸中枢亦有较弱的兴奋作用。

【临床应用】

1. 支气管哮喘 麻黄碱可用于预防或缓解哮喘发作，轻症疗效较好，但对于急性发作和严重哮喘效果较差。

2. 鼻黏膜充血肿胀引起的鼻塞 应用麻黄碱的一种立体异构体伪麻黄碱 0.5％～1％溶液滴鼻，可收缩鼻黏膜血管，消除鼻黏膜充血肿胀引起的鼻塞。

3. 防治某些低血压 可用于防治硬脑膜外和蛛网膜下腔麻醉等引起的低血压。

笔记栏

4. 缓解症状 缓解荨麻疹和血管神经性水肿等过敏反应引起的皮肤黏膜症状。

【不良反应及禁忌证】

中枢兴奋作用可出现兴奋不安和失眠等，晚间服用时宜合用小剂量镇静催眠药如地西泮以防止失眠。禁忌证同肾上腺素。另外，含有麻黄碱的天然药物制剂中麻黄碱含量差别很大，使用不慎可能导致麻黄碱或其异构体的过量使用。

第四节 α受体激动药

一、α_1、α_2受体激动药

去甲肾上腺素(noradrenaline，NA；norepinephrine，NE)

去甲肾上腺素是哺乳类动物交感神经节后纤维释放的神经递质，占人体肾上腺髓质儿茶酚胺含量的10%～20%。而在可能不表达苯乙醇胺-N-甲基转移酶(phenylethanolamine-N-methyl transferase，PNMT)的嗜铬细胞瘤中，其含量可高达97%。药用的去甲肾上腺素是人工合成品，化学性质不稳定，见光、遇热易失效，在中性尤其是在碱性溶液中迅速氧化变为粉红色至棕色而失效。在酸性溶液中较稳定，常用其重酒石酸盐。禁与碱性药物配伍。

【体内过程】

口服因收缩胃黏膜血管而极少吸收，在肠内又易被碱性肠液破坏，故口服无效。皮下注射或肌内注射也可引起血管强烈收缩，使得吸收少且缓慢，并易导致局部组织坏死。静脉注射由于在体内迅速被组织摄取，其作用仅能维持几分钟，故一般采用静滴以维持有效血药浓度。

外源性去甲肾上腺素在体内大部分被去甲肾上腺素能神经末梢主动摄取(摄取-1)，摄取的去甲肾上腺素大部分贮存在囊泡内。当血中去甲肾上腺素浓度较高时，也可经摄取-2摄取入非神经细胞内，大部分被代谢失活。未被摄取的去甲肾上腺素主要在肝脏被酶迅速代谢，最终形成3-甲氧基-4-羟基扁桃酸(3-methoxy-4-hydroxymandelic acid)经尿排出体外。

【药理作用】

主要激动α受体，对α_1、α_2受体无选择性，对心脏β_1受体也有较弱激动作用，但对β_2受体几无作用。

1. 心脏 对心脏β_1受体有一定作用，但比肾上腺素弱，可增强心肌收缩力、加快心率、加速传导、增加心搏出量。但在整体情况下由于收缩血管、血压急剧升高，反射性兴奋迷走神经，使心率减慢，心肌收缩力减弱。阿托品可防止这种心率减慢。另外由于血管强烈收缩，外周阻力增加，使心输出量不变或反而下降。大剂量时因心脏自律性增加，可引起心律失常，但较肾上腺素少见。

2. 血管 激动血管的α_1受体，使血管平滑肌收缩，对小动脉和小静脉的作用强烈，以皮肤黏膜血管收缩最为明显，其次是对肾血管的收缩，对大动脉的作用较弱。去甲肾上腺素对血管的收缩程度与各部位血管的α_1受体的密度有关。此外，脑、肝、肠系膜、骨骼肌的血管也呈收缩反应，结果使外周阻力明显增加，器官血流量减少。对冠状血管的舒张主要是由于心脏兴奋，心肌的代谢产物(如腺苷)增加，从而直接舒张冠状血管所致。同时因血压升高可提高冠状血管的灌注压，增加冠状血管血流量。此外，去甲肾上腺素对血管壁肾上腺素能神经突触前膜α_2受体的激动作用，还可反馈抑制神经递质的释放。

3. 血压 小剂量滴注，由于心脏兴奋使收缩压升高，而外周血管收缩不明显，故舒张压升高不多而脉压差略加大。大剂量时强烈收缩血管，显著增高外周阻力，收缩压和舒张压均明显升高，脉压差变小。

4. 其他 对其他平滑肌作用较弱，但可增加孕妇子宫收缩频率。对机体代谢影响较弱，仅在大剂量可升高血糖，这与其激动α受体增加肝糖原分解有关。由于去甲肾上腺素难以透过血-脑屏障，基本无中枢作用。

【临床应用】

1. 休克 休克是危及生命的状态，其病理特征包括低血压、有效血容量下降、组织灌注不充分等，并最终导致器官衰竭。去甲肾上腺素能够增加血管阻力升高血压，因此可用于治疗休克。主要用于各种休克早期血压骤降时，用小剂量去甲肾上腺素短时间静滴，保证心、脑等重要器官的血液供应。还可用于休克等补足血容量后血压仍不能回升者或外周阻力明显降低及心输出量减少者，如心源性休克。但休克起始治疗的关键应是采取措施维持基本的生命指标，如输血、输液维持血容量，改善重要器官的血液供应，

改善微循环等。长时间或大量应用去甲肾上腺素，血管处于强烈或持续收缩状态，组织缺血缺氧加重。另外由于心脏收缩加强后耗氧量增加，供血不足可造成心肌缺血。因此，去甲肾上腺素在休克的治疗中已不占重要地位。

2. 上消化道出血　食道静脉扩张破裂出血及胃出血，如肝硬化引起的上消化道出血，可用去甲肾上腺素 1～3 mg 适当稀释后口服，因局部作用收缩血管，可达到止血目的。

3. 药物中毒性低血压　中枢神经系统抑制药中毒可引起低血压，静脉滴注去甲肾上腺素可使血压回升，维持在正常水平。α 受体阻断药过量，如抗精神病药氯丙嗪中毒时应选用去甲肾上腺素，而不宜用肾上腺素。

【不良反应】

1. 局部组织缺血坏死　静脉滴注去甲肾上腺素浓度过大、时间过长或药液漏出血管外，可使局部血管强烈收缩，引起组织缺血坏死。如发现滴注液外漏或注射部位皮肤苍白、疼痛，应立即停止注射，对原注射部位进行热敷，并用普鲁卡因或酚妥拉明做皮下浸润注射，以对抗其血管收缩作用，防止组织缺血坏死。

2. 急性肾功能衰竭　长时间或大剂量使用去甲肾上腺素均可使肾血管强烈收缩，肾血流量减少，引起少尿、无尿和急性肾衰竭。故用药期间尿量若低于 25 ml/h，应立即减量或停用，必要时用甘露醇等脱水利尿。

3. 停药后血压下降　长期滴注后突然停药可引起血压骤降，这是因为长期处于收缩状态的静脉在停药后迅速扩张，外周循环中血液淤积，有效循环血量减少等导致血压下降，故应逐渐减少剂量和减慢滴速后停药。

【禁忌证】

器质性心脏病、动脉粥样硬化症、高血压、少尿、无尿、严重微循环障碍病人及孕妇禁用。

间羟胺(metaraminol)

间羟胺(阿拉明 aramine)为人工合成品，化学性质较稳定，不易被单胺氧化酶破坏，故作用较持久。

间羟胺直接作用主要是激动 α 受体，对 β_1 受体作用较弱。间羟胺可被去甲肾上腺素能神经末梢摄取，进入囊泡，促进去甲肾上腺素能神经末梢释放去甲肾上腺素，间接发挥作用。短时间内连续应用，因囊泡内去甲肾上腺素减少，效应逐渐减弱，故产生快速耐受性，此时适当加用小剂量去甲肾上腺素可恢复或增强其升压作用。

间羟胺的收缩血管和升压作用比去甲肾上腺素弱而持久；对肾血管收缩也较弱，但可以明显减少肾血流量；略微增强心肌收缩力，使休克患者的心输出量增加；对心率影响小，血压升高可反射性引起心率减慢，很少引起心律失常和少尿等不良反应。本品可静脉滴注也可肌内注射，主要替代去甲肾上腺素用于各种休克早期、手术后或脊椎麻醉后的休克。也用于阵发性室上性心动过速(特别是与低血压相关的)发作时症状的缓解。

二、α_1 受体激动药

去氧肾上腺素(phenylephrine)

去氧肾上腺素(苯肾上腺素 phenylephrine；新福林 neosynephrine)是人工合成品，主要与 α 受体结合，且对 α_1 受体的作用强于 α_2 受体，基本无 β 作用，仅在高浓度时激动 β 受体。本品不是儿茶酚胺类衍生物，故在体内不易被 MAO 和 COMT 代谢，因而作用时间较长。去氧肾上腺素可引起血管收缩，升高收缩压和舒张压，作用比去甲肾肾上腺素弱。它对心脏本身没有作用，但可通过迷走神经反射性引起心动过缓。去氧肾上腺素常局部用于治疗鼻黏膜充血，能产生长时间的血管收缩效应。去氧肾上腺素还可激动瞳孔扩大肌的 α_1 受体，使瞳孔扩大，作用弱于阿托品，维持时间短暂，故可作为快速短效扩瞳药用于眼底检查，但老年人前房角狭窄者可升高眼内压，需谨慎应用。本药可升高血压，终止室上性心动过速，大剂量可引起高血压性头痛和心律失常。

甲氧明(methoxamine)

甲氧明为人工合成品，主要与 α 受体相结合，且对 α_1 受体的作用强于 α_2 受体。甲氧明激动动脉 α_1 受体引起血管收缩，升高血压，可引起与剂量相关的外周阻力增加。同时，整体情况下反射兴奋迷走神经，引起心率减慢。临床用于缓解麻醉、手术等引起的低血压，也用于其他治疗无效的室上性心动过速的发作。大剂量可引起高血压性头痛、恶心、呕吐、心动过速等症状。器质性心脏病、动脉硬化、严重高血压、甲状腺功能亢进者禁用。

笔记栏

三、α_2 受体激动药

可乐定(clonidine)

可乐定影响交感神经中枢，减少中枢向外冲动的发放，引起血压下降。此外，它通过激动外周交感神经突触前膜的 α_2 受体引起负反馈，从而减少去甲肾上腺能神经节后纤维释放去甲肾上腺素等神经递质，利于血压下降(详见抗高血压药)。

第五节 β 受体激动药

一、β_1、β_2 受体激动药

异丙肾上腺素(isoprenaline,ISO)

异丙肾上腺素是人工合成品，其化学结构为去甲肾上腺素氨基上的氢被异丙基取代。常用其盐酸盐或硫酸盐。

【体内过程】

口服无效，可通过舌下、气雾吸入、注射等多种途径给药。主要被 COMT 代谢，少量被 MAO 代谢，较少被去甲肾上腺素能神经摄取。作用维持时间较短，但长于肾上腺素。反复应用药效减弱，可能与其代谢产物 3-甲氧异丙肾上腺素具有 β 受体阻断作用有关。

【药理作用】

异丙肾上腺素是一种直接作用的儿茶酚胺，主要作用于 β_1 和 β_2 受体，有很强的激动作用，为经典的 β 受体激动药，但对 β_1 和 β_2 受体的选择性很低。对 α 受体几无作用。

1. 心脏 异丙肾上腺素对心脏 β_1 受体具有强大的激动效应，可缩短收缩期和舒张期，加快心率，加速传导。对正位起搏点(窦房结)有显著的兴奋作用，而肾上腺素对正位及异位的作用都较强。与肾上腺素比较，它较少引起心律失常。

2. 血管和血压 激动血管的 β_2 受体，舒张骨骼肌血管；对肾血管和肠系膜的舒张作用较弱；对冠状血管也有舒张作用，可增加冠脉流量。当静脉滴注 2～10 μg/kg 时，由于心脏兴奋和外周血管舒张，心输出量增加，出现收缩压升高而舒张压略下降，脉压差增大。较大剂量静脉注射时，则因静脉强烈舒张，有效血容量下降，回心血量减少，心输出量减少，导致舒张压和收缩压均降低。

3. 支气管平滑肌 异丙肾上腺素激动支气管平滑肌 β_2 受体，迅速缓解支气管痉挛，作用强于肾上腺素。它还能抑制抗原引起的组胺和其他炎症介质的释放，但由于无 α 受体阻断作用，故无收缩支气管黏膜血管及消除黏膜水肿作用。

4. 其他 通过激动 β 受体升高血糖，促进脂肪分解，增加组织耗氧量。与肾上腺素相比，二者升高血中游离脂肪酸的作用相似，而升高血糖作用比前者弱。

【临床应用】

1. 支气管哮喘 舌下或气雾剂吸入给药均能迅速控制急性发作，疗效快而强，可持续 1 小时左右。长期反复应用易产生耐受性。

2. 房室传导阻滞 加速房室传导，可用于治疗Ⅱ、Ⅲ度房室传导阻滞，常采用舌下给药。对完全性传导阻滞者可静脉滴注，并根据心率调整滴注速度以使心率维持在 60～70 次/min 左右。

3. 心脏骤停 适用于心室自身节律缓慢、高度房室传导阻滞或窦房结功能衰竭并发的心脏骤停。由于降低舒张压，降低冠脉灌注压，因此常与去甲肾上腺素或间羟胺合用作心室内注射，以减弱周围血管扩张，提高冠脉灌注压。

4. 休克 一般适用于血容量已补足而心输出量较低、外周阻力较高的休克患者，以增加心输出量和扩张外周血管。但由于本品主要舒张骨骼肌血管，而舒张内脏血管作用较弱，故对内脏并无益处。且由于其对心脏兴奋作用较强，增加心肌耗氧量，易导致心律失常，因此已较少用于抗休克。

【不良反应和禁忌证】

以心悸、低血压、头晕、皮肤潮红等常见，在用药中应注意控制心率。对于支气管哮喘病人，已具缺氧状态者，如剂量过大，可加重心肌耗氧量，易导致心律失常和心绞痛，出现心动过速甚至室颤而死亡。禁用于冠心病、心肌炎和甲状腺功能亢进病人。

多巴酚丁胺(dobutamine)

多巴酚丁胺为人工合成品，以消旋体的形式存在，结构和体内过程与多巴胺相似。口服无效，常采用静脉滴注给药。

笔记栏

【药理作用】

多巴酚丁胺是含有左旋多巴酚丁胺和右旋多巴酚丁胺的消旋体，其中前者激动 α_1 受体，后者阻断 α_1 受体。两者都激动 β 受体，但后者激动效应是前者的 10 倍，且对 β_1 受体的激动效应强于 β_2 受体。多巴酚丁胺是对 α 受体、β 受体两者效应的综合表现，即主要激动 β_1 受体，对 α 受体仅有微弱的激动效应，对多巴胺受体无作用。

由于激动心脏 β_1 受体，产生正性肌力和正性频率作用，与异丙肾上腺素比较，其正性肌力作用比正性频率作用显著。能增加心输出量，但很少增加心肌耗氧量，也较少引起心动过速。但在静滴速度过大或浓度过高时，则可致心率加快。对心脏的效应优于其他的拟肾上腺素药物，但连续应用可产生快速耐受性。

【临床应用】

主要用于心肌梗死并发的心力衰竭和心脏手术后心输出量降低的休克，可增加心输出量而不影响或较少影响心率。由于对特定的患者应激性给予多巴酚丁胺可能会使心脏功能的异常显现，因此该药配合超声心动扫描技术在非创伤性评估冠心病患者时有意义。

【不良反应和禁忌证】

可引起心动过速、室性期前收缩、血压上升，其他可见头痛、胸痛、气短等症状。另外在心肌梗死病人由于该药可致心肌耗氧量增多，偶见梗死面积增加，应引起重视。由于该药能加快房室传导速度，心房颤动和心室颤动患者，其异常自律性下传到心室的风险会显著增加，而给予地高辛或采取其他措施可有效防止该过程的发生。梗阻性肥厚型心脏病患者禁用。

二、β_2 受体激动药

奥西那林(metaproterenol)

虽然化学结构与异丙肾上腺素相似，但是它不属于儿茶酚胺类，也不被 COMT 甲基化。它可以口服或吸入给药，该药主要选择性作用于 β_2 受体，因而对心脏的效应较小。奥西那林喷雾吸入给药数分钟即显效并持续数小时，口服给药起效慢，但作用时间可持续 3～4 小时。该药能舒张细支气管，提高呼吸道功能，作为一种支气管扩张剂用于治疗哮喘、气道阻塞性疾病和支气管痉挛的长期治疗。其副作用类似短效和中效的拟肾上腺素支气管扩张药。

特布他林(terbutaline)

特布他林亦称博利康尼，是一种 β_2 受体激动剂，选择性高于奥西那林，而且效应期较长。它含有间苯二酚环，因此不是 COMT 的底物，口服、皮下和吸入给药均有效。吸入给药起效迅速，持续时间可达 3～6 小时，口服给药起效较慢。该药可作为支气管扩张剂用于慢性气道阻塞性疾病和急性支气管痉挛。胃肠外给药可用于哮喘持续状态的紧急治疗。该药在早产时尚可减轻子宫收缩。

沙丁胺醇(salbutamol)

沙丁胺醇亦称舒喘灵，是一种选择性 β_2 受体激动剂，其药理作用和临床应用与特布他林相似。可通过吸入或口服缓解支气管痉挛的症状。与采取吸入给药的异丙肾上腺素相比，在产生同等的支气管扩张效应时该药对心血管系统的影响较小。该药口服还可能使未足月分娩推迟。偶见中枢神经系统和呼吸系统的副作用。

福莫特罗(formoterol)

福莫特罗为长效选择性 β_2 受体激动剂，具有高亲脂性，吸入给药后数分钟即起效。与其他 β_2 受体激动剂相比，该药的主要优势在于其作用时间可长达 12 小时，因此可用于夜间哮喘的治疗。该药还可用于运动导致的支气管痉挛和慢性阻塞性肺部疾病的预防。

沙美特罗(salmeterol)

沙美特罗为长效选择性 β_2 受体激动剂，与 β_2 受体的亲和力是沙丁胺醇的 50 倍左右。吸入给药显效较慢，故不适用于单独给药控制哮喘急性发作。可用于抗炎药和其他治疗措施无效的夜间哮喘的治疗。该药还可减轻慢性阻塞性肺部疾病患者的症状，提高肺功能。

利托君(ritodrine)

利托君为选择性 β_2 受体激动剂，起初用作子宫平滑肌松弛药。口服吸收迅速，然而药动学特征复杂，目前尚未完全清楚。静脉给予特定患者使用该药后可阻止早产，延长妊娠时间。但是选择性 β_2 受体激动剂并不能降低围产期死亡率，反而会使孕妇死亡率升高，因此并无临床应用价值。

（黄仁彬）

第9章 抗肾上腺素药

抗肾上腺素药(antiadrenergic drugs),又称肾上腺素受体阻断药(adrenoceptor blocking drugs or adrenoceptor blockers),可与肾上腺素受体可逆性或不可逆性结合,但其本身并无内在拟交感活性,不会引发由受体介导的生物效应,但可阻止内源性和外源性的儿茶酚胺与肾上腺素受体结合发挥拟肾上腺素作用。根据肾上腺素受体阻断药所阻断的受体的不同,可将抗肾上腺素药分为α受体阻断药和β受体阻断药两大类。

第一节 α受体阻断药

交感神经对血管的控制主要是通过α受体进行。α受体阻断药主要影响血压的变化,通过阻断α受体,可降低血管张力,使外周血管阻力下降,血压下降,并可反射性的引起心动过速。目前,用于临床的α受体阻断药主要有**酚苄明**(phenoxybenzamine)和**酚妥拉明**(phentolamine)等。

酚妥拉明(phentolamine)

【体内过程】

酚妥拉明,又称利其丁(regitine),口服生物利用度低,仅为注射给药的20%,口服后30min达血药浓度峰值,作用维持3~6小时;一般肌内或静脉注射的效力比口服强4倍,静脉注射后2分钟产生降压作用,维持10~15分钟;肌内注射后15~20分钟产生降压作用,达峰时间为20分钟,维持3~4小时。体内代谢迅速,主要由尿排泄。

【药理作用】

酚妥拉明是非选择性的α受体阻断药,能对抗肾上腺素的α受体激动作用。属于一种竞争性的α受体阻断剂,因其与α受体的结合较为松散,极易解离。本品阻断α受体的作用弱而短暂,治疗剂量时不能完全地对抗肾上腺素能神经递质及肾上腺素受体激动药对α受体的兴奋作用。

1. 心脏和血管作用 酚妥拉明通过阻断α_1受体和直接舒张血管,使外周血管阻力降低,血压下降。但可反射性地引起心率增加,心肌收缩力加强,心输出量增加。也可直接兴奋心脏β_1受体及阻断神经末梢突触前膜的α_2受体,促进肾上腺素能神经末梢释放NA,可致心律失常。

2. 其他作用 有组胺样作用,可增加胃酸分泌及引起皮肤潮红等;有拟胆碱作用,可兴奋胃肠平滑肌等。

【临床应用】

1. 外周血管痉挛性疾病的治疗 可治疗如肢端动脉痉挛性疾病、手足发绀和血栓闭塞性脉管炎。

2. 去甲肾上腺素血管外漏的处理 去甲肾上腺素静脉滴注发生外漏时,可用本品5 mg溶于10~20 ml生理盐水作皮下浸润注射,拮抗去甲肾上腺素的过度缩血管作用,防止组织缺血坏死。

3. 肾上腺嗜铬细胞瘤的诊断和术前治疗 能使嗜铬细胞瘤所致的高血压下降,也用于嗜铬细胞瘤的试验性诊断和此病骤发高血压危象及术前准备。作试验性诊断时有致死报道,应特别慎重。

4. 抗休克 酚妥拉明能增加心输出量,舒张外周血管,降低外周阻力,改善休克时的内脏血流灌注,解除微循环障碍,并能降低肺循环阻力,防止肺水肿的发生。但在应用酚妥拉明抗休克前,必须补足血容量。也有建议将酚妥拉明与去甲肾上腺素合用,因前者对抗了去甲肾上腺素的α受体激动作用,又能保留其β受体激动作用,以使血管不至于剧烈收缩,而又保留其增加心肌收缩力和心输出量的作用。

5. 治疗充血性心力衰竭 酚妥拉明可作为心衰的辅助用药,它能舒张心衰时小动脉和小静脉的反射性收缩,降低外周阻力和心脏负荷,增加心输出量,减轻肺充血及降低肺动脉压。

6. 治疗男性勃起功能障碍(erectile dysfunction,ED) 在性生活30min前服用甲磺酸酚妥拉明,能维持有效的勃起。

7. 其他作用 用于哮喘、高血压危象、重度妊娠中毒症降压等。

【不良反应】

口服有鼻塞、心悸、面色潮红、头晕、乏力、胸闷等，少数患者可有心率、收缩压和舒张压轻度变化等；静脉注射较常见的有直立性低血压、心律失常、恶心、呕吐等。胃炎、胃及十二指肠溃疡、冠心病患者慎用。静注速度必须缓慢，充分补液并密切监护。

酚苄明(phenoxybenzamine)

【体内过程】

酚苄明口服生物利用度低，吸收率为20%～30%。因局部刺激性强，一般不做肌内或皮下注射，仅做静脉注射，静脉注射1小时后血药浓度达峰值。本品的脂溶性高，大剂量用药可积蓄于脂肪组织中。酚苄明是一种长效的α受体阻断药，一次给药作用持续约24小时。给药后12小时约排泄50%，24小时约排泄80%。酚苄明必须在体内转化后才发挥作用，故注射给药延迟几小时才能起效。

【药理作用】

酚苄明是非选择性的α受体阻断药，能与突触后膜的α_1受体和突触前膜的α_2受体非竞争性结合。属于一种非竞争性的α受体阻断剂，因其在体内转化后以牢固的共价键与α受体结合。

1. 对心血管系统的作用 酚苄明与α受体结合而阻断α受体，可阻止内源性儿茶酚胺所致的外周血管收缩作用，使外周阻力和血压降低，但可反射性加快心率。另外，酚苄明阻断神经末梢突触前膜的α_2受体，促进NA释放，加强心肌收缩力，加快心率，增加心输出量，故该药对高血压患者不能产生持久的降压作用。

2. 肾上腺素作用的翻转 α受体阻断药可将肾上腺素的升压作用翻转为降压作用，这种现象称为“肾上腺素作用的翻转”。将酚苄明与肾上腺素合用时，血压会下降，这是由于前者阻断了α受体，肾上腺素的缩血管作用被取消，而激动β受体的舒血管作用仍然存在，故血压下降。但酚苄明对异丙肾上腺素的降压作用无影响。

【临床应用】

主要用于嗜铬细胞瘤的治疗和术前准备，可消除应激引起的术中高血压危象，也可用于不宜手术者或转移性嗜铬细胞瘤等的长期治疗。另外，酚苄明也用于治疗外周血管痉挛性疾病及前列腺增生引起的尿潴留。对脑卒中引起的截瘫患者的自发性反射亢进，也可用酚苄明治疗。

【不良反应】

常见体位性低血压、鼻塞、口干、瞳孔缩小、反射性心跳加快和胃肠刺激等。头痛、倦怠、嗜睡、神志模糊、阳痿等较少见，偶可引起心绞痛和心肌梗死。低血压、心绞痛、心肌梗死及对本品过敏者禁用。

哌唑嗪(prazosin)

哌唑嗪又名脉宁平，口服吸收率可达60%，口服后0.5小时起效，1～2小时达血药浓度峰值，作用维持6～10小时，主要经尿排泄，半衰期为2.5～6.5小时。本品能选择性阻断交感神经突触后膜α_1受体，对小动脉及小静脉均有显著扩张作用，可降低外周阻力，减少回心血量，因此可降低立位和卧位血压，适用于轻、中度高血压和肾性高血压，与利尿药或β受体阻断剂合用于重度高血压可增强疗效。另外，哌唑嗪可用于治疗顽固性心功能不全。哌唑嗪可引起晕厥，大多数由体位性低血压引起，通常在首次给药后30～90分钟发生(也称“首次现象”)或与其他降压药合用时出现，低钠饮食与合用β受体阻滞剂的患者较易发生。如果将首次剂量改为0.5mg，并于临睡前服用，可防止或减轻这种不良反应；在给本药前一天停止使用利尿药，也可减轻此“首次现象”。这种副作用有自限性，多数情况下不会再发生。首次服药后还可发生眩晕和嗜睡，在首次服药或加量后第一天应避免驾车等危险工作。目眩可发生于体位由卧位变为立位时，缓慢起床可避免。其他不良反应还有头痛、精神差、心悸、恶心等。

特拉唑嗪(terazosin)

特拉唑嗪为选择性α_1受体阻断药，能舒张血管平滑肌，降低外周血管阻力，松弛膀胱颈、前列腺和尿道平滑肌。临床上主要用于高血压和良性前列腺增生症的治疗。主要经肾排泄。不良反应主要有头痛、头晕、口干、恶心、乏力、心悸、面部潮红、眼睑浮肿、视力模糊和直立性低血压等，通常轻微，继续治疗一般可自行消失，必要时可以减量。

多沙唑嗪(doxazosin)

多沙唑嗪为选择性α_1受体阻断药。多用于原发性轻、中度高血压以及伴有良性前列腺肥大的高血压患者。多沙唑嗪与噻嗪类利尿剂、β受体阻断药、钙通道阻滞剂或血管紧张素转换酶抑制剂联合，可用于单一药物难以控制的高血压患者。多沙唑嗪的作用时间较长，每日服用一次即可。不良反应主要有晕厥、体位性头晕、眩晕和体位性低血压等。

第二节　β受体阻断药

β受体阻断药可竞争性地与β受体结合，进而拮抗神经递质或β受体激动药的效应。根据对受体亚型的选择性，β受体阻断药可分为非选择性β受体阻断药和β_1受体阻断药等。

【药理作用】

β受体阻断药的大部分药理作用与阻断β受体有关，但有一些药物也具有部分激动β受体的内在拟交感活性(intrinsic sympathomimetic activity，ISA)、膜稳定作用及抑制血小板聚集作用。

1. β受体阻断作用　为此类药物的重要作用，可阻断多种脏器组织的β受体，是典型的竞争性拮抗剂，可阻断神经递质或药物对β受体的激动作用。

(1) 心脏：β受体阻断药主要通过阻断心脏的β_1受体引起抑制心脏，使心率减慢、心肌收缩力减弱和心输出量减少，血压稍降低，对交感神经张力较高的心脏作用比较明显。β受体阻断药可延缓窦性节律、减慢心房和房室结的传导、延长ECG的P—R间期。

(2) 血管和血压：由于β受体阻断药对心脏的抑制作用引起心输出量下降，反射性兴奋外周交感神经，引起外周血管收缩和外周阻力增加；同时，由于阻断了β_2受体，除脑血管外，冠状血管、肝、肾及骨骼肌的血流量都有不同程度的减少。β受体阻断药对高血压患者具有明显的降压作用，而对正常人血压影响不明显，其降压机制可能是药物对多系统β受体阻断的综合结果。

(3) 支气管平滑肌：非选择性β受体阻断药可阻断支气管平滑肌细胞膜上的β_2受体，收缩支气管平滑肌，增加呼吸道阻力。这一作用对正常人较弱，但是对支气管哮喘患者可诱发或加重哮喘的急性发作。

(4) 代谢：人类脂肪的分解主要与β_2受体有关，肝糖原的分解与α和β_2受体有关。β受体阻断药可拮抗低血糖促进儿茶酚胺释放所致的糖原分解，减少游离脂肪酸的释放。β受体阻断药能延缓用胰岛素后血糖水平的恢复，如果糖尿病患者用胰岛素的同时加用β受体阻断药时，其β受体阻断作用往往会掩盖心悸等低血糖症状，从而延误低血糖的及时发现。

(5) 肾素分泌：β受体阻断药能降低交感神经兴奋性，能阻断肾小球球旁细胞的β_1受体，减少肾素分泌，使肾素-血管紧张素-醛固酮系统对机体的水盐代谢和血压调节的作用被抑制，进而降低血压。减少肾素分泌的作用强弱依次是普萘洛尔，噻吗洛尔、吲哚洛尔、氧烯洛尔、阿普洛尔。

2. 内在拟交感活性　有些β受体阻断药与β受体结合后，除能阻断受体外还能产生一定程度的激动β受体的作用，称为内在拟交感活性。

3. 膜稳定作用　β受体阻断药能抑制细胞膜对某些离子的通透性，大剂量时某些β受体阻断药具有奎尼丁和局部麻醉药样作用。膜稳定作用与其抗心律失常和抑制心肌作用有关，但产生治疗浓度和心肌抑制的浓度时无膜稳定作用出现，因此一般认为膜稳定作用与其治疗作用无关。

【体内过程】

1. 吸收　脂溶性较高的普萘洛尔、美托洛尔(metoprolol)等药物口服易吸收，但首过效应明显，生物利用度低；水溶性高的阿替洛尔(atenolol)等药物口服吸收差，但首过效应较小，生物利用度较高。由于肝脏代谢功能的个体差异较大，首过效应大的药物血浆浓度的个体差异也较大。食物可减少水溶性β受体阻断药的吸收，但可提高脂溶性β受体阻断药，如普萘洛尔、美托洛尔的生物利用度。

2. 分布　β受体阻断药分布广泛，表观分布容积较大。普萘洛尔和美托洛尔脂溶性较高，在脑脊液中的浓度与血药浓度相近，而阿替洛尔脂溶性较低，在脑脊液中的浓度仅为血药浓度的1/10～1/5。

3. 代谢和消除　脂溶性低的β受体阻断药主要以原形从肾脏排泄，当病人肾功能不全时，则可能产生蓄积作用。脂溶性高的β受体阻断药主要在肝脏代谢，少量以原形经肾排泄，半衰期为2～5小时。肝功能不全和肝药酶活性被抑制时，半衰期延长。常用β受体阻断药的主要药动学参数见表9-1。

表9-1 β受体阻断药的主要药动学参数

药物	对β_1,β_2选择性	内在拟交感活性	膜稳定作用	脂溶性	有效血药浓度	生物利用度(%)	血浆蛋白结合率(%)	半衰期(h)	消除途径
普萘洛尔	—	—	+	5.93	0.05～0.1	30	93	2.5	肝脏
醋丁洛尔	β_1	++	+	1.9	0.2～2.0	40	11～26	3～4	肝脏、肾脏
吲哚洛尔	—	++	+	1.75	0.05～0.1	90	57	3.6	肝脏、肾脏
美托洛尔	β_1	—	—	2.15	0.05～0.1	50	12	3.2	肝脏
阿替洛尔	β_1	—	—	0.23	0.2～0.5	50	5	6～9	肾脏
噻吗洛尔	—	—	—	0.3～1.16	0.005～0.01	75	75	2～5	肝脏、肾脏
纳多洛尔	—	—	—	0.066	0.05～0.1	30～40	20～30	3.4～4.5	肾脏
比索洛尔	β_1	—	—	低		80	～30	9～12	
艾司洛尔	β_1	—	—	低			55	0.15	
拉贝洛尔	—*	—	+	11.5	0.7～3.0	20～40	50	5.5	肝脏
阿普洛尔	—	++	+	3.27	0.05～0.1	10	85～95	0.3～3.1	肝脏
卡替洛尔	—	++	—	低		85	23～30	6	
氧烯洛尔				0.43		40	80～90	1～2	肝脏

* 阻断α受体

【临床应用】

1. 快速型心律失常 对运动或情绪紧张、激动或因心肌缺血、强心苷中毒引起的心律失常疗效较好，对其他多种原因引起的室上性和室性心律失常亦有效。

2. 高血压 β受体阻断药是治疗高血压的基础药物，可用作降血压的首选药。对心肌梗死、高血压伴心绞痛患者疗效尤佳，对年轻高血压患者、心输出量及肾素活性偏高者疗效较好。可单独使用，也可与利尿药、钙通道阻滞剂等联合用药。

3. 心绞痛和心肌梗死 β受体阻断药能使心绞痛发作次数减少、程度减轻、运动耐量改善，早期应用还可降低心肌梗死的复发率和猝死率。

4. 慢性心功能不全 美托洛尔等β受体阻断药对扩张性心肌病引起的心功能不全有明显的治疗作用，其作用机制可能为：①缓解儿茶酚胺所致心脏损害；②改善心脏舒张功能；③上调β受体，恢复心肌对内源性儿茶酚胺的敏感性；④抑制肾素的缩血管作用。

5. 其他 可用于甲状腺功能亢进及甲状腺危象的治疗，对控制激动不安、心动过速和心律失常等症状有效，并能降低基础代谢率。也用于嗜铬细胞瘤和肥厚型心肌病。普萘洛尔亦可用于偏头痛、肌震颤、肝硬化引起的上消化道出血及酒精中毒等。噻吗洛尔等可减少房水形成，降低眼压，治疗原发性开角型青光眼。

【不良反应】

1. 一般不良反应 有恶心、呕吐、轻度腹泻等消化道症状和眩晕、疲倦、嗜睡忧郁等精神神经系统症状。偶见过敏性皮疹和血小板减少等。

2. 诱发或加重支气管哮喘 阻断支气管平滑肌细胞膜上的β_2受体，使支气管收缩，增加呼吸道阻力。禁用于伴有支气管哮喘的患者。

3. 抑制心脏功能 阻断心脏的β_1受体，全面抑制心功能，出现严重心动过缓、房室传导阻滞、诱发急性心衰等。这一现象更容易发生于对药物敏感性增高的严重心功能不全、窦性心动过缓和房室传导阻滞的患者，甚至可能引起重度肺水肿、心功能不全、房室传导完全阻滞或停搏等严重后果。因此，β受体阻断药禁用于严重左室心功能不全、窦性心动过缓、重度房室传导阻滞等患者。

4. 外周血管收缩和痉挛 由于阻断血管平滑肌的β受体，可引起间歇性跛行或雷诺氏病、皮肤苍白发绀、四肢冷厥、双足剧痛、甚至脚趾溃烂坏死等。

5. 反跳现象 长期用药后突然停药可使原疾病的症状加剧，如血压上升、严重心律失常或心绞痛发作频率增加，甚至导致急性心肌梗死或猝死。因此在病情控制后应逐渐减量，不能突然停药。

6. 其他 长期、大剂量使用时出现脂质代谢紊乱。某些β受体阻断药还可以产生自身免疫反应，如产生眼-皮肤黏膜综合征等。

普萘洛尔(propranolol)

普萘洛尔又名心得安，对 β_1、β_2 受体无选择性，也无内在拟交感活性。仅左旋体有阻断β受体的作用。

【体内过程】

口服生物利用度约为30%，首过消除60%～70%，血浆蛋白结合率大于90%。服药后1～3小时达血药浓度峰值，半衰期为2～5小时。易于通过血-脑屏障和胎盘屏障，且可通过乳汁分泌，代谢产物主要经肾排泄。个体差异大，血药浓度峰值可相差20倍，故应个体化给药。

【药理作用】

1. 对心脏和外周血管的作用 普萘洛尔可阻断心脏上的 β_1、β_2 受体，拮抗交感神经兴奋和儿茶酚胺作用，降低心肌收缩力与收缩速度，降低心肌耗氧量，使缺血心肌的氧供需达到平衡。普萘洛尔能抑制心脏起搏点电位的肾上腺素能神经，直接延缓窦房结和房室结的传导。亦可通过中枢、肾上腺素能神经元阻滞，抑制肾素释放。尽管阻断β受体后，由 β_2 受体介导的舒张血管作用亦被阻断，但由于心输出量减少使外周血流量减少，其综合效应还是降低血压。因为不影响作用于血管的 α_1 受体，所以临床用于高血压患者时无体位性低血压出现。

2. 增加钠潴留 血压降低可减少肾血流量，代偿性增加钠潴留和血流量，有时可升高血压，与利尿剂合用可阻止钠潴留现象。

3. 对支气管的作用 阻断 β_2 受体，使支气管平滑肌痉挛收缩，可诱发或加重支气管哮喘发作，但对正常人影响较小。有哮喘病人服用本类药致窒息死亡的病例报道，故禁用于阻塞性通气障碍患者。

4. 干扰糖代谢 可抑制胰岛素分泌，使血糖升高，掩盖低血糖症状，延迟低血糖的恢复。

5. 抗血小板聚集作用 主要与药物的膜稳定作用及抑制血小板膜钙离子转运有关。

【临床应用】

1. 高血压 单独应用或与其他抗高血压药合用。

笔记栏

2. 心绞痛和心肌梗死 能有效减少劳累型心绞痛的发生。对慢性稳定型心绞痛有效，对急性无效。预防性服用普萘洛尔可减少梗死面积，促进恢复，减少心脏梗死的再次发作，亦可减少心肌梗死时伴发心律失常的死亡率。

3. 快速型心律失常 纠正室上性心律失常、室性心律失常、洋地黄类及儿茶酚胺引起的心律失常。

4. 青光眼 对青光眼的治疗可以维持数年，主要用于慢性青光眼，对青光眼急性发作也有效。

5. 偏头痛 可减少慢性偏头痛的发病率和降低发作程度。其机制可能与抑制儿茶酚胺引起的脑血管痉挛收缩有关。

6. 甲状腺功能亢进 可用于甲状腺功能亢进的内科治疗和术前准备，对控制激动不安、严重的心律失常等有效。

【不良反应】

1. 中枢神经系统 可出现眩晕、头昏(低血压所致)、神智模糊(尤见于老年人)、精神抑郁、反应迟钝等。

2. 呼吸系统 支气管痉挛收缩及呼吸困难。由于收缩支气管及增加肺呼吸阻力，对哮喘患者有致命性严重不良反应。

3. 循环系统 可出现心率过慢(<50次/min)和充血性心力衰竭。长期服用可导致β受体上调，造成严重的心绞痛或高血压。

4. 性功能障碍 可能是由于性功能与β受体功能相关，β受体阻断后部分男性患者出现性功能障碍。

5. 代谢紊乱 可减少糖原分解，部分患者可出现快速型低血糖。

醋丁洛尔(acebutolol)

醋丁洛尔又名醋丁酰心安，口服自胃肠道吸收约70%，一般2小时后达血药浓度峰值，与血浆蛋白结合率低，但与红细胞结合率高达50%左右，半衰期为3～4小时。本品为长效 β_1 受体阻断药，作用似普萘洛尔，但较弱而持久，有内在拟交感活性和膜稳定作用，拟交感活性剂量是阻断受体剂量的2～3倍。易被肠道吸收，不易透过血-脑屏障。临床用于窦性心动过速，房性或室性期前收缩，心房颤动，心房扑动等，也用于心绞痛和各型高血压等。其降压效果与阿替洛尔或美托洛尔相似，且不受年龄、种族或肾功能的影响。治疗心绞痛时，在减少发作次数、降低硝酸甘油用量、提高运动耐量和改善心肌缺血等方面与硝苯地平作用相当。不良反应与普萘洛尔相似。

吲哚洛尔(pindolol)

吲哚洛尔又名吲哚心安、心得静，吲哚洛尔口服生物利用度约为90%，血浆浓度达峰时间为0.5～3小时，与血浆蛋白结合率约为50%，50%在肝中被代谢，半衰期为2～5小时，肝肾功能不全时可延长到11.5小时。本品对β_1和β_2受体的阻断作用无选择性，作用比普萘洛尔强6～15倍，因有较强的内在拟交感活性，对减慢心率及减少心输出量的作用较弱，对糖和脂代谢的干扰较少。其降低血浆肾素活性的作用也比普萘洛尔弱。临床主要用于高血压、心律失常、心绞痛、心肌梗死和甲状腺功能亢进等。不良反应主要有头晕、嗜睡、晕厥、失眠、乏力、恶心、腹胀、低血压及心动过缓、皮疹。

美托洛尔(metoprolol)

美托洛尔又名美多心安或甲氧乙心安，脂溶性介于普萘洛尔与阿替洛尔之间，口服吸收率大于90%，但肝脏代谢率达95%，首过消除25%～60%，生物利用度为40%～75%，口服后血浆浓度达峰时间约为1.5小时，最大作用时间为1～2小时，血浆蛋白结合率约为10%，可通过血-脑屏障及胎盘屏障，也可从乳汁分泌。快代谢型者的半衰期为3～4小时，慢代谢型者的半衰期约为7.6小时，肾功能不全时半衰期无明显改变。主要以代谢物经肾排泄，仅3%～10%以原形排泄。

本品为选择性β_1受体阻断药，无内在拟交感活性和膜稳定性。其减慢心率、抑制心收缩力、降低自律性、延缓房室传导及降低运动试验时血压升高和心率增快等的作用与普萘洛尔和阿替洛尔相当，对血管和支气管平滑肌的收缩作用较小，但仍强于阿替洛尔。美托洛尔也能降低血浆肾素活性，但无肾脏保护作用，长期使用可使肾功能快速下降。血压的降低与美托洛尔的血药浓度不平行，而心率的降低则与其血药浓度呈直线关系。

临床用于治疗高血压、心绞痛、心律失常、心肌梗死、肥厚型心肌病、甲状腺功能亢进、心脏神经官能症及嗜铬细胞瘤等，近年来也用于慢性心功能不全的治疗，但需谨慎使用。不良反应主要有乏力、眩晕、抑郁、头痛、失眠、多梦、恶心、胃痛、便秘、腹泻等，以及气喘、心率减慢、传导阻滞、血压降低、心衰加重、外周血管痉挛导致四肢冰冷或脉搏不能触及、雷诺氏现象等。也可出现气急、关节痛、瘙痒、腹膜后腔纤维变性、耳聋、眼痛等反应。显著心动过缓(心率小于45次/min)、Ⅱ度以上房室传导阻滞、低血压、重度或急性心力衰竭、末梢循环灌注不良、病态窦房结综合征、严重的周围血管疾病及心源性休克者禁用，糖尿病患者、孕妇及肝、肾功能不全者慎用。

阿替洛尔(atenolol)

阿替洛尔又名氨酰心安、压平乐，口服吸收生物利用度约为40%，少量药物可通过血-脑屏障。服药后2～4小时达血药浓度峰值，血浆半衰期为6～7小时，大部分药物以原形从尿中排泄。本品为长效的选择性β_1受体阻滞药，心脏选择性明显强于美托洛尔，对血管及支气管平滑肌则影响较小。无内在拟交感活性、膜稳定性和心肌收缩力抑制的作用。临床主要用于高血压、心绞痛及心律失常等。有头昏、眩晕、抑郁、失眠、多梦、乏力、恶心、腹泻和腹部不适等反应。严重窦性心动过缓、Ⅱ度以上房室传导阻滞、心源性休克、重度心功能不全者禁用、糖尿病患者及肾功能不全者慎用。

噻吗洛尔(timolol)

噻吗洛尔又名噻吗心安，口服后2小时达血药浓度峰值，血浆半衰期为5小时。本品为非选择性β受体阻断药，无内在拟交感活性和膜稳定作用，也无直接抑制心脏和局部麻醉作用，但有降低眼内压的作用。噻吗洛尔作用强度为普萘洛尔的8倍，而有效血药浓度仅为普萘洛尔的1/10。

主要用于治疗高血压、心绞痛、心动过速及青光眼。对轻、中度高血压疗效较好，长期服用本品能降低心肌梗死病人再梗死发生率和死亡率。对青光眼尤其是原发性、开角型青光眼起效快、作用时间长、副作用小，对瞳孔大小、对光反应性及视力无影响，优于传统药物。对无晶状体性青光眼、某些继发性青光眼、高眼压症以及其他对药物和手术无效的青光眼也有一定的疗效。

用药后少数患者有头晕、眼干、眼痛、眼灼热感、视力减退、血压下降及胃肠不适等症状，可产生心动过缓、支气管痉挛。心功能不全、窦性心动过缓、房室传导阻滞、支气管哮喘患者慎用，孕妇、儿童不宜使用，滴眼时可被吸收而产生全身作用，故不宜与其他β阻断剂合用。

纳多洛尔(nadolol)

纳多洛尔又名萘羟心安、康加多尔,口服生物利用度约为30%,3～4小时后达血药浓度峰值,与血浆蛋白结合率约为30%,无首过效应,半衰期为14～24小时,肾功能减退时血浆半衰期延长,可导致药物蓄积。约70%以原形经肾脏排泄,其余自粪便排出。本品作用类似普萘洛尔,对β_1、β_2受体无选择性,也无内在拟交感活性。对β受体的阻断作用为普萘洛尔的2～4倍。主要有心肌收缩力减弱、心率减慢、心输出量减少、血压降低和血浆肾素活性降低等作用。临床上用于治疗高血压、心绞痛、心律失常、甲状腺功能亢进及偏头痛等。不良反应与普萘洛尔相似,肾功能减退者慎用。

比索洛尔(bisoprolol)

比索洛尔口服吸收迅速、完全,生物利用度大于90%,首过消除小于10%,血药浓度达峰时间为1.7～3小时,半衰期为10～12小时,效应可持续24小时,约50%经肝脏代谢,50%由肾脏排泄。本品是一种高选择性的β_1受体阻断药,无内在拟交感活性和膜稳定性,与β_1受体的亲和力比与β_2受体的亲和力大11～34倍,对β_1受体的选择性是阿替洛尔的4倍。连续服用控制症状好且无耐受现象,呼吸系统副作用极小。主要用于高血压、心绞痛,也可用于中至重度慢性稳定性心功能不全,但在使用本品前需要使用ACE抑制剂、利尿剂和选择性使用强心苷类药物治疗。服药初期可能出现有轻度头晕、嗜睡、乏力、胸闷、心悸、头痛和下肢浮肿等不良反应,继续服药后可自动减轻或消失。偶见胃肠道反应、心动过缓、血压明显下降、传导阻滞、皮疹、红斑、肌痛、下肢肿等。

艾司洛尔(esmolol)

艾司洛尔为超短效β_1受体阻断药,半衰期约9分钟。无内在拟交感活性,治疗剂量也无明显的膜稳定作用。艾司洛尔具有抑制窦房结和房室结的自律性及传导性作用,减慢静息和运动时的心率,降低血压,降低心肌耗氧量。主要用于室上性心动过速、心房扑动、心房颤动,也用于高血压。不良反应主要有眩晕、头痛、乏力、低血压、心动过缓、多汗、雷诺综合征等,尚可见恶心、呕吐、皮疹及支气管痉挛等。

拉贝洛尔(labetolol)

拉贝洛尔又名柳胺苄心定,口服吸收迅速,生物利用度约为70%,1～2小时达血药浓度峰值,血浆蛋白结合率约为50%,95%在肝中被代谢,半衰期为3.5～4.5小时,作用约维持8小时。拉贝洛尔较少进入脑组织,大部分被代谢成无活性产物,极少部分以原形经肾排出。本品为兼有α_1受体及β受体阻断作用,降压作用温和,作用出现较快,可使肾血流量增加,不改变血中脂和糖的水平。拉贝洛尔适用于轻至重度高血压和心绞痛,静脉注射能治疗高血压危象。常见有眩晕、幻觉、乏力、口干、头皮麻刺感等不良反应,少数患者可发生体位性低血压,剂量过大还可发生心动过速、急性肾衰竭等。

(黄仁彬)

笔记栏

第10章 麻醉药

麻醉药(anaesthetics)是指能使机体局部或全身暂时、可逆性的不同程度的痛觉减轻或丧失并可能对其他感觉或意识产生影响的药物。根据其作用范围可分为局部麻醉药及全身麻醉药。局部麻醉药通过阻断神经冲动的传导发挥麻醉作用;全身麻醉药通过由浅入深抑制大脑皮质,根据其作用特点和给药方式不同,又可分为吸入麻醉药和静脉麻醉药。同时,在麻醉过程中为了减少毒副反应、增强麻醉效果或更有利于手术操作,常常会合用某些药物即麻醉辅助用药,主要用在局部麻醉中减少吸收或全身麻醉中用于复合麻醉。

需要特别注意的是,麻醉药与麻醉药品是两个不同的概念。麻醉药品(narcotic drug)系指具有依赖性潜力,不合理使用或者滥用可以产生身体依赖性和精神依赖性(即成瘾性)的药品、药用原植物或者物质,包括天然、半合成、合成的阿片类、可卡因、大麻类等,根据《药品管理法》的规定需实行特殊管理。

第一节 局部麻醉药

局部麻醉药(local anaesthetics)常简称为局麻药,是指应用于身体局部能暂时、完全和可逆地阻滞神经冲动的发生和传导,在意识清醒的条件下,使用药部位有关神经支配的区域出现暂时性痛觉等感觉丧失的药物。在局麻作用消失后,神经功能可完全恢复。最早应用的局麻药是从南美洲古柯树叶中提出的生物碱可卡因(cocaine),但由于吸收后毒性大,使用受到限制。1904年根据可卡因的化学结构特点,人工合成了低毒性的普鲁卡因(procaine)后,使用范围不断扩大。1943年合成的利多卡因(lidocaine)则是酰胺类局麻药的典型。

【构效关系与分类】

常用局麻药在化学结构上由三部分组成,即亲脂性的芳香族环、中间连接部分和亲水性的胺基团,因此,局麻药具有亲脂和亲水的双重性,中间连接部分主要通过酯键或酰胺键与芳香族连接。根据中间连接部分的结构,将常用局麻药分为两类:第一类为酯类,属于这一类的药物有**普鲁卡因**、**丁卡因**(tetracaine)等;第二类为酰胺类,属于这一类的药物有**利多卡因**、**布比卡因**(bupivacaine)等。此外,中间连接部分还可以是氨基酮类或氨基醚类而非酯类或酰胺类,如氨基酮类的**达克罗宁**(dyclonine),氨基醚类的**普莫卡因**(pramoxine)等。酯类局麻药毒性相对较大,治疗指数低,变态反应的发生率较酰胺类多。

【局麻作用及作用机制】

1. 局麻作用 局麻药对各类神经纤维,如植物神经和运动神经都有阻断作用,使神经纤维兴奋性降低,动作电位幅度降低和传导减慢,以至完全抑制动作电位的产生和传导。本类药物通过阻断感觉神经冲动的产生和传导而产生局麻作用,其作用的强弱和敏感性与神经纤维的直径大小和组织结构有关。一般而言,神经突触和神经末梢对局麻药最敏感,细的神经纤维比粗的神经纤维敏感。根据神经纤维直径大小与髓鞘的多少将神经纤维分为A、B、C三大类(表10-1),其中,传导慢的、细而无髓鞘属于B类和C类的交感和副交感神经节后纤维及背根神经较敏感,在低浓度时即显效;而传导快的、粗而有髓鞘的感觉神经和运动神经纤维属于A类,敏感较低,在较高浓度时才起效。在神经阻滞时,痛觉先消失,然后是冷觉、温觉、触觉和压觉消失,最后为运动神经麻痹。麻醉作用消失时,神经冲动传导的恢复则按相反的顺序进行。

2. 作用机制 各种感觉包括痛觉的产生是由于神经受刺激引起膜通透性改变导致Na^+内流和K^+外流而产生动作电位并传导到相应的感觉中枢。局部麻醉药作用机制有多种学说,如钙离子学说、膨胀学说、受体学说等,目前公认的是阻止钠离子内流学说。该学说认为局麻药阻断神经细胞膜上的电压门控性Na^+通道(voltage-gated Na^+ channels)内侧,抑制Na^+内流,阻止动作电位的产生和传导,产生局麻作用。进一步研究发现,局麻药与Na^+通道内侧一种或多种特异性结合位点结合后,引起Na^+通道蛋白质构象变化,促使Na^+通道的失活状态闸门关闭,

表 10-1 神经纤维类型、特点及对局麻药的敏感性

类型		功能	直径(μm)	髓鞘	传导速度(m/s)	对局麻药敏感性
A	α	本体感觉,运动	12～20	多	70～120	+
	β	触、压觉	5～12	多	30～70	++
	γ	肌梭	3～6	多	15～30	++
	δ	痛、温觉	2～5	多	12～30	+++
B	自主神经节前纤维		<3	少	3～15	++++
C	背根	痛觉	0.4～1.2	无	0.5～2.3	++++
	交感神经	节后	0.3～1.3	无	0.7～2.3	++++

编译自:Basic & Clinical Pharmacology,Bertram G. Katzung,8th edition

阻滞 Na^+ 内流而发挥作用。因此,局麻药要利用其亲脂性进入细胞内,然后再解离为带电阳离子才能发挥作用,所以局麻药的解离常数(pK_a)、环境 pH 等与局麻药作用密切相关。局麻药的作用具有频率即使用依赖性(use dependence)和电压依赖性(voltage dependence),前者表明局麻药对静息状态下的神经作用弱,增加电刺激可加强其作用,该性质可能与处于开放状态的 Na^+ 通道数目有关。

此外,局麻药在高浓度还可阻断 K^+ 通道,该作用对静息膜电位无明显和持续影响。

3. 吸收作用 见不良反应。

【体内过程】

局麻药一般用于被阻断的神经周围,其吸收与分布对局麻作用的起效(onset)影响较小,主要影响其持续时间和可能产生的中枢与心血管毒性反应。

1. 吸收 局麻药自作用部位吸收后,进入血液循环的量和速度决定血药浓度。影响因素有:用药剂量;给药部位的血流状态;药物与组织结合能力;局麻药的物理化学性质;血管收缩剂的应用等。在区域阻滞麻醉中最大血药浓度按下列注射部位而依次降低:肋间神经>尾部神经>硬脑(脊)膜外神经>臂丛神经>坐骨神经。

缩血管物质如麻黄碱、肾上腺素的应用可减少局麻药特别是中、短效药物如普鲁卡因、利多卡因的吸收从而降低其血药浓度,增强麻醉作用并延长作用时间。在腰麻中,麻黄碱可使局麻药的作用增强 50%,除上述原因外,通过激动 α_2-受体而减少中枢 P 物质的释放发挥镇痛作用也是其机制之一。

2. 分布 酰胺类局麻药吸收入血后,首先分布到脑、肺、肝、肾等高灌流器官(快速分布相),然后以较慢速度分布到肌、肠、皮肤等血液灌流稍差的部位。酯类局麻药半衰期极短,对其组织分布研究目前尚不充分。

3. 代谢和排泄 局麻药进入血液循环后,其代谢产物的水溶性更高,并从尿中排出。酯类局麻药主要由假性胆碱酯酶水解失活,速度很快,半衰期很短,如普鲁卡因和氯普鲁卡因的 $t_{1/2}$ 短于 1min。但有先天性假性胆碱酯酶质量的异常,或因肝硬化、严重贫血、恶病质和晚期妊娠等引起该酶的量减少者,酯类局麻药的用量都应减少。酰胺类药物的转化主要由肝细胞内质网微粒体细胞色素 P450 水解酰胺键而代谢,故肝功能不全的病人可能加重局麻药的毒性反应。

【常用局麻药】

常用局部麻醉药物见表 10-2。

表 10-2 常用局部麻醉药物

分类	药物	局麻特点	局麻应用
酯类	普鲁卡因(procaine)	黏膜的穿透力弱 在血浆中能被酯酶水解,转变为对氨苯甲酸(PABA)能对抗磺胺类药物的抗菌作用	浸润麻醉、传导麻醉、蛛网膜下腔麻醉和硬膜外麻醉、损伤部位的局部封闭
	氯普鲁卡因(chloroprocaine)	普鲁卡因的改构品,麻醉效能比普鲁卡因强,与利多卡因相似,作用迅速、持久,毒性小,有较强的抗光照、热稳定性和湿稳定性,可持续给药而无快速耐药性,代谢产物不是引起过敏的物质	浸润麻醉、传导麻醉、蛛网膜下腔麻醉和硬膜外麻醉

续表

分类	药物	局麻特点	局麻应用
	丁卡因(tetracaine)又名地卡因(dicaine)	黏膜的穿透力强,因毒性大,一般不用于浸润麻醉	常用于表面麻醉
酰胺类	利多卡因(lidocaine)又名赛罗卡因(xylocaine)	起效快、作用强而持久、穿透力强及安全范围较大,无扩张血管作用及对组织几乎没有刺激性	全能局麻药,主要用于传导麻醉和硬膜外麻醉
	布比卡因(bupivacaine)又名麻卡因(marcaine)	局麻作用较利多卡因强、持续时间长	主要用于浸润麻醉、传导麻醉和硬膜外麻醉
	罗哌卡因(ropivacaine)	阻断痛觉的作用较强而对运动的作用较弱,作用时间短,对心肌的毒性比布比卡因小,有明显的收缩血管作用,对子宫和胎盘血流几乎无影响	硬膜外、臂丛阻滞和局部浸润麻醉,适用于产科手术麻醉
其他	普莫卡因(pramoxine)	麻醉作用较为持久,醚键比酯和酰胺键稳定,可能是其麻醉持久的原因	表面麻醉药
	达克罗宁(dyclonine)	注射用刺激性大,不宜做注射麻醉用	用于皮肤及黏膜麻醉、局部止痛止痒

【临床应用】

1. 表面麻醉(surface anaesthesia) 又称黏膜麻醉,是将穿透力强的局麻药滴、喷或涂布于黏膜表面,使黏膜下的神经末梢麻醉。常用于眼、鼻、口腔、咽喉、气管、食管和泌尿生殖道黏膜部位的浅表手术。一般选择表面穿透力较强的局麻药,如丁卡因、苯佐卡因、达克罗宁,如耳鼻喉科手术前咽喉喷雾法麻醉。

2. 浸润麻醉(infiltration anaesthesia) 是将药物溶液注射到预定手术切口周围部位的皮内、皮下组织,使手术范围及其附近组织的感觉神经麻醉。根据需要可在溶液中加少量肾上腺素,可减缓局麻药的吸收,延长作用时间。浸润麻醉适用于不需要骨骼肌松弛的多种手术,是目前最常用的一种局麻方法。浸润麻醉的优点是麻醉效果好,对机体的正常功能无影响。缺点是用量较大,麻醉区域较小,在做较大的手术时,因所需药量较大而易产生全身毒性反应。可选用普鲁卡因、利多卡因、布比卡因。如常见外科伤口的清创缝合。

3. 传导麻醉(conduction anaesthesia) 又称阻滞麻醉,是将药物注射在外周神经干的附近,以阻断神经传导,使该神经所分布的区域产生麻醉。常用的麻醉药是利多卡因、普鲁卡因和布比卡因。为延长麻醉时间,也可将布比卡因和利多卡因合用。常用于四肢、面部、口腔等手术,如臂丛神经阻滞可使整个上肢麻醉。

4. 蛛网膜下腔麻醉(subarachnoidal anaesthesia) 又称脊椎麻醉(spinal anaesthesia),简称腰麻,是将麻醉药自低位(一般从 3～4 腰椎间)注入蛛网膜下腔内,以麻醉该部位的脊神经根,本质即为蛛网膜下腔的阻滞麻醉。药物在脊椎管内的扩散受病人体位、药量、注射速度和溶液比重的影响。为了控制药物扩散,通常将局麻药配成相对的高比重或低比重溶液。如用放出的脑脊液溶解或在局麻药中加 10% 葡萄糖溶液,其比重高于脑脊液,用蒸馏水配制溶液的比重可低于脑脊液,普鲁卡因溶液通常比脑脊液的比重高。病人取坐位或头高位时,高比重溶液可扩散到硬脊膜腔的最低部位,相反,如采用低比重溶液有扩散入颅腔的危险,由此可控制麻醉水平。常用药物为利多卡因、丁卡因和普鲁卡因。该麻醉方法常用于下腹部和下肢手术。

5. 硬膜外麻醉(epidural anaesthesia) 是将局麻药注入硬脊膜外腔内,使药物沿脊神经根扩散而进入椎间孔,以阻滞椎间孔内的神经干。硬膜外腔不与颅腔相通,药液不扩散至脑组织,不具有腰麻时头痛等脑脊膜刺激现象。但硬膜外麻醉用药量较腰麻大 5～10 倍,若误入蛛网膜下腔,可引起呼吸、循环系统严重的毒性反应。硬膜外麻醉也可引起外周血管扩张、血压下降及心脏抑制,可应用麻黄碱或肾上腺素防治。常用药物为利多卡因、布比卡因及罗哌卡因等。麻醉范围广,常用于胸、腹部手术。

6. 区域镇痛(regional analgesia) 近年来,外周神经阻滞技术及局麻药的发展为患者提供了更理想的围术期镇痛的有效方法,通常与阿片类药物联合应用,可减少阿片类药物的用量。酰胺类局麻药如布比卡因、左旋布比卡因及罗哌卡因在区域镇痛中运用最为广泛，尤其是罗哌卡因，具有感觉和运动阻滞分离的特点，使其成为区域镇痛的首选药。

【不良反应及防治】

1. 毒性反应 局麻药的剂量或浓度过高、通过黏膜或受损皮肤或血管丰富区域大量吸收以及误将药物注入血管时引起的全身作用，主要表现为中枢神经和心血管系统的毒性。

(1) 中枢神经系统：局麻药对中枢神经系统的作用是先兴奋后抑制。中枢抑制性神经元对局麻药比较敏感，由于中枢神经系统的兴奋、抑制的不平衡，中枢神经系统脱抑制而出现兴奋症状。局麻药引起的惊厥是边缘系统兴奋灶向外周扩散所致，静脉注射地西泮可加强边缘系统GABA能神经元的抑制作用，可防止惊厥发生。

血中药物浓度较低时表现为口周和舌头麻木，嗜睡，轻度头痛，视觉、听觉障碍和烦躁不安等，浓度增高可出现眼球震颤和肌肉颤搐、惊厥，最后，中枢抑制甚至死亡。此外，可卡因还因具有依赖性而可能产生其他中枢不良反应如兴奋、欣快、精神活跃等。

(2) 心血管系统：部分是由于局麻药对心血管平滑肌膜的直接效应，部分是由于对自主神经的间接作用而产生，阻断心脏细胞的 Na^+ 通道而影响心脏的节律、兴奋性和传导性，局麻药对心肌细胞膜具有膜稳定作用，吸收后可降低心肌兴奋性。多数局麻药可由于小动脉和静脉失去神经支配后显著扩张，因此在血药浓度过高时可引起血压下降，甚至休克等心血管反应，此时维持足够的静脉血回流心脏至关重要，可取轻度的头低位(10°～15°)或预先应用麻黄碱预防。布比卡因的心脏毒性多见，严重者可出现心脏衰竭，救治较困难。

(3) 外周神经系统：腰麻后感觉和运动缺失延长。

(4) 血液系统：大剂量的丙胺卡因(prilocaine)(>10mg/kg)，可致氧化性代谢产物O-甲苯胺堆积，可使血红蛋白转化为高铁血红蛋白而出现高铁血红蛋白血症(methaemoglobinaemia)。

毒性反应的防治：应以预防为主，掌握药物浓度和一次允许的极量，采用分次小剂量注射的方法。可给予地西泮等防治。小儿、孕妇、肾功能不全患者应适当减量。

2. 变态反应 较为少见，在少量用药后立即发生类似过量中毒的症状。一般认为酯类局麻药比酰胺类发生变态反应为多。轻者出现皮肤斑疹或血管性水肿，严重者可有呼吸道黏膜水肿，支气管痉挛，呼吸困难甚至肺水肿及循环衰竭。

笔记栏

变态反应的防治：询问变态反应史和家族史，麻醉前做试敏，用药时可先给予小剂量，若病人无特殊主诉和异常再给予适当量。另外局麻前给以适当巴比妥类药物，使局麻药分解加快，一旦发生变态反应，应立即停药，并抢救。

第二节 全身麻醉药

全身麻醉药(general anaesthetics)简称全麻药，是一类通过作用于中枢神经系统而暂时性导致意识、感觉丧失和反射不同程度减弱，并有一定程度的骨骼肌松弛的药物，主要用于外科手术前麻醉，主要包括吸入性麻醉药和静脉麻醉药。最早应用的全麻药是始于1842年的乙醚，但现在已很少用，1956年开始应用的非易燃的氟烷类现在被广泛使用。

一、吸入性麻醉药

吸入性麻醉药(inhalational anaesthetics)是一类具有挥发性、可供吸入而产生全身麻醉的气体或液体。这类药物由呼吸道吸收进入体内，麻醉深度可通过对吸入气体中的药物浓度(分压)的调节加以控制，并可连续维持，满足手术的需要。氧化亚氮(nitrous oxide)，在常温常压下为气体，为许多麻醉方式的重要组成成分。在常温常压下为挥发性液体的吸入性全麻药常用的有**氟烷**(halothane)、**异氟烷**(isoflurane)、**恩氟烷**(enflurane)、**地氟烷**(desflurane)和**七氟烷**(sevoflurane)等。乙醚(ether)、氯仿(chloroform)等因具有易燃性或组织毒性而在发达国家已不再使用。

【药理作用】

1. 中枢神经系统 吸入麻醉药对中枢神经系统具有广泛和显著的抑制作用，使患者意识、各种感觉如痛觉和神经反射暂时丧失，达到镇痛和一定程度的肌松作用。药物作用强度与脑内的药物浓度及神经元的种类和部位等有关，如对脊髓背角胶质细胞敏感性高而对延髓呼吸和血管运动中枢敏感性低。降低脑血管阻力而增加脑流量并可能因此而升高颅内压。

2. 呼吸和循环的影响 与肺泡内药物浓度相关的平均动脉压降低，其中氟烷和恩氟烷降低动脉压的作用是由于心输出量的降低所致，而异氟烷、地氟烷和七氟烷则主要是通过全身内皮依赖性血管阻力降低而对心输出量无明显影响。对心率的影响：可通过改变窦房结的除极化或调节自主神经活性而产生。氟烷常出现心动过缓，恩氟烷、七氟烷对心率影响不明显，而异氟烷等易出现心率加快。氟烷和恩氟烷降低心肌收缩力及心肌耗氧量的作用明显。对呼吸系统的作用包括：除氧化亚氮外，其他药物都降低潮气量并增加呼吸频率。对呼吸都有抑制作用，表现为对二氧化碳的反应性不同程度的降低，血中二氧化碳分压增高。吸入性全麻药还可抑制呼吸道黏膜纤毛功能，可致窒息和诱发感染，还有扩张支气管及呼吸道刺激作用。

3. 对体温的影响 全麻过程中通常有体温降低，低于 36℃，原因包括环境温度，体腔暴露，静脉输液，代谢率降低，体温调节改变等。全麻药可降低中枢体温调定点，全麻过程中代谢率和耗氧量降低 30%左右。体温降低可增加围手术期并发症如心脏并发症、感染和凝血功能障碍等。

4. 对肝、肾的影响 增加肾血管阻力，降低肾小球滤过和有效肾血浆流量。肝血流降低 15%～45%。

5. 对骨骼肌和平滑肌的影响 氧化亚氮无明显作用，但氟烷类药物可不同程度的松弛骨骼肌和子宫平滑肌。

6. 其他 术后常见恶心呕吐，全麻药作用于催吐化学感受区和呕吐中枢所致，5-HT_3 受体拮抗剂昂丹司琼(ondansetron)可抑制。血压升高与心动过速可因术后交感活性活力上升而出现；心肌缺血可见于冠状血管病变病人；震颤等。

【作用机制】

有关全麻药作用机制的学说很多，尚未统一。脂溶性学说仍是各种学说的基础。其依据是化学结构各异的全麻药均有较高脂溶性，且脂溶性越高，麻醉作用越强。认为脂溶性较高的全麻药容易进入神经细胞胞膜的脂质层，引起胞膜物理化学性质改变，使膜蛋白(受体)及钠、钾通道发生构象和功能上的改变，抑制神经细胞除极或影响其递质的释放，进而广泛抑制神经冲动的传递，从而引起全身麻醉。但新近的研究认为，全麻药可以通过抑制兴奋性突触和增强抑制性突触的传递功能而发挥作用，其特异性的机制是干扰配体门控离子通道的功能。中枢抑制性神经递质 GABA 的受体 $GABA_A$ 组成神经膜上的 Cl^- 通道，绝大多数的全麻药都可以与 $GABA_A$ 受体上的一些特殊位点结合，提高 $GABA_A$ 受体对 GABA 的敏感性，增加 Cl^- 通道开放，使细胞膜超极化，产生中枢抑制而发挥全身麻醉作用。

【吸入麻醉分期】

吸入性麻醉药对中枢神经系统各部位的抑制作用有先后顺序，先抑制大脑皮质，最后是延脑。麻醉逐渐加深时，依次出现各种神经功能受抑制的症状。常以乙醚麻醉为代表，将麻醉过程分成四期。第一期为镇痛期，麻醉开始至意识消失，此时大脑皮质和网状结构上行激活系统受到抑制；第二期为兴奋期，兴奋挣扎，呼吸不规则，血压心率不稳定，是皮质下中枢脱抑制现象；第一、第二期合称麻醉诱导期，易致心脏停搏等意外，不宜手术。第三期为外科麻醉期，兴奋转为安静、呼吸血压平稳，标志着本期开始，皮质下中枢(间脑、中脑、桥脑)自上而下逐渐受到抑制，脊髓由下而上逐渐被抑制，此期又分四级，一般在二、三级手术；第四期为延髓麻醉期或中毒期，脉搏快而弱，血压降低，自主呼吸停止，表明延脑生命中枢开始受抑制。

以上分期是单独应用乙醚麻醉的典型过程。现在临床麻醉大多采取综合用药，上述典型分期已难看到。尽管如此，它仍可作为一个参考性尺度去衡量临床各种麻醉的深度，警惕意外的发生。临床上一般要求吸入性全身麻醉维持在三期的一级～二级，手术完毕立即停药，患者将沿着与麻醉相反的顺序逐渐恢复，通常没有明显的兴奋期。现在，临床上主要根据全麻过程中患者的呼吸、循环、眼睛和肌张力变化等情况将麻醉深度分为浅、中、深三度。

【体内过程】

吸入性麻醉药的吸收及其作用的深浅快慢，首先决定于它们在肺泡气体中的浓度。其中最小肺泡浓度(minimal alveolar concentration, MAC)是指在一个大气压下，能使 50%病人痛觉消失的肺泡气体中全麻药的浓度。各个吸入性全麻药都有恒定的数值，它反映各药的麻醉强度，MAC 数值越低，该药物的麻醉作用越强。

肺泡中药物进入血液的速度还与肺通气量、吸入气中药物浓度、肺血流量及血/气分布系数等有关。血/气分布系数是指血中药物浓度与吸

笔记栏

入气体中药物浓度达到平衡时的比值。血/气分布系数大的药物，在血液中溶解度大，其在血液中容量大，肺泡、血中和脑内的药物分压上升会较慢，麻醉诱导时间长。血/气分布系数小的药物，在血液中溶解度小，其在血液中容量小，肺泡气、血中和脑内的药物分压易提高，麻醉诱导时间较短。

药物由血分布入脑受脑/血和血/气分布系数的影响。前者指脑中药物浓度与血中药物浓度达平衡时的比值，此系数大的药，易进入脑组织，其麻醉作用较强。脑/血分配系数小，药物进入脑组织的量则小，当给药停止后，易被血液带走，苏醒快。相反则苏醒慢。

吸入性麻醉药主要经肺以原形排出，肺通气量大及脑/血和血/气分布系数低的药物较易排出。常用吸入麻醉药的特性见表 10-3。

表 10-3　吸入性麻醉药的特性比较

	氧化亚氮	乙醚	氟烷	恩氟烷	异氟烷
血/气分布系数	0.47	12.1	2.3	1.8	1.4
脑/血分布系数	1.06	1.14	2.3～3.5	1.45	4.0
MAC(%)	100	1.92	0.75	1.68	1.15
诱导用吸入气浓度(%)	80	10～30	1～4	2.0～2.5	1.5～3.0
维持用吸入气浓度(%)	50～70	4～5	0.5～2.0	1.5～2.0	1.0～1.5
诱导期	快	很慢	快	快	快
骨骼肌松弛	很差	很好	差	好	好

【常用药物】

麻醉乙醚(anesthetic ether)为无色澄明液体，极易挥发，气味特殊；镇痛作用强，又具有骨骼肌松弛作用；麻醉浓度的乙醚对呼吸功能和循环功能几无影响，直接的麻醉死亡率低。但乙醚可刺激气管黏液分泌，引起术后肺炎。加上易燃、易爆，化学性质不稳定，起效慢，诱导期长，恢复期恶心、呕吐发生率高等缺点，现代手术中已少用。但在野战、救灾、动物实验等情况下仍有使用价值。

氟烷(halothane)　即三氟氯溴乙烷(fluothane)，为无色易挥发透明具芳香味液体，沸点 50.2℃，不燃不爆，但化学性质不稳定，遇光、热可缓慢分解。氟烷 MAC 仅为 0.75%，麻醉作用比乙醚强，对黏膜无刺激性，不易引起分泌物过多、咳嗽、喉痉挛等，血/气分布系数也较小，麻醉诱导时间短，苏醒快。临床主要用于全身麻醉和诱导麻醉。但氟烷具有较强的抑制心脏的作用，而镇痛和肌松作用较弱，且易引起呼吸抑制，使脑血管扩张，升高颅内压；增加心肌对儿茶酚胺的敏感性，诱发心律失常等。具有损害肝功能的潜在危险，不得反复吸入，前后二次用药，相隔应在 3 个月以上。子宫肌松弛常致产后出血，禁用于产科病人。能提高病人对氯丙嗪、利舍平、六甲溴胺的敏感性，故当病人正在应用这些药物时，本品须慎用。

恩氟烷(enflurane)及**异氟烷**(isoflurane)是同分异构物，无色的澄明液体，易挥发，具有轻微果香气味，不燃不爆，性质稳定。和氟烷比较，MAC 稍大，麻醉诱导平稳、迅速，无明显不快感，苏醒也快，肌肉松弛良好，不增加心肌对儿茶酚胺的敏感性。在肝脏代谢率低，反复使用对肝无明显副作用，偶有恶心呕吐。是目前较为常用的吸入性麻醉药，但价格较贵。临床用于全身麻醉，也可酌情选用于分娩麻醉等。短期可以重复使用。

七氟烷(sevoflurane)　结构与 isoflurane 相似，其特点是血/气分布系数低，诱导时间比恩氟烷、氟烷短，苏醒时间三者间无大差异。麻醉期间的镇痛、肌松效应与恩氟烷和氟烷相同。对呼吸抑制作用较氟烷小。主要不良反应为血压下降、心律失常、恶心及呕吐等，与麻醉深度相关。临床用于全身麻醉。

氧化亚氮(nitrous oxide)　又名笑气，为无色、微弱甜味、无刺激性的气体，性质稳定，不燃不爆，在体内不代谢，绝大多数经肺以原型呼出。脂溶性低，血/气分配系数仅为 0.47。诱导期短，镇痛效果好，停药后苏醒快，患者感觉舒适愉快。对呼吸和肝、肾功能无不良影响，但对心肌略有抑制作用，肌松不完全，氧化亚氮的 MAC 值超过 100，全麻效能低。单用只适用于拔牙、骨折整复、脓肿切开、外伤缝合等小手术。主要用于诱导麻醉或与其他全身麻醉药配伍使用，临床多与巴比妥类药物，琥珀胆碱、阿片制剂等其他麻醉剂或麻醉辅助药物联合应用。通常以65%氧化亚氮及35%氧混合，混合气体采用封闭方式或借麻醉机吸入，可广泛应用于产科、护理、理疗、意外救援中心等中，尤其目前主要用于无痛分娩中，具有见效快，使用安全、可靠、简单、兼容性高，并且利于病人使用方便的特点。

【不良反应】

1. 肝脏毒性 术后肝功能异常多与输血、低血容量休克和其他外科应激等情况有关。极少数病人尤其是使用氟烷者可发生严重的甚至危及生命的急性肝炎，发生率约2万～3.5万分之一。

2. 肾脏毒性 恩氟烷、甲氧氟烷(methoxyflurane)等代谢产生无机氟化物而致肾功能损害。

3. 恶性高热 症状包括高热、心动过速、高血压、严重肌僵直、高血钾及酸中毒等，少见，与肌松药合用时易于发生，与肌肉细胞内游离钙离子浓度增加有关。治疗可用内质网钙离子释放抑制剂丹曲林(dantrolene)、降温、纠正电解质及酸碱平衡紊乱等。

4. 慢性毒性 长期接触可能会对生育、血液系统等产生影响。

二、静脉麻醉药

与吸入麻醉药相比，静脉麻醉药(intravenous anesthetics)在使用过程中及麻醉恢复期不需要特殊的仪器设备，因此使用更方便。常用的静脉麻醉药有硫喷妥钠(thiopental sodium)、氯胺酮(ketamine)、丙泊酚(propofol)、依托咪酯(etomidate)和芬太尼(fentanyl)等。主要用于诱导麻醉、基础麻醉和短时手术麻醉，并常与吸入麻醉药合用进行复合麻醉。

【常用药物】

硫喷妥钠(thiopental sodium) 起效及恢复均快。为超短时作用的巴比妥类药物。脂溶性高，静脉注射后几秒钟即可进入脑组织，麻醉作用迅速，10～20秒内患者意识丧失，无兴奋期。但由于此药在体内迅速重新分布，从脑组织转运到肌肉和脂肪等组织，因而作用维持时间短，脑中$t_{1/2}$仅5分钟，停药后10分钟内苏醒。代谢主要在肝脏进行，不到1%以原型经肾脏排泄。硫喷妥钠的镇痛效应差，肌肉松弛不完全，临床主要用于诱导麻醉、基础麻醉和脓肿的切开引流、骨折、脱臼的闭合复位等短时手术。

硫喷妥钠对呼吸中枢有明显抑制作用，新生儿、婴幼儿易受抑制，故禁用。还易诱发喉头和支气管痉挛，故支气管哮喘者禁用。大剂量可因抑制心肌细胞而降低动脉压和心输出量。

氯胺酮(ketamine) 起效及恢复时间中等。为中枢兴奋性氨基酸谷氨酸NMDA(N-甲基门冬氨酸)受体的特异性阻断剂，能阻断痛觉冲动向丘脑和新皮质的传导，同时又能兴奋脑干及边缘系统。引起紧张反应，短暂性记忆缺失及满意的镇痛效应，但意识并未完全消失，此状态又称分离麻醉(dissociative anesthesia)。常有梦幻，肌张力增加出现木僵，血压上升。注射后15秒内出现感觉分离，45s内出现意识丧失，可持续10～15分钟，镇痛达40分钟和记忆缺失达1～2小时。失定向(disorientation)、幻觉、怪梦等精神方面的反应称为应急现象(emergence phenomena)，可持续数天至数周，提前给予地西泮可减轻。

氯胺酮麻醉时对体表镇痛作用明显，内脏镇痛作用差，但诱导迅速。对呼吸影响轻微，与其他药物不同的是对心血管具有明显兴奋作用，表现为心率、动脉压和心输出量都明显增加，该作用可能与兴奋中枢交感神经系统，抑制末梢对NA的再摄取有关。还可增加脑血流量、耗氧量和颅内压。临床常用于短时的体表小手术，如烧伤清创、切痂、植皮等，因心脏兴奋作用而用于休克病人。

丙泊酚(propofol) 起效及恢复均快。对中枢神经有抑制作用，产生良好的镇静、催眠效应，作用时间短，$t_{1/2\alpha}$为2～8分钟，主要在肝脏与葡萄糖醛酸和硫酸结合而代谢，$t_{1/2\beta}$30～60分钟，苏醒迅速，无蓄积作用，术后感觉好。能抑制咽喉反射，术后呕吐少见，有利于插管，能降低颅内压和眼压，减少脑耗氧量及脑血流量。镇痛作用微弱，对循环系统有抑制作用，表现为血压下降，外周血管阻力降低及负性肌力作用，还可发生肌肉运动，肌张力下降。可用于门诊短小手术的辅助用药，也可作为全麻诱导、维持及镇静催眠辅助用药。但价格贵。

依托咪酯(etomidate) 又名甲苄咪唑，起效快而恢复时间中等。为强效、超短效非巴比妥类催眠药，静脉注射后30秒内意识丧失，强度是硫喷妥钠的12倍，睡眠时间持续5分钟，无明显镇痛和肌松作用，故作诱导麻醉时常需加用镇痛药、肌松药或吸入麻醉药。静脉给药后分布血浆浓度曲线呈明显的双相（biphasic）特征，半衰期分别为3min和29min，药物从大脑向其他高灌流组织的再分布与该药麻醉时间短有关。与其他药物比较主要特点是对心血管及呼吸系统的抑制作用小，主要缺点是恢复期恶心、呕吐发生率高达30%～50%，还可发生肌阵挛，抑制肾上腺皮质激素合成等。

其他的静脉麻醉药物还有：**羟丁酸钠**（γ-羟基丁酸钠），**安泰酮**（阿法双酮，爱舒新）等。

三、麻醉辅助药与复合麻醉

无论是局麻过程中为减少其吸收而避免局麻药的吸收作用，还是在全麻过程中为增强麻醉以利于手术等操作，在麻醉过程中除使用麻醉药物外还常与其他药物合用，这些药物即为麻醉辅助药。局麻药常用的辅助药物主要有减少局部吸收的缩血管类药物如肾上腺素，蛛网膜下腔麻醉还常用麻黄碱以防止低血压的发生。但一般所讲的麻醉辅助药物主要是指全麻过程中的辅助药物，常用的有肌松药、镇痛药、镇静催眠药、控制性降压药等。

目前，在全麻过程中各种全麻药单独应用都不够理想，为达到完善的手术中和术后镇痛及满意的外科手术条件，常采用两种或两种以上麻醉药物或其他辅助药物同时或先后联合应用，此即复合麻醉（表10-4）。根据所选择的复合麻醉药物用药途径不同，分为静吸复合麻醉和静脉复合麻醉。根据复合麻醉的用药目的不同分为：

表10-4 复合麻醉常用药物

常用药物选择	用药目的
巴比妥类、苯二氮䓬类	镇静、解除精神紧张
苯二氮䓬类、氯胺酮、东莨菪碱	短暂性记忆缺失
巴比妥类、水合氯醛	基础麻醉
硫喷妥、氧化亚氮、依托咪酯、丙泊酚	诱导麻醉
阿片类镇痛药	镇痛
琥珀胆碱、筒箭毒碱、维库溴胺、泮库溴铵、阿曲库铵	骨骼肌松弛
阿托品类	抑制迷走神经反射
氯丙嗪	降温
硝普钠、钙拮抗剂、硝酸甘油	控制性降压

笔记栏

1. 麻醉前给药（premedication） 指病人进入手术室前应用的与麻醉或手术有关的药物。手术前常用于镇静、消除紧张情绪的有苯巴比妥钠、东莨菪碱或地西泮等；抗胆碱药物阿托品可防止唾液及支气管分泌所致的吸入性肺炎，并防止反射性心律失常；阿片类镇痛药哌替啶，心血管手术病人术前可注射吗啡，以增强麻醉效果，减轻疼痛。麻醉前用药应根据手术病人的具体情况作适当调整，例如呼吸功能不良及颅内压较高者不宜使用麻醉性镇痛药；小儿全麻前抗胆碱药物应稍大；心动过速、甲亢、高热等东莨菪碱较阿托品更适宜。

2. 基础麻醉（basal anesthesia） 进入手术室前给予一定剂量具有镇静催眠作用的药物，如地西泮、氯胺酮、咪达唑仑（midazolam）等，使手术病人处于熟睡或浅麻醉状态的方法称为基础麻醉。在此基础上进行麻醉，可使药量减少，麻醉平稳。常用的氯胺酮麻醉适用于各种短暂的体表手术及操作，尤其适合于小儿麻醉。

3. 诱导麻醉（induction of anesthesia） 就是使病人从清醒（或未麻醉）状态转入可以进行手术操作的麻醉状态的过程，一般指从开始用麻醉药到插管这个阶段。常用诱导期短的药物如丙泊酚、七氟烷或氧化亚氮等，使迅速进入外科麻醉期，然后改用他药维持麻醉，常常还需合用肌肉松弛药物。

4. 低温麻醉（hypothermal anesthesia） 在全麻的基础上使用氯丙嗪等药物并配合物理降温使体温降至较低水平（28～30℃），降低机体的基础代谢率，尤其是心、脑等生命器官的耗氧量，提供对缺氧的耐受，同时截止血流，有利于进行心脏直视手术。

5. 控制性降压（controlled hypotension） 全身麻醉时采用药物或（和）一定的技术有目的地降低病人的血压，并根据手术需要控制降压程度和持续时间的方法。常用短时作用的血管扩张药硝普钠或钙拮抗剂使血压适度适时下降。常用于止血比较困难的颅脑手术。

6. 神经安定镇痛术（neuroleptic anaesthesia） 常用具有神经安定及镇痛作用的氟哌利多及芬太尼按50∶1制成的合剂作分次静脉注射，使患者达到意识朦胧，自主动作停止，如同时加用氧化亚氮及肌松药则可达到特殊麻醉效果，称为神经安定麻醉。但复合麻醉中最好分开静注较为合理，因为氟哌利多作用时间长，而芬太尼作用时间较短。适用于精神紧张而施行局部麻醉的病人，也常作为复合麻醉中重要的辅助用药及创伤或烧伤换药时的镇痛及开颅手术中需要唤醒以定位等情况。

7. 骨骼肌松药（skeletal muscle relaxants）

骨骼肌松药物是全麻手术时重要的辅助药物，主要用以满足手术时肌肉松弛的要求。传统的有去极化型的琥珀胆碱及非去极化型的筒箭毒碱类，后者现多被新型的苄基异喹啉类或类固醇铵类的维库溴铵、阿曲库铵、泮库溴铵及哌库溴铵等取代。

（周春阳）

第 11 章　镇静催眠药

镇静催眠药(sedative-hypnotics)是一类对中枢神经系统功能有抑制作用的药物。小剂量可使兴奋不安的患者安静或嗜睡，产生镇静效应；较大剂量引起类似生理性睡眠的催眠效应；随剂量进一步加大可依次产生抗惊厥、麻醉，过量中毒可致昏迷、呼吸麻痹，甚至死亡。反复用药易产生耐受性和依赖性。

正常睡眠包括快动眼睡眠(rapid eye movement sleep，REMS)与非快动眼睡眠(non-rapid eye movement sleep，NREMS)两个时相，且交替出现，大约每 90～100 分钟重复一次。通常在经过几十分钟的非快动眼睡眠后出现快动眼睡眠(5～30 分钟)。梦境多发生在快动眼睡眠时相。失眠包括入睡困难、夜间易醒并再次入睡困难、次日早醒、不能恢复体力的睡眠等。对时有时无的一过性失眠，或持续 1～3 周短期失眠，或持续 3 个月以上慢性失眠，镇静催眠药可改善他们的睡眠质量。但这只是对症治疗，应同时进行对因治疗。

根据化学结构，镇静催眠药一般分为三类：苯二氮䓬类(benzodiazepines，BZ)、巴比妥类(barbiturates)和其他类。

巴比妥类药物为传统的镇静催眠药，在 20 世纪 30～50 年代是镇静催眠的主要药物，60 年代以后使用逐渐减少，临床上几乎完全被苯二氮䓬类药物所取代。

第一节　苯二氮䓬类

苯二氮䓬类药物(benzodiazepines，BZ)是目前临床上最常用的一类镇静、催眠和抗焦虑药物，20 世纪 70 年代后成为全世界处方量最大的药物之一。他们是 1，4-苯并二氮䓬的衍生物，常用药的结构图见图 11-1，根据他们消除半衰期的长短，可分长效、中效和短效三类(表 11-1)。

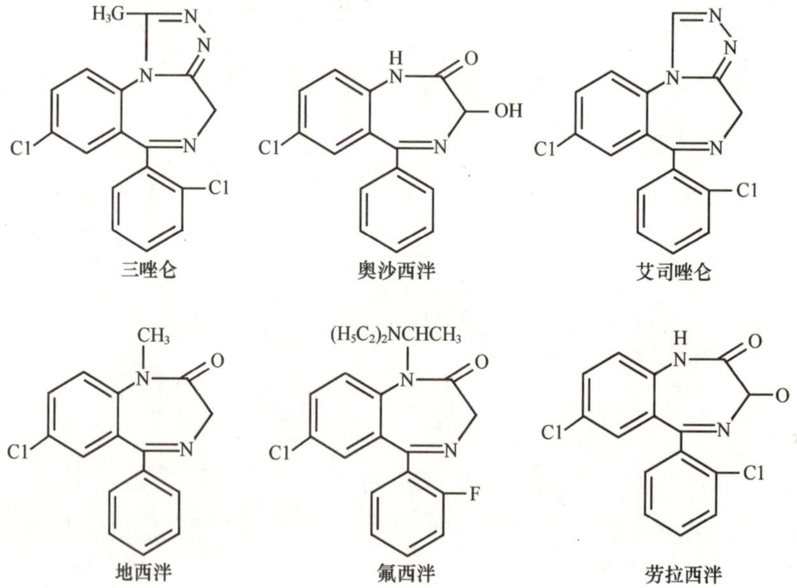

图 11-1　苯二氮䓬类药物的化学结构

【药理作用】

1. 抗焦虑作用　小于镇静剂量时选择作用于边缘系统，可消除患者紧张、恐惧和不安等焦虑症状。

2. 镇静催眠作用　随剂量增加，可引起镇静、催眠作用；但与巴比妥类药不同，增大剂量也不引起麻醉作用。对中枢神经系统的轻度抑制，使兴奋不安患者转为安静或嗜睡；可缩短入睡时间，减少觉醒次数，延长睡眠时间，产生近似生理性睡眠，对快动眼睡眠(REMS)影响小，停药反跳轻微。

3. 抗惊厥、抗癫痫作用 本类药物具有抗惊厥作用，其中地西泮和三唑仑作用比较明显。抗癫痫以硝西泮和氯硝西泮疗效较好。

表 11-1 常用苯二氮䓬类药物作用时间及分类

分类	药物	T_{max}(h)	$t_{1/2}$(h)
短效类	三唑仑(triazolam)	1	2～3
	奥沙西泮(oxazepam)	2～4	10～20
中效类	阿普唑仑(alprazolam)	1～2	12～15
	艾司唑仑(estazolam)	2	10～24
	劳拉西泮(lorazepam)	2	10～20
	替马西泮(temazepam)	2～3	10～40
	氯硝西泮(clonazepam)		24～48
长效类	地西泮(diazepam)	1～2	20～80
	氟西泮(flurazepam)	1～2	40～100

4. 中枢性肌松作用 有较强的肌肉松弛作用，降低肌张力而不影响机体的正常活动，可缓解大脑损伤所致的肌肉僵直。

5. 其他 可使记忆暂时性缺失。对呼吸及心血管系统也有一定的影响，但在小剂量时不明显，在较大剂量时可抑制肺泡的换气功能、心率减慢和血压下降等。

【作用机制】

中枢神经抑制性递质 γ-氨基丁酸(GABA)与其受体结合，氯离子通道开放，大量氯离子内流引起膜超级化，神经元兴奋性降低，产生中枢抑制效应。$GABA_A$ 受体-Cl^--通道是一个大分子复合体，在氯离子通道的周围含有多个分别能与 GABA、BZ 和巴比妥类药物等结合位点(binding sites，见图 11-2)。BZ 与其相应受点结合，诱导 $GABA_A$ 受体复合体构象变化，促进 GABA 与 $GABA_A$ 受体的结合，氯离子通道开放的频率增加而增加氯离子内流，产生中枢抑制效应。巴比妥类药物与巴比妥类药物受点结合，可使 $GABA_A$ 引起氯离子通道开放的时间延长，也能产生中枢抑制效应。药物及其剂量的不同，作用的部位及范围也不同，通过 $GABA_A$ 受体作用而引起的药理效应类似(均为中枢抑制性的)，但不尽相同(如镇静、催眠、抗惊厥等)。

【体内过程】

本类药物口服吸收良好，肌内注射吸收慢而不规则。血浆蛋白结合率高，脑组织中浓度较高，可蓄积于脂肪组织和肌组织中。主要在肝药酶作用下进行生物转化，多数药物的中间代谢产物具有与母体药物相似的活性，其半衰期更长，最后与葡糖醛酸结合失活，经肾排出。也可通过胎盘屏障，以及随乳汁分泌。BZ 类药物代谢过程见图 11-3。

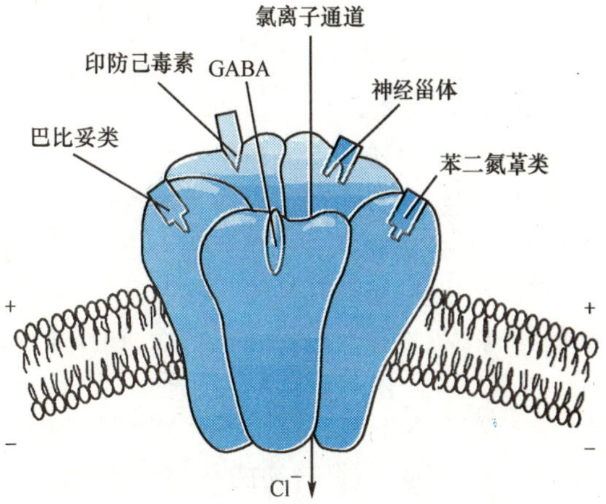

图 11-2 $GABA_A$ 受体-氯离子通道复合模式图

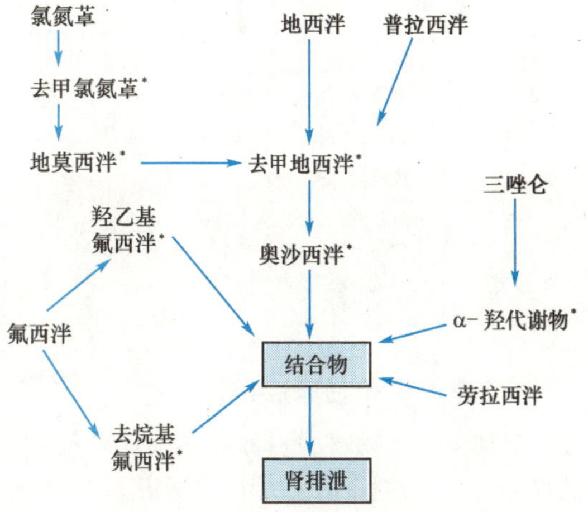

图 11-3 苯二氮䓬类的代谢过程

*活性代谢产物

【临床应用】

1. 抗焦虑 本类药物为焦虑症的首选药物。持续性焦虑状态，可选用长效类药物；间断性严重焦虑患者，可选用中、短效类药物。在心脏电复律、内镜检查和手术麻醉前等用药，能缓解患者对医疗处置的恐惧情绪，尚能减少患者麻醉药的用量及不良反应。

2. 镇静催眠 三唑仑、氟西泮、地西泮常用于失眠，对睡眠困难及早醒者，选用长效类较好；对入睡困难者，选用起效快的短效类药物较好。

3. 抗惊厥、抗癫痫 临床用于破伤风、子痫、小儿高热、药物中毒等引起惊厥的辅助治疗，可预防或控制惊厥。抗癫痫以硝西泮和氯硝西泮疗效较好。地西泮作为癫痫持续状态的首选药。

4. 中枢性肌松 可用于治疗中枢疾病(如脑血管意外、脊髓损伤等)引起的中枢性肌僵直，也可用于缓解局部病变(如腰肌劳损和关节病变等)所致的肌痉挛。

【不良反应】

常见头昏、嗜睡、乏力和记忆力下降。大剂量时偶有共济失调。安全范围大，毒性较小。过量急性中毒可致昏迷和呼吸抑制。静注速度过快时也可引起呼吸循环功能的抑制。吗啡和乙醇等其他中枢抑制药可增强其毒性。中毒时可用竞争性 BZ 受体阻断药物氟马西尼(fumazenil)进行诊断和抢救。长期应用可产生耐受性和成瘾性。老年体弱、肝肾功能不全者慎用，孕妇和哺乳妇女忌用。

第二节 巴比妥类

巴比妥类(barbiturates)是巴比妥酸的衍生物。巴比妥酸没有药理活性，但是其 C_5 上的 H 被其他一些基团取代则具有中枢抑制作用(图 11-4)。在 20 世纪 30～50 年代曾是催眠的主要药物，60 年代以后使用逐渐减少。常用巴比妥类药物及其分类见表 11-2。

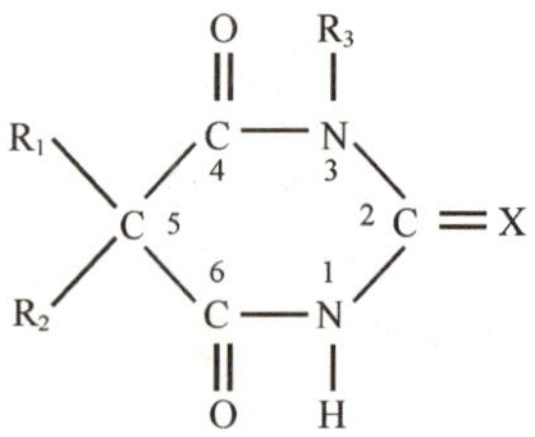

图 11-4 巴比妥酸类药物的母核结构

表 11-2 巴比妥类作用与用途比较表

分类	药物	显效时间(h)	半衰期(h)	作用持续时间(h)	油/水分配系数	消除方式	主要用途
超短效	硫喷妥钠	iv 立即	3～8	0.25	580	全部肝代谢	静脉麻醉
短效	司可巴比妥	0.25	19～34	2～3	52	主要肝代谢	抗惊厥镇静催眠
中效	戊巴比妥	0.25～0.5	15～48	3～6	39	主要肝代谢	抗惊厥
	异戊巴比妥	0.25～0.5	8～42	3～6	42	主要肝代谢	镇静催眠
长效	苯巴比妥	0.5～1	24～140	6～8	3	主要肾排泄 部分肝代谢	抗惊厥

【药理作用和临床应用】

巴比妥类药物对中枢神经系统具有普遍性的抑制作用，随剂量由小到大，依次出现镇静、催眠、抗惊厥和麻醉作用。

1. 镇静催眠作用 小剂量可引起镇静，中等剂量可催眠。不同巴比妥类药物的起效时间或持续时间不同(见表 11-2)。明显缩短快动眼睡眠时相(REMS)，久用停药可引起 REMS“反跳性”延长，伴有多梦，引起睡眠障碍，产生依赖性导致患者停药困难；同时过量可产生严重呼吸抑制。因此，巴比妥类药物已不作镇静催眠的常规用药。

2. 抗惊厥、抗癫痫作用 苯巴比妥有较强的抗惊厥作用和抗癫痫作用。临床用于癫痫大发作癫痫持续状态等的治疗；因可引起嗜睡而影响其预防用药。也可用于破伤风、子痫、小儿高热、药物中毒等引起惊厥的辅助治疗。

3. 麻醉作用 麻醉剂量已接近中毒量，麻醉时易发生中毒，故一般不作麻醉药物使用，仅硫喷妥钠作为静脉麻醉药用于短时的手术麻醉或诱导麻醉。

4. 其他作用 能增加其他中枢抑制药物的作用。

【作用机制】

主要抑制多突触反应，减弱易化，增强抑制。也能促进 GABA 能神经的功能，增强其抑制效应。巴比妥类药物的选择性较差，剂量较大即可普遍抑制中枢神经系统。

【体内过程】

本类药物口服或肌内注射都易吸收，血浆蛋白结合率差异较大。与血浆蛋白结合率低、脂溶性高的药物起效快，反之相反；脂溶性高的药物易通过细胞膜，在肝脏代谢破坏，作用维持时间短；硫喷妥脂溶性高起效极快，由于再分布作用维持时间很短。碱化尿液可使弱酸性的本类药物被肾小管重吸收减少，排泄加快。巴比妥类多是肝药酶诱导剂，可使自身或其他药物在肝脏代谢速度加快。

笔记栏

【不良反应】

常见不良反应是后遗效应。可引起过敏反应。久用可产生耐受性，较苯二氮䓬类易引起依赖性甚至成瘾，停药戒断症状明显，避免滥用，另可与其他催眠药物交替使用。此类药物安全性小，十倍于催眠量时即可产生中毒，主要表现为深昏迷、呼吸抑制、血压下降、休克等，因呼吸麻痹而死亡。解救措施包括早期洗胃；静注碳酸氢钠碱化血液、尿液，加速药物排泄；维持呼吸、循环功能及预防感染；必要时施行血液透析。

第三节　其他镇静催眠药

水合氯醛(chloral hydrate)

口服易吸收，15～30 分钟即可诱导睡眠，作用维持 4～8 小时。治疗失眠时不缩短 REM。也可用于抗惊厥。对胃有刺激性，须稀释后口服。大剂量可引起昏迷，并抑制呼吸及血管运动中枢，可致死亡。长期应用可产生耐受性、依赖性和成瘾性。

唑吡坦(zolpidem)和佐匹克隆(zopiclone)

唑吡坦和佐匹克隆具有类似结构，是新型非苯二氮䓬类药物，他们也作用于 $GABA_A$ 受体相应的 BZ_1 结合位点上，增加氯离子的内流而抑制中枢神经系统，比苯二氮䓬类药物具有更好的疗效和更少的不良反应。药物治疗指数高，不易产生耐受性和依赖性，不良反应发生率较低。

唑吡坦口服生物利用度 70%，与血浆蛋白结合率达 90%以上。代谢物均无活性，且由尿中(56%)和粪便中(37%)排出。$t_{1/2}$ 为 0.7～3.5 小时，作用可维持 6 小时。对于肝功能不全者，本品的代谢清除率降低。在小剂量时，本品能缩短入睡时间，延长睡眠时间；但抗焦虑、抗惊厥和中枢性肌肉松弛作用很弱。仅用于镇静和催眠(比如失眠症的短期治疗)，因起效迅速，所以应在临睡前服用。老年人和体质虚弱者可能对本品较敏感，用量适当减少。常见不良反应有嗜睡、头晕、头痛、恶心、腹泻和眩晕。后遗效应、耐受性和依赖性轻微。安全范围大。

佐匹克隆用常规剂量时具有镇静催眠和肌肉松弛作用，为安全性较高的速效催眠药。口服吸收迅速，连续多次给药无蓄积作用。在体内广泛代谢，50%的代谢物经肺脏排出，其余由尿液排出。肝硬化患者因脱甲基作用减慢，血浆消除能力明显降低，应调整剂量。临床用于各种失眠症，尤其适用于不能耐受次晨后遗作用的患者。偶见嗜睡、口苦、口干、肌无力、遗忘、醉态，有些人出现异常的易恐、好斗、易受刺激或精神错乱、头痛、乏力。长期服药后突然停药可能有较轻的激动、焦虑、肌痛、震颤、反跳性失眠及恶梦、恶心及呕吐，罕见较重的痉挛、肌肉颤抖、神志模糊(往往继发于较轻的症状)。用药期间应绝对禁止摄入酒精饮料。孕期妇女慎用，授乳期妇女和 15 岁以下儿童不宜使用。对本品过敏者、失代偿的呼吸不全患者、重症肌无力和重症睡眠呼吸暂停综合征患者禁用。

(许小林)

第12章 治疗中枢神经系统退行性疾病药

中枢神经系统退行性疾病(degenerative disease of central nervous system)是指一组慢性进行性中枢神经组织变性疾病。主要包括帕金森病(Parkinson's disease,PD)、阿尔茨海默病(Alzheimer's disease,AD)、亨延顿病(Huntington disease,HD)、肌萎缩侧索硬化症(amyotrophic lateral sclerosis,ALS)等。本组疾病的病因及病变的部位各不相同,但病理上可见脑和(或)脊髓发生神经细胞退行性变性或脱失。其确切病因和发病机制尚不清楚。

目前,除帕金森病患者通过合理用药可延长其寿命和提高生活质量外,其余疾病的治疗效果还难以令人满意。

第一节 抗帕金森病药

帕金森病又称震颤麻痹(paralysis agitans),是中老年人常见的一种进行性的中枢神经系统退行性慢性疾病,随病程出现进行性的功能障碍。典型的症状为静止性震颤、肌张力强直、运动迟缓及减少、姿势不稳、共济失调等。临床上按不同病因分为:原发性,动脉硬化性,脑炎后遗症和化学药物中毒四类;它们具有相同的主要症状,总称为帕金森综合征(Parkinsonism)。

PD的发病原因及机制尚不清楚。"多巴胺学说"认为帕金森病是因为黑质内多巴胺神经元退行性病变、纹状体内多巴胺(dopamine,DA)减少或缺乏所致。

遗传因素使患病易感性增加,在环境因素及年龄老化共同作用下,通过氧化应激、线粒体功能衰竭、钙超载、兴奋性氨基酸毒性及细胞凋亡等机制引起黑质DA能神经元变性。

DA和乙酰胆碱为纹状体两种重要的神经递质,功能相互拮抗。黑质致密部DA能神经元通过黑质-纹状体束作用于壳核、尾状核突触后神经元。如黑质DA能神经元变性丢失、黑质-纹状体DA通路变性,纹状体DA含量显著降低,ACh系统功能相对亢进,引起肌张力增高、动作减少等运动症状。

经典的抗帕金森病药主要包括拟多巴胺类药和抗胆碱药两类。通过增强DA系统功能或减弱ACh系统功能,恢复多巴胺能和胆碱能神经系统功能的平衡状态而产生治疗作用。此外,氧化应激学说为PD的治疗带来新的思路,即从治疗症候群方向转向预防DA神经元自身中毒方向。

一、拟多巴胺类药

(一) 多巴胺的前体药

左旋多巴(L-DOPA,levodopa)

【药理作用及作用机制】

L-DOPA是多巴胺的前体,通过血-脑屏障后,补充纹状体中多巴胺的不足而发挥治疗作用。但L-DOPA究竟是被残存多巴胺能神经元利用而增加DA的合成及释放,还是在细胞外被转化成DA后直接"溢流"(flooding)到突触间隙而激活突触后膜受体,这一点尚不清楚。PD病人服用L-DOPA后,对肌肉强直和运动迟缓改善效果较好,对肌肉震颤改善效果较差;对姿态步态联合动作、面部表情、言语、书写、吞咽、呼吸等均可改善;也可使情绪好转,对周围事物反应增加;但对痴呆症状效果不明显,对吩噻嗪类等抗精神病药所引起的帕金森综合征无效。L-DOPA可延长PD患者的寿命及明显提高其生活质量。

【体内过程】

本品口服后通过小肠芳香族氨基酸转运系统迅速吸收,食物中的其他氨基酸(可与左旋多巴竞争同一转运载体)胃排空延缓、胃内pH偏低等因素均可减少药物的吸收及降低其生物利用度。在肠黏膜、肝和其他外周组织中,左旋多巴经*L*-芳香族氨基酸脱羧酶(L-amino acid decarboxylase,AADC)催化,其极大部分脱羧生成DA,仅有1%左右的L-DOPA能进入中枢神经系统。DA不易通过血-脑屏障,可产生厌食、恶心、呕吐和心悸等不良反应。若同时合用AADC抑制药,可减少外周DA生成,增加进入中枢的左旋多巴数量,既可减少不良反应,又可提高疗效。L-DOPA 在体内代谢降解过程要消耗甲基，而甲基主要来自食物的蛋氨酸，故长期使用 L-DOPA 可导致蛋氨酸缺乏。

【临床应用】

1. 治疗帕金森病　治疗各种类型的 PD 病人，不论年龄和性别差异和病程长短均适用。起效慢，用药 2～3 周出现体征改善，用药 1～6 个月后疗效最强。用药早期，约 80% 的 PD 患者症状明显改善，其中约 20% 的病人可恢复到正常运动状态。随着用药时间的延长，本品的疗效逐渐下降，3～5 年后疗效已不显著，甚至药效消失（wearing-off）。治疗 PD 疗效与黑质纹状体病损程度相关，重症或年老体弱者疗效较差，轻症或较年轻患者疗效好。

2. 肝昏迷的辅助治疗　肝功能障碍时对苯乙胺和酪胺代谢能力降低，在神经细胞内苯乙胺和酪胺经 β-羟化酶分别生成伪递质苯乙醇胺和羟苯乙醇胺，它们可取代正常递质——去甲肾上腺素，妨碍神经功能。因左旋多巴能在脑内转变去甲肾上腺素，使正常神经活动得以恢复，昏迷者转为苏醒。因不能改善肝功能，作用只是暂时性的。

【不良反应】

用药早期可引起胃肠道反应和心血管反应；长期用药可引起运动过多症、症状波动和精神症状。

1. 胃肠道反应　由于 L-DOPA 在外周和中枢脱羧成 DA，分别直接刺激胃肠道和兴奋延脑催吐化学感受区 D_2 受体，在用药早期约 80% 患者出现厌食、恶心、呕吐和腹痛等，数周后能耐受。应用 AADC 抑制药、D_2 受体阻断药多潘立酮（domperidone，吗丁啉）可明显减少恶心、呕吐等症状。还可引起腹胀、腹痛和腹泻等。偶见溃疡出血或穿孔。饭后服药或减慢剂量递增速度可减轻胃肠道反应。

2. 心血管反应　治疗初期，约 30% 的患者出现直立性低血压。L-DOPA 脱羧生成 DA，后者激动血管壁上的 DA 受体，血管舒张；另外 DA 还可能作用于交感神经末梢，反馈性抑制交感神经末梢释放 NA。剂量大时，有些患者出现心动过速或其他心律失常，可用 β 受体阻断药加以治疗。

3. 不自主异常运动　患者出现不随意运动，多见于面部肌群，如张口、咬牙、皱眉、伸舌、头颈部扭动等；也可累及躯体肌群，偶见喘息样呼吸或过度呼吸。这可能与多巴胺受体过度兴奋有关。长期用药较易发生，减少 L-DOPA 剂量或使用多巴胺受体拮抗药可使异常运动减轻或消失。

4. 症状波动　长期服药，有部分患者出现症状快速波动，严重者出现“开-关反应”（on-off response）。“开”时活动正常或几近正常，而“关”时突然出现严重的 PD 症状。合用 AADC 抑制药、多巴胺受体激动药、MAO 抑制药和调整用药方法（比如改用静脉滴注或分量多次服用）可减轻症状波动。症状波动的发生可能与 PD 的发展导致多巴胺的储存能力下降有关。

5. 精神症状　少数患者出现焦虑、情感抑郁、失眠、狂躁、梦幻、幻想、幻视等症状。可能与 DA 作用于皮质下边缘系统有关。一旦出现精神障碍需减少药量或停药，严重者可给予非经典安定药如氯氮平（clozapine）治疗。

【药物相互作用】

维生素 B_6 能增强 L-DOPA 外周副作用，降低疗效；因为维生素 B_6 是 AADC 的辅基，能加速 L-DOPA 在外周组织转化成 DA。吩噻嗪类和丁酰苯类等抗精神病药物均能阻滞黑质-纹状体多巴胺通路，利舍平耗竭黑质纹状体的多巴胺，它们均能减弱或对抗 L-DOPA 的作用；抗抑郁药能引起直立性低血压而加强 L-DOPA 的副作用。以上药物不能与 L-DOPA 合用。

（二）左旋多巴的增效药

卡比多巴（carbidopa）

卡比多巴又称 α-甲基多巴肼、洛得新为氨基酸脱羧酶（AADC）抑制药。本品不能通过血-脑屏障，一般途径给药仅能抑制外周 AADC，单用对 PD 无效；如与 L-DOPA 合用，减少外周 DA 的生成，增加进入中枢神经系统的 L-DOPA，使 L-DOPA 治疗 PD 的效果提高，同时不良反应减少。本品与 L-DOPA 按 1∶4 或 1∶10 的比例组成的复方制剂称为心宁美（sinemet），现有心宁美控释剂（sinemet CR）。

苄丝肼（benserazide）

苄丝肼又称羟苄丝肼，也是 AADC 抑制药。按 1∶4 与 L-DOPA 组成的复方制剂称为美多巴（madopar），其作用特性与心宁美相同。

司来吉兰（selegiline）

司来吉兰又称丙炔苯丙胺（deprenyl），为

MAO-B 抑制药。单胺氧化酶（MAO）分为 A、B 两型，前者主要分布于肠道，能对食物、肠道内和血液循环中的单胺进行氧化脱氨代谢；后者主要分布于中枢神经系统。本品能迅速通过血-脑屏障，低于 10mg/d 时可选择性抑制中枢神经系统 MAO-B，减少脑内 DA 降解代谢，增加多巴胺浓度。司来吉兰与 L-DOPA 合用，可增加后者的疗效、降低用量及减少外周副反应，并能消除长期单独使用 L-DOPA 出现的“开-关反应”。临床长期试验表明，两者合用更有利于缓解症状延长患者寿命。

硝替卡朋（nitecapone）、托卡朋（tolcapone）、恩他卡朋（entacapone）

此类为 COMT 抑制药 L-DOPA 脱羧生成的 DA，经 COMT 催化转化成 3-O-甲基多巴（3-OMD）。3-OMD 可与 L-DOPA 竞争转运载体，减少 L-DOPA 的吸收及在脑组织中的浓度。硝替卡朋（nitecapone）、托卡朋（tolcapone）、恩他卡朋（entacapone）等能抑制外周 COMT，托卡朋还能抑制中枢 COMT。它们可提高 L-DOPA 的生物利用度和在纹状体中的浓度。托卡朋和恩他卡朋可明显改善病情稳定的 PD 病人日常生活能力和运动功能，尤适用于伴有症状波动的病人。

（三）多巴胺受体激动药

溴隐亭（bromocriptine）

溴隐亭又称溴麦角隐亭，为 D_2 类受体强激动剂，对 D_1 类受体具有部分拮抗作用；对外周多巴胺受体、α 受体也有较弱的激动作用。小剂量溴隐亭选择激动结节-漏斗通路 D_2 受体，抑制催乳素和生长激素分泌，用于治疗泌乳闭经综合征和肢端肥大症；增大剂量可激动黑质-纹状体多巴胺通路的 D_2 受体，与 L-DOPA 合用治疗 PD 取得较好疗效，并能减少症状波动。

利舒脲（lisuride）

利舒脲与溴隐亭作用相似，但激动作用更强（比溴隐亭强 1000 倍）。用于 PD 治疗，可改善运动功能障碍、减少严重的“开-关反应”和 L-DOPA 引起的运动过多症（即异常动作舞蹈症）。

培高利特（pergolide）

培高利特又称硫丙麦角林，对 D_2 类受体激动作用强于利舒脲，对 D_1 类受体激动作用较弱。由于作用时间长，适用于长期应用 L-DOPA 出现疗效减退的病人。可延长“开”的时间。

罗匹尼罗（ropinirole）和普拉克索（pramipexole）

罗匹尼罗和普拉克索均能选择性地激动 D_2 类受体（特别是 D_2、D_3 受体），而对 D_1 类受体几乎没有作用。虽也可引起恶心和乏力，但胃肠道反应较小。服用罗匹尼罗和普拉克索的患者在驾车时，出现突发性睡眠（sudden sleep attack），故服药期间禁止从事驾驶和高警觉性工作。

阿扑吗啡（apomorphine）

阿扑吗啡又称去水吗啡，为多巴胺受体激动药，可改善严重的“开-关反应”，但仅用于其他药物无效时的 PD 治疗，因其长期用药会引起 QT 间期延长，肾功能损害和精神症状。

（四）促多巴胺释放药

金刚烷胺（amantadine）

对 PD 的肌肉强直、震颤和运动障碍的缓解作用较强，优于抗胆碱药物，但不及 L-DOPA。用药后显效快，作用持续时间短，应用数天即可获得最大疗效，但连用 6～8 周后疗效逐渐减弱。与左旋多巴合用有协同作用。其抗帕金森病的机制可能在于促使纹状体中残存的完整多巴胺能神经元释放多巴胺；并能抑制多巴胺的再摄取；且有直接激动多巴胺受体的作用及较弱的抗胆碱作用。长期用药后，常见下肢皮肤出现网状青斑。日剂量大于 300mg，可致失眠、精神不安及运动失调等。偶致惊厥，故癫痫患者禁用。

二、抗胆碱药

苯海索（benzhexol，安坦）

口服易吸收。能拮抗中枢 M 胆碱受体，减弱黑质-纹状体通路 ACh 的作用，改善 PD 患者的运动障碍和肌肉强直等症状。对早期 PD 病人的治疗效果较好，晚期严重 PD 病人则较差。苯海索的疗效不如 L-DOPA，两者合用可提高疗效。临床上主要用于早期轻症患者、少数不能耐

笔记栏

受 L-DOPA 或多巴胺受体激动药的 PD 病人及抗精神病药所致的帕金森综合征。禁用于青光眼和前列腺肥大病人。有人认为本类药可加重 PD 病人的痴呆症状，该症状明显者慎用。

第二节 治疗阿尔茨海默病药

一、阿尔茨海默病发病机制简介

老年性痴呆症可分为原发性痴呆症、血管性痴呆症（vascular dementia）和两者混合型。前者又称阿尔茨海默病（Alzheimer's disease，AD），是一种中枢神经系统退行性疾病，与年龄高度相关的，进行性认知障碍和记忆力损害。表现为记忆力、判断力、抽象思维等一般智力的丧失，但视力、运动能力等则不受影响。

AD 发病机制尚未完全明了。患者尸检显示脑组织萎缩，特别是海马和前脑基底部神经元缺失。细胞外淀粉样蛋白沉积和神经元纤维缠结是该病最具特征的两大病理学变化。尽管有关 AD 的研究进展很快但迄今尚无十分有效的治疗方法。

认知和记忆障碍的主要解剖基础为海马组织结构的萎缩及神经元数目减少，功能基础主要为胆碱能神经兴奋传递障碍和中枢神经系统内乙酰胆碱受体变性等。AD 主要表现为认知和记忆障碍，增加中枢胆碱能神经功能即可改善 AD 症状，其中胆碱酯酶抑制药效果相对肯定，M 受体激动药正在临床试验中。

脑代谢激活药、改善脑微循环药物、钙拮抗药、非甾体类抗炎药、雌激素等对部分患者也有一定的疗效。

二、胆碱酯酶抑制药

他克林（tacrine）

【体内过程】

多采用口服给药，食物可明显影响其吸收，个体差异较大。也可注射给药。本品在体内分布广泛，肝、脑、肾中浓度较高，极易透过血-脑屏障。主要在肝脏代谢失活，$t_{1/2}$约 2～4 小时。

【药理作用及作用机制】

本品属第一代可逆性胆碱酯酶（acetylcholinesterase，AChE）抑制药，既可抑制血浆中的 AChE，也可抑制组织中的 AChE，使 ACh 水解减少、浓度增加；此外还可：①直接激动 M 型受体和 N 型受体；②促进 ACh 的释放；③间接增加 NMDA 和 5-HT 等递质的浓度；④促进脑组织对葡萄糖的利用等。通过多个方面的共同作用，他克林可延缓 AD 的病程 6～12 个月，提高患者的认知能力和自理能力。

【临床应用】

本品是目前最有效的 AD 治疗药，多与卵磷脂合用。不良反应较大，临床应用受限。

【不良反应】

他克林可引起肝功能损害，近半数患者在治疗头 12 周出现谷丙转氨酶（ALT）升高，一些患者因此而终止治疗；停药 3 周内多数患者肝功能可恢复，再次用药治疗可出现反跳且出现更快。其他不良反应有胃肠痉挛、厌食、恶心、呕吐、腹泻、消化不良等胃肠道反应，大剂量应用可出现胆碱综合征，女性多见。

【药物相互作用】

可改变茶碱的体内过程；西咪替丁可升高他克林的血浆浓度；与磷脂类合用可提高疗效。

多奈哌齐（donepezil）

多奈哌齐为第二代可逆性中枢 AChE 抑制药。本品口服后吸收良好，进食和服药时间对药物吸收无影响，半衰期约为 70 小时，每天服用 1 次即可。主要在肝脏代谢，少量以原药形式随尿排出。代谢产物中的 6-O-脱甲基衍生物仍具有抗 AChE 活性。与他克林相比，多奈哌齐对中枢 AChE 有更高的选择性和专属性，能改善轻度至中度 AD 病人的认知能力和临床综合功能，外周不良反应很少，患者耐受性较好。

利凡斯的明（rivastigmine）

本品也是第二代 AChE 抑制药，口服吸收迅速，易透过血-脑屏障。能选择性地抑制大鼠大脑皮质和海马中的 AChE 活性，而对纹状体、脑桥以及心脏的 AChE 抑制作用很小，可改善 AD 患者胆碱能神经介导的认知功能障碍，提高记忆力、注意力和方位感等认知能力，尚可减慢淀粉样蛋白前体（APP）的形成。本品具有安全、耐受性好、不良反应轻等优点，且无外周活性，尤其适用于伴有心脏、肝脏以及肾脏等疾病的 AD 患者。严重肝、肾损害患者及哺乳期妇女禁用。消化性溃疡、房室传导阻滞、病窦综合征、

笔记栏

哮喘、癫痫、肝或肾功能中度受损患者慎用。

加兰他敏（galantamine）

本品属于第二代 AChE 抑制药，能竞争性抑制 AChE，对神经元中的 AChE 有高度选择性，在胆碱能高度不足的区域（如突触后区域）活性最大。用药后 6～8 周治疗效果开始明显。治疗轻、中度 AD 的疗效与他克林相当。无肝毒性。本品可能成为 AD 治疗的首选药。

石杉碱甲（huperzine A）

石杉碱甲是一种生物碱，是我国学者于 1982 年从石杉科植物千层塔（*Huperzia serrata*）中分离得到的。本品口服吸收迅速而完全，易通过血-脑屏障，原形药物及代谢产物经肾排出。可逆性抑制胆碱酯酶，作用强。用于老年性记忆功能减退及 AD 患者，改善其记忆和认知能力。有严重心动过缓、低血压及心绞痛、哮喘、肠梗阻患者慎用。

美曲膦酯（metrifonate）

美曲膦酯又称敌百虫，是第一个 AChE 抑制药，本品还能显著提高大鼠脑内多巴胺和去甲肾上腺素的浓度，易化记忆过程，能同时改善 AD 患者的行为及认知功能，尚能明显改善患者的幻觉、抑郁/焦虑、情感淡漠等症状。主要用于轻、中度 AD。不良反应少而轻。

三、M 胆碱受体激动药

占诺美林（xanomeline）

占诺美林是目前发现选择性最高的 M_1 受体激动药之一。口服易吸收，易通过血-脑屏障，大脑皮质和纹状体摄取率较高。口服高剂量占诺美林可明显改善 AD 患者的认知功能和行为能力。为减轻胃肠道等不良反应，现拟改为皮肤给药。本品将成为第一个能有效治疗 AD 的 M 胆碱受体激动药。

四、NMDA 受体非竞争性拮抗药

应用胆碱酯酶抑制剂能够改善多种类型的 AD 相关认知障碍，对血管性痴呆和帕金森病痴呆等也有一定作用。但在痴呆患者不仅有多种神经递质改变，还存在突触后受体的丧失，应用 AChEI 后，虽然 ACh 水平得到一定程度的提高，但是并不能对发病和疾病病程有所改善。即胆碱能替代疗法存在局限性。因此，各国学者在不断研究 AChEI 以外的其他治疗药物。

谷氨酸（Glu）是介导中枢神经系统绝大多数突触兴奋的重要神经递质，它与细胞膜谷氨酸受体（GluR）相互作用而引起系列级联反应，涉及脑的很多重要功能如神经元和胶质细胞的增殖、发育、存活与死亡，与记忆和学习密切相关的长时程增强效应（LTP）和长时程抑制效应（LTD）等。此外，GluR 介导的神经毒性还与多种神经精神疾病诸如脑缺血、缺氧、创伤、中风、低血糖、癫痫、AD 等发病机制密切相关。

N-甲基-D-门冬氨酸（NMDA）受体是 GluR 之一，它控制着钙离子通道，调节钙离子向神经元内流。在正常静息情况下，NMDA 受体的离子通道被镁离子阻断。在激活状态下镁离子离开钙离子通道，于是钙离子流入突触后神经元。而在病理状态下，如患 AD 时，谷氨酸浓度长期升高，使镁离子离开 NMDA 受体，其对钙离子通道的阻隔作用消失，以致钙离子不断流入神经元内，使正常的学习、记忆信号不被识别。钙离子水平的永久性升高还会导致神经元的变性、死亡。

美金刚（memantine，美金刚胺）

美金刚是一种具有中等亲和性的非竞争性 NMDA 受体拮抗剂，它既可以在病理情况下阻断钙离子通道，同时降低谷氨酸能的兴奋性神经毒性作用，形成正常的学习和记忆，还可以保护病理毒性状态下的神经元。

美金刚是使用依赖性的 NMDA 受体非竞争性拮抗药，与 NMDA 受体具有中等的亲和性。当谷氨酸以病理量释放时，本品能减少谷氨酸的神经毒性作用，当谷氨酸释放过少时，美金刚可改善记忆过程所需谷氨酸的传递。这不同于高亲和性 NMDA 受体拮抗剂的完全阻断作用。该药能显著改善轻度至中度血管性痴呆症患者的认知能力，对较严重的患者效果更好；对中度至重度的老年痴呆症患者，还可显著改善其动作能力、认知障碍和社会行为。美金刚与 AChE 抑制药合用效果更好。

（许小林）

笔记栏

第13章　抗癫痫药与抗惊厥药

第一节　抗癫痫药

一、概　　述

癫痫是一类慢性、反复、突然发作的神经系统疾病。大脑癫痫灶神经元突发性异常高频率放电并向周围正常组织扩散。异常放电神经元所在部位(病灶)和扩散范围不同，临床上可出现短暂的运动、感觉、意识、行为及自主神经功能异常，并伴有异常的脑电图(EEG)。癫痫的常见类型及其临床表现如下：

1. 局限性发作(单纯性局限性发作)　局部肢体运动或感觉异常，多无意识障碍，持续20～60秒。运动症状有抽搐，自手指、足趾或口角、眼睑开始，可局限于该处，也可扩展至一侧肢体或对侧肢体；特殊感觉症状有口角、舌、手指或足趾麻木感、针刺感和幻觉等。少数患者甚至可导致全身强直-阵挛发作。

2. 精神运动发作(复合性局限性发作)　发作时有一过性主体感觉异常，如视物变色、变形、陌生感、似曾相识感、幻觉、情绪突变、冲动、无目的奔跑、无理吵闹、强迫思维等。伴有唇抽动、摇头等无意识的运动。持续30秒～2分钟。

3. 大发作(全身强直-阵挛性发作)　以突然意识丧失开始。部分患者在发作前一瞬间可出现一些先兆症状；病人突然神志丧失，常尖叫一声，倒地，全身肌肉先是发生持续性收缩(强直期，持续约10秒)，继而转为一张一弛的抽搐(阵挛期，持续约40秒)。在强直-阵挛期间，患者呼吸停止，全身发绀，瞳孔散大，光反应消失。在最后一次痉挛后，病人肌张力完全松弛，处于深度昏迷，呼吸恢复。此后患者由昏迷状态转入昏睡状态，大多经历十余分钟到数小时，呼吸渐趋平稳，脸色也逐渐转为正常，意识逐渐转清。EEG呈高幅棘慢波或棘波。

4. 癫痫持续状态　一般是指一次大发作之后尚未恢复意识，便又出现另一次发作，病人始终处于昏迷状态。此病情危重，要紧急抢救。

5. 小发作(失神性发作)　以6～12岁儿童为多，15岁以后罕见。表现为谈话、进食、行路时突然发生短暂的意识丧失，往往突然停止原来的活动，两眼凝视无神，呼之不应。发作时间6～20秒，极少超过30秒。发作前无先兆，清醒后对发作亦无记忆。每天发作数次到数十次不等。EEG呈3Hz/s高幅左右对称的同步化棘波。

二、抗癫痫药的作用方式及作用机制

抗癫痫药主要通过直接抑制病灶神经元过度放电或遏制异常放电向周围正常神经组织扩散，从而控制癫痫的发作。其作用机制可能与增强脑内GABA介导的抑制作用或干扰Na^+、Ca^{2+}、K^+等离子通道有关。

三、常用抗癫痫药

苯妥英钠(phenytoin sodium)

苯妥英钠又名大仑丁(dilantin)，属于二苯乙内酰脲类药物，为广泛应用的抗癫痫药物之一。

【药理作用与临床应用】

1. 抗癫痫　本品不能抑制癫痫病灶的异常放电但可阻止异常高频放电向周围正常神经组织扩散，对大发作临床疗效好，对局限性发作和精神运动性发作疗效次之；对小发作不仅无效，有时还可使其恶化。是治疗癫痫大发作和局限性发作的首选药物之一，禁用于小发作。

2. 抗外周神经痛　膜稳定作用，使三叉神经痛、坐骨神经痛和舌咽神经痛等神经疼痛综合征的疼痛减轻、发作次数减少甚至消失。临床治疗三叉神经痛疗效较好，对坐骨神经痛和舌咽神经痛也有一定效果。

3. 抗心律失常　见第17章。

【作用机制】

突触传递的强直后增强(posttetanic potentiation，PTP)是指反复用引起强直的高频电刺激

突触前神经纤维，引起突触传递易化，此时再以单个刺激作用于突触前神经纤维，突触后神经纤维的反应较未经强直刺激前为强。在癫痫灶异常高频放电的扩散过程中，PTP 也起一定的作用。苯妥英钠选择性抑制 PTP 的形成，癫痫灶异常高频放电的扩散受到遏制。

苯妥英钠具有膜稳定作用，对高频异常放电的神经元的 Na^+、Ca^{2+} 通道阻滞作用明显（但对正常的低频放电并无明显影响），抑制 Na^+、Ca^{2+} 内流，导致动作电位不易产生。产生膜稳定作用的机制为：

1. 阻滞电压依赖性钠离子通道 与失活态的 Na^+ 通道结合，阻止 Na^+ 内流，抑制钠依赖性动作电位的形成。

2. 阻滞电压依赖性钙离子通道 能选择性阻断 L(longlasting)型和 N(neuronal)型钙离子通道，但对 T(transient)型钙离子通道无效。

3. 对钙调素激酶系统的影响 Ca^{2+} 的多种第二信使作用均是通过 Ca^{2+}-受体蛋白-钙调素及其偶联的激酶系统介导的。本品通过抑制钙调素激酶活性和抑制突触前膜或后膜的磷酸化影响该系统，产生稳定细胞膜作用。

【体内过程】

苯妥英钠溶液呈强碱性，对组织刺激大，不宜肌内注射。口服吸收慢而不规则，连续服用治疗量，需经 6～10 天才达到稳态血药浓度，起效缓慢。生物利用度有明显的个体差异。血浆蛋白结合率达 90%。主要在肝脏代谢，是肝药酶诱导剂。药物血浆浓度低于 10μg/ml 时，按一级动力学消除；高于此浓度按零级动力学消除，$t_{1/2}$ 大大延长，血药浓度与剂量不成比例地迅速升高，容易出现毒性反应。应进行治疗药物监测。

【不良反应】

1. 局部刺激 碱性苯妥英钠对胃肠道的局部刺激，口服可致恶心、呕吐，食欲减退和上腹疼痛等反应。饭后服用可减轻胃肠道反应。静注可致静脉炎。

2. 神经系统反应 过量所致的急性中毒或长期服用引起的慢性中毒，血药浓度大于 20μg/ml 时可见眩晕、共济失调、眼球震颤等小脑及迷路系统的反应；50μg/ml 以上出现昏睡甚至昏迷。

3. 过敏反应 可见皮疹、皮肤瘙痒、粒细胞缺乏、血小板减少、再生障碍性贫血等。偶见肝损害。

4. 慢性毒性反应 ①久用常见胶原代谢障碍，引起结缔组织增生导致齿龈增生。②久服可致叶酸吸收及代谢障碍，还可抑制二氢叶酸还原酶，可发生巨幼红细胞性贫血。③加速维生素 D 的代谢，引起低血钙症。

5. 其他 妊娠早期用药偶见畸胎；静脉注射过快可引起心律失常、血压下降等。

【药物相互作用】

具有肝药酶诱导作用，能加速自身和其他许多药物的代谢（如皮质激素、环孢素、茶碱、避孕药、左旋多巴、口服抗凝药等）。因本品血浆蛋白结合率高（90%），可与其他血浆蛋白结合高的药物产生相互影响（如保泰松，双香豆素等）

卡马西平(carbamazepine)

【药理作用与临床应用】

卡马西平又名酰胺咪嗪是一种高效的广谱抗癫痫药。对精神运动性发作疗效较好，可作首选。对大发作也有效，对小发作及局限性发作疗效差。作用机制与苯妥英钠相似，阻滞钠离子通道，抑制癫痫灶及周围神经元放电。治疗神经痛效果优于苯妥英钠，对三叉神经痛等当为首选对症治疗药物。还可用于预防或治疗躁狂、抑郁症等。

【体内过程】

口服吸收缓慢、不规则。生物利用度在 58%～85%之间。血浆蛋白结合率约 76%。主要在肝脏代谢，可诱导肝药酶活性，加速自身代谢。单次给药时 $t_{1/2}$ 为 25 ～65 小时，长期服用诱发自身代谢，$t_{1/2}$ 降为 10～20 小时。代谢产物 10、11-环氧化卡马西平的药理活性与原形药相似。

【不良反应】

较常见的不良反应为视力模糊、复视、眼球震颤，较少见的不良反应有变态反应，罕见的不良反应有心律失常或房室传导阻滞，骨髓抑制等。

苯巴比妥(phenobarbital)

本药为巴比妥类药物，其对癫痫灶异常高频放电及其向周围正常神经组织扩散均有抑制，呈现广谱抗癫痫作用。临床主要用于治疗大发作及癫痫持续状态，对局限性发作及精神运动性发作也有效，对小发作效果差。因其中枢神经抑制明显，均不作治疗癫痫的首选药物。

扑米酮(primidone)

扑米酮又称去氧苯比妥，化学结构类似苯巴比

笔记栏

妥。本品在体内代谢生成苯巴比妥和苯乙基丙二酰胺，原型及代谢物都有抗癫痫作用。对大发作和部分性发作优于苯巴比妥，但对复合性局限性发作的疗效不及卡马西平和苯妥英钠。对小发作无效。

乙琥胺（ethosuximide）

本品属琥珀酰亚胺类药物，可对抗戊四氮引起的阵挛性惊厥。毒性较小，治疗癫痫小发作效果好，为临床首选药物。对伴有大发作的病人，乙琥胺不能单独使用，必须和苯巴比妥或苯妥英钠合用。

丙戊酸钠（sodium valproate）

本药是广谱抗癫痫药，临床上对各类型癫痫都有一定的疗效。对小发作疗效优于乙琥胺，但因有肝毒性，不作首选；是治疗大发作伴有小发作首选药物；对其他药物未能控制的顽固癫痫有时候可能奏效。

苯二氮䓬类（benzodiazepine，BZ）

地西泮是治疗癫痫持续状态的首选药；氯硝西泮对各型癫痫均有效，尤以对小发作、肌阵挛性发作和不典型小发作为佳；硝西泮主要用于肌阵挛性发作、不典型小发作和婴儿癫痫。

氟桂利嗪（flunarizine）

本品是一强效钙通道阻滞剂，可阻断神经细胞的病理性钙超载而防止阵发性去极化，细胞放电，从而避免癫痫发作。本品口服 2～4 小时达血浆峰值，$t_{1/2}$ 为 19～22 天，体内主要分布于肝、肺、胰、并在骨髓、脂肪中积蓄。连服 5～6 周达稳态血浓度，90%与血浆蛋白结合，可通过血-脑屏障，并可随乳汁分泌。绝大部分经肝脏代谢，经胆汁进入肠道，经大便排泄。适用于癫痫辅助治疗。

托吡酯（topiramate）

托吡酯是一个由氨基磺酸酯取代单糖的新型抗癫痫药物。在动物研究中发现，托吡酯对最大电惊厥发作试验中的大鼠及小鼠有抗惊厥作用。托吡酯可以阻断钠通道；可增加 GABA 激活 $GABA_A$ 受体的频率，加强氯离子内流，增强抑制性中枢神经递质的作用，但该作用苯二氮类拮抗剂氟马西尼不能阻断；可降低谷氨酸 AMPA 受体的活性，降低兴奋性中枢神经递质的作用。托吡酯的抗癫痫作用机制与传统的抗癫痫药物有许多不同。

主要用于局限性发作和大发作，也可作难治性癫痫治疗的辅助用药。

四、使用抗癫痫药注意事项

1. 正确选药　根据癫痫发作类型合理选用药物，对单纯类型癫痫常选用一种有效药物即可（表 12-1）。

表 12-1　癫痫的分类及治疗药物

类型	临床特征	药物治疗的选择
大发作	突然意识丧失，全身骨骼肌强直-阵挛性抽搐。每次持续数分钟，EEG 呈高幅棘慢波或棘波	苯妥英钠、卡马西平、丙戊酸钠、苯巴比妥、扑米酮、拉莫三嗪
小发作	短暂的意识突然丧失，多见于儿童，EEG 呈 3Hz 高幅左右对称的同步化波	乙琥胺、氯硝西泮、丙戊酸钠、拉莫三嗪
精神运动性发作	冲动性精神异常，伴有意识障碍，无意识的运动。病灶在颞叶和额叶，持续30 秒～2 分钟	卡马西平、丙戊酸钠、苯妥英钠、拉莫三嗪
局限性发作	局部感觉或肢体运动异常，多无意识障碍，持续 20～60 秒	卡马西平、丙戊酸钠、苯妥英钠、苯巴比妥、扑米酮、拉莫三嗪
肌阵挛性发作	部分肌群发生短暂的(约 1 秒)休克样抽动，EEG 表现为特有的短暂暴发性多棘波	首选糖皮质激素、丙戊酸钠、氯硝西泮
癫痫持续状态	一次大发作之后尚未恢复意识，便又出现另一次发作，病人始终处于昏迷状态	地西泮、劳拉西泮、苯妥英钠、苯巴比妥

2. 剂量个体化 由于个体差异大，用药量需从小剂量开始，逐渐增加，以控制症状制止发作又不产生严重副作用为度，然后维持治疗。在急诊情况下，开始可用负荷量。

3. 换药先加后撤 在治疗过程中，不宜随意更换药物，如因药物毒副作用需换用它药时，应在原药的基础上加用新药，新药疗效产生后逐渐减少原药至完全停用。

4. 长期、规律用药 癫痫是慢性病，现有药物仅起对症治疗，用药时可控制症状，停药后症状复发，甚至恶化。因此，要长期规律服药，待症状完全控制后至少维持 2～3 年。而后逐渐减量停药，减药过程大发作至少需要 1 年，失神性发作 6 个月。有少数病人需终身用药。

5. 注意不良反应 能否减少或避免药物毒副反应，对需长期甚至终生用药的癫痫患者来说至关重要。抗癫痫药物最常见的不良反应为中枢神经系统症状，如眩晕、共济失调等。除丙戊酸钠外，其他药物亦可伤害血液系统，引起粒细胞减少，血小板减少，甚至再生障碍性贫血。丙戊酸钠罕见的严重不良反应为肝功能衰竭。因此，在用药期间应定期做血常规和肝功能等检查。

第二节 抗惊厥药

惊厥是由于多种原因使脑神经功能紊乱所致。其表现为全身骨骼肌不自主地强烈收缩。治疗惊厥常用药物为巴比妥类、水合氯醛、地西泮和硫酸镁等。

硫酸镁（magnesium sulfate）

【药理作用与临床应用】

本品给药途径不同，呈现的药理作用性质不同，临床应用也不同。口服导泻和利胆（详见第 25 章作用于消化系统的药物）；注射则降压、抗惊厥和中枢抑制等；外用热敷消炎祛肿。

镁离子化学性质和钙离子相似，可竞争地阻断钙离子内流，降低细胞内钙离子的浓度；镁离子与 ATP 等形成复合物而激活许多重要酶，如膜的离子运转、神经冲动的产生和传导以及肌肉收缩等。

硫酸镁注射给药，提高细胞外液中镁离子浓度：可抑制中枢神经系统；也可减少运动神经末梢乙酰胆碱的释放量，阻断外周神经肌肉接头；使交感神经节冲动传递障碍及直接舒缓周围血管平滑肌等。产生镇静、抗惊厥、降血压等效应。临床可注射硫酸镁缓解子痫和破伤风等患者的惊厥，也可用于高血压危象和妊娠高血压综合征。

【不良反应】

血镁过高可引起呼吸抑制、血压剧降，应对不恰当或抢救不及时会造成死亡。因此，注射药物时需缓慢，并密切观察病人呼吸与血压的变化。如有中毒现象（如呼吸肌麻痹等），立即进行人工呼吸，并缓慢静脉注射氯化钙或葡萄糖酸钙对抗解救。

（许小林）

笔记栏

第 14 章 抗精神失常药

精神失常(psychiatric disorder)是由多种原因引起的一类精神活动障碍,表现为认知、情感、意志、行为等精神活动异常,包括精神分裂症、躁狂抑郁症和焦虑症。能用于治疗这些疾病的药物统称为抗精神失常药,根据其主要药理作用和临床应用分为抗精神病药(antipsychotic drugs)、抗躁狂症药(antimanic drugs)、抗抑郁症药(antidepressive drugs)和抗焦虑症药(antianxiety drugs)。

第一节 抗精神病药

抗精神病药主要用于治疗精神分裂症(schizophrenia),又称为抗精神分裂症药(antischizophrenic drugs)或神经安定药(neuroleptics)。

精神分裂症是以思维、情感、行为之间互不协调,精神活动与现实环境相脱离的“精神分裂”为主要临床特征的精神病,约占精神病住院病人的60%~70%。其病程具有慢性进行性和易复发的特点,临床表现复杂。其基本症状表现为:①联想障碍:联想过程缺乏连贯性和逻辑性;②情感淡漠:情感反应和思维内容与周围环境不协调;③意志活动减退或缺乏。根据临床症状可分为躁狂型(Ⅰ型)和抑郁型(Ⅱ型),前者以幻觉、妄想、思维紊乱等阳性症状(positive symptoms)为主,后者以情感淡漠、思维贫乏、主动性缺乏等阴性症状(negative symptoms)为主。

精神分裂症的病因有多种学说,目前仍不十分清楚。以脑内多巴胺(dopamine,DA)、5-羟色胺(5-hydroxytryptamine,5-HT)等单胺类神经递质功能亢进学说占主导地位。临床常用抗精神病药主要通过降低单胺类神经递质的功能而发挥作用。

1. 阻断脑内DA受体 一般认为精神分裂症的发病机制与脑内多巴胺(dopamine,DA)功能增强有关。研究证明,人脑内有4条DA能神经通路和5种DA受体亚型(D_1、D_2、D_3、D_4和D_5)。根据DA受体功能不同分为两类,D_1和D_5受体称为D_1样受体,被激动时活化腺苷酸环化酶(AC),使细胞内cAMP水平升高;D_2、D_3和D_4受体称为D_2样受体,被激动时抑制AC,使细胞内cAMP水平降低。脑内的4条DA能神经通路,与抗精神病药物的治疗作用和不良反应密切相关。

(1) 中脑-边缘系统和中脑-皮质通路:神经元细胞体位于中脑顶盖,神经纤维主要投射到边缘系统(伏隔核、嗅结节)和额叶的广泛区域以及大脑皮质。此两条通路与认知、思维、情绪、情感、行为和精神活动有关。该通路DA功能亢进则导致精神分裂症,阻断该通路D_2样受体的药物具有抗精神病作用。

(2) 黑质-纹状体通路:神经元细胞体集中在黑质,神经纤维到达纹状体的尾状核和壳核,调控锥体外系功能。生理状态下,DA能神经(起抑制作用)与胆碱能神经(起兴奋作用)处于平衡协调状态,维持运动协调。当该通路DA含量减少(如帕金森病患者黑质DA能神经元变性)或DA受体被阻断(如使用抗精神病药物时),则DA功能降低,引起锥体外系症状(帕金森综合征)。

(3) 结节-漏斗通路:神经元细胞体位于下丘脑弓状核,神经纤维至正中隆起,与垂体前叶内分泌机能活动有关。该部位DA受体被阻断,可引起内分泌机能紊乱。

此外,在延脑催吐化学感受区(chemoreceptor trigger zone,CTZ)和下丘脑也有DA受体分布,分别参与呕吐反射和体温调节。

2. 阻断5-HT受体 氯氮平(clozapine)、利培酮(risperidone)等非经典抗精神病药主要通过阻断5-HT受体产生抗精神病作用,长期应用几乎无锥体外系副作用。氯氮平阻断$5\text{-}HT_{2A}$受体,并选择性阻断D_4受体,对DA受体其他亚型几无亲和力。利培酮阻断$5\text{-}HT_2$受体作用显著强于阻断D_2受体的作用。

根据化学结构可将抗精神病药物分为吩噻嗪类(phenothiazines)、丁酰苯类(butyrophenones)、硫杂蒽类(thioxanthenes)、二苯氧氮平类(dibenzoxazepines)、苯酰胺类(benzamides)、二苯丁哌啶类(diphenylbutylpiperidines)和苯并

异噁唑类等7类。根据作用机制则可分为DA受体阻断药和5-HT/DA受体阻断药两类。

一、DA受体阻断药

本类药物为典型抗精神分裂症药，以氯丙嗪、氟哌啶醇等为代表药，主要通过阻断D_2样受体发挥治疗作用，对阳性症状有效，对阴性症状和抑郁症状疗效较差，具有锥体外系及催乳素水平升高等不良反应。

（一）吩噻嗪类

吩噻嗪是由硫和氮连接两个苯环形成的一种三环基本结构，其2、10位被不同基团取代则获得各种吩噻嗪类抗精神病药。根据C_{10}侧链不同，这类药物又分为二甲胺类（**氯丙嗪**）、哌嗪类（**奋乃静**、**氟奋乃静**、**三氟拉嗪**）和哌啶类（**硫利达嗪**）。

氯丙嗪（chlorpromazine）

氯丙嗪又名冬眠灵（wintermin），是1950年发现的第一个治疗精神分裂症的有效药物，目前仍是临床治疗精神病的常用药物之一。

【药理作用与机制】

本品主要阻断脑内DA受体，但对不同脑区DA受体的选择性低，也能阻断α肾上腺素受体和M胆碱受体，故其作用广泛，长期应用产生多种严重不良反应。

1. 对中枢神经系统的作用

（1）抗精神病作用：正常人服用治疗剂量后，主要表现为安静、活动减少、表情淡漠、对周围事物不感兴趣，在安静环境下易入睡，入睡后易唤醒，醒后神志清楚。精神病人服用治疗剂量后，能迅速控制兴奋躁动症状，连续用药能消除精神分裂症患者的幻觉、妄想，减轻思维、情感和行为障碍，使患者恢复理智、情绪安定、生活自理。但对阴性症状疗效较差。患者多数临床缓解，约有半数可获临床痊愈，显著减少复发。氯丙嗪有较强的镇静作用，对躁狂症的躁狂、激惹、敌对情绪等也有效。其作用机制主要与阻断中脑边缘系统及中脑-皮质通路的D_2样受体有关。本品长期应用不易产生耐受性。

（2）镇吐作用：小剂量可阻断延髓第四脑室底部的催吐化学感受区的D_2样受体，大剂量可直接抑制呕吐中枢，产生强大镇吐作用。对妊娠和其他疾病或化学物质引起的呕吐均有效。对刺激前庭引起的呕吐（如晕动病所致呕吐）无效。也能抑制延髓催吐化学感受区旁的呃逆调节中枢，治疗顽固性呃逆有效。

（3）对体温的影响：抑制体温调节中枢的调节能力，使体温随环境温度而变化。低温环境下可使正常体温下降，高温环境下则可引起体温升高。本品配合物理降温可使体温和基础代谢降低，器官功能活动与耗氧量减少，减轻机体对伤害性刺激的反应。临床用于“人工冬眠”，多用于严重创伤、感染性休克、高热惊厥、中枢性高热和甲状腺危象等的辅助治疗，使病人顺利度过危险期。

2. 对自主神经系统的作用

（1）外周α受体阻断作用：氯丙嗪有明显的α受体阻断作用，并抑制血管运动中枢，引起血管扩张和血压下降。对高血压患者的降压作用明显，但反复应用可产生耐受性，使降压作用减弱，故不适用于高血压病的治疗。氯丙嗪的α受体阻断作用，可翻转肾上腺素的升压效应，对氯丙嗪引起的体位性低血压不能用肾上腺素纠正。

（2）外周M受体阻断作用：氯丙嗪阻断M胆碱受体，可引起口干、便秘、视力模糊等阿托品样作用。

3. 对内分泌系统的影响 阻断下丘脑结节-漏斗DA通路的D_2样受体，影响下丘脑释放的各种激素分泌。如抑制垂体生长激素的分泌，临床上可用于巨人症的治疗；减少催乳素释放抑制因子，可致催乳素分泌增多，出现乳房肿大、溢乳；抑制促性腺激素释放，可致卵泡刺激素与黄体生成素分泌减少，抑制排卵；抑制促皮质素释放激素和促皮质素的分泌。

【体内过程】

氯丙嗪口服吸收慢而不规则，易受胃内食物或抗胆碱药的影响，一般在2～4小时血药浓度达峰值。肌内注射后血药浓度迅速上升。进入血液后，约90%与血浆蛋白结合。脑组织分布多，约为血药浓度的10倍。主要在肝代谢，经肾排泄，消除$t_{1/2}$为8～35小时。因其脂溶性高，易蓄积于脂肪组织，停药6个月后仍可在尿中检出氯丙嗪及其代谢物。不同个体口服相同剂量的血药浓度相差10倍以上，故给药剂量应个体化。氯丙嗪的消除和代谢随年龄增长而递减，故老年患者需减量。

【临床应用】

1. 治疗精神病 氯丙嗪目前仍为治疗精神分裂症的重要药物，主要用于以躁狂、幻觉、妄想、思维和行为障碍等阳性症状为主的精神分裂症，对各种器质性精神病（如脑动脉硬化或感染中毒性精神病等）和症状性精神病也有效。一般口服用药，剂量因人而异，宜从小量开始，逐渐增量。初用 40～150 mg/d，一周内可增至 200～300 mg/d，分次服用。无效时可渐增到 400～500 mg/d，重症患者可达 600～800 mg/d。多数病人有效量在 300～600 mg/d。治疗有效者应用原量维持或巩固疗效一个月，以后如病情稳定，可酌情缓慢减量，半年左右可减至有效治疗量的 2/3，以后再渐减至 1/3。视病情不同可维持治疗持续 1～2 年或 2～3 年。如可停药则应在几周之内逐渐减量，不可骤停。老年人对本品耐受能力降低，应从小剂量开始，缓慢增加剂量。

躁狂症患者或精神病人有躁动、不合作等急性症状时可采用注射给药。肌内注射 25～50 mg/次，数小时可重复给药。静脉注射可致血栓性静脉炎，应以生理盐水或葡萄糖溶液稀释后缓慢注射，也可稀释至 1 mg/ml 作静脉滴注（1 mg/min），剂量为 50～100 mg/次。

2. 治疗呕吐与顽固性呃逆　用于治疗药物（洋地黄、吗啡等）、尿毒症、恶性肿瘤等引起的呕吐，只须用小剂量，一般口服 12.5～25 mg/次，2～3 次/日。不能口服者，可肌内注射 25mg/次。也用于治疗顽固性呃逆，但对晕动病所致呕吐无效。

3. 低温麻醉与人工冬眠　氯丙嗪配合物理降温可用于低温麻醉，也可与其他药物合用于人工冬眠疗法。冬眠合剂（1 号）由氯丙嗪 50 mg、异丙嗪 50 mg、哌替啶 100 mg 及 5% 葡萄糖 250 ml配成，多采用静脉滴注给药，总剂量依病情而定。

【不良反应与注意事项】

1. 锥体外系反应　发生率约为 30%，有 4 种临床表现。①震颤麻痹：多见于老年患者，一般用药数周至数月内发生，主要表现为肌肉震颤、面容呆板、动作迟缓、流涎等；②静坐不能：常见于用药早期，表现为坐立不安、无目的运动不停、心烦意乱，易误诊为病情加重；③急性肌张力障碍：多见于青少年，起病急，累及头颈、背、口、舌、眼部肌肉，因肌痉挛而有吞咽困难、斜颈，怪相等，易误诊，应注意与癔病、器质性脑病及低血钙鉴别；④迟发性运动障碍：多见于用药 2 年以上患者，偶见于用药几个月的病人，表现为口-舌-咀嚼肌不自主的刻板动作，四肢也可有舞蹈动作。

上述前三项反应是因本品阻断黑质-纹状体通路的 D_2 受体，使锥体外系胆碱能神经功能相对亢进所致，可通过减小用量、停药或用抗胆碱药纠正，抗组胺药也有效。

迟发性运动障碍的反应机制未明，可能因 D_2 受体长期受阻断后，D_2 受体数量和敏感性反馈性增加，并促进突触前膜 DA 合成和释放，使 DA 功能活动亢进所致。对迟发性运动障碍目前尚无较好的处理方法，抗胆碱药反可使其加重，重点应放在预防。如避免在易发生反应的老年及有器质性脑病患者长期大剂量使用；长期用药的病人采取间歇服药法；停药时逐渐减量，避免骤停；注意观察此反应的早期迹象如异常的嘴和颊抽动，一旦发现应及早采取相应措施。

2. 内分泌紊乱　氯丙嗪阻断 DA 介导的下丘脑对垂体水平激素分泌的调控，表现为催乳素增多和性激素减少，引起乳房肿大、溢乳、月经异常。儿童可轻度抑制生长。在啮齿类动物可诱发乳腺癌，在人尚无定论。乳腺增生症和乳腺癌患者禁用。

3. 外周 M 受体阻断症状　出现口干、便秘、心悸、视力模糊和眼压升高等，偶有急性尿潴留或肠麻痹。青光眼患者禁用。

4. 心血管系反应　因阻断 α 肾上腺素受体可致直立性低血压和反射性心动过速，长期用药者多数会有心电图异常。多发生在年老伴动脉硬化、高血压患者。应定期做心电图检查，单纯性心电图异常不需停药，伴有异位心律或传导阻滞者应停药并采取相应措施进行处理。冠心病患者易致猝死，应慎用。

5. 过敏反应　可有皮疹和接触性皮炎。也可见粒细胞减少或缺乏、血小板减少等造血系统过敏反应，多发生于中年以上女性患者，虽发生率低，但死亡率高，应警惕。偶见过敏性肝损害，停药可恢复。

6. 药源性精神异常和中枢神经症状　可出现嗜睡、淡漠、无力等中枢抑制症状，也可引起兴奋、躁动、抑郁、幻觉、妄想、意识障碍等精神异常，需注意与原有精神病症状鉴别，一旦发生应立即减量或停药。少数有惊厥史和癫痫史的患者可出现局部或全身抽搐、癫痫样脑放电，有惊厥和癫痫史者禁用，必要时加用抗癫痫药处理。

7. 急性中毒　一次吞服大剂量、增加剂量过快或多种药物联用可致急性中毒，引起神经松弛剂恶性综合征（neuroleptic malignant syn-

笔记栏

drome)，主要表现为高热、肌僵直、妄想、意识障碍、昏睡、呼吸和循环功能障碍、血压下降、心动过速、心电图异常(P—R 间期或 Q—T 间期延长，T 波低平或倒置)、休克等，严重者可致命。一旦发现应立即停药，应用 D 受体激动药(如溴隐亭)治疗，并采取对症治疗和支持治疗。

【药物相互作用】

氯丙嗪可与多种药物产生相互作用，临床合用时应调整剂量或避免合用。如增强乙醇、镇静催眠药、抗组胺药、镇痛药等其他中枢抑制药的作用，特别与吗啡、哌替啶等合用时应注意呼吸抑制和血压下降等现象；肝药酶诱导剂苯妥英钠、卡马西平等加速氯丙嗪代谢；抑制 DA 受体激动药和左旋多巴的作用；氯丙嗪代谢产物可能阻止胍乙啶被摄入神经末梢，拮抗胍乙啶的降压作用。

氟奋乃静(fluphenazine)

氟奋乃静的药理作用与氯丙嗪相似，抗精神病效价强度为氯丙嗪的 25 倍，为奋乃静的 3～5 倍，作用快而且持久，但镇静作用较弱。部分患者用药 10d 即可见效。对妄想、紧张性精神分裂症疗效较好，对幻觉、焦虑、思维障碍亦有效。治疗精神病用量，开始口服 1～5 mg/d，视病情需要逐渐增量，重症可达 20 mg/d，最高不宜超过 30 mg/d。维持治疗一般用 4～10 mg/d，至少用药 1 年。

本品的癸酸酯或庚酸酯为长效制剂，肌注后在体内被酯酶缓慢水解而起作用，一般在 24～72 小时起效，48～96 小时作用达高峰，一次注射疗效可持续 2～4 周，适用于门诊及院外病人维持治疗、巩固疗效和防止复发。开始用量肌注 12.5 mg/次，以后可用 25 mg/次，一般每 2 周注射一次。

锥体外系症状较氯丙嗪和奋乃静更多见，可用抗胆碱药对抗。对心血管、血液、肝脏方面的不良反应较氯丙嗪轻。长期用药可见迟发性运动障碍，也可发生药源性抑郁症。血压过低、白细胞过少、严重抑郁、青光眼、严重肝肾功能障碍、癫痫患者慎用。对本品过敏者、孕妇及哺乳期妇女禁用。

奋乃静(perphenazine)

奋乃静抗精神病和镇吐作用强度约为氯丙嗪的 6 倍，对幻觉、妄想、焦虑、紧张、激动等症状有效，对控制躁动症状不如氯丙嗪，对心、肝、肾、肺等脏器影响较小，适用于老年患者。门诊多作首选，住院病人亦常用。其癸酸酯或庚酸酯为长效制剂，用于预防精神分裂症复发或维持治疗。治精神病起始剂量为 2～4 mg/次，3 次/d，视病情可渐增至 60 mg/d。对急性病人、不合作者可肌注 5～10 mg/次，必要时视病情隔 6 小时注射一次。本品可用于术后和化疗引起的恶心呕吐，也可用于顽固性呃逆。治焦虑或止吐可口服 2～4 mg/次，2～3 次/d。不良反应与注意事项同氟奋乃静。

三氟拉嗪(trifluoperazine)

三氟拉嗪又名甲哌氟丙嗪。抗精神病作用较氯丙嗪强约 10 倍，作用快而持久，锥体外系反应发生率 60%，镇静作用弱。临床上对妄想型和紧张型精神分裂症疗效较好。治疗急、慢性精神分裂症起始剂量 2～5 mg/次，2 次/d。按照病情渐增剂量，一般可用到 20 mg/d，严重病例可用到 40 mg/d。用于止吐可口服 1～2 mg/次，2～3 次/d。不良反应与氯丙嗪相似。

硫利达嗪(thioridazine)

硫利达嗪抗精神病作用与氯丙嗪相似而较弱，镇静作用较明显。对边缘系统的 DA 受体有选择性作用，对锥体外系影响较小，锥体外系反应发生率低。适用于伴有激动、焦虑、紧张的精神分裂症、躁狂症、更年期精神病。也适用于老年精神病、抑郁症和焦虑症。治精神病常用剂量为 150～500 mg/d，分 3～4 次口服。治焦虑症用量为 25～150 mg/d。应从小剂量开始，逐渐增量。主要不良反应为口干、眩晕、体位性低血压、视力调节障碍、射精不能。长期应用也可见闭经、白细胞和血小板减少、心电图异常。

(二) 丁酰苯类

本类药物化学结构与吩噻嗪类完全不同，但药理作用、作用机制和临床应用均与吩噻嗪类相似，为强效抗精神病和抗焦虑药。

氟哌啶醇(haloperidol)

氟哌啶醇又名氟哌啶苯、氟哌醇。口服吸收快，2～6 小时血药浓度达高峰，作用可持续 72 小时，血浆蛋白结合率约 92%，主要分布于脑、肝，经肝代谢，由胆汁和肾脏排泄。

笔记栏

抗精神病作用与镇吐作用比氯丙嗪强约 50 倍，其镇静、阻断 α 受体、阻断 M 受体和降低体温作用均较弱。适用于控制躁动、幻觉、妄想为主的精神分裂症。能改善慢性病人的精神衰退症状。一般 3～7 天即可起效，两周左右可见明显效果。也用于秽语综合征、焦虑性神经症、顽固性呃逆和呕吐。治疗精神病从小剂量开始，0.5～2 mg/次，2～3 次/d，逐渐增量，常用剂量 10～40 mg/d。症状缓解后以小剂量(2～4 mg/d)维持治疗。急性重症病人可肌内注射 5～10 mg/次，视病情每日注射 2～3 次，疗程 1～2 周，可安全有效地控制急性兴奋症状。

锥体外系反应发生率高达 80%，主要表现为静坐不能和急性肌张力障碍，长期使用也可发生迟发性运动障碍。也可引起心律失常、心肌损伤、神经松弛剂恶性综合征等，长期应用者宜定期作心电图监测。有降低惊厥阈值及致畸的报道，癫痫患者及孕妇禁用。

氟哌利多 (droperidol)

氟哌利多又名氟哌啶。药理作用与氟哌啶醇相似，在体内代谢快，作用维持时间短。主要用于治疗精神分裂症的急性发作，控制兴奋躁动状态。也用于增强镇痛药效果，临床上常与芬太尼按 50∶1 组成氟芬合剂，应用后使病人产生一种特殊麻醉状态，患者意识模糊，痛觉消失，但不进入睡眠状态，称为“神经安定镇痛术”(neuroleptanalgesia)，适用于外科小手术，各种内镜检查、造影，严重烧伤的清创换药等。

匹莫齐特(pimozide)

匹莫齐特又名哌米清。作用类似氟哌利多，半衰期较长，每天只须用药一次。抗幻觉、妄想、淡漠效果好，也适用于行为退缩的病人。

(三) 硫杂蒽类

本类药物的化学结构与吩噻嗪类相似，在吩噻嗪环上第 10 位的氮原子被碳原子取代，故其药理作用与吩噻嗪类相似。

氯普噻吨 (chlorprothixene)

氯普噻吨又名泰尔登(tardan)、氯丙硫蒽。抗幻觉、妄想作用较氯丙嗪弱，镇静、抗焦虑和抗抑郁作用较强，适用于伴有焦虑或抑郁状态的精神分裂症、焦虑性神经官能症及更年期抑郁症。治疗开始用量 25～50 mg/次，2～4 次/d，视病情和耐受情况可逐渐增量至 300～600 mg/d。对兴奋躁动不合作者，可肌内注射 25～100 mg/次，2～4 次/d，病情稳定后改为口服。不良反应与氯丙嗪类相似而较轻，锥体外系反应较少。罕见不良反应有粒细胞减少症、黄疸及乳腺肿大等。

氟哌噻吨 (flupenthixol)

氟哌噻吨抗精神病作用比氯普噻吨强 4～8 倍，并具有抗抑郁和抗焦虑作用，镇静作用较弱。适用于急慢性精神分裂症，各种原因引起的抑郁症和焦虑症状。有特殊的激动效应，不宜用于兴奋和躁动病人。锥体外系反应较明显，妊娠前三个月禁用。

替沃噻吨(thiothixene)

替沃噻吨抗精神分裂症作用较强，适用于急慢性精神分裂症的淡漠、孤独、主动性减退等症状，锥体外系反应少见。

(四) 苯酰胺类(benzamides)

舒必利 (sulpiride)

舒必利又名硫苯酰胺、舒宁、止呕灵(doamatil)。能选择性阻断中脑-边缘系统 D_2 样受体，能有效消除幻觉、妄想、淡漠、退缩、木僵、抑郁、焦虑、紧张等症状。对急慢性精神分裂症疗效较好，对其他药物无效者亦有效，也可用于治疗抑郁症。本品止吐及抑制胃液分泌作用强，可用于顽固性恶心、呕吐及消化性溃疡病。对纹状体 DA 受体的阻断作用不明显，锥体外系反应较少。副作用有月经不调、泌乳、失眠、焦虑、运动失调、癫痫发作及心电图改变等。可升高血中儿茶酚胺浓度，高血压、嗜铬细胞瘤及躁狂症病人禁用。

泰必利(tiapride)

泰必利又名硫必利，阻断 D_2 样受体，对感觉运动神经系统疾病及精神运动行为障碍具有良好疗效。主要用于各种神经痛和运动障碍，对舞蹈症、秽语多动症、顽固性头痛、痛性痉挛、关节疼痛等均有明显疗效。该药还有镇吐、兴奋平滑肌等作用。

(五)二苯丁哌啶类

五氟利多(penfluridol)

五氟利多口服易吸收,8～16 小时血药浓度达高峰,可储存于脂肪组织,然后缓慢释放进入血及脑组织,为口服长效抗精神病药,每周口服一次即可维持疗效。该药抗精神病作用强,疗效与氟哌啶醇相似。亦有镇吐作用,无明显镇静作用。适用于急慢性精神分裂症,尤其适用于慢性精神分裂症患者维持与巩固疗效。

不良反应主要为锥体外系反应。一次服药剂量过大或耐受性差者,可在服药次日出现急性肌张力障碍,如颈斜、动眼危象或扭转痉挛。出现较重锥体外系反应时,时常产生焦虑反应与睡眠障碍。该药不适用于年老体弱者。

二、5-HT/DA 受体阻断药

与典型抗精神分裂症药不同,本类药物是能同时阻断 5-HT 受体和 DA 受体的新型抗精神病药,被称为非典型抗精神分裂症药。研究证明,5-HT 对 DA 能神经通路具有调节作用,5-HT 功能失调可能与精神分裂症相关。过度激动 5-HT 受体,可导致幻听和类似精神分裂症的精神反应。5-HT-DA 受体阻断药不仅改善精神分裂症患者的阳性症状,对阴性症状、认知功能和情感症状也有明显改善作用,并克服了典型抗精神分裂症药锥体外系反应发生率高的缺点,已成为有效治疗精神分裂症的一线药物。

氯氮平(clozapine)

氯氮平又名氯扎平,为二苯氧氮平类新型广谱抗精神病药。目前在我国许多地区已将其列为抗精神分裂症的首选药物。

作用机制为选择性阻断中脑-边缘系统和中脑-皮质通路的 D_4 亚型受体,也阻断 $5\text{-}HT_{2A}$ 受体,协调 5-HT 与 DA 系统的相互平衡而发挥治疗作用。对黑质-纹状体通路 D_2 和 D_3 亚型受体几无阻断作用,故无锥体外系反应。

本品抗精神病作用强,起效快,多在一周内见效。对精神分裂症的阳性症状和阴性症状均有治疗作用,能较快控制各型精神分裂症的兴奋躁动、幻觉、妄想、焦虑不安、思维障碍、行为紊乱、木僵等症状,而对情感淡漠、逻辑思维障碍等作用较差。对其他药物治疗无效的病例仍有效,也适用于慢性及周期性精神分裂症、躁狂症和各类神经官能症,也可用于长期应用氯丙嗪等引起迟发性运动障碍的患者。

常见不良反应有流涎、便秘,偶可引起发热、粒细胞减少或缺乏。用药期间必须定期检查血常规,一旦发现粒细胞减少,应立即停药并积极抢救。用量过大(大于每日 500mg)可引起癫痫发作,增量过快易致直立性低血压。癫痫及严重心血管病患者慎用。

奥氮平(olanzapine)

奥氮平又名再谱乐(zyprexa)。能阻断 5-HT 受体和 DA 受体,对中枢 $5\text{-}HT_2$ 受体亲和力大于 D_2 样受体,选择性减少中脑-边缘系统 DA 能神经元放电,而对黑质-纹状体通路影响轻微。适用于精神分裂症急性期和维持治疗,对阳性症状和阴性症状均有效,疗效与氯氮平相当。不良反应较氯氮平少而轻。

利培酮(risperidone)

利培酮又名利司培酮、维思酮(risperdal),为苯并异噁唑衍生物。口服后 1～2 小时血药浓度达高峰,首关消除明显,生物利用度约 60%,血浆蛋白结合率 88%,其代谢产物 9-羟基利培酮具有抗精神病作用。利培酮 $t_{1/2}$ 约 3 小时,活性代谢产物 $t_{1/2}$ 约为 24 小时。约 70%经尿液排泄,14%经粪便排泄。

利培酮对 $5\text{-}HT_2$ 受体和 D_2 样受体均有阻断作用,低剂量阻断 $5\text{-}HT_2$ 受体,高剂量阻断 D_2 样受体,对 α_1 受体也有阻断作用。可改善精神分裂症的阳性症状及阴性症状,适用于治疗首发急性和慢性精神分裂症,疗效与氟哌啶醇相当;对其他各种精神分裂症阳性症状(如幻觉、妄想、思维障碍、敌视、怀疑)和阴性症状(如反应迟钝、情绪淡漠、社交退缩、少语)也有良好疗效,对认知功能及情感障碍也有改善作用。治疗难治性精神分裂症的效果比奥氮平和氯氮平差,对兴奋症状疗效欠佳。本药有效剂量较小,用药方便,起效快,锥体外系反应轻,抗胆碱及镇静作用弱,易被患者耐受,治疗依从性优于其他抗精神分裂症药,已成为治疗精神分裂症的一线药物。

常见不良反应有失眠、焦虑、头痛、头晕、口干。偶见嗜睡、疲劳、注意力下降、体位性低血压、反射性心动过速、皮疹等。老年人和肝、肾疾

笔记栏

病患者剂量减半。妊娠、哺乳期妇女、儿童禁用。帕金森病、癫痫、心血管疾病患者慎用。用药期间避免从事驾驶等精细操作。

喹硫平(quetiapine)

喹硫平又名思瑞康(seroquel),属二苯硫西平类。口服吸收快而完全,达峰时间为 1～1.5 小时,消除 $t_{1/2}$ 为 4～12 小时,血浆蛋白结合率 83%,肝脏代谢,代谢产物主要经肾排泄。选择性作用于边缘系统,阻断 5-HT_2 和 D_2 样受体,对5-HT_2受体的亲和力大于 D_2 样受体。对精神分裂症的阳性症状控制效果好,对阴性症状疗效稍差,能改善认知功能和抑郁症状。主要用于治疗精神分裂症和老年精神障碍患者。本品用药剂量个体差异较大,宜从小剂量开始。治疗早期可致一过性肝转氨酶升高、眩晕和体位性低血压,锥体外系不良反应少。

阿立哌唑(aripiprazole)

阿立哌唑为苯丁哌酮类化合物。口服吸收快,生物利用度 87%,达峰时间 3～5 小时,血浆蛋白结合率 99%,主要经肝脏代谢,消除 $t_{1/2}$ 为 75 小时。具有独特的作用机制,与 D_2、D_3 受体和 5-HT_{1A}、5-HT_{2A}、5-HT_{2B}受体均有高亲和力,是 D_2 和5-HT_{1A}受体部分激动剂,5-HT_{2A}受体拮抗剂。对精神分裂症的阳性症状和阴性症状均有效,长期应用可降低复发率,改善情绪和认知功能障碍。起效快,精神分裂症患者用药后 1～2 周症状明显改善。常见不良反应为头痛、焦虑和失眠,很少产生锥体外系不良反应,不增加血浆催乳素水平和患者体重。

齐拉西酮(ziprasidone)

齐拉西酮为哌嗪衍生物。对 D_2 样受体和 5-HT_{1A}、5-HT_{2A}受体均有阻断作用,能有效治疗精神分裂症的阳性症状和阴性症状,改善情感和认知功能障碍。适用于治疗急性和慢性精神分裂症,也可用于其他各种精神疾病和躁狂症、抑郁症的治疗。具有良好的耐受性,不增加患者体重和血清催乳素水平。

表 14-1 常用抗精神病药药理作用比较

类别	药物	抗精神病作用	副作用		
			镇静	锥外系反应	降压
DA 受体阻断药	氯丙嗪	+	+++	++	+++
	氟奋乃静	+++	+	+++	0/+
	奋乃静	+++	++	+++	+
	三氟拉嗪	+++	+	+++	+
	硫利哒嗪	++	+++	+	+++
	氟哌啶醇	+++	+	++++	0/+
5-HT-DA 受体阻断药	氯氮平	++	+	0/+	++
	利培酮	+++	+	+	+
	奥氮平	+++	++	0/+	0/+
	喹硫平	+	++	0/+	+/++
	齐拉西酮	++	+	0/+	0/+

注:作用强度:++++ > +++ > ++ > + ;0:无作用

第二节 抗躁狂抑郁症药

躁狂抑郁症又称情感性精神障碍(affective disorders),是一种以情感病态变化为基本特征的精神疾病。表现为躁狂或抑郁两者之一反复发作(单相型),或两者交替发作(双相型)。其发病机制可能与脑内单胺类神经递质功能失衡有关,特定脑区 5-HT 功能减弱是其共同的生化基础。在脑内 5-HT 功能减弱的基础上,若伴有去甲肾上腺素(NA、NE)功能减弱则出现单相抑郁症,伴有 NA 功能增强则表现为躁狂,有时二者交替出现即表现为双相型躁狂抑郁症。

一、抗躁狂症药

躁狂症的特征是情绪高涨,联想和思维活动加快,语言和动作不能自制,称躁狂三联症。抗躁狂症药物主要用于治疗躁狂症。目前临床应用的单纯抗躁狂症药为锂盐。此外,某些抗精神病药(如氯丙嗪、氟哌啶醇、氯普噻吨等)、抗癫痫药(卡马西平、丙戊酸钠)也有一定的抗躁狂作用。

碳酸锂(lithium carbonate)

【药理作用与临床应用】

本品治疗量对正常人精神活动几无影响。对躁狂病人则有显著疗效,能控制躁狂发作,使患者言谈和行为恢复正常。也能预防单相型躁狂或双相型情感性障碍的躁狂发作。对精神分裂症的躁狂症状亦有较好疗效。本品虽不良反应较多,但仍为治疗躁狂症的首选药物。本品起效较慢,需用药4～5日,甚至1～2周才能显示疗效,对于急性躁狂症患者常需并用氯丙嗪或氟哌啶醇,以控制其病态兴奋,待安静后再单用本药。

锂盐抗躁狂的作用机制尚未完全阐明,主要以锂离子形式发挥作用,可能是多种途径协同作用的结果:锂盐能抑制神经末梢 Ca^{2+} 依赖性的NE和DA释放;能促进神经细胞对突触间隙中NE的再摄取;能增加色氨酸的摄取并促进5-HT合成与释放,使5-HT受体超敏化;能抑制腺苷酸环化酶活性,减少cAMP生成;抑制磷酸酶的作用,阻抑三磷酸肌醇(IP_3)和二酰甘油(DAG)的信使作用(躁狂症时作用明显增强);能阻断甲状腺素的释放和睾酮的合成。这些均可能与锂盐的抗躁狂作用有关。

【体内过程】

碳酸锂口服吸收快,服药后2～4小时达峰浓度。锂离子先分布于细胞外液,然后逐渐蓄积于细胞内。不与血浆蛋白结合,$t_{1/2}$ 约为18～36小时。锂离子虽吸收快,但通过血-脑屏障进入脑组织和神经细胞需要一段时间,故显效较慢。碳酸锂主要自肾排泄,约80%由肾小球滤过的锂离子在近曲小管与 Na^+ 竞争重吸收,增加钠摄入可促进其排泄,而缺钠或肾小球滤出减少时,可导致体内锂潴留,引起中毒。

【不良反应与注意事项】

(1) 常见胃肠刺激症状,乏力,手震颤,口渴多尿,体重增加等。轻者可在用药过程中自行消失,但手震颤与多尿症状则不会消失。重者需减量或停药。

(2) 锂盐治疗浓度与中毒浓度非常接近,安全范围窄。治疗有效浓度约为0.75～1.25mmol/L,超过2.0mmol/L即可出现中毒。早期表现有发音不清、震颤加重、共济失调、肌张力增高,进而有谵妄、意识障碍、惊厥、昏迷,可以致死。老年人、肾功不良、脱水和钠摄入不足等可促发中毒发生。中毒时无解毒药,只有采取各种措施促进锂排出,必要时做血液透析。应注意维持液体和电解质平衡。因此,应用锂盐时必须监测血药浓度。目前认为治疗浓度可控制在0.8～1.2 mmol/L,维持治疗时可控制在0.6～1.0 mmol/L。

(3) 有抗甲状腺作用,久用可发生甲状腺肿大或功能低下。

(4) 有报道妊娠早期及后期应用锂盐均可能致畸,故孕妇禁用。哺乳妇女、儿童禁用。

二、抗抑郁症药

抑郁症的临床特征与躁狂症相反,表现为情绪低落,思维活动缓慢,语言动作减少,精神运动迟缓,欲望低下,常自责自罪,严重者有明显自杀倾向,是最易致残的疾病之一。据WHO统计,抑郁症的患病率已占全球人口的3%～5%,并呈升高趋势。抗抑郁症药可使70%的患者病情明显改善,维持治疗可减少复发。

目前临床应用的抗抑郁症药,几乎都是按单胺递质学说建立的动物模型筛选出来的,可通过不同作用环节增加中枢神经细胞突触间隙中5-HT和(或)NA的含量,故其药理作用、临床应用和不良反应相似,一般用药2～3周产生疗效。近年来,研究发现了 $5\text{-}HT_{1A}$ 受体激动药和5-HT再摄取促进剂等新型抗抑郁症药,为认识和治疗抑郁症提供了新思路。根据药物作用机制不同可分为5类:①非选择性5-HT和NA再摄取抑制药;②选择性NA再摄取抑制药;③选择性5-HT再摄取抑制药;④单胺氧化酶抑制药(monoamine oxidase inhibitors,MAOI);⑤其他类。

(一)非选择性5-HT和NE再摄取抑制药

本类药物结构中都有2个苯环和1个杂环,又称三环类抗抑郁症药,主要抑制NA和5-HT的再摄取,增加突触间隙5-HT和NE浓度,产生抗抑郁作用;也有 α_1 受体和 H_1 受体阻断作用,引起镇静;多数具有抗胆碱作用,表现为副作用。

米帕明(imipramine,丙米嗪)

【药理作用与临床应用】

能抑制NA及5-HT在神经末梢的再摄取,

笔记栏

使突触间隙的递质浓度增高，促进突触传递功能而发挥抗抑郁作用。并具有抗胆碱、阻断 α_1 受体和 H_1 受体作用，对 DA 受体影响甚小。

1. 对中枢神经系统的作用 正常人服用丙咪嗪后出现安静、嗜睡、血压稍降、头晕、目眩、并常出现口干、视力模糊等抗胆碱反应，连用数天后这些症状可能加重，甚至出现注意力不集中和思维能力下降。抑郁症患者连续用药后，出现精神振奋现象，使情绪高涨，症状减轻。临床用于治疗各种原因引起的抑郁症，对内源性抑郁症、更年期抑郁症效果较好，对反应性抑郁症次之，对精神病的抑郁症状效果较差。也可用于治疗强迫症、焦虑症、恐怖症和遗尿症。

2. 对植物神经系统的作用 治疗量米帕明有明显的阻断 M 胆碱受体的作用，表现为视物模糊、口干、便秘和尿潴留等。

3. 对心血管系统的作用 治疗量米帕明可降低血压，致心律失常，其中心动过速较常见。心电图可出现 T 波倒置或低平。这些不良反应可能与其阻断单胺类再摄取从而引起心肌中 NE 浓度增高有关。另外，米帕明对心肌有奎尼丁样直接抑制效应，故心血管疾病患者慎用。

【体内过程】

口服吸收良好，2～8 小时血药浓度达高峰，在体内广泛分布于各组织，以脑、肝、肾及心脏分布较多。主要在肝脏代谢，自尿排出，血浆 $t_{1/2}$ 为 10～20 小时。其代谢产物地昔帕明（去甲丙咪嗪）也具有抗抑郁作用。

【不良反应与注意事项】

1. 外周抗胆碱副作用 常见口干、便秘、视力模糊，可在用药过程中逐渐消失。严重者可能发生急性青光眼、肠麻痹、尿潴留等，需立即停药，必要时注射新斯的明。前列腺肥大，青光眼患者禁用。

2. 心血管反应 可见直立性低血压和心率加快，心脏病患者禁用或慎用。

3. 精神异常反应 老年人或用药过量可出现谵妄，偶见双相型抑郁症患者出现躁狂发作，故本品只适用于单相型抑郁症的治疗。

【药物相互作用】

(1) 本品及本类其他药物与单胺氧化酶抑制剂(MAOI)合用，可产生高血压、高热、惊厥昏迷等严重反应，应避免合用；曾用过 MAOI 的患者，需在停用 MAOI 至少 14 天后才可使用本品。

(2) 本品及其他三环类抗抑郁药可降低癫痫发作阈值，降低抗癫痫药的疗效。

(3) 雌激素与含雌激素的避孕药能降低本类药物的疗效，增加不良反应。应用时须注意。

(4) 能对抗胍乙啶和可乐定的降压作用。

(5) 与苯妥英钠、保泰松、阿司匹林、吩噻嗪类竞争血浆蛋白，使其蛋白结合率降低，游离浓度升高。

氯米帕明(clomipramine)

氯米帕明又名氯丙米嗪 (chlorimipramine)。药理作用似米帕明而较强，对各种抑郁症、伴有抑郁症的精神分裂症、强迫症、恐怖症和多种疼痛都有较好疗效。镇静作用和抗胆碱作用均较强，不良反应与注意事项同米帕明。

阿米替林(amitriptyline)

阿米替林的药理作用及作用机制与米帕明相似，抑制 5-HT 再摄取的作用较强，镇静与抗胆碱作用亦较明显。适用于抑郁症、强迫症与恐怖症，治疗剂量和疗效均与米帕明相似。不良反应与用药注意事项同米帕明，过量服用本品可致中毒死亡。

多塞平(doxepin)

多塞平又名多虑平。抗抑郁作用与米帕明类似，起效较快，较米帕明弱；抗焦虑、镇静和抗胆碱作用比米帕明强。适用于伴有焦虑症状的抑郁症患者，也可用于治疗消化性溃疡。不良反应与注意事项与米帕明相同，过量服药可致死。

(二) 选择性 NA 再摄取抑制药

本类药物选择性抑制 NA 的再摄取，对 5-HT的再摄取影响很小或无影响，适用于脑内 NA 缺乏为主的抑郁症，起效快，而镇静、抗胆碱和降血压作用较弱。

马普替林(maprotiline)

马普替林又名麦普替林，为四环类抗抑郁药，具有广谱、起效快和副作用少等优点。主要抑制 NE 的再摄取，增加突触间隙 NE 浓度，对 5-HT 再摄取几无影响。镇静、抗胆碱作用弱。对各种抑郁症有效，兼有较强抗焦虑作用，对提高情绪，改善迟钝和淡漠症状有较好疗效。抗抑郁作用起效快，一周内即可见效。不良反应较少，有困倦、头晕、震

笔记栏

颤、口干、便秘等，少数患者可诱发或加重癫痫发作。孕妇及哺乳期妇女慎用。

地昔帕明(desipramine)

地昔帕明又名去甲丙米嗪，为米帕明的体内代谢产物，属三环类抗抑郁药。抑制NE再摄取作用较抑制5-HT再摄取强约100倍，对H_1受体阻断作用强，对M受体和α受体阻断作用较弱。临床上对轻、中度抑郁症疗效好，起效快，不良反应较少。过量可致血压降低、心律失常、震颤、惊厥、口干、便秘等。不宜与拟交感胺类药物或MAOI合用。

阿莫沙平(amoxapine)

阿莫沙平又名氯氧平、氯哌氧䓬。选择性抑制NE再摄取。抗抑郁作用与米帕明相似，镇静和抗胆碱作用较米帕明弱，有一定的安定或抗精神病作用。对各种抑郁症均有效，且起效快，一般用药5～6天即可改善情绪忧郁、焦虑怀疑、运动迟钝等症状。老年人宜酌减用量。不良反应与注意事项类似米帕明，对血压、心脏的影响及诱发惊厥发作较米帕明轻。

瑞波西汀(reboxetine)

瑞波西汀于1997年在英国首次上市。选择性抑制NE再摄取，对其他神经递质和受体几无影响。治疗抑郁症疗效与米帕明相似，耐受性良好，不良反应少，常见口干、出汗、恶心、便秘等。

(三) 选择性5-HT再摄取抑制药

本类药物化学结构各异，但均能选择性抑制5-HT再摄取，对其他神经递质功能影响较小。适用于脑内5-HT不足引起的抑郁症，治疗轻中度抑郁症的疗效与米帕明相似。耐受性好，不良反应较少。与MAOI同用或先后应用可致“5-HT综合征”(serotonin syndrome)，故禁与MAOI合用或先后应用。

氟西汀(fluoxetine)

氟西汀又名氟苯氧丙胺、百忧解、优克(prozac)，为苯丙胺衍生物。口服吸收良好，达峰时间6～8小时，血浆蛋白结合率80%～95%，$t_{1/2}$为48～72小时，经肝脏代谢为去甲氟西汀，活性与母体相同。强效选择性抑制5-HT再摄取，比抑制NE再摄取作用强200倍。治疗抑郁症的疗效与米帕明相当，也可用于强迫症。本品有厌食作用，可用于神经性贪食症。不良反应有失眠、恶心、头痛、震颤、运动性焦虑、精神紧张等，长期用药出现食欲减退、性功能下降。肝病患者用药或与肝药酶抑制剂合用，可致本品代谢减慢，血药浓度增高引起中毒，有致死亡报道。应控制用药剂量，防止蓄积中毒。心血管疾病、糖尿病患者慎用。禁与MAOI合用或先后应用。

帕罗西汀(paroxetine)

帕罗西汀又名氟苯哌苯醚、赛乐特(seroxat)。口服吸收良好，有首过消除，血浆蛋白结合率95%。抑制5-HT再摄取作用很强，治疗剂量对其他神经递质功能影响小。较三环类抗抑郁症药起效快，远期效果好，适合治疗伴有焦虑症的抑郁症患者，也可用于强迫症和恐怖症。不良反应常见口干、腹泻、头痛、失眠等，偶见低血钠、转氨酶升高等。癫痫患者、孕妇和哺乳妇女不宜用。禁与MAOI合用。

舍曲林(sertraline)

舍曲林又名左乐复(lustral)。作用和应用类似氟西汀，对各种抑郁症均有效，对强迫症和恐怖症亦有效。治疗有效量约为50mg/d，疗效不佳时可每隔两周增加50mg/d，最大可用到200mg/d。主要不良反应有口干、恶心、腹泻、射精延迟，震颤等。大剂量应用可见肝功能异常。不能与MAOI、色氨酸、锂剂或其他高血浆蛋白结合率的药物同用。孕妇和哺乳妇女不宜用。

曲唑酮(trazodone，曲拉唑酮)

曲唑酮为广谱抗抑郁药。选择性5-HT摄取抑制剂，但作用较弱，疗效稍弱于三环类。口服吸收快，具有镇静作用，对伴有焦虑和失眠性抑郁较好。不良反应少。

(四) 单胺氧化酶抑制药(MAOI)

MAOI是1950年发现的抗抑郁症药，可抑制单胺类神经递质的代谢，提高脑内NE和5-HT浓度，产生抗抑郁作用。单胺氧化酶(MAO)有两种亚型，MAO-A主要代谢NE、5-HT和酪胺，MAO-B主要代谢DA。非选择性MAOI有苯环丙胺(tranylpromine)、苯乙肼

笔记栏

(phenelzine)、异唑肼(isocarboxazid)等，对MAO-A和MAO-B均抑制，毒副反应较严重，可引起中枢兴奋、震颤、惊厥发作、诱发精神病等，尤其对心脑血管病及老年患者影响大，目前临床已不用。吗氯贝胺(moclobemide)可选择性抑制MAO-A，是临床较常用的MAOI。

必须注意，MAOI不可与其他类抗抑郁药联用，一般须待原用药停药14d以上才可使用，以免引起严重的神经松弛剂恶性综合征。

吗氯贝胺(moclobemide)

吗氯贝胺可逆性抑制MAO-A，明显提高脑内5-HT和NE水平，抗抑郁作用与米帕明相当。停药后MAO-A活性很快可以恢复，不良反应较非选择性MAOI少而轻。适用于内源性、反应性抑郁症和轻度慢性抑郁症的长期治疗。本品可与多种药物产生相互作用，与西咪替丁合用时应剂量减半，肝功能不良者适当减量，避免与哌替啶、可待因、麻黄碱、伪麻黄碱及其他抗抑郁药合用。甲状腺功能亢进、精神分裂症、嗜铬细胞瘤和孕妇禁用。

(五) 其他类药

近年来发现的新型抗抑郁症药，向单胺递质学说提出了挑战，为抑郁症的研究和防治提供了新思路。

噻奈普汀(tianeptine)

噻奈普汀为5-HT再摄取促进剂，增强突触前膜对5-HT的再摄取，降低5-HT在突触间隙的浓度。治疗抑郁症具有良好疗效，对抑郁性神经症、慢性酒精中毒和戒酒后出现的抑郁也有效。服药后2周时起效。不良反应较少，有恶心、厌食、口干、失眠等。

米氮平(mirtazapine)

米氮平又名瑞美隆(remeron)，是一种强效的选择性突触前 α_2 肾上腺素受体阻断药，反馈性促进NE和5-HT的释放。抗抑郁作用与阿米替林、氯米帕明、多赛平等相似。也可阻断 5-HT_2、5-HT_3 受体，具有改善睡眠和抗焦虑作用。常见不良反应有镇静，嗜睡，食欲增加，少见不良反应有体位性低血压、躁狂、惊厥、急性骨髓抑制、血清转氨酶水平增加等。

依他匹隆(eptapirone)

依他匹隆为 5-HT_{1A} 受体激动剂，直接作用于海马锥体神经元的突触后膜 5-HT_{1A} 受体，抗抑郁作用快。5-HT_{1A} 受体激动药和选择性 5-HT_2、5-HT_3 和 5-HT_{1D} 拮抗药可能具有潜在的抗抑郁作用。

第三节　抗焦虑药

焦虑是多种精神或神经疾病的常见症状，除烦躁不安、紧张焦虑、恐惧失眠等精神方面的异常外，往往还有自主神经功能紊乱，如心悸、多汗，呼吸急促、尿频尿急等。在更年期、应激状态及患有其他疾病时也常伴有焦虑状态。而焦虑又会诱发心理和生理功能的异常，妨碍机体休息，形成恶性循环。

抗焦虑药是指能在不明显影响其他功能的情况下选择性地消除焦虑症状的药物。目前常用的抗焦虑药主要是苯二氮䓬类，为临床首选的抗焦虑药。某些抗抑郁药、抗精神病药及某些β受体阻断药也具有一定抗焦虑作用，在特定情况下可用于抗焦虑(见各有关章节)。应该指出，抗焦虑治疗首先应设法消除各种诱发因素，注意心理治疗，不能单纯依靠药物。

除上述药物外，临床应用的抗焦虑药还有丁螺环酮(buspirone，布斯哌隆)、依沙哌隆(ipsapirone，伊沙匹隆)和吉哌隆(gepirone，吉吡隆)。三种药物的化学结构、药理作用与应用相似，均为 5-HT_{1A} 受体部分激动剂，抗焦虑作用与苯二氮䓬类相当。临床主要适用于广泛性焦虑症，对焦虑伴有轻度抑郁症状者也有疗效。对严重焦虑伴有惊恐发作者疗效不佳，焦虑伴有严重失眠者须加用催眠药。本类药物起效慢，需用药数周才充分显效，急性患者初治时须与其他抗焦虑药联合应用。常见不良反应有胃肠刺激症状、头痛、眩晕、瞳孔散大等。对技巧操作有影响，驾驶机动车辆及操纵机器的人员不宜用。严重肝肾疾病、青光眼、孕妇和儿童禁用。

(高允生　辛晓明)

第15章 镇痛药

疼痛是在实际或潜在组织损伤时产生的一种不愉快感觉和情绪体验，是机体受到伤害性刺激后发出的一种保护性报警信号，使机体反射性或主动脱离危险环境，免受进一步的伤害。根据疼痛的性质和发生机制可分为生理性疼痛(physiological pain)和病理性疼痛(pathological pain)。前者由伤害性刺激(理化或生物因素)引起，为尖锐而定位清楚的急性疼痛(锐痛)，伤害性刺激达到阈值后立即发生，刺激撤除后很快消失。后者为强烈而定位模糊的慢性疼痛(钝痛)，包括炎症性疼痛(inflammatory pain)和神经病理性疼痛(neuropathic pain)，表现为发生较慢、持续时间较长的自发性疼痛、痛觉超敏(非伤害性刺激即引起疼痛)或痛觉过敏(轻微疼痛刺激引起强烈的痛反应)。剧烈或持续的疼痛不仅给患者带来痛苦和紧张不安的情绪反应，还可引起机体生理功能紊乱，甚至诱发休克或死亡。合理应用镇痛药有效控制疼痛，可减轻患者痛苦，提高生存质量。但疼痛的部位、性质、特征等是诊断疾病的重要依据，在疾病未确诊之前应慎用镇痛药，以免掩盖症状，贻误诊治。

镇痛药(analgesics)是一类主要作用于中枢神经系统特定部位，在不影响患者意识和其他感觉的情况下，选择性减轻或消除疼痛的药物。根据作用机制不同，镇痛药可分为麻醉性镇痛药和非麻醉性镇痛药。麻醉性镇痛药(narcotic analgesics)通过激动中枢神经系统特定部位的阿片受体而发挥镇痛作用，长期应用易产生药物依赖性(drug dependence)或成瘾性(addiction)，故又称为阿片类镇痛药(opioid analgesics)或成瘾性镇痛药(addictive analgesics)。根据来源不同，此类药物又分为天然阿片生物碱类(吗啡、可待因)和阿片类合成镇痛药(哌替啶、美沙酮、芬太尼等)，属于"麻醉药品"管理范围，其生产、供应和使用的各个环节必须严格遵守"国际禁毒公约"和我国的相关法律法规。非麻醉性镇痛药是指无药物依赖性(罗通定、奈福泮、高乌甲素等)，或药物依赖性较小、未被列入麻醉药品品种目录的药物(喷他佐辛、曲马朵)，其镇痛作用弱于麻醉性镇痛药，但强于解热镇痛抗炎药。

第一节 阿片生物碱类镇痛药

一、来源与构效关系

阿片(opium)为罂粟科植物罂粟(papaver somniferum)未成熟蒴果浆汁的干燥物，含有20余种生物碱。其中，吗啡(morphine)、可待因(codeine)和蒂巴因(thebaine)为菲类生物碱，具有镇痛作用；罂粟碱(papaverine)属于异喹啉类生物碱，具有松弛平滑肌和舒张血管作用。

吗啡的化学结构于1902年确定，系氢化吡啶菲的稠环母核，其基本骨架是以A、B、C、D环构成的氢化菲核，菲核环A与环C间有氧桥，环B与环D相稠合(图15-1)。环A上的酚羟基和环C上的醇羟基具有重要的药理活性。环A上酚羟基的氢原子被甲基取代，即成为可待因，其镇痛作用减弱。环A和环C上的羟基均被甲氧基取代，即成为蒂巴因，是强效镇痛药埃托啡(etorphine)等的前体。叔胺氮上的甲基被烯丙基取代，则变成吗啡的拮抗药，如烯丙吗啡和纳洛酮。破坏氧桥，且17位无侧链，则成为阿朴吗啡(apomorphine)，完全失去镇痛作用而产生很强的催吐作用。3位上的酚羟基被取代的药物容易通过血-脑屏障，如二酯吗啡(海洛因，diamorphine，Heroin)和可待因(表15-1)。

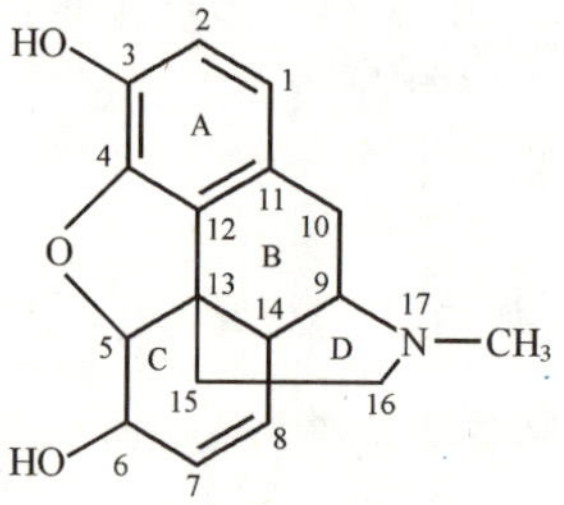

图15-1 吗啡的化学结构

二、镇痛作用机制

(一)内源性阿片肽

1962年我国学者邹冈等证明吗啡镇痛部位在中枢第三脑室周围灰质。1973年Snyder等采

表 15-1 阿片生物碱类药物及其衍生物的构效特点

药物	3 位	6 位	17 位	作用特点
吗啡(morphine)	—OH	—OH	$—CH_3$	镇痛,易成瘾(激动药)
可待因(codeine)	$—OCH_3$	—OH	$—CH_3$	镇痛、成瘾性减弱,镇咳(激动药)
乙基吗啡(codethyline)	$—OC_2H_5$	—OH	$—CH_3$	镇痛、成瘾性减弱(激动药)
海洛因(heroin)	$—OCOCH_3$	$—OCOCH_3$	$—CH_3$	镇痛,成瘾性增强(激动药)
烯丙吗啡(nalorphine)	—OH	—OH	$—CH_2CH=CH_2$	部分激动药
纳洛酮*(naloxone)	—OH	=O	$—CH_2CH=CH_2$	拮抗药

* C_7-C_8 位为单键,14 位有—OH

用放射自显影和配体结合技术证实了脑内阿片受体的存在及其与镇痛药的关系。阿片受体的发现提示体内可能存在内源性阿片样活性物质,并通过与阿片受体结合而参与疼痛的调控。1975 年,Hughes 等从猪脑中分离出甲硫氨酸脑啡肽(M-enkephalin)和亮氨酸脑啡肽(L-enkephalin)两个 5 肽化合物,具有很强的阿片生物活性。随后又相继发现了 α-内啡肽(α-endorphin)、β-内啡肽(β-endorphin)、γ-内啡肽(γ-endorphin)、强啡肽 A(dynorphin A)、强啡肽 B(dynorphin B)和内吗啡肽(endomorphin)等 20 多种与阿片生物碱作用相似的肽类物质,统称为内源性阿片肽(内阿片肽,endogenous opioid peptides)。

内阿片肽在体内的分布与阿片受体相似,广泛分布于中枢神经系统的纹状体、杏仁核、下丘脑、中脑导水管周围灰质、脑干、脊髓胶质区等许多脑区,其作为神经递质或神经调质与阿片受体特异性结合,对机体的痛觉、神经内分泌、心血管功能、胃肠功能和免疫反应等发挥重要调节作用。20 世纪 80 年代以来,人工合成了一些可特异性地激动或拮抗不同阿片受体亚型的阿片肽类物质,如 DAMGO 激动 μ 受体,DPDPE 激动 δ 受体,U-50488 和 U-69593 激动 κ 受体;CTOP、natrindole 和 binaltorphimine 则分别是 μ、δ、κ 受体的拮抗剂。这些合成的阿片肽类物质为阿片受体的研究提供了特异性的工具药。

(二)阿片受体及亚型

研究发现,不同脑区内阿片受体分布密度和被激动时产生的效应不同。丘脑内侧、脊髓胶质区、脑室及导水管周围灰质的阿片受体密度较高,与疼痛刺激的传入、感觉的整合及感受有关;边缘系统及蓝斑核受体密度最高,与情绪及精神活动有关;延脑孤束核的阿片受体可能与止咳及呼吸抑制有关;脑干极后区及迷走神经背核等部位的阿片受体与胃肠活动有关。此外,肠道和输精管也有阿片受体存在。

1992 年通过克隆技术证实,脑内存在 μ、δ、κ 三种阿片受体,均为具有 7 个跨膜片段的 G 蛋白偶联受体,通过抑制腺苷酸环化酶的活性,降低细胞内 cAMP 水平。μ 和 δ 受体被激活,通过开放钾通道和抑制钙通道使神经元超极化,κ 受体被激活仅抑制钙通道,从而减少神经递质释放,阻断痛觉传递。三种阿片受体有明显的氨基酸序列同源性,并存在 μ_1、μ_2、δ_1、δ_2、κ_1、κ_2 和 κ_3 等不同的受体亚型。不同阿片受体的分布区域和介导的功能不同。μ 受体与镇痛、欣快、镇静以及呼吸抑制、依赖性等密切相关,大部分阿片类镇痛药是 μ 受体激动药。δ 受体也参与镇痛,其对外周的镇痛作用可能更重要。κ 受体产生脊髓水平的镇痛,并引起镇静、缩瞳及烦躁不安。各型阿片受体介导的效应见表 15-2。

表 15-2 各型阿片受体激动时的效应

作用	阿片受体亚型		
	μ	δ	κ
镇痛	脊髓以上水平	脊髓水平	脊髓水平
呼吸抑制	强	强	弱
瞳孔缩小	强	弱	无影响
胃肠活动	减少(致便秘)	减少	无影响
平滑肌	痉挛	痉挛	无影响
行为、精神活动	欣快镇静强	欣快镇静强	烦躁不安镇静弱
依赖性	强	强	弱

（三）药物镇痛作用机制

内源性阿片肽和阿片受体共同组成机体的抗（镇）痛系统。伤害性刺激使痛觉传入神经末梢兴奋并释放P物质、谷氨酸等递质，与接受神经元上的受体结合，通过脊髓丘脑束将痛觉冲动传入中枢。从导水管周围灰质发出的下行神经纤维激活脊髓背角的神经元，其末梢释放的内源性阿片肽可激动感觉神经突触前膜和后膜的阿片受体，通过G蛋白偶联机制，抑制腺苷酸环化酶，开放钾通道，抑制钙通道，使突触前膜递质释放减少，突触后膜超级化，最终减弱或阻滞痛觉信号的传递，产生镇痛作用。

阿片类药物通过激活下行神经通路和直接激动脊髓传入神经末梢上特定的阿片受体，模拟内源性阿片肽对痛觉的调制功能而产生镇痛作用。各种阿片类药物与阿片受体的亲和力和内在活性不同，可将此类药物分为阿片受体激动药、部分激动药和拮抗药。内源性阿片肽和阿片类药物对阿片受体的影响见表15-3。阿片类药物的主要药理作用特点见表15-4。

表15-3　内阿片肽和阿片类药物对各型阿片受体的影响

内阿片肽和阿片类药物		阿片受体类型		
		μ	δ	κ
内阿片肽（激动药）	β-内啡肽	+++	+++	+++
	亮氨酸脑啡肽	+	++	—
	甲硫氨酸脑啡肽	++	+++	—
	强啡肽	++	+	+++
阿片生物碱类（激动药）	吗啡	+++	+	++
	可待因	+	+	+
阿片类合成药（激动药）	哌替啶	++	+	+
	美沙酮	+++	N	N
	芬太尼	+++	+	N
	二氢埃托啡	+++	+	+
（部分激动药）	喷他佐辛	P	+	++
	布托洛啡	P	+	+++
	丁丙诺啡	P	—	++
	纳布啡	——	N	++
（拮抗药）	纳洛酮	———	—	——
	纳曲酮	———	—	———

注：激动强度：+++ ＞ ++ ＞ +；拮抗强度：——— ＞ —— ＞ —；“P”：部分激动；“N”：无影响

表15-4　阿片类药物的主要药理作用比较

药物	镇痛	呼吸抑制	镇咳	便秘	依赖性/滥用倾向
强阿片受体激动药					
吗啡（morphine）	++++	+++	+++	+++	+++
哌替啶（pethidine）	++++	+++	0	+	+++
美沙酮（methadone）	++++	+++	+++	+++	+++
芬太尼（fentanyl）	++++	+++	+++	+++	+++
舒芬太尼（sufentanil）	++++	+++	+++	+++	+++
羟考酮（oxycodone）	+++/++++	+++	+++	+++	+++
中度阿片受体激动药					
可待因（codeine）	+++	++	+++	++	++
丙氧酚（propoxyphene）	++		0/+	+	++
阿片受体部分激动药					
丁丙诺啡（buprenorphine）	+++	++	+	++	+

笔记栏

续表

药物	镇痛	呼吸抑制	镇咳	便秘	依赖性/滥用倾向
布托啡诺(butorphanol)	+++	++	0	+	+
纳布啡(nalbuphine)	+++	++	0	+	+
喷他佐辛(pentazocine)	+++	++	0	+	+
其他镇痛药					
左美沙芬(dextromethorphan)	0	+	+++	0	+
苯乙哌啶(diphenoxylate)	0	+	0	+++	+
洛哌丁胺(loperamide)	0	+	0	+++	+
曲马朵(tramadol)	+++	+	+	+	+
阿片受体拮抗药					
纳洛酮(naloxone)	0	0	0	0	0
纳曲酮(naltrexone)	0	0	0	0	0

注:作用强度 ++++ > +++ > ++ > + >0

三、常用阿片生物碱类药物

吗啡(morphine)

吗啡为阿片类镇痛药的经典代表药,镇痛作用强大,抑制呼吸、镇静、欣快等中枢作用明显,长期应用易产生耐受性和依赖性。

【药理作用】

1. 对中枢神经系统的作用

(1) 镇痛:吗啡对绝大多数急性疼痛和慢性疼痛具有强大的镇痛作用。对持续性慢性钝痛的作用优于间断性锐痛;对组织损伤、炎症和肿瘤等所致疼痛的效果优于神经性疼痛。成人皮下注射吗啡 5～10mg 即可提高痛阈 60%～70%,明显减轻各种疼痛。一次给药,镇痛作用可持续 4～6 小时。镇痛作用的产生与激动脊髓胶质区、丘脑内侧、脑室及导水管周围灰质的阿片受体有关,也可能与杏仁核有关。

(2) 镇静、致欣快作用:吗啡在镇痛剂量下还有明显的镇静作用,能改善疼痛所引起的紧张、焦虑、恐惧等情绪反应,提高患者对疼痛的耐受力,在安静环境中易诱导入睡。吗啡可致欣快感(euphoria),这是其镇痛效果较好的重要因素,也是导致强迫用药的重要原因。吗啡的致欣快作用对正处于疼痛折磨中的患者十分明显,而对已经适应慢性疼痛的患者则不甚显著,甚至引起烦躁不安。吗啡影响情绪及精神活动的作用可能与激动边缘系统及蓝斑核阿片受体,以及中脑边缘叶的中脑腹侧背盖区-伏隔核多巴胺能神经与阿片受体/阿片肽系统的相互作用有关。

(3) 抑制呼吸:镇痛剂量的吗啡即可使呼吸频率减慢,潮气量降低,肺泡内的二氧化碳分压升高。呼吸抑制强度与剂量正相关,中毒剂量时可使呼吸频率减慢至 3～4 次/min。呼吸抑制发生快慢及程度与给药途径密切相关,静注给药 5～10 分钟或肌注给药 30～90 分钟时呼吸抑制最为明显。与麻醉药、镇静催眠药或乙醇合用,可加重呼吸抑制。值得注意的是,吗啡对呼吸的抑制作用受同时传入的其他刺激因素的影响。如存在严重疼痛时,较大剂量的吗啡并不易引起呼吸抑制,一旦疼痛缓解,同样剂量的吗啡就可能导致严重的呼吸抑制。呼吸系统功能正常的患者能耐受吗啡引起的中等呼吸抑制,但呼吸功能不全的患者就会出现严重后果。呼吸抑制是吗啡急性中毒死亡的主要死因。该作用主要是通过 μ 受体产生,与其抑制脑干的呼吸中枢,降低呼吸中枢对 CO_2 的敏感性有关。

(4) 镇咳:吗啡作用于延脑孤束核的阿片受体,抑制咳嗽中枢,使咳嗽反射减轻或消失,对各种剧咳均有良效。因其易产生依赖性,临床一般不用于镇咳。

(5) 缩瞳:吗啡可兴奋支配瞳孔的副交感神经,引起虹膜括约肌收缩,使瞳孔缩小,针尖样瞳孔为其中毒的特征,对阿片类过量的诊断很有价值。

(6) 其他中枢作用:吗啡作用于下丘脑体温调节中枢,改变体温调定点,使体温略有降低,但长期大剂量应用,体温反而升高;兴奋脑干催吐化学感受区(CTZ),引起恶心和呕吐;抑制下丘脑释放促性腺激素释放激素和促肾上腺皮质激素释放激素,从而降低血浆促肾上腺皮质激素、黄体生成素和卵泡刺激素等的浓度。

笔记栏

2. 对心血管系统的作用 吗啡对心率及节

律均无明显影响，能扩张血管，降低外周阻力，当患者由卧位转为直立位时可发生体位性低血压。吗啡能模拟缺血性预适应（ischemic preconditioning，IPC）对心肌缺血性损伤的保护作用，缩小梗死病灶，减少心肌细胞死亡。吗啡对脑循环影响很小，但因抑制呼吸使体内 CO_2 蓄积，引起脑血管扩张和阻力降低，导致脑血流增加和颅内压增高。

3. 对平滑肌的作用

（1）胃肠道平滑肌：治疗剂量吗啡提高胃肠道平滑肌张力，使胃蠕动及肠道推进性蠕动减慢，导致胃排空及肠内容物通过延缓和水分吸收增加，并抑制消化腺的分泌；提高回盲瓣及肛门括约肌张力，加之吗啡的中枢抑制作用也会减弱便意和排便反射，因而易引起便秘。

（2）胆道平滑肌：吗啡引起胆道 Oddi 括约肌痉挛性收缩，使胆道排空受阻，胆总管压及胆囊内压明显提高，可致上腹不适甚至胆绞痛。

（3）其他平滑肌：吗啡降低子宫平滑肌收缩幅度和频率，可延长产妇分娩时程；提高膀胱括约肌张力，可引起尿潴留；治疗量对支气管平滑肌兴奋作用不明显，但大剂量可引起支气管收缩，诱发或加重哮喘，可能与其促进柱状细胞释放组胺有关。

4. 对免疫系统的影响 吗啡对免疫系统有抑制作用，包括抑制淋巴细胞增殖，减少细胞因子分泌，减弱自然杀伤细胞的细胞毒作用，抑制人类免疫缺陷病毒（HIV）蛋白诱导的免疫反应等，这可能是吗啡吸食者易感染 HIV 病毒及其他感染性疾患的主要原因。

【体内过程】

吗啡口服易吸收，首过消除明显（70%），生物利用度约为 25%。常注射给药，皮下注射 30mim 后吸收率约 60%，硬膜外或椎管内注射可快速渗入脊髓发挥作用。吸收后约 1/3 与血浆蛋白结合，游离型吗啡迅速分布于血液灌流丰富的组织如肺、肝、肾、脾等。在组织滞留时间短，脂溶性较低，虽仅有少量通过血-脑屏障，已足以发挥中枢性药理作用。吗啡在肝内与葡萄糖醛酸结合，代谢产物吗啡-6-葡萄糖醛酸具有药理活性，其血浆浓度远远高于吗啡，其镇痛强度是吗啡的 2 倍，如直接脑内或椎管内注射，作用强度为吗啡的 100 倍。吗啡主要以吗啡-6-葡萄糖醛酸的形式经肾排泄，少量经乳汁排泄，并可通过胎盘屏障。吗啡血浆 $t_{1/2}$ 为 2～3 小时，吗啡-6-葡萄糖醛酸血浆 $t_{1/2}$ 稍长。肾功能减退者和老年患者吗啡-6-葡萄糖醛酸排泄缓慢，易致蓄积效应。

【临床应用】

1. 镇痛 吗啡对多种疼痛均有效，可消除或缓解严重创伤、烧伤、心肌梗死等引起的剧痛和晚期癌症疼痛。自卫生部推行癌症三阶梯镇痛疗法以来，广泛应用于重度癌痛的治疗中，可因个体止痛之需增加剂量；对内脏平滑肌痉挛引起的胆绞痛、肾绞痛需加用阿托品等 M 受体阻断药，以增强镇痛效果；对心肌梗死引起的剧痛，除能缓解疼痛和减轻焦虑外，其舒张血管作用可减轻患者心脏负荷。因吗啡易产生依赖性，除癌症性剧痛外，一般仅限于其他镇痛药无效时短期使用。

2. 心源性哮喘的辅助治疗 对于左心衰竭突发急性肺水肿所致的心源性哮喘，除应用强心苷、氨茶碱及吸氧外，静脉注射吗啡常可产生良好效果，可迅速缓解患者气促和窒息感。其机制可能是：①吗啡扩张外周血管，降低外周阻力，减轻心脏前、后负荷，有利于肺水肿的消除；②其镇静作用有利于消除患者的焦虑、恐惧情绪；③吗啡可降低呼吸中枢对 CO_2 的敏感性，减弱过度的反射性呼吸兴奋，使急促浅表的呼吸得以缓解。伴有昏迷、严重肺部疾患或痰液过多时禁用。

3. 止泻 适用于急慢性消耗性腹泻，可选用阿片酊或复方樟脑酊。伴有细菌感染的腹泻患者，应同时服用抗菌药。

【不良反应】

1. 一般不良反应 治疗量吗啡可引起恶心、呕吐、眩晕、呼吸抑制、便秘、尿潴留、胆绞痛、低血压、荨麻疹等。与女性相比，男性使用后恶心、呕吐及皮肤瘙痒的发生率较低，但尿潴留的发生率较高。

2. 耐受性与依赖性 连续多次用药易产生耐受性和依赖性。耐受性是指反复使用治疗量的吗啡或其代用品后，中枢神经对其敏感性降低，需要增加剂量才能达到原有的疗效。阿片类药物间有交叉耐受性。其原因可能与血-脑屏障中的一种 P-糖蛋白表达增加，使吗啡通过血-脑屏障减少，以及孤啡肽生成增多拮抗吗啡作用等有关。依赖性（dependence）是指反复使用吗啡等阿片受体激动剂后，使用者对此类药物产生瘾癖的特性，包括躯体依赖性（physical dependence)和精神依赖性(psychological dependence)。若中断用药,可出现一系列戒断症状,称为戒断综合征(withdrawal syndrome 或 abstinence syndrome),如流涕、出汗、腹痛、腹泻、全身酸痛、头痛、血压升高、心率加快、发热、失眠、烦躁、恐惧、四肢抽搐等,严重时出现血压下降,甚至休克。

3. 急性中毒　吗啡过量可引起急性中毒,出现昏迷、呼吸抑制、针尖样瞳孔、血压下降甚至休克。呼吸麻痹是致死的主要原因,应进行人工呼吸,吸氧和静脉注射阿片受体阻断药纳洛酮等进行抢救。

【禁忌证】

吗啡能通过胎盘进入胎儿体内,并对抗缩宫素对子宫的兴奋作用而延长产程,故禁用于分娩止痛;吗啡可经乳汁分泌,禁用于哺乳妇女止痛;由于抑制呼吸与咳嗽反射,并释放组胺可致支气管收缩,禁用于支气管哮喘及肺心病患者;颅脑损伤所致颅内压增高者、肝功能严重减退者、新生儿和婴儿禁用。

可待因(codeine)

可待因又称甲基吗啡,口服易吸收,生物利用度约 50%,主要在肝内代谢,代谢产物及少量原形(10%)经肾排泄,血浆 $t_{1/2}$ 为 3～4 小时,过量用药时可延长至 6 小时。可待因在细胞色素 P450 同工酶 CYP2D6 的作用下转化为吗啡(10%)和其他具有活性的阿片类代谢产物,体内缺乏这种酶的人服用可待因,镇痛作用减弱或不明显。

可待因的药理作用与吗啡相似,但作用较弱,为中度阿片受体激动药,镇痛作用为吗啡的 1/12～1/10,在产生最大镇痛效应时不产生耐受性,与解热镇痛药合用有协同作用。镇咳作用为吗啡的 1/4,镇咳剂量不抑制呼吸,无明显的镇静作用。临床常用于轻中度疼痛和剧烈干咳。无明显便秘、尿潴留及体位性低血压等副作用,欣快感及依赖性也低于吗啡。

第二节　阿片类合成镇痛药

吗啡具有强效镇痛作用,但其药物依赖性和抑制呼吸作用影响了其在临床的应用。为寻找安全有效、依赖性低的镇痛药,人工合成了多种阿片类镇痛药。此类药物的药理作用及作用机制与吗啡相似,根据其对各型阿片受体的内在活性不同,分为阿片受体激动药和部分激动药。

一、合成的阿片受体激动药

哌替啶(pethidine)

哌替啶又名杜冷丁(dolantin),为人工合成的阿片受体激动剂,属于苯基哌啶衍生物。

【药理作用】

主要激动 μ 受体,作用机制与吗啡相似,效价强度约为吗啡的 1/10～1/7,作用持续时间为 2～4 小时,短于吗啡。镇静、抑制呼吸、致欣快和扩张血管作用与吗啡相当。无镇咳作用,也能兴奋平滑肌,提高平滑肌和括约肌的张力,但作用时间短,较少引起便秘和尿潴留,但仍可引起胆绞痛。大剂量哌替啶也可引起支气管平滑肌收缩。对妊娠末期子宫收缩无影响,也不对抗缩宫素的作用,故不影响分娩时程。

【体内过程】

口服易吸收,生物利用度为 40%～60%,皮下或肌注吸收和起效更快,常注射给药。血浆蛋白结合率约 60%,能通过胎盘屏障,进入胎儿体内。在肝内代谢为哌替啶酸及去甲哌替啶,两者再以结合形式经肾排泄,仅少量以原形排出。哌替啶血浆 $t_{1/2}$ 为 3 小时,肝硬化患者显著延长。去甲哌替啶血浆 $t_{1/2}$ 为 15～20 小时,肾功能不良或反复大剂量应用可能引起蓄积。去甲哌替啶有中枢兴奋作用,反复大剂量使用哌替啶可引起肌肉震颤、抽搐甚至惊厥。

【临床应用】

1. 各种剧烈疼痛　替代吗啡用于外伤、手术后等各种急性中、重度疼痛。适用于分娩止痛,不延长产程,但不宜在产前 2～4 小时内使用,以免抑制新生儿的呼吸。治疗胆绞痛等内脏绞痛时应合用解痉药如阿托品。哌替啶一般不作为晚期癌症止痛的首选药,因其镇痛作用较吗啡弱,镇痛维持时间短,其代谢产物去甲哌替啶消除慢,并具有中枢神经毒性作用,长期用药可能发生去甲哌替啶蓄积并引起神经中毒症状。也有依赖性,慢性钝痛不宜使用。

2. 心源性哮喘的辅助治疗　其作用及机制与吗啡相同,可替代吗啡用于心源性哮喘的辅助治疗。

3. 麻醉前用药与人工冬眠　麻醉前给药,能使患者安静,消除患者术前紧张和恐惧情绪,减少麻醉药用量及缩短诱导期。哌替啶与氯丙嗪，异丙嗪组成冬眠合剂时，配合物理降温，可使体温降到 34℃或更低。此时基础代谢下降，组织耗氧量降低，器官活动减少。可降低机体对各种病理刺激的反应，提高各组织对缺氧的耐受力。机体在严重创伤和感染中毒引起衰竭时得以渡过危险期，为争取其他治疗措施赢得时间。

【不良反应】

可致眩晕，出汗，口干，恶心，呕吐，心悸，体位性低血压等。久用产生耐受性和依赖性。用量过大可抑制呼吸，偶可出现震颤，肌肉挛缩，反射亢进甚至惊厥等中枢兴奋症状。禁忌证与吗啡相同。

【药物相互作用】

本品与单胺氧化酶抑制药合用，可因干扰去甲哌替啶的代谢而使之蓄积，引起谵妄、高热、多汗，惊厥，中度呼吸抑制、昏迷甚至死亡。氯丙嗪、异丙嗪、三环类抗抑郁药可加重哌替啶的呼吸抑制作用。

美沙酮(methadone)

美沙酮为长效的 μ 阿片受体激动药，其左旋体的镇痛效力较右旋体强 50 倍，药用品为消旋体。

【药理作用】

美沙酮镇痛作用强度与吗啡相当，但持续时间较长，镇静、抑制呼吸，缩瞳，引起便秘及升高胆道内压等作用较吗啡弱。耐受性与依赖性发生较慢。由于能先与血管外组织结合后再缓慢释放入血，其戒断症状相对吗啡等药物出现较慢而略轻，这是其用于海洛因成瘾者脱毒治疗的药理学基础。

【体内过程】

口服吸收良好，30min 左右起效，2 小时达到血浆峰浓度，血浆蛋白结合率 90%，药物主要在肝脏代谢并由肾脏排泄，酸化尿液，可促进其排泄。$t_{1/2}$为 15～40 小时，达到稳态血药浓度的时间为 4～10 天。

【临床应用】

适用于创伤、手术及晚期癌症等所致的剧痛；广泛应用于吗啡、海洛因等依赖者的脱毒治疗和慢性复吸的维持用药。每日常规口服美沙酮，成瘾者最终不再需要吗啡及海洛因，但需要坚持长期甚至终身服用美沙酮。

【不良反应】

可致恶心、呕吐、便秘、头晕、口干和抑郁等。长期用药易致多汗、淋巴细胞数增多、血浆白蛋白和糖蛋白以及催乳素含量升高。皮下注射可致疼痛和硬结。禁用于分娩止痛。

芬太尼(fentanyl)以及同系物

芬太尼主要激动 μ 受体，属短效镇痛药，作用与吗啡相似，镇痛效力为吗啡的 80～100 倍。起效快，静注后 1～2 分钟达高峰，维持约 10 分钟；肌内注射 15 分钟起效，维持 1～2 小时。血浆蛋白结合率为 84%，经肝脏代谢而失活，血浆 $t_{1/2}$ 为 3～4 小时。用于麻醉辅助用药和静脉复合麻醉，亦可通过硬膜或蛛网膜下腔给药治疗急性术后痛和慢性痛。与氟哌利多合用于神经松弛镇痛，以完成某些小手术或医疗检查，如烧伤换药、内镜检查等。其透皮贴剂可提供药物的持续释放以控制各种慢性剧痛。不良反应如恶心、呕吐及胆道括约肌痉挛等弱于吗啡。大剂量可产生明显肌肉僵直，静脉注射过快可致呼吸抑制，反复用药也能产生依赖性。不宜与单胺氧化酶抑制药合用，禁用于支气管哮喘、重症肌无力、颅脑肿瘤或颅脑外伤引起昏迷的患者以及 2 岁以下婴幼儿。

舒芬太尼(sufentanil)、**阿芬太尼**(alfentanil)及**瑞芬太尼**(remifentanil)均为芬太尼的类似物，主要作用于 μ 受体，对 κ 和 δ 受体作用较弱。舒芬太尼的镇痛作用是吗啡的 1000 倍，而阿芬太尼弱于芬太尼。起效快，作用时间短，特别是瑞芬太尼，1min 可达有效浓度，作用持续时间仅 5～10min，消除 $t_{1/2}$ 为 6 分钟；阿芬太尼血浆 $t_{1/2}$ 为 1～2 小时，舒芬太尼血浆 $t_{1/2}$ 为 2～3 小时。舒芬太尼及阿芬太尼均在肝脏代谢失活，主要代谢物经肾脏排泄，约 1% 以原形经尿排出。瑞芬太尼代谢不受血浆胆碱酯酶及抗胆碱酯酶药物的影响，不受肝、肾功能及年龄的影响，主要通过血浆和组织中非特异性酯酶水解代谢，大约 95%的瑞芬太尼代谢后经尿排泄，主代谢物活性仅为瑞芬太尼的 1/4600，长时间输注给药或反复注射用药其代谢速度无变化，体内无蓄积。静脉持续滴注给药，用于全麻诱导和全麻中维持镇痛。

羟考酮(oxycodone)

羟考酮是一种半合成的蒂巴因衍生物，口服生物利用度约 50%，$t_{1/2}$ 为 4～5 小时，其代谢产物无明显活性，长期用药无蓄积。药理作用及注意

笔记栏

事项与吗啡相似。主要用于癌症及其他疾病引起的中、重度慢性疼痛。不良反应为便秘、恶心、嗜睡、眩晕、瘙痒、呕吐、头痛、口干、乏力和出汗。

二、合成的阿片受体部分激动药

喷他佐辛(pentazocine)

喷他佐辛又名镇痛新，为苯并吗啡烷类衍生物。口服、注射均可吸收，主要在肝脏代谢，$t_{1/2}$约 2～4 小时。主要激动 κ、δ 受体，对 μ 受体具有弱的阻断作用。镇痛效价强度是吗啡的 1/3，对肠道和子宫平滑肌的作用与哌替啶相似，但对括约肌的兴奋作用弱，胆道内压力升高不明显。抑制呼吸作用为吗啡的 1/2。镇静作用弱，较高剂量时甚至出现恶梦、幻觉、烦躁不安等症状。

本药成瘾性小，与吗啡同用时可对抗吗啡的药理作用，并能促发吗啡成瘾者产生戒断症状。由于对 μ 受体具有一定的阻断作用，未列入麻醉药品管理范围。临床主要用于各种慢性剧痛及术后疼痛。常见不良反应有恶心、呕吐、出汗、眩晕等。剂量过大引起呼吸抑制、血压升高、心率加快及心律失常，对冠心病患者可增加心脏做功量。局部注射有刺激症状。

丁丙诺啡(buprenorphine)

丁丙诺啡又名布诺啡，是一种强效和长效的菲类衍生物，为 μ 受体部分激动剂，以激动 μ 受体和 κ 受体为主，对 δ 受体有拮抗作用。丁丙诺啡脂溶性较高，是吗啡的 5 倍，镇痛作用强度相当于吗啡的 25～40 倍，是哌替啶的 300 倍。作用时间长，依赖性比吗啡小，海洛因依赖者服用后能较好地控制毒瘾。临床用于术后、外伤和癌症疼痛以及肾绞痛、胆绞痛等中重度疼痛。也可用于吗啡或海洛因依赖者的脱毒治疗，其维持效果与美沙酮相似。该药的安全性较高，很少产生药物依赖性，呼吸抑制率较低。

布托啡诺(butorphanol)

布托啡诺是一种阿片受体部分激动药，主要激动 κ 受体，对 μ 受体有弱拮抗作用 。在不引起显著致幻效应剂量下，产生高效镇痛效果，镇痛效价为吗啡的 4～8 倍，作用持续时间与吗啡相似，依赖性发生率较低。临床主要用于术后、外伤等中重度疼痛。不良反应常见恶心、呕吐、乏力、出汗，个别可见嗜睡、头痛、眩晕、精神错乱等。

本品口服可吸收，首过消除明显，生物利用度约 17%。肌内注射吸收快，10 分钟起效，30～60 分钟血药浓度达高峰，血浆蛋白结合率为 80%，持续时间为 4～6 小时，主要经肝脏代谢，大部分代谢产物及少量原型药随尿排出，血浆 $t_{1/2}$为 4～5 小时。

纳布啡(nalbuphine)

纳布啡激动 κ 受体，拮抗 μ 受体，镇痛作用是喷他佐辛的 3 倍，依赖性与喷他佐辛相似。可用于控制各种疾病引起的中重度疼痛。主要静脉用药，其静注 2～3 分钟起效，30 分钟达最大效应，镇痛作用可维持 3～6 小时，与吗啡维持时间相当。不良反应有恶心、呕吐，呼吸抑制轻微，无心血管系统副作用。

曲马朵(tramadol)

曲马朵为合成的可待因类似物，口服吸收迅速，20～30 分钟起效，作用持续 4～6 小时，主要在肝脏代谢，原形药及代谢物由尿液排出，$t_{1/2}$约为 6 小时。有较弱的 μ 受体激动作用，并抑制 5-HT 和去甲肾上腺素(NE)的再摄取，可在脊髓水平加强 5-HT 和 NE 对疼痛传导的抑制效应。其活性代谢产物去甲基曲马朵也可激活 μ 受体，镇痛活性是曲马朵的 2～4 倍。曲马朵镇痛 ED_{50}是吗啡的 10 倍，镇咳强度是可待因的 1/2。纳洛酮仅能部分阻断曲马朵的镇痛作用。

曲马朵广泛用于手术后、创伤、剧烈的关节痛、神经痛、晚期肿瘤等中度疼痛，并成功应用于慢性疼痛综合征的控制。治疗剂量无呼吸抑制、便秘、欣快感或心血管反应发生，静脉注射速度过快可出现心悸、出汗和面部潮红。禁与单胺氧化酶抑制药合用，从事驾驶或机械操作人员慎用，孕妇及哺乳妇女不宜使用。长期使用可导致依赖性。对吗啡的戒断症状无效。

第三节 其他镇痛药

罗通定(rotundine)

罗通定为中药延胡索所含生物碱左旋四氢巴马汀(tetrahydropalmatine)，现已人工合成。具有镇痛、镇静、安定和中枢性肌肉松弛作用。其镇痛作用较哌替啶弱，但较解热镇痛药强。镇

笔记栏

痛作用机制与脑内阿片受体及前列腺素无关，可能与阻断脑内多巴胺受体以及促进脑啡肽及内啡肽释放有关。口服后10～30分钟起效，维持2～5小时。对慢性持续性钝痛效果较好，对创伤、手术后疼痛或晚期癌症的效果较差。可用于治疗胃肠及肝胆系统的钝痛、一般性头痛以及脑震荡后头痛，也可用于痛经及分娩止痛。安全性较高，无明显依赖性。

奈福泮(nefopam)

奈福泮是一种中枢性强效镇痛剂。口服易吸收，主要在肝脏代谢，原形药及代谢产物主要由肾排泄，$t_{1/2}$约4小时。其镇痛作用强度约为吗啡的1/3，但对术后镇痛效果强于吗啡，镇痛持续时间较长，无依赖性。镇痛机制尚未完全阐明，与脑内阿片受体及前列腺素无关。它既是NMDA受体拮抗剂，又可通过抑制DA、5-HT、去甲肾上腺素的再摄取从而达到镇痛效果。此外，尚具有中枢性肌松、抗胆碱及拟交感作用。适用于创伤、手术、癌症引起的疼痛，也可用于肌痛、牙痛及急性内脏平滑肌绞痛。不良反应主要有恶心、呕吐、嗜睡、幻觉等。

高乌甲素(lappaconitine)

高乌甲素又名拉巴乌头碱，是由毛茛科植物高乌头根中分离得到的生物碱，可口服或注射给药。镇痛作用强度与哌替啶相当，起效慢，维持时间长。其主要通过阻滞钠通道，抑制突触前膜对去甲肾上腺素的再摄取，减少痛觉传入神经末梢P物质的释放，从而发挥镇痛作用。还具有解热、抗炎和局麻等作用。临床为治疗轻中度疼痛的备选药物。该药无依赖性，无呼吸抑制、嗜睡和蓄积中毒作用。

布桂嗪(bucinnazine)

布桂嗪又名强痛定(fortanodyn)，镇痛作用约为吗啡的1/3。口服10～30分钟后或皮下注射10分钟后起效，持续3～6小时。对皮肤、黏膜及运动器官的疼痛有明显的镇痛作用，适用于偏头痛、三叉神经痛、炎症性及外伤性疼痛、关节痛、痛经等。偶有恶心、头晕、困倦等不良反应，停药后消失。有一定成瘾性。

氟吡汀(flupirtine)

氟吡汀为嘧啶类衍生物，是一种非阿片类中枢性镇痛药物。口服吸收90%，直肠给药吸收70%。在肝脏代谢，血浆半衰期为7小时。氟吡汀是选择性神经元钾通道开放剂，对多种疼痛有良好镇痛效果，并有肌肉松弛和神经保护作用，可有效缓解肌紧张引起的急性和慢性疼痛，缓解骨骼肌疼痛和骨质疏松引起的疼痛。对术后镇痛效果与喷他佐辛相似，对癌痛的镇痛效果明显强于喷他佐辛和曲马朵。不良反应少而轻微，最常见疲倦、头晕、头痛、恶心、呕吐、胃部不适、便秘、口干，偶见精神错乱、视力障碍、过敏反应。无药物依赖性。

第四节　阿片受体拮抗药

纳洛酮(naloxone)

纳洛酮对各型阿片受体都有竞争性阻断作用，强度依次为$\mu>\kappa>\delta$受体。口服首过消除明显，常静脉给药。2分钟显效，持续30～60分钟。血浆$t_{1/2}$约40～55分钟，在峰浓度水平，纳洛酮的脑/血清药物浓度比是吗啡的15倍，在肝脏与葡萄糖醛酸结合而失活。与巴比妥类药物合用或长期饮酒诱导肝药酶，可缩短血浆$t_{1/2}$。

临床用于阿片类药物急性中毒，解除呼吸抑制及其他中枢抑制症状。也用于急性酒精中毒、休克、脊髓损伤、中风、脑外伤、心肺脑复苏等。因半衰期短，必要时可重复给药。对阿片类药物依赖者，纳洛酮可诱发戒断症状，用于阿片类药物依赖者的鉴别诊断。纳洛酮还是研究疼痛与镇痛药作用机制的重要工具药。不良反应少，大剂量偶见轻度烦躁不安。不产生耐受性，长期给药不产生戒断症状。

纳曲酮(naltrexone)

纳曲酮与纳洛酮相似，对κ受体的拮抗作用强于纳洛酮，作用时间长。其主要在肝脏代谢，主要代谢产物纳曲醇(naltrexol)是阿片受体的非选择性阻断剂，对抗吗啡(25mg)的作用可达2～3天，是纳曲酮长效作用的主要原因。临床应用同纳洛酮。

纳美芬(nalmefen)

纳美芬是纳曲酮的衍生物，临床应用同纳曲酮，用于阿片类药物急性中毒的解救。半衰期为8～10小时，仅用于静脉给药。

笔记栏

为计划供应。

附 癌痛的镇痛治疗

癌症是威胁人类生命的主要疾病之一，癌症疼痛已成为一个普遍的世界性问题。1982 年，世界卫生组织(WHO)将控制癌痛列为癌症综合治疗规划的四项重点(早期预防、早期发现、可治愈性治疗、解除癌症疼痛)之一，提出 2000 年达到全世界范围内“使癌症病人不痛”的目标和癌痛的“三阶梯治疗”方法。推荐吗啡作为治疗晚期癌痛的药物，并把吗啡消耗量作为衡量一个国家癌痛治疗改善的重要指标。我国卫生部于 1993 年制定了《癌症病人三阶梯止痛疗法的指导原则》，再次发布《癌症病人申领麻醉药品专用卡的规定》，并将麻醉性镇痛药品的限量供应改为计划供应。

一、癌症疼痛三阶梯疗法

癌症疼痛三阶梯止痛法是一种根据患者的疼痛程度不同而分别使用不同等级止痛药物为治疗原则的止痛方法。其作为一种简单易行且极为有效的止痛方法，已被广泛应用于治疗癌症疼痛，可使约 90%癌症患者的疼痛得到有效缓解，使 75%以上的晚期癌症患者疼痛得以解除。三阶梯止痛法的用药方案，是根据病人的疼痛程度分为轻度、中度和重度疼痛，分别选用非阿片类止痛药(非甾体类抗炎药)、弱阿片类镇痛药和强阿片类镇痛药，并根据病情需要决定是否同时使用辅助类药物和非甾体类药物(表 15-5)。

表 15-5 癌症疼痛三阶梯止痛方法

阶梯	疼痛分级	推荐的主要药物	根据病情确定是否选用的药物
第一阶梯	轻度：有疼痛，可忍受，要求服用镇痛药，睡眠不受干扰	非甾体类抗炎药：对乙酰氨基酚、阿司匹林	辅助类药物
第二阶梯	中度：疼痛明显，不能忍受，要求服用镇痛药，睡眠受干扰	弱阿片类止痛药：氨酚待因、可待因	非甾体类药物辅助类药物
第三阶梯	重度：疼痛剧烈，不能忍受，需要镇痛药，睡眠严重受到干扰，伴有自主神经功能紊乱或被动体位	强阿片类止痛药：吗啡即释片、吗啡控释片或芬太尼贴剂	非甾体类药物辅助类药物

二、癌痛的药物治疗

1. 药物治疗原则 ①首选口服给药；②按时规则给药；③按阶梯给药；④个体化给药；⑤注意处理其他问题，如积极防治镇痛药的毒副反应，处理伴随症状，注意支持疗法，加强心身护理等。

2. WHO 推荐的基本镇痛药物

(1) 非阿片类止痛药(非甾体抗炎药)：以对乙酰氨基酚为代表，可供选用药物的有对乙酰氨基酚及其复方制剂、阿司匹林、布洛芬、吲哚美辛栓剂、胆碱三水杨酸镁(choline magnesium trisalycylate)、萘普生、双氯芬酸等。多选用对乙酰氨基酚及其复方制剂，口服吸收迅速、完全，一般剂量不会引起胃肠道出血，每日剂量不大于 6 g。一般不选阿司匹林，因其大剂量或久用可引起水杨酸反应及出血倾向、胃肠黏膜和肝肾损害、哮喘等。

(2)弱阿片类止痛药：以可待因为代表，可供选用药物的有双氢可待因复方制剂、可待因复方制剂、右丙氧酚复方制剂、曲马多、布桂嗪等。

(3)强阿片类止痛药：以吗啡为代表，主要选用硫酸吗啡控释片，可供选用的药物还有二氢吗啡酮(dihydromorphinone)、羟考酮、左吗喃(levorphan)、美沙酮、丁丙诺啡等。癌痛治疗不宜选用哌替啶，其作用时间短，代谢产物具有毒性，易产生蓄积中毒，不宜用于长期癌痛治疗。

(4)辅助药物：主要用于增强阿片类药物的镇痛效果，治疗使疼痛加剧的合并症，并对特殊类型的疼痛有独立的镇痛作用，这类药物可用于止痛阶梯的任何阶段。

抗癫痫药卡马西平、苯妥因对神经源性疼痛有效；抗抑郁药阿米替林、米帕明有助于改善因疼痛和抑郁所致的睡眠障碍；抗组胺药羟嗪可辅助阿片类药物治疗术后及其他类型的疼痛，缓解焦虑，失眠、恶心等症状；糖皮质激素类药物地塞米松、泼尼松可缓解癌症脑转移和硬膜外脊髓压迫引起的疼痛，并能抗炎、镇吐和增强食欲。

(高允生 辛晓明)

第 16 章 解热镇痛抗炎药

解热镇痛抗炎药(antipyretic-analgesic and anti-inflammatory drugs)是一类具有解热、镇痛作用,大多数还有抗炎、抗风湿作用的药物。其化学结构和抗炎作用机制与糖皮质激素类药物(甾体类抗炎药,SAIDs)不同,故此类药物又称为非甾体抗炎药(non-steroidal anti-inflammatory drugs, NSAIDs)。根据化学结构的不同,NSAIDs 分为水杨酸类、苯胺类、乙酸类、芳基丙酸类、烯醇酸类、吡唑酮类等。尽管结构各异,除苯胺类药物抗炎抗风湿作用很弱外,NSAIDs 均具有相似的解热镇痛抗炎作用和作用机制。抑制膜磷脂代谢过程中的环氧酶(cyclooxygenase, COX)活性,减少前列腺素(prostaglandin, PG)的生物合成,是 NSAIDs 解热镇痛抗炎作用的共同作用机制(图 16-1)。

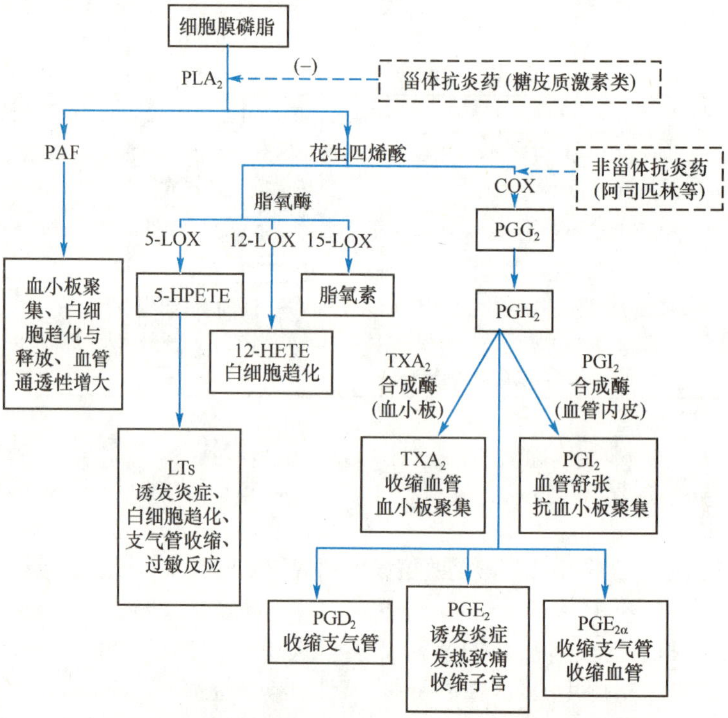

图 16-1 膜磷脂主要代谢途径及抗炎药作用部位示意图

PLA_2:磷脂酶 A_2;PAF:血小板活化因子;COX:环氧酶;LOX:脂氧酶;PG:前列腺素;TXA_2:血栓素 A_2;PGI_2:前列环素;HPETE:氧化二十碳烯酸;HETE:羟基二十碳烯酸;LT:白三烯

细胞受到刺激时,磷脂酶 A_2(phospholipase A_2, PLA_2)被激活,水解膜磷脂,释放出花生四烯酸(arachidonic acid, AA)和血小板活化因子(platelet activating factor, PAF)。AA 经 COX 作用生成 PG、血栓素 A_2(thromboxan A_2, TXA_2)和前列环素(prostacyclin, PGI_2)等;经脂氧酶(lipoxygenase, LOX)作用产生白三烯类(leukotriene, LT)化合物。细胞膜磷脂代谢的各种产物均参与细胞的炎症反应,SAIDs 和 NSAIDs 等各类抗炎药物通过抑制膜磷脂代谢的不同环节,减少各种活性物质的合成与释放,从而发挥抗炎的药理作用。

20 世纪 90 年代初研究发现,COX 有固有型(COX-1)和诱生型(COX-2)两种同功酶。COX-1 被认为是 COX 的稳定表达型,由管家基因所编码,是一个组成酶,存在于大多数组织中,在一般情况下稳定表达。其功能是合成 PG 来调节细胞的正常生理活性,参与血管舒缩、血小板聚集、胃黏膜血流、胃黏液分泌及肾功能调节，与保护胃肠黏膜、调节血小板聚集、调节外周血管阻力和调节肾血流量分布有关。NSAIDs 对 COX-1 的抑制构成了此类药物胃肠道等不良反应的毒理学基础。COX-2 可以被细菌类脂多糖（LPS）、白介素-1（IL-1）、肿瘤坏死因子等多种因子诱导，在炎症部位急剧升高，从而引起炎症组织中 PG 含量增加，介导炎症、疼痛、发热等病理过程。NSAIDs 对 COX-2 的抑制被认为是其发挥药理作用的基础。近年又研究发现了一种新的 COX 同功酶亚型 COX-3，其在人体的表达具有组织特异性，在脑皮质和心脏内表达最丰富。COX-3 的特征和功能尚在研究之中。

COX-1 和 COX-2 对各种 NSAIDs 的敏感性不同，根据 $IC_{50(COX-2)}/IC_{50(COX-1)}$ 比值大小，可分为非选择性 COX 抑制药和选择性 COX-2 抑制药，前者包括 COX 无选择性、COX-1 低选择性和 COX-1 高选择性抑制药（表 16-1）。

表 16-1 NSAIDs 对 COX 选择性抑制作用比较

分类	药物（$IC_{50(COX-2)}/IC_{50(COX-1)}$ 比值）
非选择性 COX 抑制药	
COX 无选择性抑制药	美洛昔康（0.1）、萘普生（0.6）、双氯芬酸（0.7）、氟比洛芬（1.3）、萘丁美酮（1.4）
COX-1 低选择性抑制药	对乙酰氨基酚（7.5）、布洛芬（15）
COX-1 高选择性抑制药	吲哚美辛（60）、舒林酸（100）、阿司匹林（166）、托美汀（175）
COX-2 选择性抑制药	塞来昔布（0.003）、尼美舒利（<0.007）

尽管 NSAIDs 化学结构各异，对 COX 选择性抑制作用不同，但都具有相似的主要药理作用和作用机制。

1. 解热作用 人体体温调节中枢位于下丘脑，调控产热和散热过程，使体温维持在 37℃左右。病理条件下，病原微生物感染、组织损伤、炎症或其他疾病状态等，刺激机体血液单核细胞和组织巨噬细胞等产生并释放内热原（IL-1β，IL-6，IFN-α，INF-β、TNF-α 等细胞因子）。内热原促使下丘脑视前区附近合成和释放 PGE_2，PGE_2 作为中枢性发热介质作用于下丘脑的体温调节中枢，使体温定点升高，引起发热。NSAIDs 仅对内热原所致发热有解热作用，对脑室内注射微量 PGE_2 所致发热无效，说明其解热作用机制是通过抑制中枢 PG 合成，使体温调节中枢的体温定点恢复正常而发挥解热作用。NSAIDs 只能使发热患者的体温恢复正常，不能降至正常体温以下；对正常体温无明显影响。

有研究证明，PGE 并非唯一的发热介质，NSAIDs 可能还有其他的解热作用机制。

2. 镇痛作用 疼痛及炎症部位的致痛物质缓激肽、PGs 等合成释放增加，刺激局部痛觉感受器引起疼痛；PGs 还可增强痛觉感受器对致痛物质的敏感性，加重疼痛。NSAIDs 通过抑制外周病变部位的 COX，使 PGs 合成释放减少，发挥镇痛作用。NSAIDs 主要对组织损伤和炎症引起的慢性钝痛有效，如关节痛、头痛、牙痛、肌肉痛、痛经等；对急性锐痛、严重创伤性剧痛、平滑肌绞痛等无效。

NSAIDs 的镇痛作用主要在外周，部分 NSAIDs 也可能在中枢神经系统（脊髓和其他皮质下中枢）产生镇痛作用。

3. 抗炎作用 炎症病灶产生大量 PGs，是炎症反应中一类活性很强的炎症介质，纳克水平的 PGE_2 就能引起炎症反应。PGs 可扩张血管，增加微血管通透性；增强中性粒白细胞的趋化作用；还可与其他炎症介质如缓激肽、组胺、LTs 等产生协同作用，进一步加重炎症反应。NSAIDs 抑制炎症部位的 COX-2，减少 PGs 合成，发挥抗炎作用；同时抑制某些细胞黏附分子的表达，从而抑制炎症细胞向血管内皮黏附和向内皮下间隙转移。NSAIDs 的抗炎作用主要用于风湿性和类风湿性关节炎的对症治疗，能减轻炎症引起的红、肿、热、痛等症状，但不能根除病因。

第一节 非选择性 COX 抑制药

自 1893 年阿司匹林用作解热镇痛抗炎药以来，历经 110 余年，NSAIDs 已发展到结构不同种类繁多的一大类药物，上市用于临床的已有 50 多种，但阿司匹林仍作为 NSAIDs 的代表药物广泛用于临床。不同的解热镇痛抗炎药对 COX 的选择性不同，其不良反应发生率也不同。各类药物均具有解热、镇痛作用，但抗炎作用却差别较大，各具特点，如阿司匹林和吲哚美辛的抗炎作用较强，某些有机酸类药物的抗炎作用中度，而苯胺类药物几无抗炎作用。常用的各类 NSAIDs 的主要药理作用比较见表 16-2。

笔记栏

表 16-2 NSAIDs 的化学分类及主要药理作用比较

化学分类	代表药物	镇痛	解热	抗炎
水杨酸类	阿司匹林	+	+	+
苯胺类	对乙酰氨基酚	+	+	−
吡唑酮类	保泰松	+/−	+	++
芳基丙酸类	布洛芬	+	+	+
吲哚类	吲哚美辛	+	+	++
烯醇酸类	吡罗昔康	+	+	++

一、水杨酸类

水杨酸类(salicylates)最常用的药物是乙酰水杨酸(acetylsalicylic acid),此外还有水杨酸钠(sodium salicylate)、氟苯水杨酸钠(diflunisal)、水杨酸甲酯(methyl salicylate)等。

乙酰水杨酸(acetylsalicylic acid)

乙酰水杨酸又名阿司匹林(aspirin)。

【药理作用与临床应用】

阿司匹林及其代谢物水杨酸对 COX-1 和 COX-2 的抑制作用基本相当,具有相似的解热、镇痛、抗炎作用。

1. 解热镇痛 有较强的解热、镇痛作用。适用于感冒发热、头痛、牙痛、肌肉痛、关节痛、神经痛、痛经及癌症患者的轻中度疼痛等。给药剂量 0.3～0.6g/次,3 次/日,饭后服。

2. 抗炎抗风湿 作用较强,能减轻炎症引起的红、肿、热、痛等症状,迅速缓解风湿性关节炎的症状。大剂量阿司匹林能使风湿热症状在用药后 24～48 小时症状明显好转,故可作为急性风湿热的鉴别诊断用药。用于抗风湿最好用至最大耐受剂量,一般成人每日 3 ～5g,分 4 次于饭后服用。此用药量接近轻度中毒水平,应监测血药浓度,保证治疗的安全性和有效性。

3. 影响血小板功能 低浓度阿司匹林能使 COX 活性中心的丝氨酸乙酰化失活,不可逆地抑制血小板中血栓素 A_2 合成酶,减少血小板 TXA_2 的生成。TXA_2 有促进血小板聚集和收缩血管作用,其合成减少可抑制血小板的聚集及血栓形成,达到抗凝作用。高浓度阿司匹林能直接抑制血管内皮细胞中前列环素合成酶,减少前列环素(PGI_2)合成。PGI_2 是 TXA_2 的生理拮抗剂,具有抑制血小板聚集和舒张血管作用,其合成减少可能促进血栓形成。血小板中血栓素 A_2 合成酶对阿司匹林的敏感性远较血管中前列环素合成酶为高,因此,临床上采用小剂量(50～100mg)阿司匹林用于防治血栓形成,治疗缺血性心脏病和心肌梗死降低其病死率和再梗死率。也可用于脑缺血疾病、房颤、人工心脏瓣膜、动静脉瘘或其他手术后的血栓形成。

4. 癌症疼痛 本品能缓解癌痛,可直接作用于痛觉感受器,阻止致痛介质形成或对抗组织损伤时致痛物质的释放,适用于轻度癌痛或与阿片类镇痛药合用缓解中重度癌痛。

【体内过程】

口服给药吸收迅速,小部分在胃、大部分在小肠中吸收,1～2 小时达到血药浓度峰值。在吸收过程中与吸收后,迅速被胃黏膜、血浆、红细胞及肝中的酯酶水解为水杨酸。因此阿司匹林血浆浓度低,血浆 $t_{1/2}$ 约为 15 分钟。水杨酸可分布到全身组织,包括关节腔、脑脊液和胎盘等。水杨酸盐与血浆蛋白结合率为 80%～90%,白蛋白与阿司匹林的结合点基本处于饱和状态,增加剂量易迅速增加游离药物浓度,并与其他药物竞争蛋白结合位点,发生药物相互作用。

大部分水杨酸在肝内氧化代谢,其代谢产物与甘氨酸或葡萄糖醛酸结合后从尿排出。尿液 pH 对水杨酸盐的排泄量影响很大,碱性尿时可排出 85%,酸性尿时仅排出约 5%。口服小剂量阿司匹林(1 g 以下)时,水解产生的水杨酸量较少,按一级动力学消除,水杨酸血浆 $t_{1/2}$ 约 2～3 小时。但当阿司匹林剂量达 1g 以上时,水杨酸生成量增多,其代谢从一级动力学消除转变为零级动力学进行,水杨酸血浆 $t_{1/2}$ 延长为 15～30 小时。如剂量再增大,血中游离水杨酸浓度将急剧上升,可出现中毒症状。

【不良反应】

阿司匹林用于解热镇痛时所用剂量较小,短期应用时不良反应较轻。抗风湿剂量大,长期应用不良反应多且较重。

1. 胃肠道反应 最为常见。口服可直接刺激胃黏膜,引起上腹不适、恶心、呕吐。血药浓度高则刺激延髓催吐化学感受区(CTZ),也可致恶心及呕吐。较大剂量口服(抗风湿治疗)可引起胃溃疡及无痛性胃出血,原有溃疡病患者,症状加重。阿司匹林引起的胃肠道反应与直接刺激局部胃黏膜细胞有关,餐后服药或同服抗酸药可减轻胃肠道反应。胃壁细胞合成的 PGE_1 对胃黏膜细胞有保护作用,阿司匹林抑制胃壁组织 COX-1,使 PGE_1 生成减少,是其诱发或加重胃

笔记栏

溃疡的重要机制，联合应用 PGE_1 衍生物米索前列醇（misoprostol）可减少溃疡的发生率。

2. 凝血障碍 阿司匹林不可逆性抑制 COX，对血小板合成 TXA_2 有强大而持久抑制作用，合成 TXA_2 能力的恢复需等到新生血小板补充，需 7～8 天。血管内皮细胞有合成 COX 的能力，阿司匹林对 PGI_2 合成的抑制弱而短暂。结果血液中 TXA_2/PGI_2 比率下降，血小板聚集受到抑制，使血液不易凝固，出血时间延长。大剂量阿司匹林可以抑制凝血酶原的形成，引起凝血障碍，加重出血倾向，维生素 K 可以预防。严重肝病，有出血倾向的疾病如血友病患者、产妇和孕妇禁用。如需手术患者，术前 1 周应停用阿司匹林。

3. 水杨酸反应 阿司匹林剂量过大（5 g/d）时，可出现头痛、眩晕、恶心、呕吐、耳鸣、视力和听力减退，称为水杨酸反应，是水杨酸类中毒的表现。严重者可出现过度呼吸、高热、脱水、酸碱平衡失调，甚至精神错乱。严重中毒者应立即停药，静脉滴入碳酸氢钠以碱化尿液，加速水杨酸盐自尿排泄。

4. 过敏反应 少数患者可出现荨麻疹、血管神经性水肿和过敏性休克。某些哮喘患者服用阿司匹林或其他解热镇痛药后可诱发哮喘，称为“阿司匹林哮喘”。其发生机制不是以抗原-抗体反应为基础的过敏反应，而是与其抑制 PG 生物合成有关。因 PG 合成受阻，由花生四烯酸生成的白三烯以及其他脂氧酶代谢产物增多，内源性支气管收缩物质居于优势，导致支气管痉挛，诱发哮喘。肾上腺素治疗“阿司匹林哮喘”无效，可用抗组胺药和糖皮质激素治疗。哮喘、鼻息肉及慢性荨麻疹患者禁用阿司匹林。

5. 瑞夷综合征（Reye's syndrome） 在儿童感染病毒性疾病如流感、水痘、麻疹、流行性腮腺炎时使用阿司匹林退热，偶可引起急性肝脂肪变性—脑病综合征（瑞夷综合征），以肝衰竭合并脑病为突出表现，虽少见，但预后严重，可致死。病毒感染患儿不宜用阿司匹林，可用对乙酰氨基酚代替。

6. 对肾脏的影响 阿司匹林对正常肾功能并无明显影响。但在少数人，特别是老年人，伴有心、肝、肾功能损害的患者，即使用药前肾功能是正常的，也可引起水肿、多尿等肾小管功能受损的症状。其发生原因可能是由于存在隐性肾损害或肾小球灌注不足。由于阿司匹林抑制 PGs，取消了前列腺素的代偿机制，而出现水肿等症状。偶见间质性肾炎、肾病综合征，甚至肾功能衰竭，其机制未明。

【药物相互作用】

阿司匹林与其他血浆蛋白结合率高的药物联合应用时，可通过竞争与白蛋白结合而提高游离血药浓度，引起药物相互作用。当与口服抗凝血药双香豆素合用时易引起出血；与肾上腺皮质激素合用，易诱发溃疡及出血；与磺酰脲类口服降糖药合用引起低血糖反应；与丙戊酸、呋塞米、青霉素、甲氨蝶呤等弱酸性药物合用，由于竞争肾小管主动分泌的载体，增加各自的游离血药浓度，产生相互作用。

二、苯 胺 类

对乙酰氨基酚（acetaminophen）

对乙酰氨基酚又名扑热息痛（paracetamol），是非那西丁（phenacetin）的体内活性代谢产物。

【药理作用与临床应用】

对乙酰氨基酚对中枢神经系统的 COX 抑制作用较强，解热镇痛作用与阿司匹林相当；对外周组织的 COX 没有明显的作用，抗炎作用不明显。临床主要用于退热和镇痛，适用于感冒发热、头痛、牙痛、肌肉痛等。对乙酰氨基酚无明显胃肠刺激作用，对阿司匹林不能耐受或过敏的患者可选用本药。

【体内过程】

口服易吸收，0.5～1 小时达到最大血药浓度。在常用临床剂量下，绝大部分药物在肝脏与葡萄糖醛酸或硫酸结合为无活性代谢物，从尿中排出，$t_{1/2}$ 为 2～4 小时。较高剂量时，上述催化结合反应的代谢酶饱和后，药物经肝微粒体混合功能氧化酶代谢为对乙酰苯醌亚胺（N-acetyl-p-benzoquinone imine）。对乙酰苯醌亚胺是一个有毒的代谢中间体，可与谷胱甘肽（glutathione）结合而解毒。长期用药或过量中毒，体内谷胱甘肽被耗竭时，此毒性中间体以共价键形式与肝、肾中重要的酶和蛋白分子不可逆结合，引起肝细胞、肾小管细胞坏死。

【不良反应】

短期使用不良反应轻，常见恶心和呕吐，偶见皮疹、粒细胞缺乏症、贫血、药热和黏膜损害等过敏反应。过量中毒可引起肝损害。长期大量用药，尤其是在肾功能低下者，可出现肾绞痛、急性或慢性肾功能衰竭，又称镇痛药性肾病。

笔记栏

三、乙 酸 类

双氯芬酸(diclofenac)

双氯芬酸为邻氨基苯甲酸(灭酸)类衍生物。

【药理作用与临床应用】

本品为强效抗炎镇痛药。解热、镇痛、抗炎效应强于萘普生等。剂量小,临床适用于各种中等程度疼痛、风湿性和类风湿性关节炎、粘连性脊椎炎、非炎性关节痛、椎关节炎等引起的疼痛,各种神经痛、手术及创伤后疼痛,以及各种原因所致发热等。

【体内过程】

口服吸收迅速,有首过消除,其口服生物利用度约50%,血浆蛋白结合率99%,口服1～2小时血药浓度达峰值。可在关节滑液中积聚,经肝代谢后与葡萄糖醛酸或硫酸结合迅速排出体外,$t_{1/2}$为1.1～1.8小时,长期应用无蓄积作用。

【不良反应】

不良反应与阿司匹林相似,偶见肝功能异常,白细胞减少。

吲哚美辛(indomethacin)

吲哚美辛又名消炎痛,为人工合成的吲哚类衍生物。

【药理作用与临床应用】

吲哚美辛是最强的COX抑制药之一,对COX-1和COX-2均有强大的抑制作用,也能抑制磷酯酶A_2(PLA_2)和磷酯酶C(PLC),减少粒细胞游走和淋巴细胞的增殖,其抗炎作用比阿司匹林强10～40倍。有显著抗炎及解热作用,对炎性疼痛有明显镇痛效果。因不良反应多,主要用于其他药物不能耐受或疗效不显著的病例。对急性风湿性及类风湿性关节炎,约2/3患者可得到明显改善。如果连用2～4周仍不见效者,应改用其他药物。对关节强直性脊椎炎、骨关节炎也有效;对癌性发热及其他不易控制的发热常能见效。

【体内过程】

口服吸收迅速而完全,3小时血药浓度达峰值。吸收后90%与血浆蛋白结合。主要在肝代谢,代谢物从尿、胆汁、粪便排泄,约10%～20%以原形从尿中排泄。血浆$t_{1/2}$为2～3小时。

【不良反应】

30%～50%患者用治疗量吲哚美辛后发生不良反应;约20%患者必须停药。大多数不良反应与剂量过大有关。

1. 胃肠道反应 有食欲减退、恶心、腹痛、腹泻、诱发或加重消化性溃疡,严重者可发生出血和穿孔。还可引起急性胰腺炎。

2. 中枢神经系统 25%～50%患者有前额头痛、眩晕,偶有精神失常。

3. 造血系统 可引起粒细胞减少、血小板减少、再生障碍性贫血等。

4. 过敏反应 常见为皮疹,严重者可诱发哮喘。"阿司匹林哮喘"者禁用。

舒林酸(sulindac)

舒林酸又名舒林大,是吲哚乙酸类衍生物。在体内转化为有活性的磺基代谢物发挥解热、镇痛、抗炎作用,效应强度不及吲哚美辛,但强于阿司匹林。活性代谢产物的$t_{1/2}$为18小时。适应证与吲哚美辛相似。因舒林酸在吸收入血前较少被胃肠黏膜转化成活性代谢产物,故胃肠反应发生率较低,肾毒性和中枢神经系统不良反应发生率也低于吲哚美辛。

托美汀(tolmetin)

托美汀为吡咯乙酸衍生物。具有抗炎、解热、镇痛作用,其抑制PG合成的作用较阿司匹林强,弱于吲哚美辛,是一种速效、短效的抗炎镇痛药。口服吸收迅速,血药浓度达峰值时间为1小时,$t_{1/2}$为1～2小时,24小时内可完全经肾排出。临床应用同吲哚美辛。治疗类风湿关节炎,用量为0.8～1.6g/d。本药不良反应少而轻。有胃肠道反应如恶心、呕吐、腹痛、腹泻及消化不良。中枢神经系统反应有头痛、倦睡、眩晕等,均较阿司匹林及吲哚美辛少见。

萘丁美酮(nabumetone)

萘丁美酮是一个非酸性的2,6位双取代萘基链烷的可溶性酯质酮,是一种前体药物。吸收后被迅速代谢成主要活性物质6-甲氧基-2-萘基乙酸(6-methoxy-2-naphthylacetic acid,6-MNA),故将此药列入乙酸类NSAIDs。6-MNA为强效COX抑制药。6-MNA的血浆蛋白结合率大于99%,在肝脏代谢,肾脏排泄。6-MNA的$t_{1/2}$为

24 小时。临床用于治疗类风湿性关节炎取得较好的疗效，不良反应较轻。

四、芳基丙酸类

布洛芬(ibuprofen)

布洛芬又名异丁苯丙酸，是第一个用于临床的苯丙酸衍生物。同类药物还有萘普生(naproxen，甲氧萘丙酸)、非诺洛芬(fenoprofen)、酮洛芬(ketoprofen)、氟比洛芬(flurbiprofen)和噁丙嗪(oxaprozin)。

【药理作用与临床应用】

本类药物为非选择性 COX 抑制剂，有明显的抗炎、解热、镇痛作用。各药除效价存在差别外，其他药理学性质非常相似。临床主要用于风湿性关节炎、骨关节炎、强直性关节炎、急性肌腱炎、滑液囊炎等，也可用于痛经的治疗。其机制主要是通过抑制 COX，抑制 PGs 的产生。

【体内过程】

本类药物口服吸收迅速而完全，吸收量较少受食物和药物影响。1～2 小时达峰值，血浆蛋白结合率高，主要经肝脏代谢，肾脏排泄。各药的血浆中 $t_{1/2}$ 差别较大，布洛芬与酮洛芬均为 2 小时，非诺洛芬与氟比洛芬为 3～6 小时，萘普生为 13 小时，噁丙嗪的 $t_{1/2}$ 最长，达 40～60 小时。

【不良反应】

常见胃肠道不良反应，主要有恶心、上腹部不适；长期使用可引起胃出血；中枢神经系统症状有头痛、耳鸣、眩晕等症状。少数患者有皮肤黏膜过敏、血小板减少、头痛、头晕及视力障碍等不良反应。

五、烯醇酸类

吡罗昔康(piroxicam)

吡罗昔康为烯醇酸类衍生物。

【药理作用】

吡罗昔康是一个长效抗风湿病药。有明显的解热、镇痛、抗炎和抗风湿作用，其作用略强于吲哚美辛。本品可通过抑制 COX 使组织局部 PG 的合成减少，抑制白细胞趋化性和溶酶体的释放，从而发挥较强的镇痛抗炎作用。本品还可抑制软骨中的黏多糖酶和胶原酶活性，减轻软骨的破坏，减轻炎症反应。

【体内过程】

口服吸收完全，2～4 小时后血药浓度达峰值，血浆 $t_{1/2}$ 长(36～45 小时)，血浆蛋白结合率高。大部分药物在肝脏被代谢，代谢产物及少量原形药物自尿和粪便中排泄。一次服药后，可多次出现血药峰值，提示本品存在肠肝循环，作用迅速而持久，且不会在血中聚积。在老年关节炎患者中，无显著药代动力学变化。

【临床应用】

主要用于治疗风湿性及类风湿性关节炎，对急性痛风、腰肌劳损、肩周炎、原发性痛经也有一定疗效，其疗效与阿司匹林、吲哚美辛及萘普生相似。但本品只能缓解疼痛及炎症，不能改变各种关节炎病程的进展，必要时还须合用糖皮质激素。

【不良反应】

偶见头晕、浮肿、胃部不适、腹泻或便秘、粒细胞减少、再生障碍性贫血等，停药后一般可自行消失。长期服用可引起胃溃疡及大出血，不宜长期服用。如需长期用药，应注意监测血象及肝肾功能，并注意大便色泽有无变化，必要时进行大便隐血试验。

美洛昔康(meloxicam)

美洛昔康对 COX-2 的选择性抑制作用比 COX-1 高 10 倍。血浆蛋白结合率 99%，$t_{1/2}$ 为 20 小时，每日 1 次给药。其适应证与吡罗昔康相同。在较低治疗量时胃肠道不良反应少，剂量过大或长期服用可致消化道出血和溃疡，应予注意。

劳诺昔康(lornoxicam)

劳诺昔康又名氯诺昔康，与美洛昔康相似，对 COX-2 具有较强的选择性抑制作用，镇痛抗炎作用很强，解热作用弱。口服 4mg 血浆峰浓度可达 270μg/L，食物能明显延缓和减少吸收。$t_{1/2}$ 为 3～5 小时，个体差异较大。

本品镇痛作用强大，用于缓解术后疼痛，剧烈坐骨神经痛及强直性脊柱炎的慢性疼痛，其疗效与吗啡、曲马朵相当，这是由于本品可激活中枢性镇痛系统，诱导体内强啡肽和 β 内啡肽的释放而产生强大镇痛效应，可替代或辅助阿片类药物用于中度至剧烈疼痛时的镇痛，且不产生镇静、呼吸抑制和依赖性等阿片类药物的不良反应。也可替代其他 NSAIDs 用于关节炎的治疗，本品 8mg/d 与双氯芬酸 150mg/d 的疗效相当。

六、吡唑酮类

保泰松(phenylbutazone)及羟基保泰松(oxyphenbutazone)

羟基保泰松系保泰松的体内活性代谢产物，为吡唑酮类衍生物。

【药理作用与临床应用】

二者具有很强的抗炎抗风湿作用，解热作用较弱。主要用于风湿性及类风湿性关节炎、强直性脊柱炎，较大剂量可用于急性痛风治疗。偶也用于某些高热，如恶性肿瘤及寄生虫病(急性丝虫病、急性血吸虫病)引起的发热。由于不良反应较多，已少用。

保泰松具有促进尿酸排泄作用，羟基保泰松无促进尿酸排泄作用。

【体内过程】

保泰松口服吸收迅速而完全，2 小时血药浓度达峰值，血浆 $t_{1/2}$ 为 50～65 小时。主要由肝药酶代谢为羟化产物及其葡萄糖醛酸结合物。其苯环羟化产物羟基保泰松为活性代谢物。长期服用保泰松，羟基保泰松可在体内蓄积，造成毒性。保泰松可诱导肝药酶，加速自身代谢。保泰松及其代谢物由肾缓慢排泄。

【不良反应】

10%～45%患者有不良反应，其中 10%～15%患者必须停药，故不宜大剂量长期用药。常见的不良反应包括胃肠道反应，水钠潴留，过敏反应，肝肾损害，甲状腺肿大及黏液性水肿，偶致肝炎及肾炎。羟基保泰松胃肠反应较轻。

非普拉宗(feprazone)

非普拉宗为保泰松衍生物，引入异戊烯基后减轻了对胃黏膜的刺激。

【药理作用与临床应用】

本品对 PG 生物合成有良好的抑制作用，抗炎镇痛作用强。临床用于治疗风湿性和类风湿性关节炎、肝纤维组织炎及血栓性脉管炎等疾病，其疗效优于阿司匹林、保泰松和布洛芬等。对坐骨神经痛，肩周炎和强直性脊柱炎也有较好疗效。

【体内过程】

口服在小肠迅速吸收，4～5 小时血药浓度达高峰，在体内经肝代谢后由尿及粪便排出，血浆 $t_{1/2}$ 约 22～30 小时，较保泰松明显缩短，

【不良反应】

不良反应较保泰松明显减少而易于接受，主要为食欲减退、恶心、呕吐、头痛、面部浮肿等，偶见粒细胞减少，肝功能受损。

第二节 选择性 COX-2 抑制药

临床应用的 NSAIDs 大多为非选择性的 COX 抑制药，在抑制COX-2产生解热、镇痛和抗炎等治疗作用的同时，也明显抑制 COX-1 而引起多种临床常见的不良反应，如胃肠道反应，肾功能损害，消化道出血等。

近年来，选择性的 COX-2 抑制药相继出现并应用于临床。然而，随着基础和临床研究的发展，越来越多的证据表明两种 COX 在生理功能和病理过程方面的差别并不明显，其活性在很大程度上交错重叠。COX-1 在发挥生理作用的同时也产生病理作用，而 COX-2 也具有一定的生理作用。选择性 COX-2 抑制剂在减少胃肠道不良反应的同时，可能带来更严重的心血管系统不良反应的发生。多项研究结果表明，患者服用罗非昔布、塞来昔布等选择性 COX-2 抑制剂后，出现心脏病发作、脑卒中及其他严重后果的可能性成倍增加。数项大规模前瞻性研究都对 COX-2 抑制剂的风险效益比提出了质疑。这导致近年来对选择性 COX-2 抑制剂临床应用的利弊问题争论不休，有待进一步研究和评价。临床应综合考虑每种药物给患者带来的利益和风险，权衡利弊后用药，以减少不良反应的发生。

塞来昔布(celecoxib)

【药理作用与临床应用】

塞来昔布是选择性 COX-2 抑制药，对 COX-2 的抑制作用是较 COX-1 高 375 倍。在治疗剂量时对人体内 COX-1 无明显影响，也不影响 TXA_2 的合成，但可抑制 PGI_2 合成。具有抗炎、镇痛和解热作用，临床用于风湿性关节炎、类风湿性关节炎和骨关节炎的治疗，也可用于手术后镇痛、牙痛、痛经。

【体内过程】

口服易吸收，血浆蛋白结合率高，3 小时达峰浓度，$t_{1/2}$ 为 11 小时，主要在肝脏通过细胞色素 CYP2C9 代谢，随尿和粪便排泄。

【不良反应】

胃肠道不良反应、出血和溃疡发生率较其他非选择性 NSAIDs 低。但仍有可能引起水肿、多尿和肾损害，对有血栓形成倾向的病人需慎用，磺胺类过敏的患者禁用。

【药物相互作用】

氟康唑、氟伐他汀和扎鲁司特是 CYP2C9 的抑制药，若联合用药可增加塞来昔布的血药浓度。此外，塞来昔布也能抑制 CYP2D6，可提高一些β受体阻断药、抗抑郁药和抗精神病药物的浓度。

罗非昔布(rofecoxib)

罗非昔布为果糖衍生物。对 COX-2 有高度的选择性抑制作用，具有解热、镇痛和抗炎作用，但不抑制血小板聚集，对胃黏膜的 PG 合成几无影响。治疗剂量时口服吸收良好，但其溶解度可限制高剂量药物的吸收，血浆蛋白结合率约 87%，$t_{1/2}$ 为 17 小时。可在肝和肠壁经细胞色素 CYP3A4 代谢。主要用于治疗骨关节炎。胃肠道不良反应较轻，其他不良反应与 NSAIDs 类似。近年来已有证据证实，罗非昔布有心血管不良反应，主要是增加心肌梗死和心性猝死发病的危险。

尼美舒利(nimesulide)

尼美舒利是一种新型 NSAIDs。具有抗炎、镇痛和解热作用，对 COX-2 的选择性抑制作用较强。因而其抗炎作用强，副作用较小。口服后吸收迅速完全，蛋白结合率高达 99%，$t_{1/2}$ 为 2～3 小时，生物利用度高。常用于类风湿性关节炎和骨关节炎、腰腿痛、牙痛、痛经的治疗。胃肠道不良反应少而轻微。

第三节 解热镇痛药复方制剂

解热镇痛药复方制剂又称为解热镇痛成药，目的在于提高疗效和减少不良反应。临床应用的复方制剂种类繁多，多为解热镇痛药与苯巴比妥、氯苯那敏、咖啡因、伪麻黄碱等互相配伍，也有解热镇痛药之间相互配伍或与其他药物配伍，少部分还与中药配伍如人工牛黄等。

临床应用的解热镇痛药复方制剂有 60 余种(表 16-3、表 16-4)。传统复方制剂中多含有氨基比林和非那西丁，分别有 12 种和 10 种复方制剂；现代复方制剂以对乙酰氨基酚应用最多，有近 40 种复方制剂；含有阿司匹林、布洛芬、保泰松、氨替比林、双氯芬酸的品种较少。

这些制剂为临床治疗提供了方便，但也存在一些值得注意的问题。

(1) 许多复方制剂的组成相似，多种制剂中往往含有相同的解热镇痛药及其他药物成分，易造成重复用药引起毒性，尤其小儿使用复方制剂宜慎重。

(2) 有些不同名称的复方制剂，其配伍组成完全相同，如泰诺酚麻美敏与泰诺感冒片均由对乙酰氨基酚 325mg、盐酸伪麻黄碱 30mg、氢溴酸右美沙芬 15mg 和马来酸氯苯那敏 2mg 组成；快克与新速效感冒片、代尔卡与雷蒙特等均配伍完全相同。容易造成用药混乱或重复用药。

(3) 许多复方制剂中含有氨基比林、非那西丁等毒性较大的药物。氨基比林可引起粒细胞缺乏。非那西丁可损害肾脏，严重者可引起肾乳头坏死，少数病人可诱发肾盂癌及膀胱癌，长期使用还可引起对非那西丁的依赖性。我国卫生部 1982 年已颁布淘汰氨基比林和非那西丁单方制剂，但含有两种药物成分的复方解热镇痛药仍在使用，对这些复方制剂不可滥用。

(4) 有些复方解热镇痛药，特别是早期研制生产的复方制剂，有的并没有经过严格的拆方实验和配伍优选，实际上有些复方制剂并不优于单方药制剂，临床应用时应合理选择。

表 16-3 传统配方的解热镇痛成药

成药名	剂型	成分及含量(每片或每支)	
		解热镇痛药	其他成分
复方阿司匹林片(APC)	片剂	阿司匹林 220mg，非那西丁 150mg	咖啡因 35mg
扑尔感冒片	片剂	阿司匹林 220mg，非那西丁 160mg	咖啡因 32.4mg，氯苯那敏 2mg
索米痛片(去痛片)	片剂	氨基比林 150mg，非那西丁 150mg	咖啡因 50mg，苯巴比妥 15mg
氨非咖片(PPC 片)	片剂	氨基比林 100mg，非那西丁 150mg	咖啡因 30mg
安痛定	片剂	氨基比林 20mg，非那西丁 200mg	苯巴比妥 5mg
安痛定	注射剂	氨基比林 100mg，安替比林 40mg	苯巴比妥钠 20mg

续表

成药名	剂型	成分及含量(每片或每支)	
		解热镇痛药	其他成分
脑宁片(脑清片)	片剂	氨基比林150mg	咖啡因40mg,甘油磷酸钙35mg
使痛宁	片剂	氨基比林100mg,非那西丁150mg	咖啡因45mg
复方氨基比林片	片剂	氨基比林214.5mg	巴比妥85.5mg
散痛片(优散痛片)	片剂	氨基比林100mg,非那西丁125mg,安替比林100mg	咖啡因50mg
克感敏片	片剂	氨基比林100mg,非那西丁150mg	咖啡因30mg,马来酸氯苯那敏2mg

表16-4 现代配方的解热镇痛成药

成药名	剂型	成分及含量(每片或每支)	
		解热镇痛药	其他成分
速效伤风胶囊	胶囊剂	对乙酰氨基酚250mg	咖啡因15mg,马来酸氯苯那敏3mg,人工牛黄10mg
速效伤风颗粒	颗粒剂	对乙酰氨基酚250mg	咖啡因15mg,马来酸氯苯那敏3mg,人工牛黄10mg
小儿速效伤风干糖浆	干糖浆剂	对乙酰氨基酚125mg	咖啡因7.5mg,马来酸氯苯那敏1.5mg,人工牛黄4.98mg
泰诺感冒片	片剂	对乙酰氨基酚325mg	盐酸伪麻黄碱30mg,氢溴酸右美沙芬15mg,马来酸氯苯那敏2mg
白加黑感冒片/日用片	片剂	对乙酰氨基酚325mg	盐酸伪麻黄碱30mg,氢溴酸右美沙芬15mg
白加黑感冒片/夜用片	片剂	对乙酰氨基酚325mg	盐酸伪麻黄碱30mg,氢溴酸右美沙芬15mg,盐酸苯海拉明25mg
百服宁感冒片/日用片	片剂	对乙酰氨基酚500mg	盐酸伪麻黄碱30mg,氢溴酸右美沙芬15mg
百服宁感冒片/日用片	片剂	对乙酰氨基酚500mg	盐酸伪麻黄碱30mg,氢溴酸右美沙芬15mg,马来酸氯苯那敏2mg
快克	胶囊剂	对乙酰氨基酚250mg	金刚烷胺100mg,咖啡因15mg,马来酸氯苯那敏2mg,人工牛黄10mg
新速效感冒片	片剂	对乙酰氨基酚250mg	金刚烷胺100mg,咖啡因15mg,马来酸氯苯那敏2mg,人工牛黄10mg
复方扑热息痛片	片剂	对乙酰氨基酚126mg,阿司匹林230mg	咖啡因30mg,枸橼酸2.3mg,硫脲1.5mg
复方扑热息痛散	散剂	对乙酰氨基酚162mg,阿司匹林226.8mg	咖啡因35mg,枸橼酸2.3mg,硫脲0.16mg
百度芬片	片剂	对乙酰氨基酚300mg	磷酸可待因15mg
可立克	胶囊剂	对乙酰氨基酚250mg	三环癸胺100mg,咖啡因15mg,马来酸氯苯那敏3mg,人工牛黄10mg
银得菲	片剂	对乙酰氨基酚325mg	盐酸伪麻黄碱30mg,马来酸氯苯那敏2mg
儿童退热片	片剂	对乙酰氨基酚120mg	马来酸氯苯那敏0.5mg
感冒灵	片剂	对乙酰氨基酚150mg	水杨酰胺150mg,盐酸苯福林5mg,马来酸氯苯那敏2.5mg,咖啡因20mg

续表

成药名	剂型	成分及含量(每片或每支)	
		解热镇痛药	其他成分
复方感冒冲剂	冲剂	对乙酰氨基酚 168mg	咖啡因 12mg,马来酸氯苯那敏 2.168mg,金银花、三桠苦、岗梅根、野菊花、五指柑、板蓝根等
丽珠感乐片	片剂	对乙酰氨基酚 162.5mg	盐酸伪麻黄碱 15mg,特非那丁 15mg
力克舒	胶囊剂	对乙酰氨基酚 150mg	盐酸麻黄碱,马来酸氯苯那敏,咖啡因,咳平,消炎酶
复方扑热息痛注射液	注射剂(每支 2ml)	对乙酰氨基酚 200mg,安替比林 250mg	
息热痛注射液	注射剂(每支 1ml)	对乙酰氨基酚 75mg	盐酸异丙嗪 5mg
感冒通片	片剂	双氯芬酸 15mg	马来酸氯苯那敏 2.5mg,人工牛黄 15mg
臣功再欣	颗粒剂	布洛芬 150mg	葡萄糖酸锌 100mg,马来酸氯苯那敏 2mg

附　抗痛风药

痛风(gout)是由于遗传性或获得性病因导致的体内嘌呤代谢障碍和血中尿酸持续升高所引起的疾病。表现为高尿酸血症,尿酸盐在关节、肾及结缔组织中析出结晶。急性发作时尿酸盐微结晶沉积于关节而引起局部粒细胞浸润及炎症反应;如未及时治疗则可发展为慢性痛风性关节炎或肾病变。

痛风的治疗除控制饮食外,尚需必要的药物治疗。急性痛风的治疗在于迅速缓解急性关节炎、纠正高尿酸血症等,可用秋水仙碱和非水杨酸类 NSAIDs。NSAIDs 治疗大多数急性痛风有效,不良反应较秋水仙碱少,常用吲哚美辛、双氯芬酸、布洛芬、萘普生、吡罗昔康等。在严重急性痛风发作伴有较重全身症状,秋水仙碱和 NSAIDs 治疗无效或不能耐受时,可应用肾上腺皮质激素类药物。慢性痛风的治疗旨在降低血中尿酸浓度,药物有别嘌醇和丙磺舒等。

抗痛风药(antigout drugs)按药理作用分为3类。

(1) 抑制尿酸合成药:别嘌醇。

(2) 促进尿酸排泄药:丙磺舒、苯磺吡酮、苯溴马隆。

(3) 抑制痛风炎症药:秋水仙碱、非水杨酸类 NSAIDs、肾上腺皮质激素类药(SAIDs)。

一、抑制尿酸合成药

别嘌醇(allopurinol)

别嘌醇又名别嘌呤醇,为次黄嘌呤的异构体,是目前临床应用的唯一能抑制尿酸合成的药物。口服易吸收,0.5～1 小时达血浆峰浓度,约 70%经肝脏代谢为有活性的别磺嘌呤。别嘌醇和别磺嘌呤的 $t_{1/2}$ 分别为 2～3 小时和 18～30 小时,均可抑制黄嘌呤氧化酶,使尿酸生成减少,降低血中尿酸浓度,减少尿酸在骨、关节及肾脏的沉积,并有助于原有结石溶解化,使痛风症状得到缓解。临床用于慢性痛风和痛风性肾病。不良反应较少,偶见皮疹、胃肠反应、转氨酶升高和白细胞减少。

二、促进尿酸排泄药

丙磺舒(probenecid)

丙磺舒又名羧苯磺胺(benemid),属磺胺类。其通过竞争性抑制肾小管对有机酸的转运,抑制肾小管对尿酸的再吸收,增加尿酸排泄,可用于治疗慢性痛风。因没有镇痛及抗炎作用,不适用于急性痛风。口服吸收完全,血浆蛋白结合率 85%～95%,大部分通过肾近曲小管主动分泌排泄。因脂溶性大,易被再吸收,排泄慢。尿液碱性时排泄增加,血浆 $t_{1/2}$ 的长短取决于剂量的大小，在治疗剂量时 $t_{1/2}$ 为 6 ～12 小时。不良反应少见，有胃肠道反应、发热、皮疹等。对磺胺类药物过敏者禁用。

苯溴马隆(benzbromarone)

苯溴马隆又名苯溴香豆素，为苯并呋喃衍生物。苯溴马隆及其活性代谢产物均具有抑制肾小管对尿酸再吸收作用，促进尿酸排泄，降低血中尿酸浓度，能缓解疼痛，减轻红肿，促进痛风结节消散。适用于长期性治疗高尿酸血症及慢性痛风病。口服易吸收，血药浓度 5～6 小时达峰值，在肝脏代谢，主要由胆汁排泄。不良反应较少，少数患者可出现粒细胞减少，故应定期检查血象。极个别病例出现抗药性及持续性腹泻，应停止用药。

苯磺吡酮(sulfinpyrazone)

苯磺吡酮又名硫氧唑酮，为保泰松的衍生物，仅有微弱的抗炎和镇痛作用。可抑制肾小管对尿酸的再吸收，促进尿酸的排泄，降低血中尿酸水平，能预防痛风结节的形成和减缓关节的痛风病变，用于治疗慢性痛风性关节炎和高尿酸血症。苯磺吡酮也有抑制血小板聚集和延长血小板存活时间的作用，可用于动脉血栓性疾病的防治。常见不良反应有恶心、呕吐、腹痛、皮疹、咽痛、肝损害。

三、抑制痛风炎症药

秋水仙碱(colchicine)

秋水仙碱对急性痛风性关节炎有选择性抗炎作用，并能缓解痛风急性期疼痛。不具有促尿酸排泄作用，作用机制可能是该药与微管蛋白结合，引起微管蛋白的解聚，从而中断粒细胞迁移，抑制痛风急性发作局部的粒细胞浸润，与有丝分裂纺锤体结合阻断细胞的分裂；也可抑制白三烯的合成与释放。用药后可在 12 小时内缓解急性痛风患者的关节红、肿、热、痛症状。但秋水仙碱不是镇痛药，对一般性疼痛及其他类型关节炎无效。

口服迅速从胃肠道吸收，可从胆汁分泌形成肠肝循环。不良反应多见，主要是胃肠道反应如恶心、呕吐、腹疼、腹泻。中毒时出现水样腹泻及血便、脱水、休克；对肾及骨髓也有损害作用。

（高允生　辛晓明）

笔记栏

第17章 抗心律失常药

心律失常(arrhythmia)是指心动频率、节律、起源部位、传导速度和兴奋次序异常,可由于心肌缺血、交感神经兴奋等原因引起。心律失常按照发生原因可分为冲动形成异常和冲动传导异常;按照心律的变化可分为快速型心律失常(tachyarrhythmias)和缓慢型心律失常(bradyarrhythmias)。迄今为止,在细胞学和动物实验方面已确认了心律失常产生机制,但是对于某些人类心律失常的确切机制仍然不明确。目前临床所使用的抗心律失常药(antiarrhythic drugs)主要是通过阻滞特异性离子通道或影响自主神经功能而产生抗心律失常作用。可以相信,日益深入对于正常和异常心脏节律分子基础的了解可能导致人们对于抗心律失常药新靶点的认识更加深入,并很可能改善心律失常的药物治疗。但值得注意的是,目前几乎所有使用的抗心律失常药也具有致心律失常(proarrhythmia)作用。本章仅就治疗快速型心律失常药物进行讨论,而有关治疗缓慢型心律失常药物在本书有关章节中叙述。

第一节 概 述

心脏正常电活动取决于心脏每一个细胞动作电位(action potential)活动的整体协调平衡,而后者又取决于各种离子跨膜流动所产生的跨膜电流。心律失常发生是由于各种离子跨膜流动异常,导致正常心肌细胞膜两侧离子分布的失衡所致。尽管抗心律失常药作用机制是极为复杂,但大部分药物是通过影响离子跨膜流动,进而改善异常的心肌电生理学特性而发挥作用。

一、心肌细胞膜电位和电生理学特性

心肌细胞在静息状态时呈膜内为负膜外为正的极化状态,此时的膜电位称为静息电位(rest potential)。当心肌细胞兴奋时,细胞膜的通透性发生改变,达到阈电位时,发生除极和复极而构成动作电位。动作电位可分为5个时相,即0相(除极期)、1相(快速复极初期)、2相(缓慢复极期)、3相(快速复极末期)和4相(静息期或称自动除极期)(图17-1)。动作电位是由于细胞膜对内外离子通透性变化所形成。在动作电位时程中电流变化如图17-2所示。动作电位的0相至3相的时程称为动作电位时程(action potential duration)。动作电位从除极开始到膜电位恢复至能对刺激反应而产生下一次动作电位之前的一段时间称为有效不应期(effective refractory period, ERP)。膜电位水平与其所激发的0相最大上升速率之间的关系称为膜反应性。

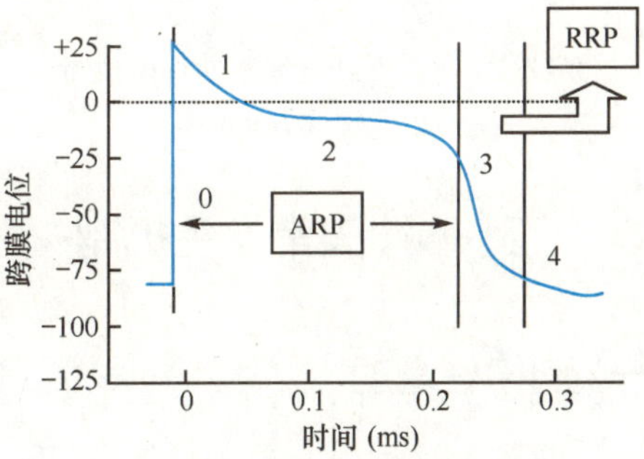

图17-1 心肌动作电位模式图

0:除极期;1:快速复极初期;2:缓慢复极期;3:快速复极末期;4:静息期或称自动除极期;ARP:absolute refractory period(绝对有效不应期);RRP:relative refractory period(相对有效不应期)

按照心肌细胞动作电位特征可将心肌细胞分为两类,即快反应细胞(fast-response cells)和慢反应细胞(slow-response cells),两类细胞动作电位时程中参与的离子电流不同,因此可分为两种电活动。

1. 快反应电活动 正常心脏工作肌和房室传导系统的细胞为快反应细胞,其膜电位大,除极速度和传导速度均快,表现为快反应电活动,除极主要由Na^+内流所致。

2. 慢反应电活动 窦房结和房室结的细胞为慢反应细胞,其膜电位小,除极速度和传导速度均慢,动作电位幅度小,表现为慢反应电活动,除极主要由Ca^{2+}内流所致。

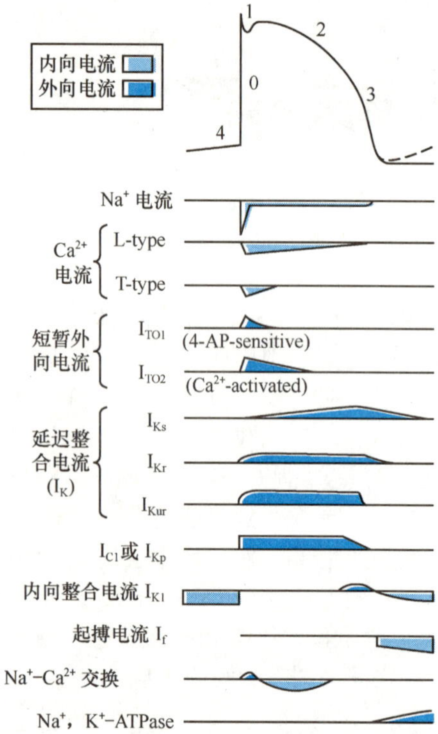

图 17-2　浦肯野纤维细胞动作电位时程中主要参与电流

二、心律失常发生机制

(一) 自律性增加

自律性(automaticity)增加可发生在正常呈现自发性舒张期除极的窦房结、房室结和希浦细胞。β 肾上腺素能神经兴奋、低钾血症和心肌细胞受到机械性牵拉可加大动作电位 4 相斜率而使自律性增加。自律性增加也可发生在正常缺乏自发除极活动的细胞，如心肌缺血细胞内失钾可使非自律性心肌细胞自律性增加。自律性增加的冲动从自律性增加的区域扩散到心脏的其他区域，便导致了心律失常的发生。

(二) 后除极(afterdepolarization)及触发电活动

在某些病理情况下，一个正常心肌动作电位可以被中断或继之一个异常除极。如果此异常除极达到电位阈值，可激发继发性电位上升形成可扩布性动作电位而引起异常心律。该异常的提前除极叫做后除极，有两种主要形式(图 17-3)。

1. 迟后除极(delayed afterdepolarization, DAD)　DAD 是发生在动作电位完全或接近完全复极时的一种后除极，在细胞内钙超载(如心肌缺血、肾上腺素能神经张力增加、强心苷类中毒或心衰)时易于发生。

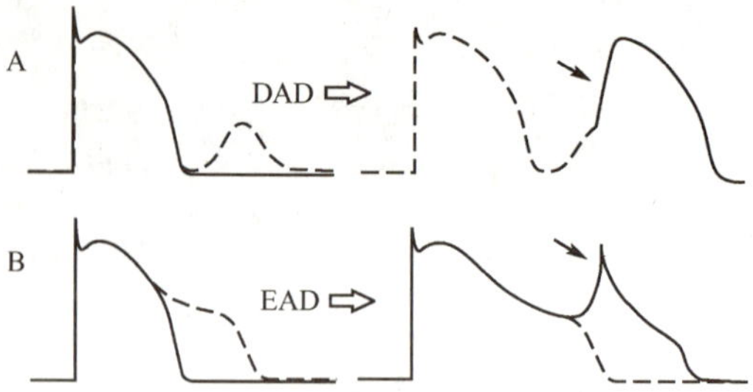

图 17-3　后除极和触发电活动

A. DAD 发生在完全复极后，达到阈电位的 DAD 可触发电位上升，如右图中黑箭头所示；

B. EAD 中段 3 相复极，某些情况下 EAD 可触发搏动，如右图中黑箭头所示

2. 早后除极(early afterdepolarization, EAD)　EAD 发生在动作电位 3 相，主要异常电活动是心肌动作电位时程显著延长。心率减慢、细胞外低钾和某些药物可延长动作电位时程而引起早后除极。EAD 可引起的心律失常之一是尖端扭转性室性心动过速(torsades de pointes)，为一种具有长 Q—T 间期的多形性室性心动过速。

(三) 折返(reentry)

折返是指一次冲动下传之后，沿着一环形通路折回，再次兴奋原已兴奋过的心肌，是引发快速型心律失常的重要机制之一。折返可分为如下两种类型。

1. 解剖性折返(anatomically defined reentry)　当心脏内存在不止一条传导通路，并且这些通路具有不同电生理学特性时可能发生解剖性折返。解剖性折返所引起的快速型心律失常之一是预激综合征(Woff-Parkinson-White syndrome, WPW syndrome)。患有 WPW syndrome 的患者的心房和心室之间有旁路连接，伴随每次窦房结除极，冲动可经正常结构，即房室结或该旁路激动心室。但是，旁路(由快反应组织构成)和房室结(由慢反应组织构成)的电生理学特性不同，因此发生折返(图 17-4)。解剖性折返的产生取决于三个条件，即解剖学环路的存在，环路中区域间有效不应期不一致和环路中某一区域传导减慢。

2. 功能性折返(functionally defined reentry)　功能性折返可在无独特的解剖性通路存

笔记栏

在时发生。以狗进行的动物实验结果表明，心肌梗死后细胞-细胞偶联（cell-cell coupling）改变引起折返性室性心动过速（re-entrant ventricular tachycardia）。

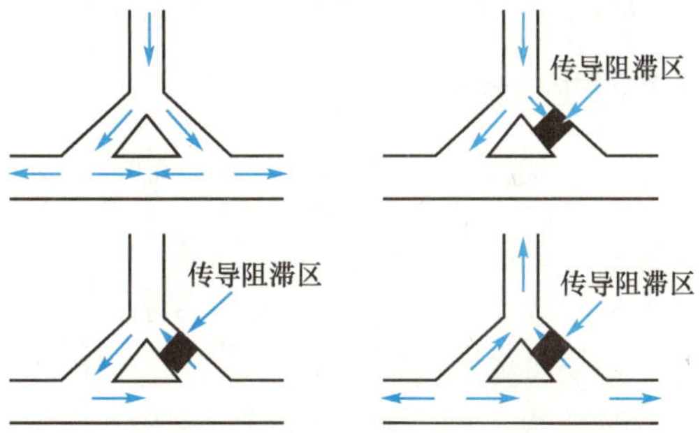

图 17-4 折返形成机制示意图

A. 正常传导过程；B. 减慢传导发生单向传导阻滞
C. 传导阻滞区反向传导；D. 折返形成

三、抗心律失常药作用机制

当冲动的形成和传导受到干扰时就发生心律失常。冲动形成障碍可引起心率减慢，而从心房至心室冲动传导障碍可引起心跳脱失或称心脏传导阻滞。上述可称为缓慢型心律失常，可用药物，如阿托品（atropine），或心脏起搏器等方法治疗。

快速型心律失常临床上较为常见。正如前述，可由自律性增加、后除极及其触发电活动、折返形成而引起。治疗快速型心律失常药物通过阻滞钠通道、拮抗心脏的交感效应、调节钾通道和阻滞钙通道而影响心肌的电生理学特性，发挥抗心律失常作用。

（一）降低自律性

影响心肌自律性的因素包括心肌动作电位 4 相除极速率、阈电位水平、最大舒张电位幅度等。抗心律失常药可通过降低动作电位 4 相除极速率、提高阈电位、加大最大舒张电位（即加大其绝对值）等方式降低心肌自律性（图 17-5，图 17-6）。

（二）减少后除极

钙通道阻滞药可通过降低细胞内钙超载而减少迟后除极，而缩短 APD 的抗心律失常药可减少早后除极。

（三）消除折返

抗心律失常药主要通过影响传导性或延长 ERP 而取消折返。如钙通道阻滞药和 β 受体阻断药可减慢房室结的传导性而取消折返，而利多卡因可通过加速某一传导减慢区域的传导而抑制折返的形成；钠通道阻滞药可延长快反应细胞的 ERP，钙通道阻

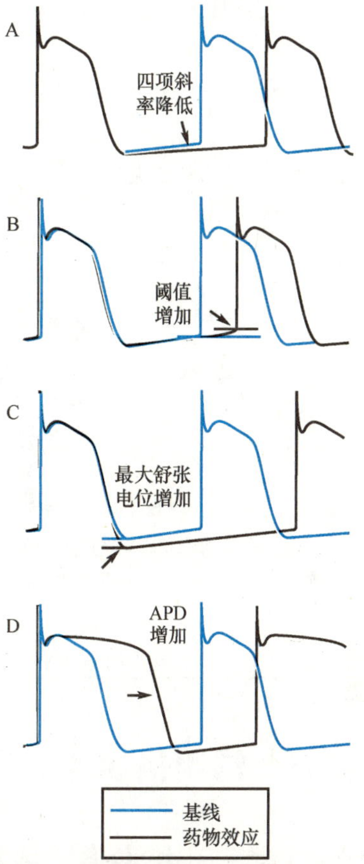

图 17-5 自律组织中降低自律性的四种方式

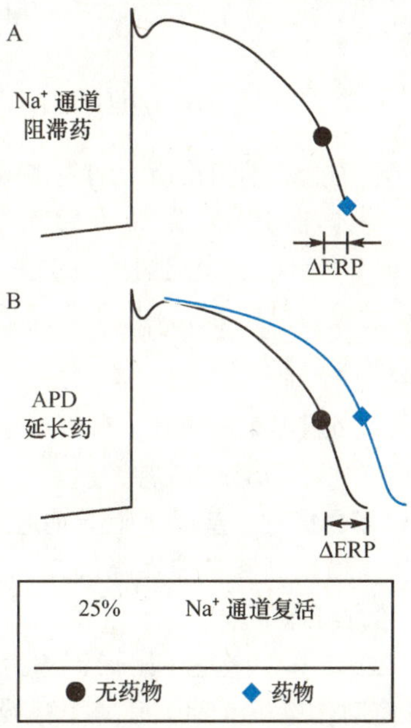

图 17-6 快反应组织中增加不应性的两种方式

滞药可延长慢反应细胞的ERP而取消折返。

四、抗心律失常药物分类

Vaughan Williams 分类法(1992)根据共同的电生理学特性,强调药物的基本电生理学作用与抗心律失常效应之间的关联性,把抗心律失常药分为四类,即Ⅰ类(钠通道阻滞药)、Ⅱ类(β肾上腺素受体阻断药)、Ⅲ类(延长动作电位时程药)、Ⅳ类(钙通道阻滞药)(表17-1)。

表17-1 抗心律失常药分类及药理学特性

类别		特点	药物
Ⅰ类	Ⅰa	$\tau^{\bigstar}_{recovery}$ 1-10s,适度阻滞钠通道,降低动作电位0相上升速率,不同程度抑制心肌细胞膜 K^+\\$Ca^{2+}$ 通透性,延长复极过程,且以延长ERP明显	奎尼丁、普鲁卡因胺
	Ⅰb	$\tau^{\bigstar}_{recovery}<1s$,轻度阻滞钠通道,轻度降低动作电位0相上升速率,降低自律性,缩短或不影响APD通透性	利多卡因、苯妥英
	Ⅰc	$\tau^{\bigstar}_{recovery}>10s$,明显阻滞钠通道,显著降低动作电位0相上升速率和幅度,显著减慢传导	普罗帕酮、氟卡尼
Ⅱ类		抑制交感神经兴奋所致的起搏电流,钠电流和L型钙电流增加,减慢动作电位4相上升速率而降低自律性,降低动作电位0相上升速率而减慢传导	普萘洛尔、噻吗洛尔、美托洛尔
Ⅲ类		抑制多种钾电流,延长APD和ERP,对动作电位幅度和去极化速率影响小	胺碘酮
Ⅳ类		抑制L型电流,降低窦房结自律性,减慢房室结传导性	维拉帕米

★:通道复活时间常数

第二节 常用抗心律失常药

一、Ⅰ类——钠通道阻滞药

(一) Ⅰa类

奎尼丁(quinidine)

奎尼丁为金鸡纳树皮所含的生物碱,是奎宁的同分异构体,前者为左旋体,而后者为右旋体。在19世纪20年代,从金鸡纳植物中提得奎尼丁并开始作为抗心律失常药应用于临床。

【药理作用】

奎尼丁可阻滞钠通道和多种钾通道,影响心肌电生理特性,并影响自主神经。

1. 降低自律性 奎尼丁阻滞钠通道可导致心肌兴奋阈值增高和自律性降低,包括心房肌、心室肌、浦肯野纤维。

2. 减慢传导 奎尼丁阻滞钠通道,抑制钠内流,可使动作电位0相上升速率减慢,膜反应性降低,传导速度减慢。因此可消除折返。

3. 延长有效不应期 奎尼丁延长大多数心肌组织的有效不应期,很可能是由于延长动作电位时程(阻滞钾通道所致)和阻滞钠通道所引起。因此有利于消除折返

4. 对自主神经系统的影响 对于整体动物和人类,奎尼丁产生肾上腺素α受体阻断作用和迷走神经抑制作用,因此奎尼丁静脉给药可引起显著低血压和窦性心动过速。此外,奎尼丁的迷走神经抑制作用可引起房性冲动(如心房扑动)的房室结传导增加而导致心动过速。

【体内过程】

奎尼丁口服易吸收,一次口服15min后即在血液中出现。口服和肌内注射给药血浆药物达峰时均为1~2小时,但后者峰浓度远高于前者。奎尼丁血浆蛋白结合率为70%~80%,心肌内浓度为血浆的10~20倍,可通过血-脑屏障,透过胎盘和进入乳汁。奎尼丁主要在肝脏中经CYP3A4代谢,其代谢物3-羟奎尼丁具有与奎尼丁类似的抗心律失常活性。大约20%原型经肾脏排泄,血浆消除 $t_{1/2}$ 6~8小时,老年人和患肝肾疾病时明显延长。

【临床应用】

奎尼丁是一类广谱抗心律失常药,对心房颤动、心房扑动、室上性和室性心动过速的转复和预防,以及频发性室上性和室性期前收缩治疗均有效。由于电转律术的出现,目前对于心房颤动和心房扑动多采用电转律术。但是,临床上奎尼丁可用于预防转律后复发。

【不良反应】

1. 胃肠道反应 用药初期常见胃肠道反应,包括恶心、呕吐、腹泻等。因腹泻诱发的低钾血症加强奎尼丁致尖端扭转性室性心动过速的

笔记栏

作用。

2. 金鸡纳反应(cinchonism)　金鸡纳反应通常与血浆奎尼丁浓度升高相关,包括头痛、头晕、耳鸣、腹泻、恶心、视力模糊等。可通过减少给药量预防和治疗。

3. 心脏毒性　奎尼丁所引起的心脏毒性较为严重。中毒浓度可致房室及室内传导阻滞;2%~8%接受奎尼丁疗法的病人可出现显著Q—T间期延长和尖端扭转性室性心动过速。与其他药不同,奎尼丁所引起的尖端扭转性室性心动过速可在血浆治疗浓度,甚至是低于血浆治疗浓度时发生;奎尼丁的 α 受体阻断作用使血管扩张、心肌收缩力减弱、血压下降;血浆高浓度奎尼丁可明显阻断钠通道,引起室性心动过速,通常发生在心房颤动转律时。但是这种方法已经被放弃,因此奎尼丁所引起的室性心动过速现已不常见;奎尼丁能够加重心衰和心脏传导性疾病。然而,大多数患有充血性心力衰竭的病人对其耐受性良好,可能是其具有扩张血管作用的原因。

4. 其他反应　应用奎尼丁时可发生许多免疫反应,其中最常见的是血小板减少症。罕见肝炎、骨髓抑制、红斑狼疮。以上反应与奎尼丁血浆浓度无关。

【药物相互作用】

奎尼丁为 CYP2D6 的高效抑制剂,可引起受 CYP2D6 代谢的其他合用药物体内蓄积而影响其药效,如抑制可待因经 CYP2D6 代谢成为其活性产物而降低其镇痛作用,降低地高辛和洋地黄毒苷清除率而使心脏毒性增加。奎尼丁抑制 P-糖蛋白(P-glycoprotein)介导的地高辛转运;可与双香豆素、华法林竞争结合血浆蛋白,增强其抗凝作用;肝药酶诱导剂可加速奎尼丁代谢,而肝药酶抑制剂西咪替丁和维拉帕米可升高其血浆浓度。

普鲁卡因胺(procainamide)

普鲁卡因胺是局麻药普鲁卡因的衍生物。

【药理作用】

普鲁卡因胺阻滞开放状态的钠通道,可能通过阻滞外向性钾电流而延长大多数组织的动作电位时程,降低自律性,延长 ERP。其主要代谢产物 *N*-乙酰普鲁卡因胺亦具有抗心律失常活性,但无钠通道阻滞作用而具延长动作电位时程作用,且其强度与普鲁卡因胺相当。因为母药和其代谢物具有不同的药理作用,测定其总浓度以指导临床用药是不合适的。此外,一些研究成果已为进一步研发 *N*-乙酰普鲁卡因胺及其同类物作为抗心律失常药提供了依据。与奎尼丁相比普鲁卡因胺无迷走神经抑制和 α 受体阻断作用。

【体内过程】

口服吸收迅速而完全,给药后 1 小时血药浓度达高峰。肌内注射和静脉注射分别在 0.5~1 小时和 4 分钟血药浓度达高峰。生物利用度约为 80%。$t_{1/2}$为 3~4 小时。其在肝脏中主要的代谢途径是受 *N*-乙酰转移酶催化,结合乙酰基生成为 *N*-乙酰普鲁卡因胺(N-acetyl procainamide),主要经肾排泄。

【临床应用】

适应证与奎尼丁相同,可以口服或静脉注射给药,用于室上性心律失常和室性心律失常。静脉给药时普鲁卡因胺比奎尼丁耐受性好,可应用负荷剂量加维持量静脉注射给药方法治疗急性病例。

【不良反应】

低血压和显著心脏抑制是高浓度普鲁卡因胺(特别是在静脉给药时)所引起的主要不良反应;可引起尖端扭转性室性心动过速,特别是血浆 *N*-乙酰普鲁卡因胺浓度过高时;长期应用可致红斑狼疮综合征(lupus erythematosus syndrome);0.2%患者可发生致死性骨髓性再生障碍性贫血;口服常见剂量相关性恶心,部分与高浓度血浆 N-乙酰普鲁卡因胺有关。

丙吡胺(disopyramide)

丙吡胺的作用和奎尼丁类似。该药用于维持心房颤动和心房扑动的窦性节律,或预防室性心动过速和心室颤动的复发。其抗胆碱作用比奎尼丁更为显著,因此,当治疗房扑或房颤时应同时给予减慢房室传导的药物。丙吡胺的中毒浓度可以产生与奎尼丁相同的所有电生理毒性作用。另外,其抑制心肌收缩力的作用更为明显,能够加重或诱发心衰。因此丙吡胺不作为抗心律失常的一线药物。伴充血性心力衰竭的患者禁用。丙吡胺的阿托品样作用可引起尿潴留、口干、视力模糊及加重青光眼。一旦出现这些症状,应停药。

笔记栏

(二) Ⅰb类

利多卡因(lidocaine)

利多卡因临床上作为局麻药应用,也是一种常用的抗室性心律失常药,对房性心律失常基本无效。

【药理作用】

利多卡因对于开放和失活的心肌钠通道均有阻滞作用。由于此类组织作用恢复迅速,所以利多卡因对于除极化(缺血)组织和快反应组织作用强。利多卡因对房性心律失常无效,可能是因为心房肌细胞 APD 短,钠通道处于失活状态时间与舒张期时间之比相对短的原因。利多卡因可使低钾或心肌牵张所致除极化的浦肯野纤维超极化,导致其传导加快,可取消折返而发挥抗心律失常作用。通过降低 4 相斜率和改变兴奋阈值而降低自律性。可通过阻滞在 APD 期间失活晚的少数钠通道而缩短 APD。对于正常心肌组织的电生理特性影响较小。

【体内过程】

口服易吸收,但因首关消除明显而血药浓度低;肌内注射后 30～40 分钟血药浓度达峰值;静脉注射给药血药浓度下降迅速,仅维持 10～20 分钟;临床常静脉滴注给药。血浆蛋白结合率约为 70%,体内分布广泛。主要在肝脏中代谢,可生成比母药活性强度弱的甘氨酰二甲苯(glycine xylidide, GX)和单乙酰甘氨酰二甲苯(monoethyl,GX)等代谢产物。仅有 5%～15%的利多卡因药物原型经肾脏排泄,其余为代谢产物。$t_{1/2}$ 约为 2 小时。

【临床应用】

主要用于各种原因所致的室性心律失常,包括心脏手术、心导管术、全身麻醉、电转律后、强心苷中毒、心肌梗死等所引起的室性期前收缩、室性心动过速、心室颤动等心律失常。特别是对急性心肌梗死并发的室性心律失常有显著疗效。

【不良反应】

利多卡因毒性较小,但随着浓度增高可出现中枢神经系统症状,包括头痛、嗜睡、激动不安、感觉异常、构音障碍、震颤等,其中眼球震颤是利多卡因中毒早期征象;过快静脉给药可致惊厥;剂量过大可引起心率减慢、房室传导阻滞和低血压。

笔记栏

苯妥英(phenytoin)

苯妥英是一种抗癫痫药,也是常用的抗心律失常药。其抗心律失常作用与利多卡因相似,阻滞失活状态的钠通道,降低部分除极的浦肯野纤维 4 相自发除极速率,降低其自律性;能与强心苷竞争 Na^+,K^+-ATP 酶,抑制强心苷所致的迟后除极及所触发的电活动;可缩短 APD,使 ERP 相对延长,有利于消除折返激动;在低血 K^+ 时,低浓度的苯妥英可加快传导。苯妥英常用于治疗各种原因所致的室性心律失常,是强心苷中毒所引起的快速型心律失常的首选药。苯妥英常见的不良反应包括头昏、眩晕、震颤、共济失调、呼吸抑制等;快速静脉注射易引起低血压,高血药浓度可引起心动过缓;低血压时慎用,窦性心动过缓及Ⅱ、Ⅲ度房室传导阻滞者、孕妇禁用。

美西律(mexiletine)

美西律可被看做是利多卡因的同类药物,对心肌电生理特性的作用与利多卡因相似,常用于治疗室性心律失常,但疗效不如利多卡因。美西律与利多卡因在药物代谢动力学方面有明显不同之处,如经过化学修饰后,美西律受首关消除影响小,口服后 3 小时血药浓度达峰值,作用维持 8 小时,生物利用度高达 90%,可口服给药;血浆 $t_{1/2}$ 约为 12 小时。不良反应包括胃肠道反应、长期口服可引起震颤、共济失调、复视、精神失常等,这些反应与剂量相关。像震颤和恶心等与剂量相关的症状可通过采取与食物同时服药的方法而得以减轻。房室传导阻滞、窦房结功能不全、心室内传导阻滞、有癫痫史、低血压、肝病者慎用。

(三) Ⅰc类

普罗帕酮(propafenone)

普罗帕酮化学结构与普萘洛尔相似,具有较弱的 β 肾上腺素受体阻断作用。口服吸收迅速,首关消除明显,生物利用度较低;有效浓度个体差异大,且血药浓度与口服剂量不成比例增加。普罗帕酮阻滞钠通道恢复相对缓慢,亦阻滞钾通道,其主要电生理作用是减慢快反应组织传导,也延长 APD 和 ERP,但对复极过程的影响弱于奎尼丁。适用于治疗室上性和室性期前收缩、室上性和室性心动过速、伴发心动过速和心房颤动的预激综合征。常见不良反应有胃肠道不良反应和心血管系统不良反应。胃肠道不良反应常见恶心、呕吐、味觉异常等；心血管系统不良反应常见房室传导阻滞、加重充血性心力衰竭、体位性低血压、致心律失常等。

氟卡尼(flecainide)

体外实验证实氟卡尼阻滞 Na^+ 电流和 K^+ 电流，也阻滞 Ca^{2+} 电流。缩短浦肯野细胞 APD，而延长心房和心室细胞 APD。氟卡尼口服吸收良好，通过肾脏以原型排泄和经肝脏转变为失活代谢物消除。经肾脏排泄时，在酸性尿液中排泄较碱性尿液快，前者消除 $t_{1/2}$ 为 10 小时，而后者为 17 小时。有研究显示，氟卡尼增加心肌梗死恢复期病人的死亡率。但有待于继续研究确认其维持窦性心律方面作用，如对非器质性心脏病具有室上性心律失常(心房颤动)患者的窦性节律的维持。氟卡尼最严重的不良反应是诱发或加重潜在性致死性心律失常，这包括增加患心房扑动患者心室频率加速和心肌梗死恢复期病人的死亡率。剂量相关的视力模糊是最常见的非心脏不良反应，也可加重左心功能不全患者的充血性心力衰竭。氟卡尼亦可引起患传导系统疾病患者传导阻滞。

二、Ⅱ类——β 肾上腺素受体阻断药

β 肾上腺素受体兴奋增加 L 型 Ca^{2+} 电流，减慢该通道失活。增加复极 K^+ 和 Cl^- 电流，增加起搏点电流，因此增加窦性频率。在病理情况下，促进迟后除极和早后除极诱导的心律失常。高度应激，如急性心肌梗死或心脏骤停复苏术，可导致血浆中肾上腺素水平增加，降低血 K^+。β 肾上腺素受体阻断药(β adrenergic receptor blockers)通过降低心率、减少心肌细胞内 Ca^{2+} 超载和抑制后除极所诱导的自律性增加而对抗肾上腺素上述效应。肾上腺素所诱导的低钾血症可能由 $β_2$ 受体调节，而由非选择性的 β 肾上腺素受体阻断药所阻断，如普萘洛尔。尽管 β 肾上腺素受体阻断药上述作用的确切机制尚不清楚，但是在临床试验中证实这些作用有助于降低心肌梗死后的死亡率。用于抗心律失常的 β 肾上腺素受体阻断药包括普萘洛尔(propranolol)、噻吗洛尔(timolol)、美托洛尔(metoprolol)、阿替洛尔(atenolol)、醋丁洛尔(acebutolol)、纳多洛尔(nadolol)、艾司洛尔(esmolol)和阿普洛尔(alprenolol)。

普萘洛尔(propranolol)

普萘洛尔降低窦房结、心房和浦肯野纤维自律性，在应激状态下作用尤为明显；高浓度时明显减慢房室结传导；对浦肯野纤维，治疗浓度缩短其 APD 及 ERP，相对延长 ERP，高浓度则绝对延长 ERP。普萘洛尔主要用于室上性心动过速，对于交感神经张力增高、甲状腺功能亢进以及肾上腺嗜铬细胞瘤等引起的窦性心动过速效果良好；与强心苷或钙拮抗剂地尔硫草合用，控制心房扑动、心房颤动、阵发性室上性心动过速时的室性频率过快效果较好；对于心肌梗死患者，可减少心律失常发生、缩小梗死面积，降低死亡率；用于运动或情绪激动等应激状态时发生的室性心律失常；减少肥厚性心肌病所致的心律失常。普萘洛尔的生物利用度个体差异大，必须注意用药个体化，突然停药可产生反跳现象，故应逐渐停药；可致窦性心动过缓、房室传导阻滞；可诱发心力衰竭和支气管哮喘、低血压、精神抑郁、记忆力减退等；长期应用对脂类代谢和糖代谢有不良影响，故高脂血症和糖尿病患者应慎用。

阿替洛尔(atenolol)

阿替洛尔选择性阻断 $β_1$ 肾上腺素受体，缺乏内在拟交感活性，$t_{1/2}$ 为 7 小时，是长效 $β_1$ 肾上腺素受体阻断药。抑制窦房结及房室结自律性，减慢房室结传导，对希-浦系统也有抑制作用。可用于室上性心律失常的治疗，能够减慢心房颤动和心房扑动的心室率。对室性心律失常也有效。有研究表明，该药与美托洛尔均能降低心肌梗死后第一周的死亡率。因为选择性阻断 $β_1$ 受体，对 $β_2$ 受体阻断作用较弱，故可用于糖尿病和支气管哮喘患者。但仍需慎重应用，注意用药剂量不宜过大。

美托洛尔(metoprolol)

美托洛尔亦为选择性 $β_1$ 肾上腺素受体阻断药。可降低窦房结、房室结自律性，减慢房室结传导。临床上常用于室上性心律失常治疗。禁用于病态窦房结综合征、严重心动过缓、房室传导阻滞、重症充血性心力衰竭、低血压及孕妇。肝肾功能不全者慎用。

笔记栏

艾司洛尔(esmolol)

艾司洛尔是短效 β_1 肾上腺素受体阻断药，降低窦房结和房室结自律性，减慢房室结传导。被红细胞中酯酶所代谢，$t_{1/2}$ 仅为 9 分钟，静脉注射后数秒钟起效。临床用于室上性心律失常的治疗，适用于急需阻断 β 肾上腺素受体功能的临床病况，如控制心房扑动、心房颤动时的心室频率。由于其消除非常快，尽管由 β 肾上腺素受体阻断所引起的不良反应可能发生，但停药即可消失。

三、Ⅲ类——延长动作电位时程药

尽管增加 Na^+ 内流也可以延长动作电位时程，但大多数该类药物通过阻断 K^+ 通道而延长动作电位时程，增加内相电流可能延长 Q—T 间期，抑制心律失常。阻断 K^+ 通道延长动作电位时程和降低自律性。延长动作电位时程，并延长 Q—T 间期，增加有效不应期，因此有效取消折返。实验证实，阻断 K^+ 通道可产生一系列理想效应：降低除颤耗能、抑制由于急性心肌缺血所致心室颤动和增强心肌收缩力。在治疗房性和室性心律失常方面，胺碘酮(amiodarone)和索他洛尔(sotalol)至少与主要阻断 Na^+ 通道的药物一样有效。“纯动作电位时程延长药”临床上也在应用，如多非利特(dofetilide)和伊布利特(ibutilide)。

胺碘酮(amiodarone)

在化学结构上，胺碘酮是甲状腺素的同类物。胺碘酮的某些抗心律失常作用和毒性可能是其与细胞核甲状腺素受体互相作用有关。

【药理作用】

胺碘酮阻断心脏多种离子通道，包括 Na^+、Ca^{2+}、K^+ 通道，并产生非选择性肾上腺素受体阻断作用。明显降低异位起搏点自律性，降低窦房结、浦肯野纤维的自律性。通过 Na^+ 通道阻滞和细胞-细胞偶联作用减慢传导速度。明显延长动作电位时程。长期应用延长 P—R 间期、QRS 波和 Q—T 间期，以及导致窦性心动过缓。胺碘酮延长动作电位时程作用不依赖于心率的快慢，无翻转使用依赖性(reverse use-dependence)。翻转使用依赖性是指心率加快时，药物延长动作电位时程的作用不明显，而当心率减慢时，却使动作电位时程明显延长，此作用易诱发尖端扭转性室性心动过速。胺碘酮延长所有心脏组织的 ERP，该作用可能归因于阻滞 Na^+ 通道、阻滞 K^+ 通道所致复极延迟和抑制细胞-细胞偶联。此外，胺碘酮还具有非竞争性 α、β 肾上腺素受体阻断作用和舒张血管平滑肌作用，可扩张冠状动脉、增加冠状动脉血流量，减少心肌耗氧量。

【体内过程】

胺碘酮口服吸收缓慢且不完全，生物利用度约为 30%～50%。口服后 4～6 小时达血药峰值浓度，4～5 天后起效，约 1 周发挥最大作用，停药后可维持作用 8～10 天，偶可持续 4～6 周，2 个月后仍可在血中测出残留药物。具有高度亲脂性，分布广泛，在脂肪组织及富含脂肪的组织器官中分布浓度高，肝、肺、脂肪等组织中浓度明显高于血浓度，心脏对血浆药物浓度大于 20∶1；脂质对血浆药物浓度大于 300∶1，分布容积大，心肌组织与血液可较快达到药物浓度平衡。血浆蛋白结合率近 100%。在肝脏被 CYP3A4 代谢成为去乙基胺碘酮(desethyl-amiodarone)，去乙基胺碘酮具有与母药相似的药理作用。

【临床应用】

胺碘酮为广谱抗心律失常药，对心房扑动、心房颤动、室上性心动过速和室性心动过速均有效。口服用于复发性室性心动过速或心室颤动，也可用于心房颤动的患者以维持窦性频率。静脉给药用于室性心动过速和心室颤动的急性治疗，作为一线药物代替利多卡因，用于非住院心脏骤停患者的治疗。临床试验证实，胺碘酮一定程度上降低急性心肌梗死后的死亡率。尽管胺碘酮抗心律失常作用具有不确定性和有产生严重毒性的可能性，目前胺碘酮仍广泛用于常见心律失常的治疗，如心房颤动等。

【不良反应】

静脉给药常见低血压，主要是由于血管扩张和心脏抑制作用所致。抑制心肌收缩力作用不常见，在长期口服治疗时能够发生。常见窦性心动过缓、房室传导阻滞及 Q—T 间期延长，窦房结和房室结病变患者会出现明显的心动过缓和传导阻滞。偶见尖端扭转性室性心动过速。有房室传导阻滞和 Q—T 间期延长者禁用。

胺碘酮长期应用可见角膜褐色微粒沉着，

不影响视力，且停药后微粒可逐渐消失。胺碘酮是甲状腺素的同类物，与细胞核甲状腺素受体互相作用，并抑制外周组织 T_4 向 T_3 转变。少数患者发生甲状腺功能亢进或减退及肝坏死。胺碘酮长期疗法期间最严重的不良反应是肺纤维化，可迅速恶化及致死。每日给药 400mg 或多于该剂量，以及近期肺部罹患（如肺炎）可能是其发生的危险因素。因此，长期应用必须定期检测肺功能、进行肺部 X 线检查和监测血清 T_3 和 T_4 水平。对于威胁生命的肺部毒性的治疗包括撤药和支持疗法，如应用糖皮质激素类药物。

【药物相互作用】

胺碘酮有效抑制许多化合物的肝脏代谢和肾脏消除，迄今已确定的机制是其抑制 CYP3A4 和 CYP2C9，以及抑制 P-糖蛋白转运。因此在应用胺碘酮疗法期间，应减少华法林、其他抗心律失常药（氟卡尼、普鲁卡因胺和奎尼丁）或地高辛等的药量。

索他洛尔（sotalol）

索他洛尔为非选择性 β 肾上腺素受体阻断药，亦阻滞 K^+ 通道。降低自律性，延长动作电位时程、有效不应期和 Q—T 间期，减慢房室结传导，但对快反应组织传导速度无影响。临床应用与胺碘酮基本相似，对室上性心律失常和室性心律失常均有效，不良反应较胺碘酮少。临床试验证实在治疗室性心律失常方面，索他洛尔疗效至少和大多数 Na^+ 通道阻滞药一样有效。索他洛尔口服吸收快，首关消除不明显，生物利用度达到 90%～100%。血浆蛋白结合率低，在心、肝、肾中浓度高。在体内不被代谢，几乎全部以原型经肾排泄。$t_{1/2}$ 为 12～15 小时，老年人和肾功能不全者 $t_{1/2}$ 明显延长。体外实验显示致早后除极和触发电活动，尤其血清钾低时可引起尖端扭转性室性心动过速。与应用胺碘酮的情况不同，其致尖端扭转性室性心动过速的发病率依赖于给药量，是索他洛尔用药过量的主要毒性。

多非利特（dofetilide）

多非利特是有效特异性 K^+ 通道阻断药，无心脏以外药理作用。可有效维持心房颤动患者的窦性心律。口服吸收良好，生物利用度近 100%。主要以原型经肾排泄，肾功能不良者慎用，肾衰病人禁用。主要不良反应是尖端扭转性室性心动过速，临床试验证实发生率为 1%～3%。

伊布利特（ibutilide）

伊布利特具有延长复极的作用，因此一般将其归入第Ⅲ类抗心律失常药物。临床研究表明伊布利特起效快，抑制复极时 K^+ 外向电流，促进平台期缓慢内向 Ca^{2+} 电流是本药独特的电生理特性。促进平台期内向 Ca^{2+} 电流可延长动作电位时间，延长 Q—T 时间，延长心肌的有效不应期。此外，本药尚有阻滞延迟的整流 K^+ 电流作用，但目前尚未发现该作用与其临床抗心律失常作用之间的关系。伊布利特的临床研究始于 20 世纪 90 年代初，临床上用来转复房颤和房扑、房颤/房扑伴有心力衰竭、室性心律失常、预激综合征伴房颤、心脏手术后出现房颤和房扑。与其他抗心律失常药物相比，伊布利特终止房颤和房扑起效快、疗效高。高剂量时会产生神经毒性，如中枢抑制、呼吸急促、抽搐等；可能有致畸作用；在静脉注射伊布利特转复房颤、房扑过程中，可发生多形性室性心动过速（PVTs）；引起尖端扭转性室性心动过速，其机制与其延迟复极有关；此外，还有单形性室性心动过速、室性早搏、低血压、束支阻滞、心动过缓等。

四、Ⅳ类——钙通道阻滞药

钙通道阻滞药（calcium channel blockers）主要通过阻滞钙通道对慢反应组织（窦房结和房室结）产生电生理作用。钙通道阻滞药二氢吡啶类（dyhydropyridines），如硝苯地平（nifedipine），对血管平滑肌钙通道阻滞作用强，继血管扩张作用之后，反射性增加交感神经张力，其对心脏的作用是使心率加速，因此常用于治疗心绞痛和高血压。治疗量的维拉帕米（verapamil）、地尔硫䓬（diltiazem）和苄普地尔（bepridil）通常阻滞心肌细胞的钙通道，减慢心率。如果降血压作用明显时，也能反射性兴奋交感神经而引起心动过速；减慢房室结传导速度，因此延长 P—R 间期；延长房室结有效不应期。钙通道阻滞药的减慢房室结传导速度和延长房室结有效不应期是其抗心律失常的药理学基础，因为可取消房室结内折返电流，抑制房室结折返性心动过速。减慢心房扑动

笔记栏

或心房颤动时的心室率是其抗心律失常药物疗法的另一个指征。研究证实维拉帕米和地尔硫䓬能够迅速使阵发性室上性心动过速(paroxysmal supraventricular tachycardia，PSVT)转为窦性频率，控制心房扑动或心房颤动时的心室率。因为苄普地尔可引起尖端扭转性室性心动过速，临床已不常用，常用抗心律失常的钙通道阻滞药是维拉帕米和地尔硫䓬。

维拉帕米(verapamil)

维拉帕米有右旋体和左旋体，左旋体钙通道阻滞作用远比右旋体强，临床常用维拉帕米消旋物。

【药理作用】

维拉帕米对激活态和失活态 L-型钙通道均有阻滞作用，对 I_{Kr} 钾通道也有阻滞作用。对心肌电生理作用包括：①降低房室结自律性，降低心肌缺血时心房、心室和浦肯野纤维的异常节律性，减少或去除后除极触发电活动；②减慢房室结传导性，可终结房室结折返，并能预防心房扑动、心房颤动所引起的心室率加快；③延长窦房结、房室结的有效不应期，大剂量延长浦肯野纤维的动作电位时程和有效不应期。

【体内过程】

维拉帕米口服吸收迅速而完全，给药后 2～3 小时血药浓度达峰值，作用维持约 8 小时。口服其左旋体首关消除明显，生物利用度低。静脉注射后 5～10 分钟作用达高峰，可维持 15 分钟以上。主要在肝脏内代谢，其代谢物去甲维拉帕米(demethylverapamil)仍有活性。$t_{1/2}$ 为 3～7 小时。

【临床应用】

维拉帕米是治疗阵发性室上性心动过速的首选药，对室上性和房室结折返所引起的心律失常效果好，对心肌缺血及强心苷类中毒引起的室性早搏也有效。

【不良反应】

维拉帕米静脉给药的主要不良反应是低血压，特别静脉推注时更为明显。在把室性心动过速误诊为房室结折返心动过速而错用时，此问题尤为突出，因为钙通道阻滞药对室性心动过速通常无效。与其他血管扩张药(包括奎尼丁)合用时，低血压反应常见。维拉帕米可加重左室功能障碍，窦性心动过缓、短暂窦性停搏、房室传导阻滞等。重度房室传导阻滞、严重心功能不全和心源性休克患者禁用，老年人和肾功能低下者慎用。

笔记栏

地尔硫䓬(diltiazem)

地尔硫䓬与维拉帕米药理学性质相似，体内首关消除亦明显，其肝内代谢物也有阻滞钙通道活性。能抑制窦房结、房室结功能，减慢房室结传导性，延长有效不应期，可用于阵发性室上性心动过速。不良反应与维拉帕米相似但较轻。与β受体阻断药合用，可加重对心肌收缩力、窦房结和房室结抑制；与硝酸酯类合用可引起明显低血压。

五、其 他 类

腺苷(adenosine)

【药理作用】

腺苷是一种内源性核苷。作用于特异性 G 蛋白偶联受体，激活心房、窦房结和房室结 ACh 敏感性钾通道，缩短动作电位时程，引起超极化，并降低自律性。腺苷也抑制因为细胞内 cAMP 增加所产生的电生理效应，因此抑制钙内流，可通过增加房室结的有效不应期和抑制交感神经兴奋所致迟后除极而产生抗心律失常作用。

【体内过程】

腺苷在包括内皮细胞的大多数细胞中由载体调节摄取，以及之后的腺苷脱氨酶代谢而消除，$t_{1/2}$ 仅数秒钟，因此需静脉快速推注以维持其疗效。如慢速给药，药物在先于到达心脏前已被消除。

【临床应用】

腺苷快速静脉注射用于快速终止折返性室上性心律失常和迟后除极引起的罕见的室性心动过速，也用于某些外科手术及诊断冠状动脉疾病时产生的控制性低血压。

【不良反应】

腺苷所引起的不良反应时间短，因为可迅速转运至细胞内和被脱氨灭活。常见短暂停搏，通常少于 5 秒钟，实际符合治疗目的。治疗量情况下，大多数患者感觉胸闷和呼吸困难。偶诱发支气管痉挛或心房颤动。

【药物相互作用】

双嘧达莫为腺苷摄取抑制剂，腺苷作用可增强。含甲基黄嘌呤物质，如茶碱和咖啡，能阻断腺苷受体，抑制其抗心律失常作用。

六、常用抗心律失常药药理学特性比较

(一) 常用抗心律失常药药理作用比较(表 17-2)

表 17-2　抗心律失常药物作用比较

药物（类别）	Ⅰ类作用	Ⅱ类作用	Ⅲ类作用	Ⅳ类作用	其他作用
奎尼丁	++	+	++	+	α肾上腺素受体阻断
普鲁卡因胺(Ⅰa)	+++	+	+		神经节阻断
丙吡胺(Ⅰa)	+++		+	+	抗胆碱
利多卡因（Ⅰb)	+++				
美西律（Ⅰb)	+++				
托卡尼（Ⅰb)	+++				
苯妥英（Ⅰb)	+	+		+	
英卡尼（Ⅰc)	+++				
氟卡尼（Ⅰc)	+++		+	+	
普罗帕酮（Ⅰc)	++	+		+	
普萘洛尔(Ⅱ)	±	+++			
艾司洛尔（Ⅱ)	±	+++			
索他洛尔(Ⅱ/Ⅲ)		++	+++		
胺碘酮（Ⅲ)	+++	+	++	+	α肾上腺素受体阻断，M胆碱受体阻断
伊布利特(Ⅲ)			+++		
溴苄铵(Ⅲ)		++	++		直接稳定细胞膜作用或阻滞交感神经节后纤维作用
维拉帕米（Ⅳ)	+	+		++++	
地尔硫䓬(Ⅳ)				+++	
腺苷（其他类)		+		++	增加钾通道电导，抑制 cAMP 介导的 Ca^{2+} 内流

(二) 常用抗心律失常药临床应用比较(表 17-3)

表 17-3　治疗心律失常的药物选择

心律失常	药物选择(非药物疗法)	替代药物(非药物疗法)
心房颤动/心房扑动	(心脏电复律)；维拉帕米、地尔硫䓬或β受体阻断药以降低心室率	地高辛用以降低心室率；Ⅰa类和Ⅰc类用于长期控制；伊布特利用于终止心房颤动/心房扑动；低剂量胺碘酮、多非特利用于预防(射频烧灼术)
其他室上性心动过速	腺苷、维拉帕米、地尔硫䓬用于终止心动过速(射频烧灼术)	Ⅱ类药物或地高辛用于终止心动过速；(心脏电复律或心房起搏)；Ⅰa、Ⅰc、Ⅱ或Ⅳ 药物或地高辛用于长期控制
PVCs 或非持续性室性心动过速	对于无症状患者无药物疗法	Ⅱ 类药物用于有症状患者
持续性室性心动过速	心脏电复律或心脏按摩是最安全而最有效的疗法；利多卡因用于急症治疗	普鲁卡因胺、溴苄铵或胺碘酮用于急症治疗；索他洛尔、胺碘酮、Ⅰa类、Ⅰb类、Ⅱ类、Ⅲ类用于长期控制(射频烧灼术或 ICD)

笔记栏

续表

心律失常	药物选择(非药物疗法)	替代药物(非药物疗法)
心室颤动	(选择除颤治疗)利多卡因用于预防复发	胺碘酮、普鲁卡因胺或溴苄铵用于预防复发;(射频烧灼术或植入型心律转复除颤器ⅠCD)
强心苷引起的室性心动过速	地高辛特异性抗体片段用于威胁生命的中毒	利多卡因;苯妥英;除了心室颤动避免心脏电复律;如果低钾补钾
尖端扭转型室性心动过速	硫酸镁	去除诱发药物;如低钾补钾;心脏起搏

(三)常用抗心律失常药毒性比较

常用抗心律失常药毒性如表17-4所示。其中某些抗心律失常药具有致心律失常作用引起人们的关注。从1989年,美国开始进行了大规模心律失常抑制试验(cardiac arrhythmia suppression trial,CAST),CAST旨在验证心肌梗死后抑制室性期前收缩和阵发性室性心动过速能否提高存活率。所用药物是英卡尼、氟卡尼和莫雷西嗪(moricizine)。病人被随机地分成药物治疗组和安慰剂对照组。CAST初期试验结果显示,虽然恩卡尼和氟卡尼确实可抑制自发性室速,但是治疗组的死亡率(4.5%)高于安慰剂组(1.2%),相关危险系数3.6。两组总死亡率(7.7%)也大大高于安慰剂组(3%)。CASTⅡ期试验所用药物为莫雷西嗪,结果显示死亡率无差别。这两次试验证明:心梗后早期抑制室性期前收缩并不一定提高存活率,而且由于抗心律失常药物的致心律失常作用,很可能提高死亡率,世界上由此注意到抗心律失常药物同时存在致心律失常问题。后来一系列的临床试验,使人们认识到,所有抗心律失常药物都有不同程度地致心律失常作用,这包括引起用药前没有的新的心律失常,如奎尼丁引起的尖端扭转型室性心动过速和使用药物前原有的室性心律失常恶化,Ⅰc类药物可使心肌梗死后单形持续性室速的频率加快和难以终止。

表17-4 各类抗心律失常药对心脏毒性

Ⅰ类	Ⅱ类	Ⅲ类	Ⅳ类
致心律失常作用;负性肌力作用;结下传导阻滞	窦性心动过缓;房室传导阻滞;左室功能抑制	窦性心动过缓;尖端扭转性室性心动过速	窦性心动过缓;房室传导阻滞;负性肌力作用

(范新田)

笔记栏

第18章 治疗充血性心力衰竭的药物

充血性心力衰竭(conjestive heart failure, CHF)简称心衰,是一种常见临床综合征,其发病率与死亡率均高,严重地危害人类健康,临床对其治疗的主要方法是药物治疗。

第一节 概 述

一、充血性心力衰竭的概念及分类

充血性心力衰竭是指在适当静脉回流的情况下,由于心脏收缩及(或)舒张功能障碍,心输出量绝对或相对减少,不能满足机体的代谢需要而导致的一种临床综合征。多数情况下是指心肌收缩力下降使心输出量不能满足机体代谢需要,组织器官血液灌流不足,同时出现体循环和(或)肺循环淤血现象。少数情况下心肌收缩力尚可维持正常心输出量,但是由于异常增高的左心室充盈压,导致肺静脉回流受阻,肺循环淤血。临床上可根据病情对CHF进行分类,如根据发病的急缓可分为急性充血性心力衰竭和慢性充血性心力衰竭;根据血流动力学的改变分为低心输出量心力衰竭和高心输出量心力衰竭;根据左右心室的发病不同分为左心衰竭和右心衰竭;根据心肌收缩和舒张功能的不同又可分为:①收缩性心力衰竭(systolic dysfunction 或 systolic heart failure)大多数患者以此类心力衰竭为主。由于心肌收缩力减弱心脏射血不足所引起。临床典型症状包括气短、疲劳。静息时心输出量降低,心率加快,劳累时心输出量最大限度增加。心脏扩大,心肌收缩力减弱。心室舒张期末压及充盈增加,心搏出量下降,射血指数小于45%。由于左室舒张期末压增加,肺毛细血管压增加,可导致肺水肿,引起呼吸困难、端坐呼吸和呼吸急促。右室舒张期末压增加导致体静脉压增加而引起外周静脉淤血、水肿。心输出量降低导致重要器官灌流不足,如脑、肝脏和肾脏灌流不足损害其功能。此类CHF对正性肌力作用药反应良好;②舒张性心力衰竭(diastolic dysfunction 或 diastolic heart failure)少数患者以此类心力衰竭为主。心室舒张功能不全,心室充盈不足。患者呈现低心输出量的临床征象,缺乏特异性收缩性心力衰竭的特点。通常应用正性肌力作用药疗效不佳。

二、充血性心力衰竭的病理生理学基础

(一) CHF的心功能及结构变化

1. 心功能变化 由于CHF时各种心脏疾病导致心肌受损,左心、右心或全心表现为功能障碍。大多数患者以收缩性心力衰竭为主而少数为舒张性心力衰竭;此外,极少数由贫血、甲状腺功能亢进、动静脉分流所致的心力衰竭,心搏出量并不减少甚至增高,表现为高搏出量心力衰竭,该类患者用本章讨论的药物治疗难于奏效。

2. 心脏结构变化 CHF发病过程中,心肌处于长期超负荷状态,心肌缺血、缺氧、心肌细胞能量生成障碍,心肌过度牵张,心肌细胞内钙超负载等病理生理学改变促进心肌细胞肥大、心肌细胞凋亡、心肌细胞外基质(extracellular matrix, ECM)堆积,胶原量增加,胶原网受到破坏,心肌组织纤维化等形态学改变称为心肌重构(remodeling),心脏表现为心肌肥厚、心腔扩大、心脏的收缩功能和舒张功能障碍。

(二) CHF的神经内分泌变化

心衰时系统性和局部神经体液调节均发生一系列变化(图18-1),主要表现为:

1. 交感神经系统激活 CHF发生时,心肌收缩力减弱,心输出量减少,通过窦-弓反射,交感神经系统会反射性激活,张力增加。交感神经系统的激活在心衰早期对心衰可起到一定的代偿作用,但长期的交感神经系统的激活可使心肌后负荷及耗氧量增加,促进心肌肥厚,诱发心律失常甚至猝死。此外,高浓度的去甲肾上腺素尚可直接导致心肌细胞凋亡坏死,使病情恶化,形成恶性循环。

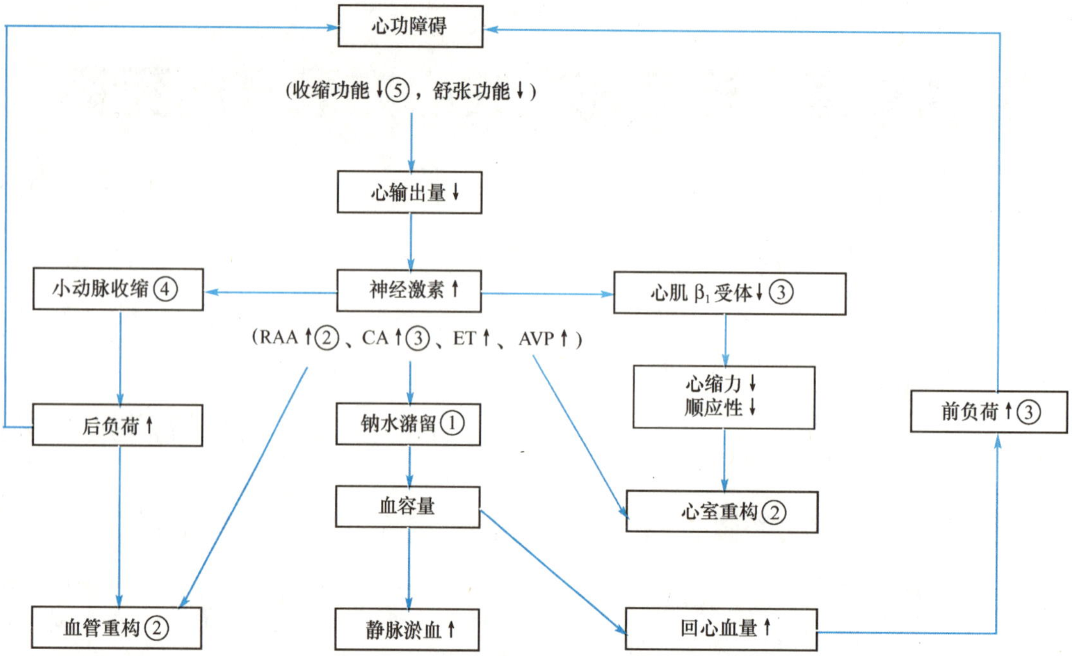

图 18-1 CHF 的病理生理学改变及药物作用的环节

RAA:肾素-血管紧张素-醛固酮;CA:儿茶酚胺;ET:内皮素;AVP:精氨酸加压素;

①利尿药;②RAAS 抑制药;③β 受体阻断药;④血管扩张药;⑤正性肌力作用药

2. 肾素-血管紧张素-醛固酮系统(renin-angitensin-aldosterone system, RAAS) **激活** CHF 发生时，肾血流量减少，肾素分泌增加，RAAS 被激活。这在心衰早期对心衰有一定的代偿作用，但长期的 RAAS 激活，使全身小动脉收缩，促进醛固酮释放而导致钠水潴留、低钾，增加心脏负荷而加重心衰。RAAS 的激活促进原癌基因表达，促进生长因子产生而发挥促生长作用，引起心血管病理性重构。

3. 精氨酸加压素(arginine vasopressin, AVP)**增多** CHF 患者的血液中 AVP 含量增加。AVP 通过特异性受体(V_1)，激活磷脂酶 C (PLC)，产生 IP_3 和 DAG，使血管平滑肌及细胞内 Ca^{2+} 增加而收缩血管，增加心脏负荷，加重心衰。

4. 内皮素(endothelin, ET)**增多** CHF 时低氧、氧自由基增加、AngⅡ水平升高等多重刺激因素都能促进心内膜下心肌以自分泌、旁分泌方式分泌 ET。ET 具有收缩血管、正性肌力作用和明显的促生长作用。

5. 肿瘤坏死因子 (tumor necrosis factor, TNF-α)**增多** 在缺氧、压力超负荷等应急刺激下，心肌 TNF-α 表达增加，心衰时外周 TNF-α 生成增多。TNF-α 可引起发热、恶液质和负性肌力作用而加重心衰。

6. 血管内皮舒张因子(endothelium derived relaxing factor, EDRF)**减少** EDRF 具有扩张血管、抗细胞生长、逆转心肌重构和抗血管平滑肌增生、抑制心肌收缩、抗血小板聚集等作用。CHF 时体内 EDRF 分泌不足，其扩张血管作用减弱，患者的运动耐量降低。

7. 心房利钠肽(atrial natriuretic peptide, ANP) **和脑利钠肽**(brain natriuretic peptide, BNP)**增多** ANP 和 BNP 具有舒张血管、排钠利尿作用而改善心衰。

8. 肾上腺髓质素(adrenomedullin, AM)**增多** 心衰患者血浆中浓度升高，且与心衰严重程度有关。AM 具有扩张血管、降低血压、抗生长、抑制血管平滑肌细胞增殖、排钠利尿等作用，还能抑制去甲肾上腺素、醛固酮、AngⅡ、ET 的释放。

(三) CHF 时心肌肾上腺素 β 受体信号转导的变化

心衰时最早出现的变化常是交感神经系统激活，交感神经系统的长期激活可能导致心肌 β 受体信号转导发生改变。

1. $β_1$ 受体下调 $β_1$ 受体下调可减轻儿茶酚胺类对心脏的损害。

2. $β_1$ 受体与 G_s 蛋白脱偶联或减敏 致使 G_s/G_i 比值下降，G_i 蛋白数量增多或活性增高，

笔记栏

使心脏对 β_1 受体激动剂反应性降低；腺苷酸环化酶活性下降，cAMP 生成减少，细胞内 Ca^{2+} 降低，心肌收缩功能障碍。

3. G 蛋白偶联受体激酶(G-protein coupled receptor kinase, GRKs)**活性增加** GRKs 只能磷酸化已被激动剂占领并与 G 蛋白相偶联的受体。受体被 GRKs 磷酸化后形成磷酸化受体，磷酸化受体又与称为阻碍素(arrestin)的抑制蛋白结合而与 G 蛋白脱偶联，使受体减敏。

三、治疗心力衰竭药物的分类

根据其作用和作用机制对治疗心衰药物进行分类(表 18-1)。

表 18-1 治疗心力衰竭药物分类

类 别	药 物	主要作用
利尿药	氢氯噻嗪、呋塞米	排钠利尿、减少血容量、降低心脏负荷、改善血液动力学等
RAAS 抑制药	ACEIs(卡托普利、依那普利)；AT_1 受体阻断药(氯沙坦、缬沙坦、厄贝沙坦)、醛固酮拮抗剂(螺内酯)	抑制 Ang Ⅱ 生成，保护缓激肽；阻断 AT_1 受体；抗醛固酮作用
β 受体阻断药	美托洛尔、卡维地洛	拮抗交感神经活性、抗心律失常和抗心肌缺血
扩血管药	硝普钠、硝酸异山梨酯、肼屈嗪、哌唑嗪	扩张血管，降低心脏前后负荷
强心苷类	地高辛、毛花苷丙、毒毛花苷 K	正性肌力作用
非苷类正性肌力作用药	儿茶酚胺类(多巴胺，多巴酚丁胺)、PDEIs(米力农 维司力农)	正性肌力作用

第二节 利 尿 药

利尿药增加 Na^+、H_2O 的排泄，减少血容量和心室充盈压，降低心脏前负荷；降低静脉压，消除或缓解静脉淤血及其所引发的肺水肿和外周水肿，对 CHF 伴有水肿或明显淤血者尤为适用。在应用利尿药治疗 CHF 时，对于所有具有明显心室功能障碍患者应限制 NaCl 的摄入。

髓袢利尿药目前在 CHF 的治疗中广泛应用，常用的有**呋塞米**(furosemide)、**布美他尼**(bumetanide)和**托拉塞米**(torsemide)。呋塞米生物利用度在 40%～70%之间，因此对于心衰恶化患者通常需要加大剂量以发挥其利尿作用，而布美他尼和托拉塞米生物利用度超过 80%，口服吸收满意。静脉注射呋塞米可用于严重 CHF、慢性 CHF 急性发作、急性肺水肿或全身水肿者。

噻嗪类利尿药(thiazide diuretics)在高血压治疗中最为常用，但在 CHF 治疗中受到更多限制。噻嗪类利尿药与髓袢利尿药有协同作用，两者合用的利尿作用大于两者单独应用时作用的总和。单独常用于治疗轻度 CHF 可收到良好疗效；与髓袢利尿药或留钾利尿药合用治疗中、重度 CHF；对严重 CHF、慢性 CHF 急性发作、急性肺水肿或全身水肿者通常无效。

留钾利尿药(potassium-sparing diuretics)为低效能利尿药，减少血容量无效。留钾利尿药常与其他两类利尿药合用，以减少 K^+ 和 Mg^{2+} 的排泄和增强其利尿效应。该类药中的醛固酮拮抗剂(螺内酯)可有效拮抗 RAAS 激活而分泌过多的醛固酮的作用。现在有证据表明，醛固酮拮抗剂通过不依赖于利尿作用的机制而增加进行性心衰患者的存活率。

不正确使用利尿药常引发各种各样临床问题。过量应用利尿药可明显减少有效循环血量，进而降低心输出量而加重心力衰竭；可因减少血容量而反射性兴奋交感神经，减少肾血流量，加重组织器官灌流量不足，加重肝肾功能障碍，加速心力衰竭恶化；利尿药所引起电解质平衡紊乱，特别是排钾利尿药(髓袢利尿药和噻嗪类利尿药)引起的低钾症，成为 CHF 时诱发心律失常的因素之一，与强心苷合用时可诱发强心苷中毒，因此应注意补充钾盐或与留钾利尿药合用以避免低钾症的发生。

第三节 肾素-血管紧张素-醛固酮系统抑制药

RAAS 在 CHF 发生的病理生理学过程中起

关键作用，而肾素-血管紧张素-醛固酮系统抑制药(RAAS inhibitors)在临床治疗 CHF 方面发挥越来越重要的作用，是近些年来治疗 CHF 药物研究最重要的进展之一。大规模、多研究中心的临床研究表明，该类药物中的 ACEIs 不仅能缓解 CHF 症状、提高生活质量，而且还能显著降低 CHF 患者的死亡率和改善预后。基础实验研究证实，ACEIs 能预防或逆转心室重构，提高心脏和血管的顺应性。

一、血管紧张素Ⅰ转化酶抑制药

临床常用治疗 CHF 的 ACEIs 包括**卡托普利**(captopril)、**依那普利**(enalapril)、**西拉普利**(cilazapril)、**贝那普利**(benazapril)、**培哚普利**(perindopril)、**雷米普利**(ramipril)和**福辛普利**(fosinopril)等。

【作用机制】

1. 降低外周血管阻力减少心脏负荷 ACEIs 可抑制体循环及局部组织中血管紧张素Ⅰ转化酶(angiotensin Ⅰ converting enzyme, ACE)活性，从而抑制 AngⅠ转变为 AngⅡ，使血液及组织中 AngⅡ含量降低，减弱了 AngⅡ的收缩血管作用。此外，ACEIs 还能通过抑制 ACE 而抑制缓激肽降解，使血中缓激肽水平升高，而缓激肽可促进 NO 和 PGI_2 生成，NO 和 PGI_2 具有扩血管、降低心脏后负荷作用(图 18-2)。

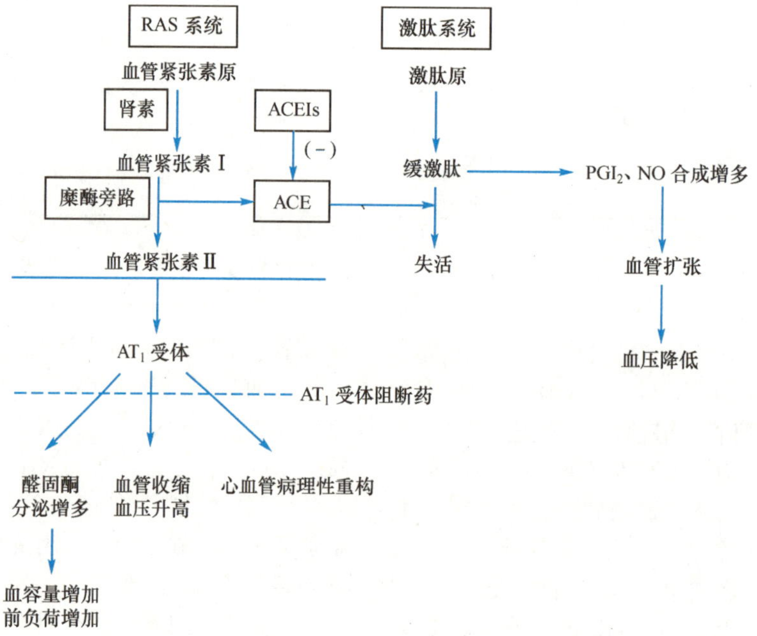

图 18-2 ACEIs 和 AT_1 受体阻断药作用环节

2. 减少醛固酮生成 AngⅡ可通过激动 AT_1 受体而促进醛固酮分泌。ACEIs 抑制 AngⅡ生成，减轻钠水潴留，降低心脏前负荷。

3. 抑制心肌及血管重构 AngⅡ及醛固酮可促进心肌细胞增生、胶原含量增加、心肌间质纤维化，促进心肌及血管重构。实验显示，用不影响血压的小量 ACEIs 即可减少 AngⅡ及醛固酮的生成，因此能防止和逆转心肌与血管重构，改善心功能。

4. 对血流动力学的影响 ACEIs 降低全身血管阻力，增加心搏血量，并能降低左室充盈压和左室舒张期末压，降低室壁张力，改善心脏的舒张功能；降低肾血管阻力，增加肾血流量。用药后 CHF 症状缓解，运动耐量增加。

5. 降低交感神经系统活性 AngⅡ通过激动交感神经突触前膜 AT_1 受体促进去甲肾上腺素释放，并可促进交感神经节的冲动传递；作用于中枢神经系统的 AT_1 受体，促进中枢神经系统的冲动传递，进一步加重心肌负荷及心肌舒张。ACEIs 通过抑制 AngⅡ生成而降低交感神经系统活性，改善心功能：恢复下调的 β 受体数量，并增加 Gs 蛋白量而增加腺苷酸环化酶的活性，直接或间接降低血中儿茶酚胺类和 AVP 的含量，提高副交感神经张力。

【临床应用】

ACEIs 可用于各阶段 CHF 患者的治疗，可消除或缓解 CHF 症状，增加运动耐量，提高生活质量，防止和逆转心血管病理性重构，降低病死率，缓解尚未出现症状的早期心功能不全的进展，延缓 CHF 的发生。ACEIs 和利尿药一起作为治疗 CHF 的一线药物已广泛应用于临床，特别是对于舒张性心力衰竭的疗效明显优于传统药物地高辛。

二、血管紧张素Ⅱ受体阻断药

血管紧张素Ⅱ受体阻断药即 AngⅡ受体亚型 AT_1 受体阻断药（AT_1 receptor blockers），常用的药物有**氯沙坦**（losartan）、**缬沙坦**（valsartan）和**厄贝沙坦**（irbesartan）。

AT_1 受体阻断药与 AT_1 受体结合（图 18-2），对 ACE 途径产生的 AngⅡ和非 ACE 途径，如糜酶（chymase）途径产生的 AngⅡ均有拮抗作用，从而防止和逆转心血管病理性重构。本类药物对 CHF 的治疗作用与 ACEIs 相似，不良反应较少。因为不影响缓激肽代谢而不引起咳嗽及血管神经性水肿，可用于不能耐受 ACEIs 的患者。

三、醛固酮拮抗药

CHF 患者血浆中醛固酮可增至正常水平 20 倍之高。除了钠水潴留之外醛固酮还具有促进成纤维细胞的增殖，刺激胶原蛋白的合成，引起心房、心室、大血管的病理性重构，加速心衰的恶化。此外，醛固酮还可抑制心肌摄取去甲肾上腺素，使其游离浓度增加而诱发冠状动脉痉挛和心律失常，增加心衰时室性心律失常和猝死的可能性。因此，醛固酮拮抗作用对 CHF 患者有益。

临床试验证明，常规 CHF 疗法加**螺内酯**（spironolactone）可防止和逆转左室肥厚时心肌间质纤维化，改善血液动力学和临床症状，明显降低进行性 CHF 可能发生心脏猝死的病死率。单独应用螺内酯治疗 CHF 疗效较差，但与 ACEIs 合用则可降低 AngⅡ及醛固酮水平，既能进一步降低患者的病死率，又能降低室性心律失常的发生率，治疗效果更佳。

第四节　β 受体阻断药

心衰时应用 β 受体阻断药可对抗心衰时不利的神经体液改变。尽管临床及实验证据显示 β 受体阻断药可对抗心室的正性肌力作用，但是应用 β_1 受体阻断药数月可减轻特异性扩张型心肌病心衰患者的症状，提高运动耐量，增加左心射血分数，改善心室功能。β 受体阻断药长期疗法改善心室功能是由于其可减轻和预防儿茶酚胺对心肌的不良作用。常用于治疗 CHF 的 β 受体阻断药有**美托洛尔**（metoprolol）、**卡维地洛**（carvedilol）和**比索洛尔**（bisoprolol）。

【作用机制】

1. 拮抗交感神经系统　CHF 时交感神经系统和 RAAS 的激活，体内儿茶酚胺类物质增多。过量的儿茶酚胺类物质对心脏有毒性作用；可导致大量 Ca^{2+} 内流，造成钙超载，引起大量能量消耗和线粒体损伤，心肌细胞坏死；促进心血管病理性重构；增加肾素释放；下调心肌 β 受体数量和 β 受体减敏。β 受体阻断药阻断心脏 β_1 受体，可拮抗儿茶酚胺类物质上述对心脏的毒性作用。其中卡维地洛虽无上调心肌 β 受体作用，但对 CHF 仍有效，说明上调心肌 β 受体并不是 β 受体阻断药治疗 CHF 的唯一机制。此外，卡维地洛还有阻断 α 受体、抗氧化等作用，具有较全面的拮抗交感神经功能的作用。

2. 抗心律失常和抗心肌缺血作用　β 受体阻断药的抗心律失常作用可能是其降低 CHF 病死率和猝死率的重要机制。

【临床应用】

对于轻度和中度 CHF 患者，β 受体阻断药可改善症状，减少住院率和降低死亡率。因此，β 受体阻断药常规用于射血分数小于 35%的患者和心功能Ⅱ、Ⅲ级患者。主要用于扩张型心肌病。对于扩张型心肌病及缺血性 CHF，长期应用可阻止临床症状恶化、改善心功能、降低心律失常和心脏猝死的发生率。β 受体阻断药在应用初期可使血压下降、心率减慢、心室充盈压上升、心输出量下降。此外，多数研究资料来自于相对稳定的轻、中度 CHF 患者，β 受体阻断药对于中度患者的疗效尚不清楚。因此临床应注意适应证的选择。

【注意事项】

1. 正确选择适应证　以扩张型心肌病 CHF 疗效最好。宜用于心功能Ⅱ、Ⅲ级患者。

2. 用药个体化　应从小剂量开始，逐渐增加至患者既能耐受又不加重病情的靶剂量，一般开始剂量应少于最后靶剂量的 1/10。如开始剂量偏大，可使病情加重。

3. 长期应用 缓慢逐渐增加剂量超过数周，并在严密心功能监测下进行，一般数月才能奏效。心功能改善与治疗时间成正比。

4. 重度CHF者慎用 对于心功能ⅢB和Ⅳ级者，应用该疗法应高度谨慎。应用β受体阻断药治疗新发作、近期失代偿CHF尚无经验，故应慎用，应在CHF已经稳定数天至数周时应用该疗法。

5. 联合用药 应用β受体阻断药治疗CHF时应与利尿药、ACEIs、AT_1受体阻断药和强心苷类合用，作为基础治疗措施，以增强疗效或弥补β受体阻断药的缺点。

第五节 血管扩张药

血管扩张药扩张血管，降低心脏前后负荷，改善心脏功能，增加心输出量。有资料显示肼屈嗪、硝酸异山梨醇酯长期疗法还可减轻心肌的病理性重构。

硝酸酯类

硝酸甘油(nitroglycerin)和硝酸异山梨醇酯(isosorbide dinitrate)等硝酸类血管扩张药(nitro-vasodilators)长期以来广泛用于CHF临床治疗，较安全而有效。该类药物通过提供NO，模拟内源性NO即血管内皮依赖性舒张因子(EDRF)作用，进而激活鸟苷酸环化酶而舒张血管平滑肌。主要是扩张静脉，减少回心血量，降低心室内压，减轻肺水肿和缓解呼吸困难症状；还可选择性扩张心外膜冠状血管，通过增加冠状动脉血流量而改善心肌血液供应。但是，体循环血管有限的扩张作用以及耐受性的产生限制了其作为单一疗法治疗CHF的应用。临床试验显示，硝酸异山梨醇酯增强血管扩张药肼屈嗪的疗效，持续改善CHF的血液动力学作用超过两者任一单独应用的作用。与肼屈嗪或α_1受体阻断药合用治疗轻至中度CHF，可增加运动耐力，降低CHF的病死率。临床有多种硝酸酯类制剂，也应用多种给药途径，包括舌下含服、口服、局部应用硝酸甘油药膏和经皮药物转运系统制剂，以及静脉给药。

肼屈嗪(hydralazine)

肼屈嗪主要扩张小动脉。对于心衰患者通过降低肺血管和体循环血管阻力而降低右心室和左心室后负荷，增加心搏血量和心室壁张力；亦可能具有中度正性肌力作用；比其他血管扩张药更有效增加肾血流量。肼屈嗪主要用于伴有肾功能不全或对ACEIs不能耐受的CHF患者；因能反射性激活交感神经系统和RAAS，故长期单独应用疗效难以持续；对静脉扩张作用弱，与主要扩张静脉的硝酸酯类合用可最大限度发挥疗效。

硝普钠(sodium nitroprusside)

硝普钠是一种前体药和强血管扩张剂，口服无效。静脉滴注作用迅速而短暂，2～5分钟起效，体内迅速代谢为氰化物和NO。调整其静脉滴注速度，在一定范围内可将血压控制在任一水平上。扩张静脉，降低心脏前负荷；扩张小动脉，降低外周阻力，降低心脏后负荷而增加心输出量；也增加主动脉顺应性和改善心室-血管偶联；可通过降低心脏前、后负荷而减小室壁张力，进而改善心肌能量代谢。硝普钠对急性心肌梗死后血管阻力增加和(或)机械性并发症(如二尖瓣反流、左右心室分流)的CHF特别有效；适用于需迅速降低血压和肺楔压的急性肺水肿、高血压危象等危重病例，因此在CCU常用。快速撤药可引起血压反跳性升高，可短暂损害心室功能。

哌唑嗪(prazosin)

哌唑嗪是选择性α_1受体阻断药，扩张动静脉，降低心脏前后负荷，增加心搏出量。

奈西立肽(nesiritide)

奈西立肽是利用DAN重组技术制得的人类内源性BNP的人工制品，已通过美国FDA认定用于CHF所致呼吸困难的治疗。奈西立肽具有有效地排钠利尿和血管扩张作用。其扩张血管作用机制是：奈西立肽能与血管平滑肌细胞、血管内皮细胞表面的A型鸟苷酸环化酶(type A guanylyl cylase，GC-A)结合并激活该酶，增加细胞内cGMP含量，抑制钙内流而使细胞内钙浓度降低，导致血管平滑肌松弛。心衰时，奈西立肽通过血管扩张、排钠利尿等作用对抗血管紧张素和去甲肾上腺素作用。

奈西立肽降低右心和左心充盈压而无直接的频率作用和肌力作用；对血流动力学影响的特征是降低右心房压、肺动脉压、肺楔压；降低体循环血管阻力，升高心脏指数；改善患者的一般状态、缓解呼吸困难和疲劳，增强对利尿药反应。与注射用正性肌力作用药不同，奈西立肽与室性或房性心律失常

笔记栏

无关。因此治疗难治性 CHF 并有发生心律失常风险时，奈西立肽优于正性肌力药。

血管肽酶抑制剂(vasopeptidase inhibitors，VPIs)

血管肽酶抑制剂是一类双重肽酶抑制剂，能同时抑制 ACE 及中性内肽酶（neutral endopeptidase，NEP)的活性。在降低肾素-血管紧张素-醛固酮系统(RAAS)活性、增加血管舒张性、提高体内缓激肽(BK)和心房钠尿肽(ANP)的浓度及活性方面，具有比单用 ACE 抑制剂或 NEP 抑制剂更强的作用。大量动物实验及临床研究证实 VPIs 治疗高血压、心力衰竭等具显著疗效，有望成为新一代治疗高血压和心力衰竭的药物。迄今 VPIs 中 Omapatrilat 的研究较多，Omapatrilat 可显著改善心衰病人的神经激素和血液动力学状况，初步研究结果表明疗效较好，至少应是血管紧张素转换酶抑制剂的一种有用的附加治疗。其不良反应，特别是血管神经性水肿，也引起了人们的关注。

波生坦(bosentan)

波生坦为竞争性内皮素受体阻断剂，临床主要用于肺动脉高压的治疗。虽然动物实验证明对动物心衰模型有改善作用，但临床治疗效果不确定。不良反应主要为肝脏损害和致畸作用，常可引起与剂量有关的血清转氨酶活性升高，并可引起血红蛋白显著减少。发生率较高的不良反应有头痛、潮红、肝功能异常、腿部水肿和贫血。

第六节 强心苷类

强心苷类(cardiac glycosides)是一类直接作用于心肌的具有正性肌力作用的苷类化合物。由于其他既能改善 CHF 症状又能改善存活率药物的出现，其在治疗 CHF 方面受到了一定限制。此类药物包括**洋地黄毒苷**(digitoxin)、**地高辛**(digoxin)、**毛花苷丙**(cedilanide)和**毒毛花苷 K**(strophanthin K)。地高辛临床常用。

【体内过程】

强心苷类是由苷元和稀有糖以苷键相连的苷类化合物(图 18-3)，其体内过程与其化学结构上侧链基团性质和数量有关。一般来说，强心苷类的口服吸收率、血浆蛋白结合率和生物转化率与其化构上的羟基数成反比，而肾脏排泄率与其化构上的羟基数成正比(表 18-2)。值得注意的是，临床常用的中效类地高辛口服生物利用度个体差异大，通过治疗药物监测(therapeutic drug monitoring，TDM)等方法，达到用药个体化是必要的。此外，强心苷在体内存在肝肠循环(hepatoenteral circulation)过程。

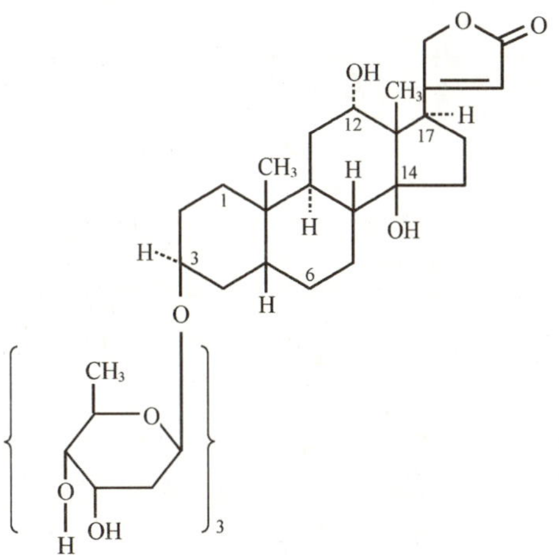

图 18-3 强心苷化学结构式

【药理作用】

1. 对心脏作用

(1) 正性肌力作用(positive inotropic action)：强心苷直接作用于心脏，显著增强衰竭心肌的收缩力，增加心输出量，从而改善 CHF 的症状。其正性肌力作用的特点包括：①加快心肌纤维缩短速度，使心肌收缩更为敏捷，因此舒张期相对延长；②增加衰竭心脏的心输出量；③降低衰竭心脏的耗氧量。

强心苷并非通过神经体液等机制而是直接作用于心肌发挥正性肌力作用。强心苷与心肌细胞膜上的 Na^+,K^+-ATP 酶结合并抑制其活性，使心肌细胞内 Na^+ 增加，K^+ 减少，又通过 Na^+-Ca^{2+} 转换机制使心肌细胞内 Ca^{2+} 增加，从而使心肌收缩力增强(图 18-4)。

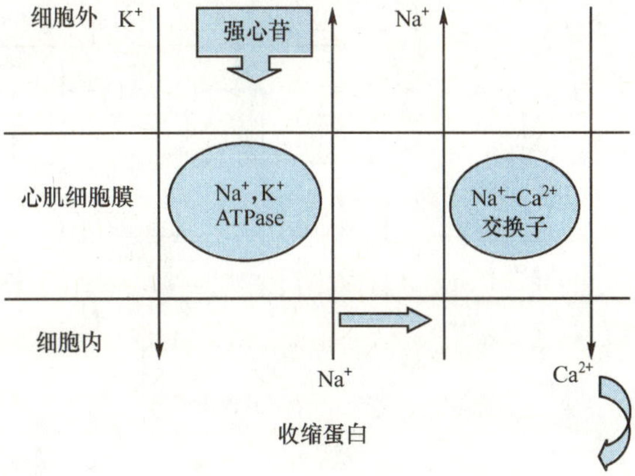

图 18-4 强心苷正性肌力作用机制

表 18-2 强心苷类药物化学结构与体内过程的关系

药物	结构上羟基数	口服吸收率	血浆蛋白结合率	生物转化率	肾脏排泄率	$t_{1/2}$(h)
洋地黄毒苷	7	>90%	>90%	80%	10%	168
地高辛	8	75%	20%～40%	20%	60%～90%	36～48
毒毛花苷 K	9	5%	5%	极低	>90%	19

(2) 负性频率作用(negative chronotropic action):治疗量的强心苷对正常心率影响小,但对心率加快及伴有心房颤动的 CHF 患者可显著减慢心率。CHF 时由于反射性交感神经活性增强,使心率加快,而应用强心苷后心搏出量增加,反射性地兴奋迷走神经,抑制窦房结,使心率减慢。此外,强心苷还可增加心肌对迷走神经的敏感性而减慢心率。因此,强心苷过量中毒所引起的心动过缓和传导阻滞可用阿托品来对抗。

(3) 对心肌电生理特性的影响:强心苷对心肌电生理特性的影响比较复杂(表 18-3)。治疗量强心苷缩短心房和心室的 APD 和 ERP;降低反射性兴奋交感神经张力及对迷走神经中枢的兴奋作用,可降低窦房结自律性、减慢房室结传导;可因兴奋迷走神经,促进 K^+ 外流,使心肌细胞膜静息电位加大、加快心房的传导速度。高浓度的强心苷可过度抑制 Na^+,K^+-ATP 酶,使细胞内失钾,最大舒张电位减小,使自律性提高;细胞内 Ca^{2+} 增加可诱发早后除极、迟后除极;中毒剂量强心苷也可增强中枢交感神经兴奋性,引起室性早搏、心动过速等各种心律失常。

2. 对神经和内分泌系统的作用

(1) 神经系统:中毒剂量的强心苷可兴奋延脑催吐化学感受区(chemorecepter trigger zone, CTZ)而引起呕吐,还可兴奋交感神经中枢,明显地增加交感神经冲动的发放而引起快速型心律失常。强心苷的减慢心率和抑制房室结传导作用亦与兴奋脑干副交感神经中枢有关。

表 18-3 强心苷对心肌电生理特性的影响

电生理特性	窦房结	心房	房室结	浦肯野纤维
自律性	↓			↑
传导性		↑	↓	↓
有效不应期		↓		↓

(2) 内分泌系统:强心苷可降低 CHF 患者血浆肾素水平,进而减少 AngⅡ和醛固酮含量,对 CHF 时过度激活的 RAAS 产生拮抗作用。

3. 利尿作用 强心苷通过直接和间接机制对 CHF 患者有明显利尿作用。主要是心功能改善后增加肾血流量和肾小球滤过率而间接利尿;其次可直接抑制肾小管 Na^+,K^+-ATP 酶,减少肾小管对 Na^+ 的重吸收,促进 Na^+ 和 H_2O 的排出而发挥利尿作用。

4. 对血管的作用 强心苷对血管的直接作用是收缩血管平滑肌,使外周阻力上升。但心衰患者用药后,交感神经活性降低的作用超过了直接收缩血管的效应,因而血管阻力下降,心输出量增加,组织灌流量改善,动脉压不变或略升。

【临床应用】

1. CHF 在过去的几十年中,强心苷作为最重要的治疗 CHF 的药物在临床广泛应用,原理如图 18-5 所示。但随着对 CHF 病理生理学变化认识的不断深入以及对 ACEIs、β 受体阻断药等临床疗效的肯定,强心苷的应用受到了限制。目前强心苷多用于以收缩功能障碍为主,或对利尿药、ACEIs 和 β 受体阻断药疗效欠佳的 CHF 患者。

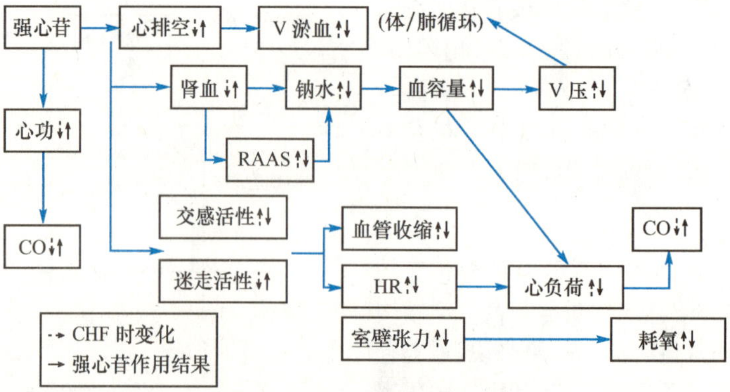

图 18-5 强心苷治疗 CHF 机制

CO:Cardiac output(心输出量);RAAS:肾素-血管紧张素-醛固酮系统;HR:心率

强心苷对 CHF 的疗效视 CHF 的病因不同而异。①疗效较好：心脏瓣膜病、风湿性心脏病(严重瓣膜狭窄或闭锁不全者除外)、冠状动脉粥样硬化性心脏病和高血压心脏病所致的心衰；②疗效较差：肺源性心脏病、活动性心肌炎、严重心肌收缩障碍、甲状腺功能亢进心脏病或维生素 B_1 缺乏所致心脏病引起的心衰。因为缺氧易中毒或疾病本身能量代谢障碍而强心苷并不能影响能量代谢而疗效差；③无效：心肌收缩力下降以外因素所致的 CHF，如心包积液、缩窄性心包炎、左室流出的道狭窄、严重心脏瓣膜闭锁不全或狭窄等；④对扩张型心肌病、心肌肥厚、舒张性心力衰竭不选用强心苷，而应首选 β 受体阻断药、ACEIs。

2. 心律失常

(1) 心房颤动：CHF 时心房颤动的最大危害是心房过多的冲动下传至心室，引起心室率过快，心输出量减少。此时应用强心苷的主要目的是降低心室率而改善循环障碍，并不是消除心房颤动，实际上对多数病人并不能终止心房颤动。强心苷主要是通过兴奋迷走神经或房室结的直接抑制作用减慢房室传导，增加房室结中隐匿性传导，减慢心室率，增加心输出量，从而改善循环障碍。

(2) 心房扑动：由于心房扑动的冲动较心房颤动更强且规则，更易于传入心室而引起心室率加快且难以控制。强心苷是治疗心房扑动最常用的药物，可不均一地缩短心房有效不应期，使心房扑动转变成心房颤动。强心苷在心房颤动时更易增加房室结隐匿性传导而减慢心室率，同时有部分病例在转变为心房颤动后停用强心苷可恢复窦性节律。这是因为停用强心苷后，相当于取消了缩短心房不应期的作用，也就是使心房的有效不应期延长，从而使折返冲动落在不应期中而终止折返激动，恢复窦性节律。但是，不应在心衰尚未纠正时单纯为了恢复窦性节律而停用强心苷。

(3)阵发性室上性心动过速：强心苷可增强迷走神经功能，降低心房的兴奋性而终止阵发性室上性心动过速的发作。

【中毒及防治】

强心苷治疗指数<3，安全范围小，一般治疗量已接近中毒剂量的 60%，而且人群中生物利用度个体差异非常大，易发生不同程度的毒性反应。据报道给予同等量的地高辛(0.25mg/d)血药浓度差异在 0.9～2.7 ng/ml 之间。低血钾，高血钙，低血镁，心肌缺氧，酸碱平衡失调，发热，心肌缺血，肾功能不全，高龄及合并用药等因素均易诱发强心苷中毒发生。

1. 中毒表现

(1) 胃肠道反应：是最常见的早期中毒症状，但并非具有特异性，应与 CHF 未得到纠正时胃肠道淤血等原因引起的肠道反应相区别。主要表现为厌食、腹部不适、恶心、呕吐及腹泻等。

(2) 中枢神经系统反应：主要表现为眩晕、头痛、失眠、疲倦和谵妄等症状。

(3) 视觉障碍：表现为黄、绿视症及视物模糊，是强心苷中毒的特异性症状，由于强心苷沉积在视网膜上所致，为临床强心苷中毒停药指征。

(4) 心脏反应：是强心苷所引起的最严重、最危险的不良反应，约有 50% 的病例发生各种类型的心律失常。①快速型心律失常：可发生室性早搏、二联律、三联律及室性心动过速，甚至发生危及生命的心室颤动。其中最多见和最早见的快速型心律失常是室性期前收缩，约占心脏毒性发生率的 1/3，临床常作为强心苷中毒停药指征。强心苷引起快速型心律失常的机制除因 Na^+，K^+-ATP 酶被高度抑制外，也与强心苷引起的迟后除极有关。据此，近来有人主张用 Ca^{2+} 通道阻滞药治疗由强心苷中毒引起的快速型心律失常。②房室传导阻滞：强心苷引起的房室传导阻滞除与提高迷走神经兴奋性有关外，还与高度抑制 Na^+，K^+-ATP 酶有关。因为细胞失钾，使细胞膜静息电位变小，0 相除极速率降低而发生传导阻滞。③窦性心动过缓：强心苷可因抑制窦房结，降低其自律性而引起窦性心动过缓，有时可使心率降低至 60 次/min 以下。亦为强心苷中毒的停药指征之一。

应用强心苷治疗 CHF 时出现心脏反应并非强心苷引起的特有反应，CHF 本身也可发生各种各样的心律失常，必须加以区别。用药前后的心电图比较不失为一种好的鉴别方法。

2. 预防　预防措施包括：①避免诱发因素，如低血钾、高血钙、低血镁，心肌缺氧、酸碱平衡失调等；②警惕中毒症状，如一定数量的室性早搏、视觉障碍和窦性心动过缓等。一旦发现，应立即停药。

3. 治疗

(1) 补钾：K^+ 能与强心苷竞争心肌细胞膜上的 Na^+，K^+-ATP 酶，减少强心苷与 Na^+，K^+-

ATP 酶的结合，从而减轻或阻止毒性的发生或发展。K^+ 与心肌的结合比与强心苷的结合疏松，强心苷中毒后补钾只能阻止强心苷继续与心肌细胞的结合，而不能将已与心肌细胞膜 Na^+，K^+-ATP 酶结合的强心苷置换出来，故防止低血钾比治疗补钾更重要。有时对于轻度强心苷中毒通过补钾就可能得到纠正。临床常静脉滴注氯化钾治疗强心苷中毒所致的快速型心律失常，使用时应注意补钾不可过量，同时还要注意病人的肾功能情况，以防止高血钾的发生。对并发传导阻滞的强心苷中毒不能补钾盐，否则可致心脏停搏。

(2) 应用抗心律失常药：①对于强心苷中毒所引起的快速性心律失常应首选苯妥英钠。苯妥英钠不仅有抗心律失常作用，还能与强心苷竞争 Na^+，K^+-ATP 酶，恢复该酶活性而发挥解毒作用；②对于强心苷中毒所引起的室性心律失常，如室性心动过速和心室颤动等可选用利多卡因；③对强心苷中毒所引起的心动过缓和房室传导阻滞等缓慢性心律失常，不宜补钾，可用 M 受体阻断药阿托品(atropine)治疗。

(3) 地高辛抗体免疫疗法：国外应用地高辛抗血清(antidigoxin antisera)治疗严重危及生命的地高辛中毒。地高辛抗体的 Fab 片段对强心苷有高度选择性和强大的亲和力，能与地高辛结合而使其自 Na^+，K^+-ATP 酶的结合中解离出来，对严重中毒有明显效果。

(4) 促进强心苷排泄：考来烯胺(cholestyramine，消胆胺)为一种阴离子交换树脂，临床常作为调血脂药用于血脂异常。考来烯胺具有中断强心苷体内肝肠循环，促进强心苷排泄的作用，故可用于强心苷中毒解救。

【药物的相互作用】

CYP2D6 高效抑制剂奎尼丁能降低地高辛清除率和抑制 P-糖蛋白介导的地高辛转运，使地高辛的血药浓度增加一倍而易发生中毒，尤其是心脏毒性。两药合用时地高辛的用量可减少至 30%～50%。其他抗心律失常药，如胺碘酮、钙通道阻滞药、普罗帕酮等也能升高地高辛的血药浓度。地高辛与维拉帕米合用时，可使地高辛的血药浓度升高 70%，引起缓慢型心律失常，因为维拉帕米抑制地高辛经肾小管分泌而减少其消除，故二药合用时应减少地高辛用量的 50%。苯妥英钠因能增加地高辛的清除而降低其血药浓度。拟肾上腺素药可提高心肌自律性，使心肌对强心苷的敏感性增高而导致强心苷中毒。呋塞米、噻嗪类等排钾利尿药可引起低血 K^+，诱发强心苷中毒，所以与强心苷合用时，应根据病人的肾功能状况适当补钾。

笔记栏

第七节 非苷类正性肌力药

非苷类正性肌力药包括 β 受体激动药及磷酸二酯酶抑制药等。对于严重失代偿性 CHF 患者，通过应用非苷类正性肌力作用药以增加心输出量。但由于这类药物可能增加心衰患者死亡率，故不宜作为常规治疗用药。

一、儿茶酚胺类

β 受体参与维持正常心肌功能。但是，CHF 时交感神经处于激活状态，内源性儿茶酚胺类物质的长期影响使 β 受体，特别是 β_1 受体与 Gs 蛋白脱偶联；心肌细胞中 Gs 与 Gi 蛋白平衡失调，对儿茶酚胺类药物的敏感性下降。在后期更是病情恶化的主要原因之一，而且易引起心率加快和心律失常，因此 β 受体激动药主要用于强心苷反应不佳或禁忌者，更适用于伴有心率减慢或传导阻滞的病人。儿茶酚胺类药物中**多巴胺**(dopamine，DA)和**多巴酚丁胺**(dobutamine)常用于进行性心衰的短期维持循环功能。此类药物通过激动 D_1 受体和 β 肾上腺素受体，激活 G_s-腺苷酸环化酶-cAMP-PKA 途径，PKA 的催化亚基使许多底物磷酸化，增强钙依赖性心肌收缩和收缩速度。异丙肾上腺素、肾上腺素和去甲肾上腺素尽管在某些特定的情况下可用，但对于 CHF 治疗几乎不起作用，还可因增加心肌耗氧量而加重 CHF。

多巴胺(dopamine，DA)

多巴胺的药理作用和血流动力学效应为剂量依赖性。静脉注射小剂量多巴胺(每分钟≤2μg/kg)，可激动血管平滑肌多巴胺受体(cAMP 依赖性舒张)和激动外周交感神经突触前膜 D_2 受体(抑制去甲肾上腺素释放和降低血管平滑肌 α 受体兴奋性)而扩张血管。多巴胺受体在内脏和肾血管床分布多，主要扩张肾、肠系膜及冠状血管，增加肾血流量和肾小管滤过率，产生排钠利尿作用；中等剂量多巴胺(每分钟 2～5μg/kg)可直接激动心脏和血管交感神经元的 β 受体，增强心肌收缩力和促进去甲肾上腺素释放，增加其外周血管阻力、加强心肌收缩性、增加心输出量；大剂量多巴胺（每分钟 5～15μg/kg）时激动 α 受体，使外周动、静脉收缩，这对由于血管舒张引起的循环衰竭（脓血症或过敏性休克）维持动脉压有益，但对原发性心肌收缩障碍几乎无效。血管收缩增强可增加心脏后负荷，进一步减少心输出量。多巴胺比多巴酚丁胺易引起心动过速，对冠心病患者可诱发心肌缺血。多用于急性心力衰竭，常做静脉注射。

多巴酚丁胺（dobutamine）

多巴酚丁胺是一种消旋混合物，既激动 β_1 受体，也激动对 β_2 受体。静脉给药对心肌的 β_1 受体激动占优势，可产生正性肌力作用。因此，多巴酚丁胺对血流动力学的主要作用是由于正性肌力作用而增加心搏血量，增加心输出量剂量的多巴酚丁胺很少加快心率；静脉输入一般适度降低体循环阻力和心脏内压；其增加肾血流量与心输出量增加成比例。主要用于对强心苷反应不佳的严重左室功能不全和心肌梗死后心功能不全者，但血压明显下降者不宜使用。主要不良反应是心率加快和心律失常，长期应用可产生耐受性，已接受 β 受体激动剂治疗的患者，对多巴酚丁胺的初始反应可能降低。

异布帕明（ibopamine）

异布帕明是多巴胺的衍生物，作用与多巴胺相似，可口服给药。异布帕明激动 D_1、D_2、β_1、β_2 受体，可增加心肌收缩力、使心输出量增多；降低外周血管阻力，减轻心脏负荷；扩张肾血管，改善肾功能，有一定利尿作用；降低血浆肾素活性和去甲肾上腺素浓度。临床证明可改善 CHF 症状，提高运动耐力，早期应用可减缓病情恶化。

二、磷酸二酯酶抑制药

磷酸二酯酶抑制药（phosphodiesterase inhibitors，PDEIs）通过抑制 PDEⅢ（phosphodiesterase Ⅲ）而减少 cAMP 降解，明显提高心肌细胞内 cAMP 含量，增加细胞内钙浓度，对心脏作用的结果是产生正性肌力作用；舒张阻力血管和容量血管而降低心脏前后负荷，可缓解心衰症状。这种对心肌和血管的综合作用使该类药物被分类为正性肌力扩张血管药。但这类药物是否能降低心衰病人的病死率和延长其寿命，目前尚有争论。临床主要用于心衰时作为短时间的支持疗法，尤其是对强心苷、利尿药及血管扩张药反应不佳的患者。

氨力农和米力农

氨力农（amrinone，inamrinone，氨吡酮）和米力农（milrinone，甲氰吡酮）为双吡啶类衍生物，对 PDEⅢ的抑制有相对选择性，直接增加心肌收缩性和加速心肌舒张。此外，降低体循环和肺血管阻力和左、右心充盈压而使动静脉扩张平衡，因为增加心肌收缩性和降低左心后负荷而增加心输出量。由于这种双重作用的结果，在应用产生相似的降低外周阻力的剂量时，米力农增加心输出量作用大于硝普钠，而在应用产生相似的增加心输出量的剂量时，其动、静脉扩张作用大于多巴酚丁胺。两者对于严重收缩性心力衰竭患者均有效。健康人氨力农和米力农的消除 $t_{1/2}$ 分别为 2～3 小时和 0.5～1 小时，但对于心衰患者两者的消除 $t_{1/2}$ 几乎加倍。10%患者接受氨力农治疗可发生血小板减少症，米力农罕见。由于米力农对 PDEⅢ选择性较高、半衰期短和不良反应轻，目前临床常在 PDEIs 中选择该药。但仍有室上性及室性心律失常、低血压、心绞痛样疼痛及头痛等不良反应。并有报告其能增加死亡率。现仅供短期静脉给药治疗急性心力衰竭。

维司力农（vesnarinone）

维司力农是一种口服有效的正性肌力作用药，兼有中等程度的扩血管作用。其作用机制较为复杂，能选择性地抑制 PDEⅢ，但对 PDEⅢ的抑制作用比米力农、氨力农等双吡啶类药物弱。除了抑制 PDEⅢ外，还能激活 Na^+ 通道而促进 Na^+ 内流；抑制 K^+ 通道而抑制 K^+ 外流，延长动作电位时程；促进 Ca^{2+} 内流，使细胞内 Ca^{2+} 量增加，还可增加心肌收缩成分对 Ca^{2+} 的敏感性；抑制 TNF-α 和干扰素-γ 等细胞因子的产生和释放。临床应用可缓解心衰患者的症状，提高生活质量。

匹莫苯（pimobendan）

匹莫苯是苯并咪唑类衍生物。该药除抑制 PDEⅢ外，还能提高心肌收缩成分对细胞内 Ca^{2+} 的敏感性，从而增强心肌收缩力。该作用可在不增加 Ca^{2+} 量的前提下，就能提高心肌收缩性，可避免因细胞内 Ca^{2+} 过多所引起的心律失常和细胞损伤甚至死亡，属于“钙增敏药”，是开发正性肌力作用药的新方向。临床试验表明匹莫苯可增加病人运动耐力，减轻心衰症状，减少发作次数，对中度和重度心衰病人有效，而且，该药不良反应也低于双吡啶类药物。

第八节 钙通道阻滞药

钙通道阻滞药(calcium channel blockers)有确切的扩张动脉作用，从理论上讲，应有益于心衰患者的治疗。但对第一代钙通道阻滞药维拉帕米、地尔硫䓬、硝苯地平和第二代钙通道阻滞药非洛地平及氨氯地平的临床研究资料表明，钙通道阻滞药对收缩期心室功能障碍患者并不降低病死率。目前，不主张将钙通道阻滞药作为CHF治疗的一线药物，主要用于舒张期功能障碍等心力衰竭。

（范新田）

笔记栏

第 19 章 抗心绞痛药

抗心绞痛药(antianginal drugs)通过改善心肌供氧和需氧平衡而发挥抗心绞痛作用。除了本章叙述的抗心绞痛药物外,抗血小板药(antiplatelet agents)、HMG-CoA 还原酶抑制剂(HMA-CoA reductase inhibitors)等抗动脉粥样硬化药物亦对改善心肌缺血有利。

第一节 概 述

一、心绞痛分类及其病理生理学机制

心绞痛(angina pectoris)是缺血性心脏病的一种主要病症,是由于心肌供氧和需氧失衡所引起的短暂性发作性心肌缺血。其典型临床表现为突发性胸骨后压榨性疼痛并向左上肢内侧及肩部放射,患者常被迫停止活动。某些因素如精神紧张、情绪激动等可诱发其发作,历时短暂(很少超过 10～15 分钟)以及休息或含用硝酸甘油片后能够迅速缓解。

(一) 心绞痛分类

根据世界卫生组织“缺血性心脏病的命名及诊断标准”,临床将心绞痛分类为:

1. 劳累性心绞痛(angina of effort, classic angina , atherosclerotic angina) 劳累性心绞痛最初被称为典型心绞痛,其特点是疼痛由劳累、情绪激动或其他足以增加心肌需氧量的因素所诱发,休息或舌下含服硝酸甘油后迅速缓解。此类心绞痛又可分为:①稳定型心绞痛:是临床上最常见的一种类型。指劳累性心绞痛发作的性质在 1～3 个月内并无改变,即每日和每周疼痛发作次数大致相同,诱发疼痛的劳累和情绪激动程度相同,每次发作疼痛的部位和性质无改变,疼痛持续时间近似(3～5 分钟),经休息或含服硝酸甘油后缓解。②初发型心绞痛:过去未发生过心绞痛或心肌梗死,初次发生劳累性心绞痛病程在 1 个月内,或有过稳定型心绞痛的病人已数月未发,现再次发生时间未到一个月者。头一个月内有 8%～14%的急性心肌梗死的发病率,其后多数转变为稳定劳累性心绞痛,部分患者心绞痛可消失。③恶化型心绞痛:原为稳定型心绞痛的病人,在 3 个月内疼痛的频率、程度、时间、诱发因素经常变动,进行性恶化,硝酸甘油用量明显增加。

2. 自发性心绞痛(angina pectoris at rest) 其特点为疼痛发生与心肌耗氧量的增加无明显关系,多发生于安静状态,发作时症状重,时限较长,不易为含服硝酸甘油所缓解,包括:①变异型心绞痛:变异型心绞痛的发作与心肌耗氧量的增加无关,主要是由于冠状动脉暂时性痉挛和收缩造成一过性心肌缺血所致。发作时心电图显示有关导联的 ST 段抬高,与之相对应的导联则 ST 段可压低。病人易发生心肌梗死。②卧位型心绞痛:是指安静平卧位时发生的心绞痛,发作时需立即坐起或站立方可缓解,或发生于夜间熟睡时,亦可发生在午休或白天平卧时。可能与夜梦、夜间血压降低或发生未被觉察的左心室衰竭,以致狭窄的冠状动脉远端心肌灌注不足,或平卧时静脉回流增加,心肌耗氧量增加有关。可发展为心肌梗死或猝死。③中间综合征:亦称冠状动脉功能不全。疼痛在休息或睡眠时发生,历时较长,可达 30 分钟或 1 小时以上,但无心肌梗死的客观证据,常为心肌梗死的前奏。④梗死后心绞痛:是急性心肌梗死发生后一个月内又出现的心绞痛。由于供血的冠状动脉阻塞,发生心肌梗死,但心肌尚未完全坏死,一部分未坏死的心肌处于严重缺血状态下又发生疼痛,随时有再发生心肌梗死的可能。

3. 混合性心绞痛(mixed pattern of angina) 其特点是病人既在心肌需氧量增加时发生心绞痛,亦在心肌需氧量无明显增加而冠状动脉供血减少时发生心绞痛。它是由不同程度的固定性和动力性狭窄共同作用的结果。

另外,有人将初发型心绞痛、恶化型心绞痛、各型自发性心绞痛广义地统称为不稳定型心绞痛;也有人将恶化型心绞痛和各型自发性心绞痛统称为“梗死前心绞痛”。

(二) 心绞痛发生的病理生理学机制

心绞痛的主要病理生理机制是心肌需氧与

供氧的平衡失调(图 19-1),致使心肌暂时性缺血缺氧,过多产生乳酸、丙酮酸、组胺、类似激肽样多肽,K^+等代谢产物,刺激心肌自主神经传入纤维末梢引起疼痛。任何引起心肌组织对氧的需求量增加和(或)冠状血管狭窄、痉挛致心肌组织供氧减少的因素都可成为诱发心绞痛的原因。心肌的供氧取决于冠状动、静脉的氧分压差及冠状动脉血流量。正常情况下,心肌细胞摄取血液氧含量已接近极限,因而增加氧供应量主要是依靠增加冠状动脉的血流量来实现。生理情况下冠脉循环有很大的储备能力,在运动和缺氧时冠状动脉均可适度扩张,使血流量可增加到休息时的数倍。动脉粥样硬化引起冠状动脉狭窄或部分分支闭塞时,其血流量减少,冠脉扩张受阻,冠脉循环的储备能力下降。因此对动脉粥样硬化性心脏病依靠扩张冠状动脉来增加血供和供氧是有一定限度的,故降低心肌组织对氧的需求量即成为治疗心绞痛的主要措施之一。

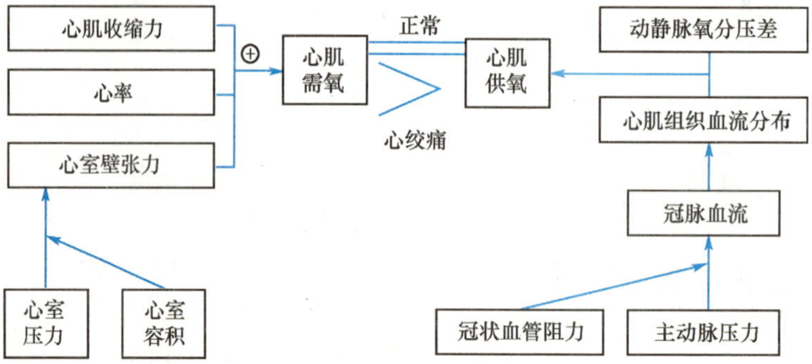

图 19-1 影响心肌需氧及供氧因素

心室壁张力(ventricular wall tension)、心率(heart rate)和心肌收缩力(myocardial contractility)与心肌耗氧量(O_2 consumption)成正比,是决定心肌耗氧量的主要因素。心室壁张力越大,维持张力所需能量越多,心肌耗氧量也就越大。而心室壁张力与心室容积及心室内压力成正比,心室容积增高与心室内压增大均可使心肌耗氧量增加;心率越快,增加心肌做功而心肌耗氧量越多。每分射血时间(ejection time)等于心率和心室每搏射血时间的乘积。射血时心室壁张力增大,每搏射血时间增加,心肌耗氧量也增加;心肌收缩力增强与收缩速度加快,均可使心肌的机械做功增加而增加心肌耗氧量。临床上将影响耗氧量的主要因素简化为"三项乘积"(收缩压×心率×左心室射血时间)或"二项乘积"(收缩压×心率)作为粗略估计心肌耗氧量的指标。

二、心绞痛药物治疗策略及抗心绞痛药物分类

(一)心绞痛药物治疗策略

从心绞痛发生的病理生理学机制可以理解心绞痛的主要治疗策略应该是:①降低心肌耗氧量。通过扩张体循环血管,降低心脏前后负荷而减少心脏做功、对抗体内增多的儿茶酚胺类物质对心血管系统兴奋等作用降低心肌需氧。②增加心肌供氧量。通过扩张冠状动脉、改善冠状动脉侧支循环等机制改善心肌供氧。③调血脂、抗冠状动脉粥样硬化、抑制血小板聚集和血栓形成、保护缺血心肌细胞等作用亦有助于心绞痛的防治。

(二)抗心绞痛药物分类

抗心绞痛药物分类见表 19-1。

表 19-1 抗心绞痛药物分类

类 别	药 物	作用特点
硝酸酯类	硝酸甘油、硝酸异山梨酯、单硝酸异山梨酯	降低心肌氧耗量、改善缺血区供血、保护缺血心肌细胞
钙通道阻滞药	硝苯地平、维拉帕米、地尔硫䓬、派克昔林、普尼拉明	降低心肌耗氧量、扩张冠状血管、保护缺血心肌细胞、抑制血小板聚集
β肾上腺素受体阻断药	普萘洛尔、吲哚洛尔、噻吗洛尔、阿替洛尔、美托洛尔、醋丁洛尔	降低心肌耗氧量、改善缺血区供血
其他抗心绞痛药物	卡维地洛、尼可地尔、吗多明	阻断肾上腺素受体、钾通道激活、释放 NO

笔记栏

第二节　硝酸酯类

硝酸酯类(nitrate esters)均有硝酸多元酯结构，具有高脂溶性，分子中的—O—NO_2 可提供NO而发挥药理作用。本类药物中以**硝酸甘油**(nitroglycerin)最为常用。此外，还有**硝酸异山梨酯**(isosorbide dinitrate)、**单硝酸异山梨酯**(isosorbide mononitrate)和**戊四硝酯**(pentaerithrityl tetranitrate)。其化学结构如图 19-2 所示。

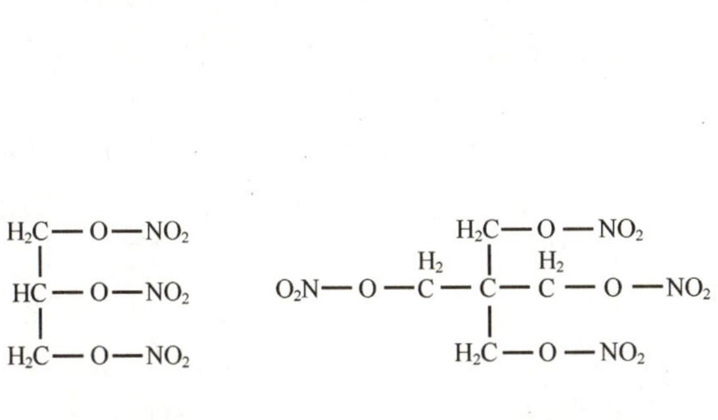

图 19-2　常用硝酸酯类化学结构

硝酸甘油(nitroglycerin)

硝酸甘油于 1846 年首次合成，用于治疗心绞痛已有一百多年的历史，是硝酸酯类的代表药物。由于其具有起效快、疗效肯定、使用方便、经济等优点，至今仍是防治心绞痛最常用的药物。

【药理作用】

硝酸甘油的基本作用是松弛平滑肌，但对不同组织器官的选择性有差别，以对血管平滑肌的作用最为显著。

1. 对心血管系统作用

(1) 对血液动力学的影响：硝酸甘油促进血管平滑肌松弛，但浓度不同对其影响及其血液动力学影响也不同。低浓度的硝酸甘油扩张静脉比扩张小动脉明显。此血管扩张作用减少左、右心室容量和心室舒张期末压，但较少影响外周阻力。可轻微降低动脉压，心率不变或由于血压降低反射性稍微加快。肺血管阻力和心输出量轻度降低。该剂量的硝酸甘油通常扩张面、颈部动脉和脑膜动脉。动脉和静脉对于硝酸甘油反应差异的分子机制目前仍然不完全清楚，可能与静脉平滑肌中富含促进硝酸甘油生成 NO 的酶有关；高浓度的硝酸甘油进一步引起静脉血管容量增加，也可降低动脉阻力，因而降低收缩压和舒张压及心输出量，以及反射性激活交感神经系统而导致心率加快和外周血管收缩。冠状血流可因冠状血管扩张而短暂增加，但继之也可因心输出量减少和血压降低而减少。

(2) 对冠状血流的影响：缺血对于冠状血管扩张是强有力的刺激因素，此时局部区域血流是通过自身调节机制来调节。动物实验证实，硝酸酯类通过扩张冠脉增加冠脉血流而缓解心绞痛。在有明显冠状动脉狭窄时，由于在收缩期对血管的极大压迫而使心内膜下血流过度减少。硝酸酯类可使该区域血流恢复正常。此外，硝酸酯类对犬的冠状血管有舒张作用，增加到达缺血区的侧支循环血流(图 19-3)。人类冠状血管造影分析显示，舌下含服硝酸甘油能扩张心外膜狭窄血管，减少通过该区域的血流阻力。

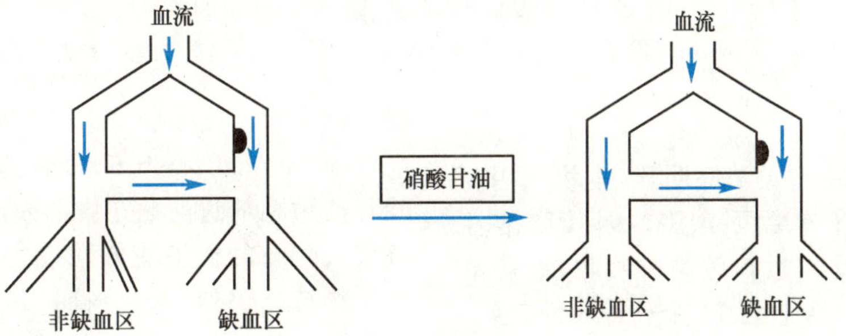

图 19-3　硝酸甘油增加缺血区供血示意图

(3) 对心肌耗氧量的影响：通过对体循环的作用，硝酸酯类降低心肌耗氧量。硝酸酯类增加静脉容量，减少回心血量，因此降低心肌耗氧量。减少心脏前负荷的另一个益处是增加通过心室壁的灌流压梯度，有利于心内膜下灌流。后负荷与外周阻力有关。降低动脉阻力降低后负荷，因此减少心肌做功而减少心肌耗氧量。硝酸酯类由于扩张容量血管和降低小动脉阻力，既减少前负荷又减少后负荷，不直接改变心脏的肌力作用和频率状态，所以其实际效应通常是降低心肌耗氧量。

2. 其他作用

(1) 松弛其他平滑肌：包括支气管平滑肌、胆道平滑肌、胃肠道平滑肌、输尿管平滑肌和子宫平滑肌。

(2) 抑制血小板功能：硝酸甘油增加血小板中 cGMP 水平，抑制血小板功能，以及动物实验证明可减少血小板在动脉壁损伤时的聚集。

(3) 促进内源性 PGI_2、降钙素基因相关肽(calcitonin gene-related peptide, CGRP)等物质生成与释放：硝酸甘油释放一氧化氮(nitric oxide，NO)，促进内源性 PGI_2、CGRP 等物质生成与释放。这些物质对心肌细胞均具有直接保护作用。

如上所述，可以总结硝酸甘油抗心绞痛作用机制为：①降低心肌耗氧量；②增加缺血区血液灌注；③抑制血小板功能；④保护缺血心肌细胞，减轻缺血损伤。

【扩张血管作用机制】

在血管内皮细胞和血管平滑肌细胞内有一氧化氮合酶(nitric oxide synthase，NOS)，该酶催化 L-精氨酸(L-arginine，L-Arg.)转化为一氧化氮(nitric oxide，NO)，这种内源性 NO 称为内皮依赖性舒张因子(endothelium-derived relaxing factor，EDRF)，具有多种生理活性。EDRF 与其受体，即可溶性尿苷酸环化酶活性中心的 Fe^{2+} 结合，激活尿苷酸环化酶而增加细胞内第二信使 cGMP 的含量，进而激活 cGMP 依赖性蛋白激酶(cGMP dependent protein kinase)，减少细胞外 Ca^{2+} 内流和细胞内 Ca^{2+} 释放，细胞内 Ca^{2+} 减少使肌球蛋白轻链去磷酸化(dephosphorylation of myosin light chain)而松弛血管平滑肌。硝酸甘油进入体内后，在平滑肌细胞内经谷胱甘肽转移酶的催化释放出 NO。这种来自硝酸甘油的外源性 NO 通过模拟内源性 NO，即 EDRF 的作用，舒张血管平滑肌而扩张血管(图 19-4)。此外，硝酸甘油还促进 PGI_2、CGRP 合成发挥扩张血管作用。有研究证明硝酸甘油扩张离体血管，降低动物血压及临床病人应用后所致的搏动性头疼都与促进 CGRP 的合成及释放有关。CGRP 广泛分布于心血管系统，是感觉神经的重要递质之一。CGRP 能激活血管平滑肌细胞的 ATP 敏感型钾通道，从而使平滑肌细胞超极化，产生强烈的扩张血管效应。

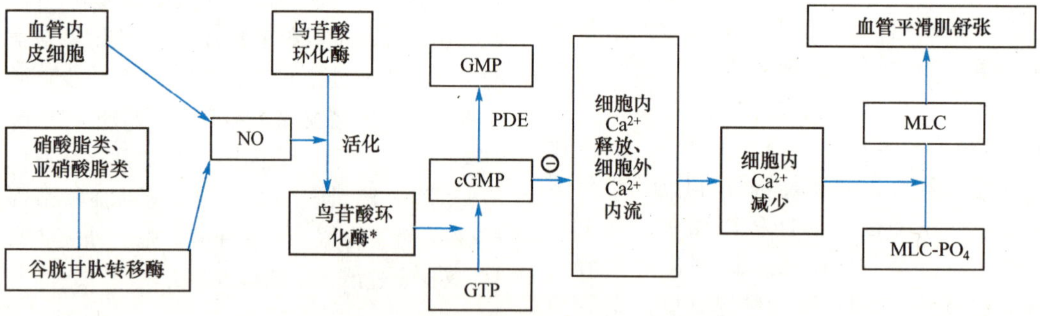

图 19-4 硝酸酯类药物扩张血管作用机制

MLC：Myosin light chain(肌球蛋白)；MLC-PO_4：磷酸化肌球蛋白；PDE：磷酸二酯酶；* 表示活性型

【体内过程】

硝酸甘油口服首关消除明显，生物利用度仅为 8%，故临床常舌下含服。因其脂溶性高，舌下含服极易通过口腔黏膜吸收，血药浓度很快达到峰值，含服后 1～2 分钟即可起效，疗效持续 20～30 分钟，$t_{1/2}$ 为 2～4 分钟。硝酸甘油亦可经皮吸收，临床可制成透皮贴膜制剂(transdermal patch film)给药。如用 2% 硝酸甘油贴膜剂睡前贴在胸部或前臂皮肤，可保持较长时间的血液有效浓度。关于硝酸甘油的生物转化仍然不十分确定。过去有人认为是在肝内经谷胱甘肽-有机硝酸酯还原酶还原成水溶性较高的二硝酸代谢物，少量为一硝酸代谢物及无机亚硝酸盐，最后与葡萄糖醛酸结合由肾脏排出。二硝酸代谢物具有较弱的舒张血管作用，仅为硝酸甘油的 1/10。近来有研究认为线粒体乙醛脱氢酶参与硝酸甘油的生物转化，另外其他酶和非酶的代谢途径也可能参与其代谢。

【临床应用】

1. 心绞痛和急性心肌梗死　舌下含服硝酸甘油能迅速缓解各种类型心绞痛，在预计可能发作前用药也可预防发作。对急性心肌梗死者，多静脉给药，不仅降低心肌耗氧量、增加缺血区供血，还能保护心肌，减轻缺血损伤、缩小心肌梗死范围，改善左室重构，增强人及动物缺血心肌的电稳定性，提高室颤阈，消除折返，改善房室传导等，减少心肌缺血并发症。反复连续使用要注意用量，以免血压过度降低引起心、脑等重要器官灌注压过低，反而加重缺血。

2. 充血性心力衰竭　由于硝酸甘油可降低心脏前、后负荷，因此也用于心衰的治疗。

3. 肺动脉高压　硝酸甘油可舒张肺血管，降低肺血管阻力，改善肺通气，因此可用于肺动脉高压的治疗。

【不良反应】

1. 血管扩张引起的不良反应　治疗量硝酸甘油的不良反应几乎都是继发于其心血管系统作用，由其血管扩张作用所引起的。脑膜血管扩张引起搏动性头疼常见而严重，通常用药后数天可减轻，亦可通过减少用药量得到控制；头、面、颈、皮肤血管扩张引起暂时性面颊部皮肤潮红；眼内血管扩张则可升高眼内压。大剂量硝酸甘油可引起体位性低血压，发生短暂头昏、虚弱，偶可昏厥，乙醇可加重此类不良反应。剂量过大可使血压过度下降，冠状动脉灌注压过低，并可反射性激活外周交感神经，增加心率而产生心悸；增加心肌收缩性，使心肌耗氧量增加。

2. 高铁血红蛋白血症　超剂量硝酸甘油可使血红蛋白中 Fe^{2+} 氧化为 Fe^{3+}，引起高铁血红蛋白血症，表现为呕吐、发绀等。

3. 耐受性(tolerance)　重复或连续大剂量应用硝酸甘油可导致耐受性产生，即药理学效应强度显著降低。硝酸酯类各药物之间存在交叉耐受性，不同组织产生耐受性有差异，动脉比静脉更易产生耐受性。停药 1～2 周后耐受性可消失。出现耐受性后，轻者必须增加用药量，但会加重不良反应，而重者即使增加用药量也无法达到满意疗效。

硝酸甘油所产生的耐受性可分为两类，一类是血管平滑肌转变硝酸甘油为 NO 的能力下降，称之为真血管耐受(true vascular tolerance)。另一种是通过激活血管壁以外的一些机制而产生耐受性，称之为伪耐受(pseudo tolerance)。人们提出了许多关于硝酸甘油耐受性产生的机制，包括细胞内-SH 耗竭、血容量增加、神经体液系统激活、线粒体乙醛脱氢酶(参与硝酸甘油生物转化酶之一)失活、氧自由基产生和氧化应激(oxidative stress)、硝酸酯类中间产物产生、血管内皮依赖性超氧化物生成和肾素-血管紧张素-醛固酮系统(RAAS)激活等，但仍不十分清楚，且有争论。

预防硝酸甘油耐受性的产生和恢复其效能的措施包括：①应避免大剂量给药和无间歇给药，每日间歇给药在 8～12 小时之间；②间歇期间应用其他类抗心绞痛药物；③可通过补充—SH 供体；④合理调配膳食。

【药物相互作用】

硝酸甘油与西地那非(sildenafil)和其他磷酸二酯酶抑制剂合用可引起血压极度下降；与降压药或扩张血管药合用时可使硝酸甘油的体位性降压作用增强；应用本品时中度或过量饮酒可导致血压过低；与乙酰胆碱、组胺或拟交感胺类药如去甲肾上腺素、去氧肾上腺素(苯福林)、麻黄碱或肾上腺素合用时可能降低其抗心绞痛的效应；与三环类抗抑郁药合用时，可加剧抗抑郁药的低血压和抗胆碱效应；静脉输入利多卡因患者，舌下含化硝酸甘油，有发生完全性房室传导阻滞并可引起心脏停搏的可能。

硝酸异山梨酯和单硝酸异山梨酯

硝酸异山梨酯的商品名为消心痛，药理作用及作用机制与硝酸甘油相似，但作用较弱，舌下含服后 6 分钟起效，$t_{1/2}$ 约为 45 分钟，作用维持时间比硝酸甘油长。本药在肝脏脱硝基生成的异山梨醇-2-单硝酸酯和异山梨醇-5-单硝酸酯，$t_{1/2}$ 长达 3～6 小时，仍具有扩张血管及抗心绞痛作用，被认为是硝酸异山梨酯产生疗效的原因。此外，本品剂量范围个体差异较大，剂量大时易致头痛及低血压等副作用。其缓释剂可减少不良反应，主要口服用于心绞痛的预防和心肌梗死后心衰的长期治疗。

单硝酸-5-异山梨酯(单硝酸异山梨酯)首关消除不明显,口服生物利用度高,$t_{1/2}$明显长于硝酸异山梨酯,其药理作用及应用与硝酸异山梨酯相似。

第三节 钙通道阻滞药

Ca^{2+}是调节平滑肌和心肌细胞生理功能的重要离子,而钙通道阻滞药具有阻滞心肌细胞和平滑肌细胞的电压依赖性 L 型钙通道,抑制 Ca^{2+}内流的作用,导致平滑肌,特别是血管平滑肌舒张;对心脏产生负性肌力作用和负性频率作用,是临床用于预防和治疗心绞痛的常用药。与β肾上腺素受体阻断药相比,钙通道阻滞药在防治心绞痛方面有诸多优点,兼有抗心律失常作用及降压作用。

【抗心绞痛作用机制】

钙通道阻滞药通过与 L-型钙通道的 α_1 亚基结合而阻滞 Ca^{2+} 通道,减少 Ca^{2+} 内流而发挥抗心绞痛药理作用(图 19-5)。

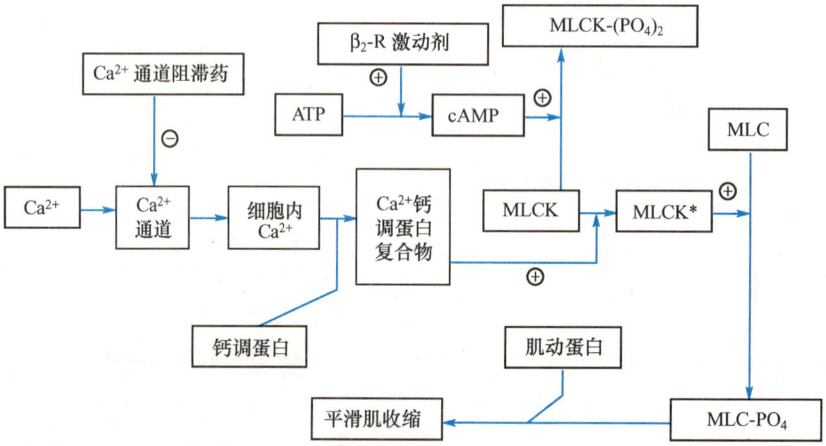

图 19-5 钙通道阻滞药作用机制

MLC:Myosin light chain(肌球蛋白);MLCK:Myosin light chain kinase(肌球蛋白激酶);MLC-PO_4:磷酸化肌球蛋白;* 表示活性型

1. 降低心肌耗氧量 钙通道阻滞药能使心肌收缩能力减弱,心率减慢而减少心脏做功;能使血管平滑肌松弛,血压下降,减轻心脏负荷。因此降低心肌耗氧量。

2. 舒张冠状血管 本类药物对冠状动脉中较大的输送血管及阻力血管都有扩张作用,特别是对处于痉挛状态的血管有显著地解除痉挛作用,从而增加缺血区的血液灌注。此外还可改善侧支循环,增加缺血区的供血和供氧。

3. 保护缺血心肌细胞 心肌缺血时,可增加细胞膜对 Ca^{2+} 的通透性,增加细胞外 Ca^{2+} 内流或干扰细胞内 Ca^{2+} 向细胞外转运,使细胞内 Ca^{2+} 积聚,特别是线粒体内 Ca^{2+} 超载,从而失去氧化磷酸化的能力,促使细胞死亡。钙通道阻滞药通过抑制细胞外 Ca^{2+} 内流,减轻缺血心肌细胞的 Ca^{2+} 超载而保护心肌细胞,对急性心肌梗死患者,可缩小心肌梗死范围。

笔记栏

4. 抑制血小板聚集 不稳定性心绞痛与血小板黏附和聚集、冠状动脉血流量减少有关,大多数心肌梗死也是由于动脉粥样硬化斑块破裂,局部形成血栓突然阻塞冠状动脉所致。钙通道阻滞药阻滞 Ca^{2+} 内流,降低血小板内 Ca^{2+} 浓度,抑制血小板聚集。

【临床应用】

钙通道阻滞药用于治疗变异性心绞痛疗效显著,亦可用于劳累性心绞痛和不稳定型心绞痛治疗,与β受体阻断药相比有如下优点:①具有松弛支气管平滑肌的作用而更适用于伴有支气管哮喘的心绞痛患者,而β受体阻断药有诱发和加重支气管哮喘作用;②有强大的扩张冠状动脉作用,变异型心绞痛是其最佳适应证,而β受体阻断药可引起冠状动脉阻力增加而不适用于变异性心绞痛;③钙通道阻滞药抑制心肌作用较弱,特别是硝苯地平还具有较强的扩张外周血管,降低外周阻力作用,且血压下降后反射性加强心肌收缩力,可部分抵消对心肌的抑制作用,因而较少诱发心衰。但β受体阻断药具有心肌抑制作用；④钙通道阻滞剂因扩张外周血管对心肌缺血伴有外周血管痉挛性疾病患者适宜，而β受体阻断药具有外周血管收缩作用，禁用于伴有外周血管痉挛性疾病患者。常用于抗心绞痛治疗的钙通道阻滞药有**硝苯地平**（nifedipine，又称心痛定）、**维拉帕米**（verapamil，又称异搏定）、**地尔硫䓬**（diltiazem，又称硫氮䓬酮）、**哌克昔林**（perhexiline，又称双环己哌啶）及**普尼拉明**（prenylamine，又称心可定）等。

硝苯地平（nifedipine）

硝苯地平扩张冠状动脉及外周小动脉作用强，抑制血管痉挛作用显著，对变异型心绞痛最有效，对伴高血压的患者尤为适用。对稳定型心绞痛也有效，对急性心肌梗死患者能促进侧支循环，缩小梗死区范围。可与β受体阻断药合用，增加疗效。有报道称硝苯地平可增加心肌梗死的危险，应引起重视。

维拉帕米（verapamil）

扩张冠状动脉作用较弱，对变异型心绞痛多不单独应用本药。对稳定型心绞痛有效，疗效近似普萘洛尔，它与β受体阻断药有协同作用，但两药合用可显著抑制心肌收缩力及传导系统，故合用要慎重。因其抑制心肌收缩力、抑制窦房结及房室结的传导，故对伴心衰、窦房结或显著房室传导阻滞的心绞痛患者应禁用。

地尔硫䓬（diltiazem）

对变异型、稳定型和不稳定型心绞痛都可应用，其作用强度介于上述两药之间。扩张冠状动脉作用较强，对周围血管扩张作用较弱，降压作用小，对伴房室传导阻滞或窦性心动过缓者应慎用，又因其抑制心肌收缩力，对心衰患者也应慎用。

【联合用药】

1. 与β受体阻断药合用　钙通道阻滞药与β受体阻断药联合应用治疗心绞痛，特别是硝苯地平与β受体阻断药合用更加安全，二者合用降低心肌耗氧量起协同作用，β受体阻断药可消除钙通道阻滞药引起的反射性心动过速，而后者可抵消前者收缩血管作用。临床研究证明对心绞痛伴高血压及运动时心率显著加快者最适宜。

2. 与硝酸酯类合用　对于严重劳累性心绞痛或变异性心绞痛，钙通道阻滞药和硝酸酯类联合应用可产生超过单用任一药物时的相加作用。原因是硝酸酯类主要减少心脏前负荷，而钙通道阻滞药可降低后负荷，两者降低心肌耗氧量的实际效应是相加的。但是应注意可能发生过度血管扩张和血压下降。目前一致提倡硝酸酯类和硝苯地平合用，特别是对于劳累性心绞痛伴心衰者、病窦综合征，或房室结传导障碍者，但注意有发生心动过速的可能。

3. 与β受体阻断药和硝酸酯类合用　对于应用两种抗心绞痛药物不能控制的劳累性心绞痛，可以应用三种抗心绞痛药物，即钙通道阻滞药、β受体阻断药和硝酸酯类，三者作用如表 19-2 所示。尽管联合应用三类抗心绞痛药物副反应发生率可能显著增加，但能改善其症状。二氢吡啶类钙通道阻滞药和硝酸酯类扩张心外膜的冠状动脉，二氢吡啶类降低心脏后负荷，而β受体阻断药减慢心率和降低心肌收缩力，因此三者联合应用对缓解心绞痛应该有益。

表 19-2　三类抗心绞痛药物对影响心肌耗氧量因素的影响

影响心肌耗氧因素	硝酸酯类	β受体阻断药	钙通道阻滞药
室壁张力	↓	±	↓
心室容量	↓	↑	±
心室压力	↓	↓	↓
心率	↑	↓	±
收缩性	↑	↓	±

第四节　β肾上腺受体阻断药

β肾上腺受体阻断药可改善劳累性心绞痛病人的症状和降低发作次数、改善缺血性心电图、增加患者运动耐量、减少心肌耗氧量、改善缺血区代谢，缩小心肌梗死范围，增加心肌缺血的存活率。但是对变异性心绞痛无效，如单独应用可加重病情。该药的心率减慢和心肌收缩力减弱作用可延长射血时间和增加左室舒张期末容积，因此对心脏储备有限且极大依赖于肾上腺神经兴奋的患者，β肾上腺受体阻断作用可显著降低左室功能。临床常用β肾上腺受体阻断药有**普萘洛尔**（propranolol）、**吲哚洛尔**（pindolol）、**噻吗洛尔**（timolol）及选择性 $β_1$ 受体阻断药**阿替洛尔**（atenolol）、**美托洛尔**（metoprolol）和**醋丁洛尔**（acebutolol）等。

笔记栏

【抗心绞痛作用】

1. 降低心肌耗氧量 心肌缺血引起心绞痛发作时，心肌局部和血液中儿茶酚胺类物质含量均显著增多，激动β受体，使心肌收缩力增强、心率加快，使血管收缩而致左心室后负荷增加，从而使心肌耗氧量增加。同时因为心率加快，心室舒张期相对缩短，使冠脉血流量减少，因而加重心肌缺氧。β受体阻断药通过阻断心脏β_1受体和肾上腺素能神经突触前膜β_2受体，使心肌收缩力减弱、心肌纤维缩短速度下降、心率减慢及血压降低，可明显减少心肌耗氧量。但β受体阻断药抑制心肌收缩力可增加心室容量，同时使收缩力减弱而引起心室射血时间延长，导致心肌耗氧量增加。但总效应仍是减少心肌耗氧量。临床观察显示，呈现心率减慢、舒张期延长和收缩力减弱明显的病人疗效最好。如用心脏起搏方法加快心率，普萘洛尔就失去了抗心绞痛作用，这说明其抗心绞痛作用与减慢心率有关。

2. 改善心肌缺血区供血 冠脉血管β受体被阻断后，非缺血区与缺血区血管压力差增加，促进血液从非缺血区向已代偿性血管扩张的缺血区流动，从而增加缺血区血流灌注量；由于心率减慢，心舒张期相对延长，对于垂直通过心肌壁的冠状动脉分支压迫减轻，有利于血液从心外膜血管流向易缺血的心内膜区；改善缺血区侧支循环，增加经冠脉侧支循环向缺血区的血液灌注量。

3. 其他作用 ①本类药物因阻断β受体，可抑制脂肪分解酶活性，减少心肌游离脂肪酸含量；②改善心肌缺血区对葡萄糖的摄取和利用，改善糖代谢，减少耗氧；③促进氧合血红蛋白解离氧，而增加心肌组织供氧。

【临床应用】

1. 心绞痛 ①用于硝酸酯类不敏感或疗效差的稳定型心绞痛，可使发作次数减少，对伴有心律失常及高血压者尤为适用。长期使用β受体阻断药能缩短仅有缺血心电图改变而无症状的心绞痛患者的缺血时间。β受体阻断药还能降低近期有心肌梗死者心绞痛的发病率和死亡率；②对于不稳定型心绞痛，β受体阻断药有效减少心肌缺血复发和减少发展为急性心肌梗死的危险性。目前尚无充分有力的统计学证据确认其对不稳定型心绞痛死亡率的有益效果；③对冠状动脉痉挛诱发的变异型心绞痛应慎用，因其阻断β受体，α受体功能相对占优势，易致冠状动脉收缩。

2. 心肌梗死 无内在活性的β受体阻断药改善心肌梗死的死亡率，对于能够耐受该类药的患者应当早期和不定期地连续给药。

研究表明β受体阻断药和硝酸酯类合用治疗心绞痛可互相取长补短，增强疗效（表19-2），且合用时各自用量减少，副作用也减少。β受体阻断药和硝酸酯类合用时，宜选用作用时间相近的药物，通常以普萘洛尔与硝酸异山梨酯合用为多。两药能协同降低耗氧量，同时β受体阻断药能对抗硝酸酯类所引起的反射性心率加快和心肌收缩力增强，而硝酸酯类可对抗β受体阻断药所引起的心室容积增大和心室射血时间延长。但由于两类药物都具有降压作用，如用药量过大而导致血压过低，致使冠脉灌注压下降而使冠脉血流量减少，对心绞痛的缓解反而不利。有报道显示普萘洛尔与硝酸酯类合用控制稳定型心绞痛虽有良好疗效，但患者可逐渐发展为不稳定性心绞痛，或称梗死前心绞痛，即在动脉粥样硬化的基础上出现痉挛，运动休息时均可发作，此时增加上述药物剂量很难见效，如用硝苯地平合用常可得到显著疗效。

一般应用β受体阻断药宜口服给药，因剂量的个体差异大，应从小剂量开始逐渐增加剂量。停用β受体阻断药时应逐渐减量，如突然停用可发生反跳现象，导致心绞痛加剧或（和）诱发心肌梗死。对伴支气管哮喘、外周血管阻塞和栓塞性疾病以及心动过缓者不宜应用。长期应用对血脂也有影响，本类药物禁用于血脂异常的患者。

第五节 其他抗心绞痛药物

卡维地洛（carvedilol）

卡维地洛是肾上腺素能受体阻断药。因其既能阻断β_1、β_2和α受体，又具有一定的抗氧化作用，故可用于心绞痛，也用于心功能不全和高血压的治疗。

尼可地尔（nicorandil）

尼可地尔是钾通道开放药（potassium channel openers，POCs），选择性作用于K_{ATP}通道（ATP敏感性钾通道），增加血管平滑肌细胞膜对K^+的通透性，促进K^+外流，使细胞膜超极

笔记栏

化。这种细胞膜超极化使电压依赖性钙通道不易开放，阻止细胞内 Ca^{2+} 储库对 Ca^{2+} 的重摄取、储存和释放，以及促进 Na^{+}-Ca^{2+} 交换而排出细胞内 Ca^{2+}，从而使细胞内 Ca^{2+} 水平降低；还有释放 NO 作用，增加血管平滑肌细胞内 cGMP 生成的作用。上述作用的结果导致血管平滑肌松弛，冠脉血管扩张，冠状动脉供血增加；减轻 Ca^{2+} 超载对缺血心肌细胞的损害。主要用于变异型心绞痛和慢性稳定型心绞痛，且不易产生耐受性。

同类药还有**吡那地尔**(pinacidil)和**克罗卡琳**(cromakalim)。

吗多明(molsidomine)

吗多明作为 NO 的供体可释放 NO，通过与硝酸酯类相似的作用机制，模拟内源性 EDRF 的作用，扩张容量血管及阻力血管，降低心肌耗氧量，改善侧支循环，改善心肌供血。舌下含服或喷雾剂吸入用于治疗稳定型心绞痛或心肌梗死伴高心室充盈压者，疗效较好。

（范新田）

第 20 章 抗动脉粥样硬化药

动脉粥样硬化(atherosclerosis)是缺血性心脑血管病的主要病理学基础，动脉粥样硬化引起的冠心病、脑卒中等心脑血管病发病率与死亡率近年明显上升。防治动脉粥样硬化是防治心脑血管病的重要措施。抗动脉粥样硬化药物(anti-atherosclerotic drugs)的研究和应用也日益受到重视。动脉粥样硬化的病因、病理复杂，故本类药物涉及面较广。本章主要介绍调血脂药、抗氧化剂、多烯脂肪酸类和保护动脉内皮药。

第一节 调血脂药

血脂是血浆中的中性脂肪(胆固醇和三酰甘油)和类脂(磷脂、糖脂、固醇、类固醇)的总称。

血浆脂蛋白是由载脂蛋白(apoprotein, Apo)和三酰甘油(原称甘油三脂)、胆固醇、磷脂等组成的球形大分子复合物，以易于血脂在血浆中的转运和代谢。应用超速离心方法，可将脂蛋白(lipoprotein,LP)分为5大类：乳糜微粒(chylomicron,CM)、极低密度脂蛋白(very low density lipoprotein, VLDL)、低密度脂蛋白(low density lipoprotein, LDL)、高密度脂蛋白(high density lipoprotein, HDL)和中密度脂蛋白(intermediae density lipoprotein,IDL)；IDL是VLDL在血浆中的代谢物。

Apo是脂蛋白中的蛋白质，因其与脂质结合在血浆中转运脂类的功能而命名。按Apo的组成分为A、B、C、D、E五类。由于氨基酸组成的差异，每一型又可分为若干亚型。

各种脂蛋白在血浆中有基本恒定的浓度以维持相互间的平衡，如果比例失调则为脂代谢失常。某些血脂或脂蛋白高出正常范围则称为高脂血症。目前国际通用世界卫生组织(WHO)制定的分类系统。根据各种脂蛋白升高的程度将脂蛋白异常血症分为5型，其中第Ⅱ型又分为2个亚型，共6型，各型特点见表20-1。

表 20-1 脂蛋白异常血症表型分类

分型	脂蛋白变化	血脂变化
Ⅰ型	CM↑	TC↑ TG↑↑↑
Ⅱa型	LDL↑	TC↑↑
Ⅱb型	VLDL↑,LDL↑	TC↑↑ TG↑↑
Ⅲ型	IDL↑	TC↑↑ TG↑↑
Ⅳ型	VLDL↑	TG↑↑
Ⅴ型	CM↑,VLDL↑	TC↑ TG↑↑↑

注：TG为三酰甘油，TC为总胆固醇

临床上也可简单地将血脂异常分为高胆固醇血症、高三酰甘油血症、混合性高脂血症和低高密度脂蛋白胆固醇血症(表20-2)。

表 20-2 血脂异常的临床分型

分 型	TC	TG	HDL-C	相当于表型
高胆固醇血症	↑↑			Ⅱa
高三酰甘油血症		↑↑		Ⅳ(Ⅰ)
混合性高脂血症	↑↑	↑↑		Ⅱb(Ⅲ、Ⅳ、Ⅴ)
低高密度脂蛋白胆固醇血症			↓	

注：HDL-C为HDL-胆固醇

一般认为高脂血症可促进动脉粥样硬化病变的形成和发展。但由于并非所有的脂蛋白升高都能促进动脉粥样硬化形成，因此将降血脂药称为“调血脂药”。对血浆脂质代谢紊乱，首先要采用饮食控制，食用低热卡、低脂肪、低胆固醇类食品，加强体育锻炼及克服吸烟等不良习惯。如血脂仍不正常，再用药物治疗。凡能使LDL、VLDL、TC、TG、apo B降低，或使HDL、apo A升高的药物，都具有抗动脉粥样硬化的作用。

一、降低TC和LDL的药物

(一) 他汀类

羟甲基戊二酸单酰辅酶A(3-hydroxy-3-methylglutaryl CoA, HMG-CoA)还原酶是体内胆固醇合成过程的限速酶，该酶催化HMG-CoA生成甲羟戊酸(MVA)，甲羟戊酸是内源性胆固醇合成的关键步骤，抑制HMG-CoA还原酶则减少内源性胆固醇合成，能降低血浆的总胆固醇水平。HMG-CoA还原酶抑制药有美伐他汀

(mevastatin)、洛伐他汀(lovastatin),以后又有美伐他汀的羟基化衍生物普伐他汀(pravastatin),洛伐他汀的甲基化衍生物辛伐他汀(simvastatin),以及人工合成的氟伐他汀(fluvastatin)、阿伐他汀(atorvastatin)和色伐他汀(cerivastatin)等构成了目前最强降血浆胆固醇的他汀类(statins)药物。

他汀类具有二羟基庚酸结构,为内酯环或开环羟基酸,是抑制 HMG-CoA 还原酶所必须基团,但内酯环必须转换成相应的开环羟基酸形式才呈现药理活性。具有内酯环的洛伐他汀和辛伐他汀亲脂性较强,具有开环羟基酸形式的普伐他汀亲水性较强,氟伐他汀介于两者之间。

【药理作用】

1. 调血脂作用 大量动物及临床研究证明他汀类有明显的调血脂作用。临床观察表明他汀类药物不论对杂合子家族性高胆固醇血症、多基因性高胆固醇血症、糖尿病或肾病综合征等原因引起的高胆固醇血症均有良好作用。在治疗剂量下,对 LDL-胆固醇的降低作用最强,对血浆总胆固醇降低作用次之,对三酰甘油降低作用最弱。调血脂作用呈明显剂量依赖性,用药 2 周出现明显疗效,4~6 周达高峰,而 HDL-C 可轻度升高。长期服用可促进动脉粥样硬化斑块的消退,减轻冠状动脉狭窄的程度。本类药物也有抑制细胞分裂及抑制免疫作用,可能与抑制细胞的甲羟戊酸有关。

他汀类因其本身或其代谢物结构与 HMG-CoA 结构相似,且与 HMG-CoA 还原酶的亲和力高出 HMG-CoA 数千倍,对该酶发生竞争性抑制,使胆固醇合成受阻,从而减少内源性胆固醇合成,降低血浆总胆固醇水平。除使血浆胆固醇浓度降低外,还通过负反馈调节导致肝细胞表面 LDL 受体代偿性增加及活性增强,致使血浆 LDL 降低,继而导致 VLDL 代谢加快,加之肝脏合成及释放 VLDL 减少,导致血浆 VLDL 及 TG 下降。HDL 的升高,可能是由于 VLDL 减少的间接结果。由于各种他汀类药物与 HMG-CoA 还原酶亲和力的不同,所以调脂效应各异。

2. 对血管的作用 ①血管平滑肌细胞的增值和迁移是动脉粥样硬化发生的基本因素。他汀类药物可抑制血管平滑肌细胞的增殖、迁移和减少胶原纤维的合成。这可能与调节血管平滑肌细胞内 Ca^{2+} 含量、对迁移信号转导通路的作用以及减少细胞外某些基质蛋白的分泌有关。在该类药物中,辛伐他汀的该作用最强。②改善血管内皮功能,提高血管内皮对扩血管物质的反应性。③减少动脉壁巨噬细胞及泡沫细胞的形成,使动脉粥样硬化斑块稳定和缩小。

3. 其他 他汀类还可抑制单核/巨噬细胞的黏附和分泌功能,减少动脉粥样硬化过程的炎症反应;抑制血小板聚集和提高纤溶活性。

【体内过程】

本类药物除氟伐他汀外吸收不完全。洛伐他汀和普伐他汀的吸收可受食物干扰。内酯型他汀类药物吸收后在肝脏内水解成活性的羟酸型。很少进入外周组织,大部分在肝脏代谢,经胆汁由肠道排出,少部分由肾排除。常用的他汀类药物药代动力学参数见表 20-3。

表 20-3 HMG-CoA 还原酶抑制剂的药代动力学比较

特 点	洛伐他汀	辛伐他汀	普伐他汀	氟伐他汀	阿伐他汀	色伐他汀
口服吸收(%)	30	85	35	>98	>99	—
T_{max}(h)	2~4	1.2~2.4	1~1.5	0.6	1~2	2.5~3
血浆蛋白结合率(%)	>95	>95	50	>98	>98	>99
生物转化	高	高	高	高	高	
肾脏排泄率(%)	<13	<13	20~40	<5	<2	<26
$t_{1/2}$(h)	3	2	1.5~2	1.2	20~30	2~4
食物对生物利用度的影响	+50	0	−30	0	−13	0
剂量(mg/d)	10~80	5~40	10~40	20~40	10~80	0.2~0.3

【临床应用】

1. 调血脂 适用于杂合子家族性Ⅱa 型高脂蛋白血症,Ⅱb 和Ⅲ型高脂蛋白血症也可应用;也可用于 2 型糖尿病和肾病综合征引起的高胆固醇血症。对病情较严重者可与胆汁酸结合树脂合用。对纯合子家族性高脂血症难以生效。

2. 肾病综合征 对肾功能有一定的保护和改善作用,此作用除与调血脂有关外,也可能与他汀类抑制肾小球膜细胞的增殖，延缓肾动脉硬化有关。

3. 血管成形术后再狭窄 一般认为血管成形术后再狭窄的发生与动脉粥样硬化病变有类似性，他汀类对再狭窄有一定的预防作用。

4. 预防心脑血管急性事件 他汀类能增加动脉粥样硬化斑块稳定性或使斑块缩小，而减少脑卒中或心肌梗死的发生。

【不良反应】

他汀类药物不良反应较小而轻，严重不良反应发生率低于0.1%。大剂量应用时约2%～9%的患者出现胃肠反应、肌痛、皮肤潮红、头痛等暂时性的不良反应，1%～2%的患者有无症状性转氨酶升高，极个别有肌酸磷酸激酶(CPK)升高，停药后即恢复正常；偶有骨骼肌溶解症出现。用药期间应定期检测肝功能，有肌痛者应检测CPK，必要时停药。因使实验动物致畸，故孕妇和育龄妇女禁用。活动性肝炎、肝功能不全患者禁用。

【药物相互作用】

他汀类与胆汁酸结合树脂类、贝特类，以及降血脂剂量的烟酸合用时，能增加肌病的发生率和严重程度。若与环孢素或大环内酯类抗生素红霉素、克拉霉素等合用，也能增加肌病的危险性。若与香豆素类抗凝药同时应用，能提高香豆素类抗凝剂的抗凝效果，故成人早期应用抗凝血治疗及并用他汀类药物时应注意检测凝血酶原时间，及时调整抗凝血酶药的剂量。

(二) 胆汁酸结合树脂

胆汁酸结合树脂(bile acid binding resins)为碱性阴离子交换树脂，不溶于水，进入肠道后不被吸收，与胆汁酸牢固结合，阻滞胆汁酸的肝肠循环和反复利用，从而大量消耗胆固醇，使血浆总胆固醇和LDL-胆固醇水平降低。

考来烯胺(cholestyramine，消胆胺)和**考来替泊**(colestipol)均为碱性阴离子交换树脂，不溶于水，不易被消化酶破坏。

【药理作用】

胆固醇在体内代谢的主要去路是在肝脏转化成胆汁酸，而其中约有95%被重吸收形成肝肠循环，以满足机体消化脂类食物的需要。胆固醇转化成胆汁酸的过程由7α-羟化酶催化。本类药物作为阴离子交换树脂，口服不被消化道吸收，在肠道离子交换与胆汁酸结合后发生下列作用：①阻断胆汁酸的肝肠循环，增加其在肠道的排泄，从而减少食物中脂类(包括胆固醇)的吸收；②由于大量胆汁酸丢失，可解除胆汁酸对肝细胞微粒体α-羟化酶的抑制作用，加速胆固醇转化成胆汁酸的速度；③由于血浆和肝细胞中胆固醇水平降低，导致肝细胞表面LDL受体增加和活性增强，大量含胆固醇的LDL经受体进入肝细胞，使血浆总胆固醇和LDL水平降低；④此过程中HMG-CoA还原酶可有继发活性增加，但不能补偿胆固醇的减少。若与HMG-CoA还原酶抑制药合用，降脂作用增强。

【临床应用】

主要用于治疗以总胆固醇和LDL-胆固醇升高为主的高胆固醇血症，如Ⅱa型高脂蛋白血症，用药后4～7天生效，2周内达最大效应。临床上主要与其他调血脂药合用，如与他汀类合用，可起到协同调血脂作用。对纯合子家族性高脂血症，因患者肝细胞表面缺乏LDL受体功能，本类药物无效。

【不良反应】

由于本药的剂量较大，又有特殊的臭味和一定的刺激性，少数人用药后可能有便秘、腹胀、嗳气和食欲减退等，多数在两周后可逐渐消失；长期应用可引起脂溶性维生素缺乏。因以氯化物形式应用，可引起高氯性酸血症。也可妨碍噻嗪类、香豆素类、洋地黄类药物吸收，它们应在本类药用前1小时或用药后4小时服用。

二、主要降低TG及VLDL的药物

(一) 贝特类

氯贝丁酯(clofibrate)又名安妥明(atromid-S)是最早应用于临床的贝特类药物，降低TG及VLDL的作用明显，但不良反应多而严重，使临床应用受限。

目前应用的新型贝特类，调血脂作用增强而不良反应减少。有**吉非贝齐**(gemfibrozil)、**非诺贝特**(fenofibrate)、**苯扎贝特**(benzafibrate)等。

【药理作用及作用机制】

贝特类既有调血脂作用也有非调血脂作用。能降低血浆三酰甘油20%～60%、VLDL-胆固醇63%、总胆固醇6%～25%、LDL-胆固醇26%；能升高HDL-胆固醇10%～30%。但是各药的作用强度不同。非调脂方面有抗凝血、抗血栓和抗炎作用

笔记栏

等。这两方面作用共同发挥抗动脉粥样硬化作用。

贝特类调血脂作用机制：①增强脂蛋白脂酶活性：贝特类可通过激活过氧化物酶增殖激活受体α(PPARα)，从转录水平诱导脂蛋白脂酶表达，增加脂蛋白脂酶及载脂蛋白 ApoA1 的生成，促进脂蛋白颗粒中三酰甘油成分的水解，使血浆三酰甘油水平显著下降。此外，激活的 PPARα 可抑制肝细胞载脂蛋白 C-Ⅲ(Apo-CⅢ)基因的转录，加速脂蛋白 CM 和 VLDL 的分解代谢，使三酰甘油水平降低。②促进肝脏摄取脂肪酸和抑制肝脏合成三酰甘油：贝特类可诱导肝脏乙酰辅酶 A 合成酶，促进肝脏摄取脂肪酸并转化为乙酰辅酶 A，提高脂肪酸经 β-氧化途径的代谢分解率。同时减少乙酰辅酶 A 羧化酶的合成，使游离脂肪酸的代谢方向从合成三酰甘油转为脂肪酸分解。③升高高密度脂蛋白胆固醇和促进胆固醇逆转运。④减少中性脂质在 VLDL 和 HDL 之间的交换。

贝特类非调血脂作用机制：高脂血症时常伴凝血-纤溶系统异常，三酰甘油水平升高是凝血及纤溶活性改变的重要原因之一。贝特类能降低促凝血因子，如Ⅶ因子-磷脂复合物、凝血因子Ⅱ和血小板的活性，减少纤溶酶原激活物抑制物的产生。其抗动脉粥样硬化的炎症作用可能与贝特类药物作为过氧化物酶增殖激活受体(PPAR)的配体有关。

【体内过程】

本类药物一般口服吸收迅速而完全，2～4 小时达血浆峰浓度，血浆蛋白结合率高达 95%以上。不易分布到外周组织。大部分在肝脏与葡萄糖醛酸结合，少数以原形经肾脏排除。因化学结构各异，代谢亦不同，$t_{2/1}$ 不同。常用的贝特类药物药代动力学参数见表 20-4。

表 20-4 贝特类药物药代动力学比较

特点	吉非贝齐	非诺贝特	苯扎贝特
口服吸收(%)	>90	50～75	>90
T_{max}(h)	1～2	4	21
血浆蛋白结合率(%)	92～96	99	95
肾脏排泄率(%)	66	66	95
$t_{1/2}$(h)	1.5～2	22	1.5～2

【临床应用】

本类药物以降 TG 和 VLDL 为主，所以临床上用于Ⅱb、Ⅲ、Ⅳ型高脂血症，尤其对家族性Ⅲ型高脂血症效果更好。也可用于 2 型糖尿病的高脂血症。但是各药的效应不同。如非诺贝特除调血脂外，尚可降低血尿酸水平，可用于伴有高尿酸血症的患者。苯扎贝特能改善糖代谢，可用于糖尿病伴有 TG 血症患者。

【不良反应】

不良反应较轻，主要为消化道反应，如食欲不振、恶心、腹胀等。其次为乏力、头痛、失眠、皮疹、阳痿等。偶有肌痛、尿素氮增加、转氨酶升高，停药后可恢复。

(二) 烟酸类

烟酸(nicotinic acid)为水溶性 B 族维生素，是一广谱调血脂药，对多种高脂血症有效。

【药理作用】

大剂量烟酸能使 VLDL 和 TG 浓度下降，用药后 1～4 天生效，作用强度与原 VLDL 水平有关。用药 5～7 天后，LDL-C 也下降，而 HDL-C 升高。与考来烯胺合用，降 LDL-C 作用加强。

烟酸调血脂作用机制可能是多途径共同作用的结果：首先降低脂肪组织内 cAMP 的水平，使脂肪酶活性降低，脂肪组织中的 TG 分解出游离脂肪酸(FFA)减少，肝脏合成 TG 的原料不足，从而影响三酰甘油和 VLDL 的合成。由于使三酰甘油浓度降低导致 HDL 分解代谢减少，从而使 HDL 的水平增加。烟酸还可以通过抑制 HMG-CoA 还原酶，使血浆总胆固醇降低。

【临床应用】

为广谱调血脂药，对Ⅱ、Ⅲ、Ⅳ、Ⅴ型高脂血症均有效，对Ⅱb 和Ⅳ型最好。也可用于心肌梗死。

【不良反应】

由于用量较大，开始数周有皮肤潮红及瘙痒等，故应从小剂量开始，逐渐增加剂量。上述反应可能是由于前列腺素介导的皮肤血管扩张所引起，服药前 30 分钟服用阿司匹林可以减轻。另外，烟酸刺激胃黏膜发生消化道症状，加重或引起消化道溃疡，餐时或餐后服用可以减轻。大剂量可引起血糖升高，尿酸增加，肝功能异常。溃疡病、糖尿病和肝功能异常者慎用。

第二节 抗氧化剂

氧自由基(oxygen free radical, OFR)在动脉粥样硬化发生和发展中的作用已经引起人们的注意。氧自由基是体内氧代谢的产物，有极强的氧化性，可使血管内皮损伤，对 LDL 进行氧化修饰，促进动脉粥样硬化形成与发展。能明显延迟或阻止体内物质氧化或自由基生成的物质称为抗氧化剂。治疗动脉粥样硬化的抗氧化剂有天然型和合成型两种，天然型抗氧化剂的代表药有维生素 E，抗氧化作用强大，动物实验表明具有抗动脉粥样硬化形成的作用。合成型抗氧化剂的代表药有普罗布考，降脂作用较弱，而抗氧化作用强，对动脉粥样硬化具有良好的防治作用。

普罗布考(probucol)

普罗布考(丙丁酸)是 20 世纪 70 年代开发研制的降血脂药，有明显的降血浆 TC 和 LDL-C 作用。后经动物实验和长期临床实验证明，普罗布考能使动脉粥样硬化病变明显减轻，其效应与其抗氧化作用密切相关。

【药理作用】

1. 抗氧化作用 作为最强效的脂溶性抗氧化剂之一，本药可分布于各种脂蛋白，阻止他们被氧化修饰，防止氧化型 LDL 的形成及其引起的一系列病变过程，如内皮细胞损伤、单核细胞向内皮下游走、血管平滑肌细胞增殖和迁移等。对动脉粥样硬化的抑制与保护 LDL 免于氧化的程度密切相关。

2. 调血脂作用 口服能使病人血浆 TC 下降 10%～20%，LDL-C 下降 5%～15%；HDL-C 同时明显下降，可达 30%，对 VLDL 和 TG 影响较小。若与他汀类或胆汁酸结合树脂合用，可增强调血脂作用。

3. 抗动脉粥样硬化作用 在高胆固醇饲料喂养的兔和猴，能明显减少动脉粥样硬化斑块的形成，减轻动脉粥样硬化所致的损伤。长期应用可使冠心病发病率降低，已形成的动脉粥样硬化病变停止发展或消退。

普罗布考脂溶性高，能结合到脂蛋白之中，从而抑制细胞对 LDL 的氧化修饰，氧化修饰的 LDL 有细胞毒性，能损伤血管内皮，进而促进血小板、白细胞黏附并分泌生长因子等物质，造成平滑肌细胞移行和过度生长。普罗布考的抗氧化作用是维生素 E 的 5～6 倍。同时能抑制 HMG-CoA 还原酶，使胆固醇合成减少，并能通过受体及非受体途径增加 LDL 的清除，血浆 LDL-C 水平降低。

【体内过程】

口服吸收不完全，餐后服用吸收增加。用药后 24 小时血药浓度达峰值，1～3 天出现最大效应。吸收后主要蓄积在脂肪组织和肾上腺，血清中浓度较低。血浆中 95%以上分布于脂蛋白中。脂肪组织中的浓度为血浓度的 100 倍。消除半衰期为 23～47 天。大部分经胆汁、粪便排出。

【临床应用】

主要用于治疗各种类型高胆固醇血症。可用于杂合子及纯合子家族性高胆固醇血症，非家族性高胆固醇血症及糖尿病、肾病所致高胆固醇血症。与考来烯胺、HMG-CoA 还原酶抑制剂合用作用加强。

【不良反应】

不良反应较少，仅有 10%病人有腹泻、腹胀、腹痛、恶心等消化道症状。还可有肝功能异常、高血糖、高尿酸血症、血小板减少等。偶有嗜酸粒细胞增多，感觉异常、血管神经性水肿等。个别患者 Q—T 间期延长，心肌损伤、心室应激增强病人应避免应用。不宜与能延长 Q—T 间期的药物同用。孕妇和小儿禁用。

第三节 多烯脂肪酸类

多烯脂肪酸类(polyenoic fatty acids)又称多不饱和脂肪酸类(polyunsaturated fatty acids, PUFAs)，根据它们化学结构中不饱和双键开始出现位置的不同，可将其分为 *n*-3 型和 *n*-6 型两大类。*n*-3 型 PUFAs 除 α-亚麻油酸外，主要有二十五碳五烯酸和二十二碳六烯酸，主要来自海洋生物的油脂。*n*-6 型 PUFAs 包括亚油酸、γ-亚麻油酸，主要含于玉米油、葵花籽油等。

一、*n*-3 型多烯脂肪酸、二十五碳五烯酸(EPA)和二十二碳六烯酸(DHA)

【药理作用】

1. 调血脂作用 能明显降低血浆 VLDL 和三酰甘油。轻度升高 HDL-胆固醇。调血脂的作用机制可能与抑制肝脏合成三酰甘油和 apoB、以减少 VLDL 的生成，并促进 VLDL 转化为 LDL，提高 LPL 活性等。

2. 非调血脂作用

(1)抗血小板聚集和舒张血管作用：取代花生四烯酸(AA)嵌入血小板的膜磷脂，竞争性抑制 AA 利用环氧酶的过程，减少 TXA_2 形成，产生抗血小板聚集作用。分布于血管壁的部分在

笔记栏

环氧酶的作用下生成 PGI_2，仍有 PGI_2 的扩血管和抗血小板聚集作用，所以呈现较强的抗血小板聚集、抗血栓形成和扩张血管作用。

(2)抑制血管平滑肌细胞增殖：由于抗血小板作用，使血小板衍化生长因子(PDGF)的释放减少，同时具有抑制其发挥作用。因 PDGF 具有促进平滑肌细胞向内膜增殖的作用。因此，可抑制血管平滑肌细胞增殖和迁移，防止动脉粥样硬化的发生。

(3)其他：还能减弱白细胞的黏附和趋化功能、影响细胞因子的作用等。

【临床应用】

EPA 和 DHA 适用于高三酰甘油性高脂血症。如果与他汀类合用可增强疗效。亦可适用糖尿病并发高脂血症等。

【不良反应】

长期或大剂量应用，有可能使出血时间延长，免疫反应降低。PUFAs 制剂易被氧化，产生过氧化物及自由基，使毒性增加，因此制剂中应加适量的维生素 E 以防氧化。

二、*n*-6 型多烯脂肪酸

n-6 型多烯脂肪酸（*n*-6 polyenoic fatty acids）包括亚油酸和 γ-亚麻酸，主要存在于月见草油、葵花子油、玉米油和亚麻油等植物油中。常用的药物有月见草油和亚油酸。

月见草油是从月见草籽所提取的油脂，其中含亚油酸约 70%，γ-亚麻酸占 6%～9%。制剂中的亚油酸和 γ-亚麻酸本身有较弱的调血脂作用，用于防治冠心病和心肌梗死等。

亚油酸来源于植物油，进入体内后转化为系列 *n*-6PUFAs，发挥调血脂和抗动脉粥样硬化作用。

第四节　保护动脉内皮药

硫酸多糖(polysaccharide sulfate)是一类含有硫酸基的多糖。从动物脏器或藻类中提取或半合成的硫酸多糖如肝素(heparin)、硫酸类肝素(heparin sulfate)、硫酸软骨素 A、硫酸葡萄糖等，这类物质具有大量的负电荷，结合在血管内皮表面，能防止白细胞、血小板以及有害因子的黏附，因而有保护血管内皮的作用，对血管平滑肌细胞增生也有抑制作用。动物实验表明有抗多种化学物质致动脉内皮损伤作用。对血管再造术后再狭窄也有预防作用。

（金　英）

第21章　抗高血压药

高血压(hypertension)是以体循环动脉血压增高为主要表现的临床综合征。是临床最常见的心血管疾病，患病率高，可引起严重的心、脑、肾并发症，是脑血管意外、冠心病的主要危险因素。世界卫生组织规定高血压的诊断标准为：成人在静息状态收缩压达到或超过140mmHg(18.7kPa)，或舒张压达到或超过90mmHg(12.0kPa)均可诊断为高血压。临床上高血压分为原发性高血压和继发性高血压。原发性高血压又称高血压病，占高血压患者的90%以上，其发病机制尚未完全阐明。继发性高血压又称症状性高血压，是某些疾病的一种表现，如继发于肾动脉狭窄、肾实质病变、嗜铬细胞瘤等。临床上还根据血压的高低和靶位器官的损害程度，分为轻、中、重度高血压。

抗高血压药(antihypertensive drugs)又称降压药，是一类能降低动脉血压、减轻靶位器官损害的药物。抗高血压药能有效控制血压，防止或减少心、脑、肾等并发症的发生，降低死亡率，延长患者寿命。

第一节　抗高血压药物分类

形成动脉血压的基本因素是心输出量和外周血管阻力；参与血压调节的器官主要为脑、心、肾和血管。而心血管活动的调节涉及神经、体液等因素。目前认为高血压的发病机制主要涉及以下几个环节。①交感神经系统活性亢进；②肾性水钠潴留；③肾素-血管紧张素-醛固酮系统(RAAS)激活；④细胞膜离子转运异常；⑤胰岛素抵抗等。抗高血压药物通过作用于上述环节，调节神经、体液功能紊乱，减少心输出量和(或)降低外周血管阻力，而产生抗高血压作用。根据抗高血压药物的作用部位及作用机制，可将抗高血压药物分为以下五大类：

1. 利尿药　氢氯噻嗪等。

2. 交感神经抑制药

(1) 中枢性降压药：可乐定等。

(2) 神经节阻断药：樟磺咪芬等。

(3) 去甲肾上腺素能神经末梢阻滞药：胍乙啶等。

(4) 肾上腺素受体阻断药

1) β受体阻断药：普萘洛尔等。

2) α受体阻断药：哌唑嗪等。

3) α和β受体阻断药：拉贝洛尔等。

3. 钙通道阻滞药　硝苯地平等。

4. 肾素-血管紧张素系统抑制药

(1) 血管紧张素转化酶抑制药(ACEI)：卡托普利等。

(2) 血管紧张素Ⅱ受体阻断药：氯沙坦等。

(3) 肾素抑制药：雷米克林等。

5. 血管扩张药

(1)血管平滑肌舒张药：硝普钠等。

(2)钾通道开放药：吡那地尔等。

目前，国内外应用广泛的抗高血压药物有利尿药、β受体阻断药、钙拮抗药和血管紧张素转化酶抑制药四大类。血管紧张素Ⅱ受体阻断药是近几年发展的新药，但由于这类药物具有许多优点，在高血压治疗领域内，与ACEI并列作为目前推荐的常用的五大类降压药中的一类。这些药物统称为常用的抗高血压药物。其他抗高血压药物如中枢性降压药和血管扩张药，曾多年用于临床并有一定的降压疗效，目前不主张单独使用，但在复方制剂或联合治疗时还仍在使用。

第二节　常用抗高血压药物

一、利　尿　药

利尿药除具有利尿作用外，还具有良好的降压作用，是治疗高血压的基础药物。利尿药主要通过排钠利尿、减少细胞外容量及降低心输出量，从而产生降压作用。其可能的降压机制是持续性地降低体内Na^+浓度，继而减少细胞外液容量；当平滑肌细胞内Na^+浓度降低时可导致细胞内Ca^{2+}浓度降低，进而使血管平滑肌对缩血管物质的反应性降低。

利尿降压药中最常用的有**氢氯噻嗪**和**氯噻酮**。降压起效较平稳、缓慢，持续时间相对较长，作用持久，服药2～3周后作用达高峰，适用于轻、中度高血压。在盐敏感性高血压、合并肥胖或糖尿病、更年期女性和老年人高血压有较好的降压效应。利尿降压药还能增强其他降压药的疗效。利尿药的主要不利作用是低血钾症和影响血脂、血糖、血尿酸代谢，往往发生在大剂量长期使用时。因此现在推荐使用小剂量，以氢氯噻嗪为例，每天剂量不超过25 mg。不良反应主要是乏力、尿量增多，痛风患者禁用。保钾利尿药可引起高血钾，肾功能不全者禁用。对合并有氮质血症或尿毒症的患者可选用高效利尿药呋塞米。

吲达帕胺(indapamide，寿比山)是噻嗪类较好的替代药，不良反应少，对血糖和血脂几无影响，适用于高脂血症或(和)糖尿病患者。

二、β受体阻断药

β受体阻断药可分为选择性(β_1)、非选择性(β_1和β_2)和兼有α受体阻滞三类。用于治疗高血压的β受体阻断药有普萘洛尔、美托洛尔、阿替洛尔、拉贝洛尔和卡维地洛等。其中，最常用的药物为普萘洛尔。β受体阻断药的降压作用是通过阻断β受体所继发，可能与下列机制有关：①阻断心脏β_1受体，降低心输出量。②阻断肾小球旁器的β_1受体，减少肾素分泌，从而抑制RAAS活性。③阻断中枢的β受体，使外周交感神经活性降低。④阻断外周去甲肾上腺素突触前膜β_2受体，抑制正反馈调节作用，减少去甲肾上腺素的释放。⑤促进前列环素的生成。该类药物降压作用起效较迅速、作用强、持续时间各异。适用于各种不同程度高血压，尤其是心率较快的中、青年患者或合并心绞痛患者，对老年人高血压疗效较差。各种β受体阻断药的药效学和药动学情况相差较大，临床上治疗高血压宜使用β_1阻断药或者兼用α受体阻滞作用的β受体阻断药。

普萘洛尔(propranolol)

普萘洛尔(心得安)，为非选择性β受体阻断药，对β_1和β_2受体均有阻断作用。脂溶性高，口服吸收完全。降压作用缓慢、温和、持久。通常口服2～3周后才达到最大的降压作用。用于各种程度的高血压患者，可作为抗高血压的首选药。单独应用，也可与其他抗高血压药合用。对心输出量及肾素活性偏高者疗效较好，尤其是心率较快的中、青年患者或合并心绞痛患者，对老年人高血压疗效较差。与其他抗高血压药相比，其优点为不引起直立性低血压，较少引起头痛和心悸。普萘洛尔的用量个体差异大，一般宜从小量开始，以后逐渐增加剂量。不良反应、禁忌证及药物相互作用见第9章(第二节)。

阿替洛尔(atenolol)

阿替洛尔为选择性β_1受体阻断药，降压机制与普萘洛尔相同，降压作用优于普萘洛尔。在低剂量时主要作用于心脏，而对血管和支气管平滑肌β_2受体的影响较小，对伴有阻塞性呼吸道疾病患者较安全。口服用于治疗各种程度高血压。降压作用持续时间较长。每日服用一次。

拉贝洛尔(labetalol)

拉贝洛尔对α受体和β受体的阻断作用选择性不强，但对β受体的阻断作用强于α受体的阻断作用。临床上适用于中度和重度高血压，静脉注射可用于高血压危象。也可用于妊娠期高血压、嗜铬细胞瘤、麻醉或手术时高血压。大剂量可致直立性低血压。常见不良反应有疲乏、眩晕和上腹部不适等症状。哮喘及心功能不全者禁用。注射液不能与葡萄糖盐水混合滴注。

卡维地洛(carvedilol)

卡维地洛在治疗剂量范围内，兼有α_1和非选择性β受体阻滞作用，无内在拟交感活性。本品阻滞突触后膜α_1受体，从而扩张血管、降低外周血管阻力。卡维地洛降压迅速，可长时间维持降压作用，用于治疗轻度及中度高血压或伴有肾功能不全、糖尿病的高血压患者。不良反应与普萘洛尔相似，但不影响血脂代谢。

三、钙通道阻滞药

钙通道阻滞药(calcium channel blockers)又称钙拮抗药(calcium antagonists)，可选择性阻滞钙通道，抑制细胞外钙内流，降低细胞内钙浓度，使小动脉平滑肌松弛，外周阻力降低，血压下降。目前应用于临床的钙通道阻滞药根据其化学结构分为3类：

二氢吡啶类：硝苯地平、尼群地平、拉西地平等。

苯并噻氮䓬类：地尔硫䓬、克伦硫䓬等。

笔记栏

苯烷胺类：维拉帕米、加洛帕米等。

硝苯地平(nifedipine)

【药理作用】

硝苯地平作用于心肌及血管平滑肌细胞膜L-型钙通道，抑制钙离子向细胞内的流入，而产生下列作用：

1. 扩张血管 舒张外周血管和冠状动脉，使血压下降。能对抗乙酰胆碱、去甲肾上腺素等引起的冠脉痉挛。由于外周血管扩张，外周阻力下降，可引起反射性交感神经活性增强而导致心率加快。

2. 对心脏的影响 常用量对窦房结和房室结有直接抑制作用，但作用较弱，常被反射性交感神经兴奋对心脏作用所掩盖或抵消。

3. 抗血小板聚集等作用

【临床应用】

硝苯地平降压起效迅速、降压疗效和降压幅度相对较强，与其他类型降压药物联合治疗能明显增强降压作用。对轻、中、重度高血压均有降压作用。对血糖和血脂等代谢无明显影响，长期控制血压的能力和服药依从性较好。在老年患者有较好的降压疗效。高钠摄入不影响降压疗效。可用于合并糖尿病、冠心病或外周血管疾病患者。长期治疗还具有抗动脉粥样硬化作用。

【不良反应】

开始治疗阶段有反射性交感神经活性增强，引起心率加快、面部潮红、头痛、下肢水肿等。

尼群地平(nitrendipine)

尼群地平作用与硝苯地平相似，扩张血管作用比硝苯地平强6倍。降压机制除扩张血管外，还包括抑制醛固酮的分泌。降压作用慢而持久，反射性心率加快作用较弱。适用于各型高血压。

【不良反应】

较少见的有头痛、面部潮红。可有头晕、恶心、低血压、足踝部水肿、心绞痛发作，一过性低血压。本品过敏者可出现过敏性肝炎、皮疹，甚至剥脱性皮炎等。有研究表明，与地高辛合用，可增加地高辛的血药浓度。

拉西地平(lacidipine)

拉西地平为亲脂性二氢吡啶类药物，血管选择性强，不增高交感神经活性，不易引起反射性心动过速和心输出量增加。可用于轻、中度高血压治疗。降压作用起效慢，持续时间长。还具有抗动脉粥样硬化作用。不良反应与硝苯地平相似。

氨氯地平(amlodipine)

氨氯地平为第二代二氢吡啶类药物，作用与硝苯地平相似，但降压作用起效缓和、平稳。一般口服1～2周内出现明显降压作用，6～8周达到最大降压效果。每日服药一次，降压作用能平稳地持续24小时。可在24小时内较好控制血压，减少血压波动引起的器官损伤。还可减轻由血管扩张引起的反射性交感神经兴奋，如心率加快、头痛等症状。

四、血管紧张素转化酶抑制药

肾素-血管紧张素系统(renin-angiotensin system，RAS)由肾素、血管紧张素原、血管紧张素转化酶、血管紧张素及其受体构成，具有广泛的生理作用，无论在心血管活动的调节还是在高血压形成与发展的病理过程中均发挥着重要作用。除了循环血液存在RAS外，局部组织(如心脏、血管、脑等)也存在RAS，它们以旁分泌及自分泌方式对心血管及神经系统功能进行调节。特别是心血管组织中的RAS在高血压、心血管重构、动脉粥样硬化和再狭窄等疾患的发生和发展过程中也起到重要作用。

肾素(renin)是由肾近球细胞合成和分泌的一种酸性蛋白酶，经肾动脉进入血液循环。血浆中的肾素底物是由肝脏合成和释放的血管紧张素原(angiotensinogen)，血管紧张素原在肾素的作用下水解，产生一个十肽，为血管紧张素Ⅰ(angiotensin Ⅰ，Ang Ⅰ)。在血浆和组织中，特别是在肺循环血管内皮表面，存在血管紧张素转化酶(angiotensin converting enzyme，ACE)，在后者的作用下切去两个氨基酸，产生一个八肽，为血管紧张素Ⅱ(Ang Ⅱ)。Ang Ⅰ不具有活性，血管紧张素中最重要的是Ang Ⅱ。血管平滑肌、肾上腺皮质球状带细胞以及脑、肾等器官的细胞上存在Ang Ⅱ受体。Ang Ⅱ具有广泛的心血管作用，可直接或间接作用于血管，增加外周阻力，是已知最强的缩血管活性物质之一。其直接作用为激活血管平滑肌细胞的血管紧张素受体(angiotensin receptor，AT)亚型 1，即 AT_1 受体，产生收缩血管作用。其间接作用是使交感神经末梢释放去甲肾上腺素增多，从而使外周交感神经张力增高。另外，Ang Ⅱ也可引起血管平滑肌增生和血管构型重建。Ang Ⅱ还可促进肾上腺皮质球状带细胞释放醛固酮，后者可促进肾小球对钠的重吸收，增加血容量、升高血压。除 ACE 能转化 Ang Ⅰ为 Ang Ⅱ外，人的心脏与血管组织中的糜酶旁路也可将 Ang Ⅰ转化成 Ang Ⅱ(图 21-1)。

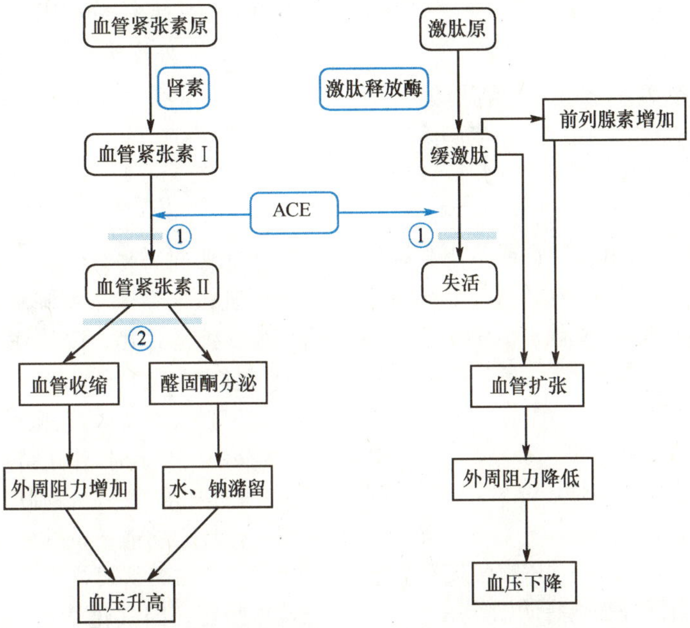

图 21-1　肾素-血管紧张素系统的构成及 ACEI 和 AT_1 受体阻断药的作用部位
①ACEI 作用部位；②AT_1 受体阻断药作用部位

根据 AT 蛋白结构、药理特性与信号转导过程不同，将 AT 分为 AT_1、AT_2、AT_3、AT_4 四种亚型受体。AT_1、AT_2 受体属于与 G 蛋白偶联的受体。AT_1 受体分布于心、血管、肾、肾上腺、肝、脑、肺等多种器官与组织。AT_2 受体主要分布于胚胎组织。在出生和成年后 AT_2 受体的密度迅速下降。Ang Ⅱ的作用主要是由 AT_1 受体介导的，AT_1 受体被激活后，产生血管收缩，血压升高作用；对心肌有明显的正性肌力作用和正性频率作用。有关 AT_2、AT_3、AT_4 受体介导的生理功能尚不完全清楚。

自 1981 年第一个血管紧张素转化酶抑制药(angiotensin converting enzyme inhibitor，ACEI)卡托普利应用于临床以来，ACEI 的发展很快，已成为治疗高血压、慢性心功能不全等心血管疾病的一类重要药物。

(一) 化学结构与分类

根据 ACEI 与 ACE 活性部位 Zn^{2+} 结合的活性基团不同，ACE 抑制药分为三类：①含有巯基(—SH)，如卡托普利，阿拉普利；②含有羧基(—COOH)，如依那普利、赖诺普利、雷米普利、喹那普利、培哚普利、贝那普利；③含有次磷酸基(POO—)，如福辛普利(图 21-2)。

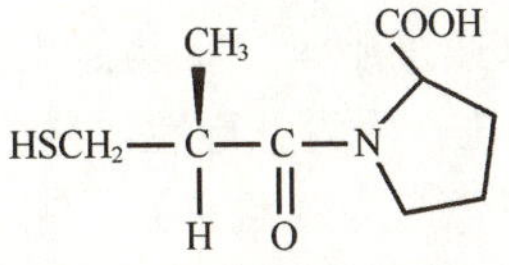
卡托普利

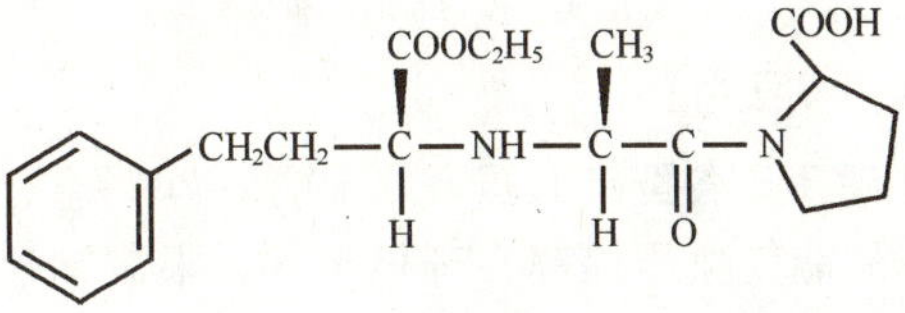
依那普利

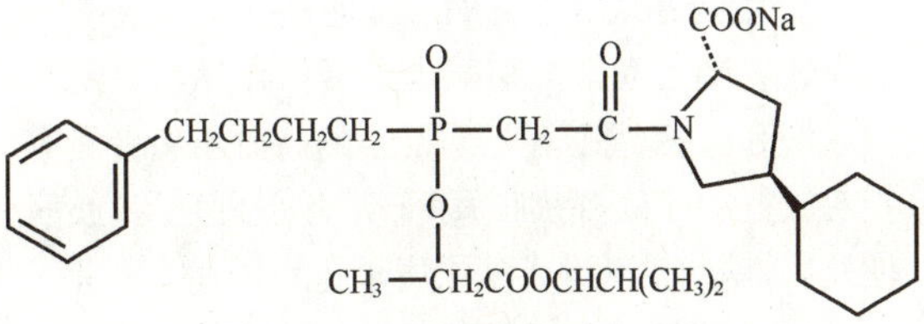
福辛普利

图 21-2　血管紧张素转化酶抑制剂的化学结构

不同的ACEI有共同的药理作用，能有效地降低血压，对心功能不全及缺血性心脏病等也有较好的效果。

(二)常用的ACE抑制药

卡托普利(captopril)

【药理作用】

卡托普利(巯甲丙脯酸、甲巯丙脯酸、开博通)含有一个—SH基团。具有轻、中度的降压作用。其降压作用起效快，口服后30分钟开始降压，1小时达高峰。降压效果与患者的RAS活性状态有关，肾素水平高或低盐饮食或服用利尿药者，降压持续时间约8～12小时。其降压机制主要通过以下机制：①抑制ACE，使AngⅠ转化成AngⅡ减少，从而产生血管舒张；②减少醛固酮分泌，以利于排钠；③特异性肾血管扩张也加强排钠作用；④通过抑制缓激肽的水解，使缓激肽增多；⑤抑制交感神经系统活性。此外，卡托普利还有心肌保护作用。因卡托普利含有—SH基团，有自由基清除作用，对与自由基有关的心血管损伤如心肌缺血再灌注损伤有防治作用。

【体内过程】

口服后吸收迅速，生物利用度为75%。食物能影响卡托普利的吸收，因此宜在进餐前1小时服用。口服后15分钟起效，1～1.5小时达血药峰浓度，持续6～12小时。血浆蛋白结合率约为30%，$t_{1/2}$为2小时。该药不能通过血-脑屏障，可通过乳汁分泌，可以通过胎盘。肾功能损害时会产生药物潴留。降压作用为进行性，约数周达最大治疗作用。肝内代谢为二硫化物。本品经肾脏排泄，约40%～50%以原形排出，其余部分则以其代谢物形式从肾脏排泄。

【临床应用】

1. 适用于各型高血压 约60%～70%患者单用本品能使血压控制在理想水平。限制钠盐摄入或联合使用利尿剂可使作用增强。

2. 治疗糖尿病性肾病及其他肾病 卡托普利具有改善胰岛素抵抗和减少尿蛋白作用，在肥胖、糖尿病和心脏、肾脏靶器官受损的高血压患者具有相对较好的疗效，特别适用于伴有心力衰竭、心肌梗死后、糖耐量减退或糖尿病肾病的高血压患者。

3. 治疗慢性心功能不全和心肌梗死 通过扩张血管减轻心脏前、后负荷，增加心输出量，改善心功能。卡托普利还能改善全身血流动力学和重要器官的灌注，降低心肌梗死并发心衰的病死率。

笔记栏

【不良反应】

不良反应较少，主要不良反应是刺激性干咳和血管性水肿。干咳发生率约10%～20%。可能与肺内缓激肽增多有关，常在用药后1周至6个月内出现，有时需停药，一旦停药咳嗽通常在4天内消失。卡托普利因含—SH基团，可有青霉胺样反应，如皮疹、嗜酸粒细胞增多、味觉异常或丧失等。高血钾症、妊娠妇女和双侧肾动脉狭窄患者禁用。

依那普利(enalapril)

依那普利为长效、高效ACE抑制剂。在体内被肝脏转化为苯丁羟脯酸后，与ACE持久结合而发挥抑制作用。降压作用机制与卡托普利相似，但抑制ACE的作用较卡托普利强10倍。降压作用强大而持久，口服后最大降压作用出现在服药后4～6小时，作用持续时间长达24小时以上，可每日给药一次。临床上主要用于治疗高血压及慢性心功能不全的患者。不良反应较少，发生率低于10%，可出现干咳、低血压、血管神经性水肿等。因其化学结构不含—SH，白细胞减少、蛋白尿、味觉异常等均少见。

其他的ACE抑制药还有**贝那普利**(benazepril)、**赖诺普利**(lisinopril)、**培哚普利**(perindopril)、**雷米普利**(ramipril)和**福辛普利**(fosinopril)等。他们的共同特点是长效，每天只需服用1次。除了赖诺普利外，其余均为前体药。作用及临床应用同依那普利。

五、AT_1受体阻断药

目前发现的AngⅡ受体阻断药主要为AT_1受体阻断药。能在受体水平阻断RAS，AT_1受体被阻断后，AngⅡ收缩血管与刺激肾上腺释放醛固酮的作用受到抑制，导致血压降低。已在临床应用的AT_1受体阻断药有**氯沙坦**(losartan)、**缬沙坦**(valsartan)、**伊白沙坦**(erbesartan)、**坎替沙坦**(candesartan)、**厄贝沙坦**(irbesartan)等。坎替沙坦降压作用强，应用剂量小，维持时间长，是目前这类药物最优者。

氯沙坦(losartan)

【药理作用】

氯沙坦为第一个用于临床的非肽类的AT_1

受体阻断药。它自身和它主要的代谢产物EXP3174均能有效的阻断Ang Ⅱ与AT_1受体的结合，氯沙坦对AT_1受体的亲和力比对AT_2受体的亲和力高约20000～30000倍。EXP3174拮抗AT_1受体的作用比氯沙坦强10～40倍。对其他活性物质如加压素、儿茶酚胺类、缓激肽等无拮抗作用。在离体家兔主动脉条实验中，氯沙坦抑制Ang Ⅱ引起的收缩反应。灌胃给药或静脉注射氯沙坦，均可使肾性高血压大鼠或清醒自发性高血压大鼠血压下降。氯沙坦用于高血压患者其抗高血压疗效与依那普利相似。对高血压、糖尿病合并肾功能不全患者有保护作用。本品尚可促进尿酸排泄，降低血尿酸水平，有利于减轻高血压病人应用利尿药后可能引起的高尿酸血症。长期应用氯沙坦能抑制左室心肌肥厚和血管壁肥厚。

【体内过程】

口服易吸收，吸收率为33%，口服后有14%的氯沙坦在人体肝内代谢为具有活性的5-羧酸代谢物EXP3174，后者在给药后3～4小时血中浓度达峰值。氯沙坦和EXP3174均不易透过血-脑屏障。大部分药物在肝脏代谢，仅少量氯沙坦和EXP3174以原形随尿排泄。

【临床应用】

可用于各型高血压，若用药3～6周后血压仍不理想，可加用利尿药。

【不良反应】

与ACE抑制药不同，使用氯沙坦不会出现咳嗽、血管神经性水肿。由于抑制了Ang Ⅱ的作用，氯沙坦也可引起低血压。少数患者用药后可出现眩晕。妊娠妇女、哺乳妇女和双侧肾动脉狭窄患者禁用。低血压及严重肾功能不全、肝病患者慎用。应避免与补钾或留钾利尿药合用。

第三节 其他抗高血压药物

一、中枢性降压药

中枢性降压药有**可乐定**、**甲基多巴**、**莫索尼定**和**利美尼定**等。该类药物通过作用于孤束核α_2肾上腺素受体或咪唑啉受体，产生降压作用。甲基多巴等主要作用于孤束核α_2肾上腺素受体，莫索尼定等主要作用与咪唑啉受体，可乐定对这两种受体均有作用（图21-3）。

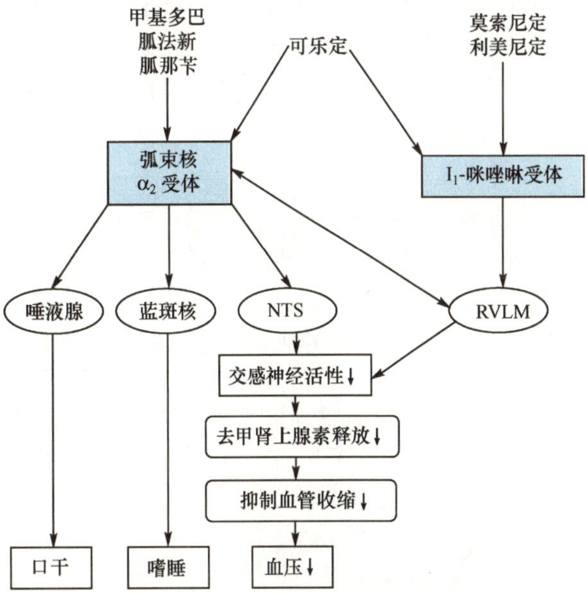

图21-3 中枢性降压药作用机制示意图

可乐定（clonidine）

【药理作用】

可乐定又称氯压定，降压作用中等偏强。抑制交感神经活性，降压时伴有心率减慢及心输出量减少。对中枢神经系统也有明显抑制作用。可乐定也可抑制胃肠分泌及运动。对血脂代谢无明显影响。

可乐定的降压机制除直接兴奋延髓背侧孤束核突触后膜α_2肾上腺素受体外，还可作用于延髓嘴端腹外侧区的咪唑啉受体（I_1受体），降低外周交感神经张力，使外周血管阻力降低，从而产生降压作用。这两个核团的两种受体之间有协同作用，可乐定的降压作用是对以上两种受体共同作用的结果。过大剂量的可乐定也可兴奋外周血管平滑肌上的α_2受体，通过负反馈调节，减少去甲肾上腺素的释放，参与加压作用。本品尚有降低眼压、预防偏头痛、消除吗啡成瘾等作用。

【体内过程】

本品口服易吸收，口服30分钟后起效。口服生物利用度为75%。服药后1.5～3小时血药浓度达高峰，持续6～8小时。口服后$t_{1/2}$为5.2～13小时。蛋白结合率为20%。约50%药物以原形从尿中排除。脂溶性高，易透过血-脑屏障。

【临床应用】

适用于中度高血压治疗。该药不影响肾血

流量和肾小球滤过率，因此可用于高血压的长期治疗。此外，口服可乐定也可用于预防偏头痛或作为治疗吗啡类镇痛药成瘾者的戒毒药。其溶液剂点眼用于治疗开角型青光眼。

【不良反应】

主要有口干，继续服用数周后可消失。久用可致水钠潴留，是降压后肾小球滤过率减少的结果，合用利尿药能避免。其他的有嗜睡、抑郁、眩晕、血管性水肿、腮腺肿痛、恶心、心动过缓、食欲不振等，停药后能自行消失。少数患者在突然停药可出现短时的交感神经亢进现象，表现为心悸、出汗、血压突然升高等。可乐定不宜用于高空作业或驾驶机动车辆的人员，以免因精力不集中、嗜睡而导致事故发生。

【药物相互作用】

可乐定能加强其他中枢抑制药的作用，因此合用应慎重。三环类化合物如丙咪嗪等在中枢与可乐定存在竞争性拮抗作用，降低可乐定的降压作用，不宜合用。

莫索尼定(moxonidine)

莫索尼定为第二代中枢性降压药，通过激动延髓嘴端腹外侧区咪唑啉 I_1 受体而发挥降压作用，但对咪唑啉 I_1 受体的选择性比可乐定高。降压效能略低于可乐定，这可能与莫索尼定对 α_2 肾上腺素受体兴奋作用较弱有关。口服易吸收，血浆 $t_{1/2}$ 为 2 小时，但因与咪唑啉受体结合牢固，生物半衰期较长，可一日给药一次。适用于治疗轻、中度高血压。由于莫索尼定对受体的选择性比较高，所以其不良反应较少，无明显的镇静作用，也无停药的反跳现象。长期用药有良好的降压效果，并能逆转高血压患者的心肌肥厚。

同类药利美尼定(rilmenidine)与莫索尼定作用、用途和不良反应相似。

二、血管平滑肌扩张药

该类药物主要通过直接扩张血管平滑肌，或通过钾通道开放，钾外流增多，钙内流减少，血管平滑肌舒张，降低外周阻力，产生降压作用。降压同时可反射性引起交感神经兴奋，导致心率加快，心肌收缩力增强，心输出量增加，肾素-血管紧张素激活，反射性增加肾脏醛固酮分泌，引起水钠潴留，从而部分对抗其降压作用。且有心悸、诱发心绞痛、增加高血压患者的心肌肥厚程度等不良反应。

由于血管平滑肌扩张药不良反应较多，一般不单独用于高血压治疗，仅在利尿药、β 受体阻断药或其他降压药无效时才加用该类药物。

(一) 血管平滑肌舒张药

硝普钠(sodium nitroprusside)

【药理作用】

硝普钠属于非选择性血管扩张药。降压作用强，显效快，维持时间短。可直接扩张小动脉、小静脉及微静脉。作用机制与硝酸酯类相似，即在血管平滑肌内代谢产生一氧化氮(NO)，NO 激活鸟苷酸环化酶，增加血管平滑肌内 cGMP 而产生扩张血管作用。

【体内过程】

口服硝普钠不吸收，需静脉滴注给药。静脉滴注 1～2min 即可降低收缩压和舒张压，停药后 5min 内血压回升。调整滴注速度即可将血压维持于所需水平。

【临床应用】

主要用于高血压危象，适用于伴有心衰的高血压患者。也可用于手术麻醉时的控制性降压及难治性心力衰竭。

【不良反应】

静滴时可出现恶心、呕吐、精神不安、肌肉痉挛、头痛、皮疹、出汗、发热等不良反应。大剂量或连续使用(特别在肝肾功能损害的病人)，可引起血浆硫氰酸浓度升高而中毒。用药时需严密监测血浆氰化物浓度。肝肾功能损害严重者禁用。

(二) 钾通道开放药(钾外流促进药)

钾通道开放药有米诺地尔(minoxidil)，吡那地尔(pinacidil)等。其作用机制是：钾通道开放，钾外流增多，细胞膜超极化，膜兴奋性降低，钙内流减少，血管平滑肌舒张，血压下降。其血管扩张作用具有选择性，主要扩张冠状动脉、胃肠道血管和脑血管，而不扩张肾和皮肤血管。这类药物在降压时常伴有反射性心动过速和心输出量增加。若与利尿药和(或)β 受体阻断药合用，则可纠正其水钠潴留和(或)反射性心动过速的副作用。

三、神经节阻断药

神经节阻断药能选择性地与神经 N1 受体

笔记栏

结合，阻滞乙酰胆碱与受体结合，从而阻断了神经冲动在神经节中的传递。该类药物对交感神经节和副交感神经节均有阻断作用。阻断交感神经节，引起动脉和静脉血管扩张，总外周阻力下降。产生显著降压作用。阻断副交感神经节，导致便秘、扩瞳、口干、尿潴留等。

由于本类药物副作用较多，降压作用过强过快，仅在高血压危象、主动脉夹层动脉瘤、外科手术中的控制性降压等情况应用。

本类药物有：**樟磺咪芬**（trimethaphan camsylate）、**美卡拉明**（mecamylamine）等。

四、α_1受体阻断药

高血压患者多有外周阻力增高的情况存在，α_1受体阻断药能选择性阻断血管平滑肌突触后膜α_1受体，舒张小动脉和静脉的血管平滑肌，降低动脉血管阻力，增加静脉容量，对立位和卧位血压均有降低作用。

由于本类药物选择性阻断α_1受体，而不影响α_2受体，不易引起反射性心率加快。α_1受体阻断药最大优点是对代谢没有明显不良影响，长期应用可降低血浆三酰甘油、总胆固醇、LDL-胆固醇浓度，升高HDL-胆固醇浓度。临床上可用于各种程度高血压治疗，对轻、中度高血压有确切疗效。与利尿药或β受体阻断药合用可增强其降压作用。许多患者用药后出现水、钠潴留。其主要不良反应为首剂现象，即首次给药可引起严重的体位性低血压、晕厥、心悸等。首剂现象多见于首次用药90分钟内出现，发生率高达50%。将哌唑嗪首次剂量减为0.5mg，临睡前服用，可避免发生首剂现象。一般服药数次后这种首剂现象即可消失。本类药物有：**哌唑嗪**（prazosin），**特拉唑嗪**（terazosin），**多沙唑嗪**（doxazosin）等。

五、去甲肾上腺素能神经末梢阻滞药

利血平（reserpine）

利血平（利舍平）是印度罗芙木所含的生物碱，国产罗芙木所含总生物碱的制剂称为降压灵。利血平对去甲肾上腺素能神经末梢中的囊泡有很高的亲和力，能与囊泡膜上胺泵呈难逆性结合，影响去甲肾上腺素的合成，抑制去甲肾上腺素再摄取，促进去甲肾上腺素排出囊泡，使囊泡内递质耗竭而产生降压作用。利血平降压作用显效缓慢、温和、持久。不良反应多，目前已不单独使用。该药是研究交感神经活动的重要的工具药。

胍乙啶（guanethidine）

胍乙啶主要阻止神经末梢释放去甲肾上腺素，耗竭去甲肾上腺素在神经末梢的储存。降压作用强而持久，临床上往往与其他降压药合用治疗重度或顽固性高血压。胍乙啶较易引起肾、脑血流量减少及水钠潴留。不良反应较多，常见的有严重的直立性低血压和运动性低血压。

第四节 抗高血压药物的应用原则

高血压药物治疗的目标不仅是降低血压，更重要的是保护靶器官，降低并发症的发生率和病死率。

（一）根据高血压程度选择药物

大多数无并发症或合并症患者可以单独或者联合使用噻嗪类利尿药、β受体阻断药、钙通道阻滞药、ACEI和AT_1受体阻断药。治疗应从小剂量开始，逐渐增加剂量。确实有效的降压治疗可以大幅度地减少并发症的发生率。临床实际使用时，患者心血管危险因素状况、靶器官损伤程度、并发症、合并症、降压疗效不良反应等，都可能影响降压药的具体选择。建议高血压患者血压≥160/100 mmHg，在开始时就可采用两种降压药物联合治疗。

（二）联合用药

当一种降压药无效时，可改用作用机制不同的另一种药物。单一药物降压未达到目标，可采取联合用药。联合用药应采用不同降压机制的药物。两种降压药联合治疗方案为：利尿药与β受体阻断药；利尿药与ACEI或AT_1受体阻断药；二氢吡啶类钙通道阻滞药与β受体阻断药；钙通道阻滞药与利尿药或ACEI或AT_1受体阻断药；三种降压药合理的联合治疗方案必须含利尿药。联合用药一般可使高血压患者在治疗后3～6个月内达到血压控制目标值。

（三）长期用药

因为降压治疗的益处主要是通过长期控制

笔记栏

血压达到的，所以高血压患者需要长期降压治疗，尤其是高危和极高危患者。在每位患者确立有效治疗方案并获得血压控制后，仍应继续治疗，不要随意停止治疗或频繁改变治疗方案，停服降压药后多数患者在半年内又回到原来的高血压水平，这是治疗是否有成效的关键。在血压平稳 1～2 年后，可以根据需要逐渐减少降压药品种与剂量。

（四）个体化治疗

高血压治疗应个体化，主要根据患者的年龄、病情程度、并发症等情况制定治疗方案。在选药个体化的同时，剂量个体化也非常重要。应根据“最好疗效最少不良反应”的原则，对每一位患者选择最适宜剂量。

（金　英）

第22章 利尿药与脱水药

第一节 利 尿 药

利尿药(diuretics)是一类作用于肾脏，通过抑制肾小管对电解质及水的重吸收，减少细胞外液容量，促进尿量增加的药物。临床上主要用于治疗各种原因引起的水肿，也用于其他疾病的治疗，如高血压、肾结石、尿崩症、青光眼等的治疗。

常用的利尿药根据他们的作用部位和作用机制分为五类：

1. 袢利尿药(loop diuretics) 又称高效能利尿药。主要作用于髓袢升支粗段，如呋塞米。

2. 噻嗪类利尿药(thiazide diuretics) 又称中效能利尿药，主要作用于近曲小管近端，如氢氯噻嗪。

3. 保钾利尿药(potassium-sparing diuretics) 又称低效能利尿药。主要作用于远曲小管远端和集合管，能减少 K^+ 排出，如螺内酯等。

4. 碳酸酐酶抑制剂(carbonic anhydrase inhibitors) 主要作用于近曲小管，抑制碳酸酐酶活性，如乙酰唑胺。

5. 渗透性利尿药(osmotic diuretics) 又称脱水药(dehydrant agents)，主要作用于髓袢及肾小管其他部位，如甘露醇。

一、利尿药作用的生理学基础

尿液的生成包括肾小球滤过、肾小管和集合管的重吸收及分泌三个基本过程，利尿药通过影响尿液生成过程而产生利尿作用。

(一) 肾小球滤过

血液流经肾小球时，除血细胞和蛋白质外，其他成分均可经肾小球滤过而形成原尿，原尿量的多少取决于肾血流量和有效滤过压。正常人每日肾小球滤过的原尿量可达180L，但终尿量仅为1500ml左右，原尿中99%以上的水和很多物质被肾小管重吸收。提示单纯增加肾小球滤过率的药物，不会产生强大的利尿作用。例如氨茶碱、地高辛等，虽可通过加强心肌收缩力、扩张肾血管、增加肾血流量和肾小球滤过率，增加原尿量，但因存在“球管平衡”机制，即肾小球滤过率增加时近曲小管重吸收也增加，实际上尿和 Na^+ 的排出增加不多，利尿作用很弱。因此现有利尿药都不是影响肾小球滤过率而引起利尿，而是通过减少肾小管和集合管对水、电解质的重吸收而发挥利尿作用。

(二) 肾小管和集合管的重吸收

1. 近曲小管 原尿中各种溶质在此处通过特定的转运系统被重吸收，其中与利尿药关系最密切的则是 $NaHCO_3$ 及 NaCl。原尿中85% $NaHCO_3$、40%的 NaCl 以及葡萄糖、氨基酸和60%的水在此段被重吸收。

近曲小管重吸收 $NaHCO_3$ 是由近球小管管腔面的 Na^+-H^+ 交换子(Na^+-H^+ exchanger)所触发的。Na^+ 重吸收方式通过两个环节：首先是通过基侧质膜上的 Na^+，K^+-ATP 酶(Na^+，K^+-ATPase)将细胞内 Na^+ 泵出至细胞间隙，使细胞内的 Na^+ 浓度降低。细胞内带负电位。小管液中的 Na^+ 和细胞内 H^+ 由管腔膜上的 Na^+-H^+ 交换体进行逆向转运，小管液中的 Na^+ 顺电化学梯度通过管腔膜进入细胞，同时将细胞内的 H^+ 分泌到小管液中；进入细胞内的 Na^+ 又随即被基侧质膜上的 Na^+ 泵泵至细胞间隙。分泌到小管液中的 H^+ 将有利于小管液中 HCO_3^- 的重吸收。HCO_3^- 在血浆中以钠盐 $NaHCO_3$ 的形式存在，滤液中的 $NaHCO_3$ 进入肾小管后解离成 Na^+ 和 HCO_3^-。由于小管液中的 HCO_3^- 不易透过管腔膜，它与分泌的 H^+ 结合生成 H_2CO_3，在管腔膜上的碳酸酐酶(carbonic anhydrase，CA)作用下，产生脱水反应，使 H_2CO_3 迅速分解为 CO_2 和 H_2O。CO_2 是高度脂溶性物质，能迅速通过管腔膜进入细胞内，在细胞内 CA 的作用下，产生再水化反应，使进入细胞内的 CO_2 和 H_2O 结合生成 H_2CO_3。H_2CO_3 又解离成 H^+ 和 HCO_3^-，H^+ 用于 Na^+-H^+ 交换，HCO_3^- 则与 Na^+ 一起转运入血。因此，肾小管重吸收 HCO_3^- 是以 CO_2 形式，而不是直接以 HCO_3^- 的形式进行的。管腔内的脱水反应和细胞内的再水化反应均由碳酸酐酶(carbonic anhydrase,CA)催化(图22-1)。CA 的活性可以被碳酸酐酶抑制剂乙酰唑胺所抑制,产生弱的利尿作用。近曲小管不是利尿药产生利尿作用的主要部位。

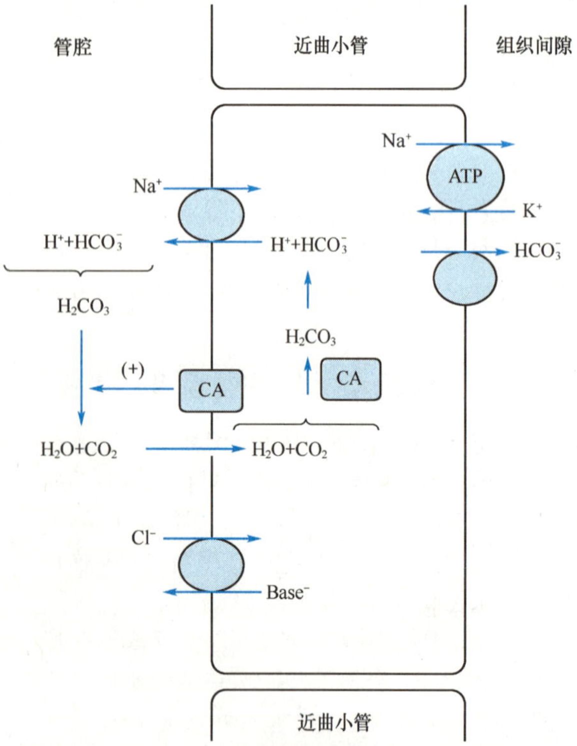

图 22-1 近曲小管重吸收 HCO_3^- 的细胞机制

2. 髓袢升支粗段髓质和皮质部 该段功能与利尿药作用关系密切,原尿中 35%的 Na^+ 在此段被重吸收,而不伴有水的重吸收,是高效利尿药作用的重要部位。该段对 NaCl 的重吸收依赖于管腔膜上的 Na^+-K^+-$2Cl^-$ 同向转运子(Na^+-K^+-$2Cl^-$ symporter),管腔液内 Na^+ 因浓度差向细胞内扩散,同时伴有 K^+ 和 $2Cl^-$ 一起由载体同向泵入细胞内。进入细胞内的 Na^+ 由基侧质膜上的 Na^+,K^+-ATP 酶主动转运至细胞间隙,Cl^- 经细胞旁路进入组织液,而 K^+ 经管腔膜侧的 K^+ 通道返回管腔,形成 K^+ 的再循环。由于管腔内 Cl^- 的流出和 K^+ 的回流,造成管腔内正电位,驱动 Mg^{2+} 和 Ca^{2+} 被动再吸收(图 22-2)。因此,抑制髓袢升支粗段的利尿药,不仅增加 NaCl 的排出,也增加了 Mg^{2+} 和 Ca^{2+} 的排出。

髓袢升支粗段对 NaCl 的重吸收在尿液的稀释和浓缩机制中具有重要意义。当原尿流经该段时,由于该段对水不通透,随着 NaCl 的重吸收原尿渗透压逐渐降低,该功能为肾对尿的稀释功能。而被转运到髓质间液中的 NaCl 与尿素一起共同形成髓质高渗区。当尿液流经集合管时,在抗利尿剂激素调节下,大量的水经水通道被重吸收,这是肾对尿液的浓缩功能。高效能的袢利尿药抑制 NaCl 重吸收,一方面降低了肾的稀释功能;另一方面由于髓质的高渗无法维持而降低了肾的浓缩功能,排出了大量接近于等渗的尿液,而产生强大的利尿作用。

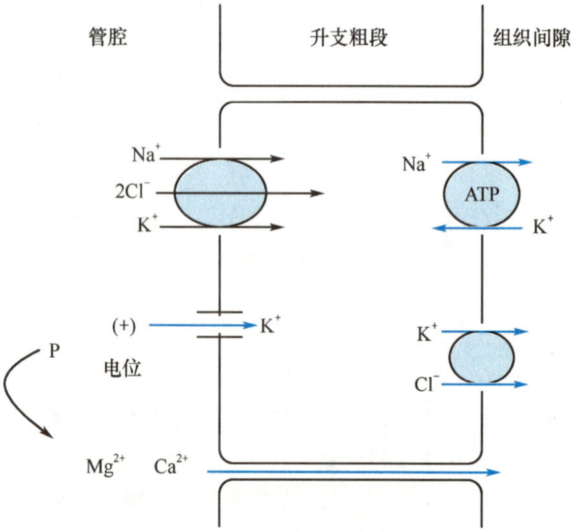

图 22-2 髓袢升支粗段的离子转运

3. 远曲小管和集合管 分别在远曲小管重吸收大约 10%、集合管重吸收大约 2%~5%的原尿中滤过的 Na^+ 和 Cl^-,分泌不同量的 K^+ 和 H^+,重吸收不同量的水。

在远曲小管初段,Na^+ 主要通过 Na^+-Cl^- 同向转运将小管液中的 Na^+ 主动重吸收到细胞内,该段中的 Na^+-Cl^- 同向转运不受 K^+ 的影响,噻嗪类利尿药通过阻断 Na^+-Cl^- 同向转运子而产生作用。另外,Ca^{2+} 通过顶质膜上的 Ca^{2+} 通道和基侧膜的 Na^+-Ca^{2+} 交换,在甲状旁腺素的调节下,被主动重吸收。

集合管重吸收的机制与其他节段不同。主细胞顶质膜通过分离的通道转运 Na^+ 和排出 K^+,进入主细胞内的 Na^+ 通过基侧膜的 Na^+,K^+-ATP 酶转运进入血液循环。由于 Na^+ 的重吸收要超过 K^+ 的分泌,因而导致显著的管腔负电位。该负电位驱动 Cl^- 通过旁细胞途径吸收入血。Na^+- K^+ 交换过程在醛固酮(aldosterone)调节下进行。醛固酮通过对基因转录的影响,增加顶质膜 Na^+ 通道和 K^+ 通道的活性以及 Na^+,K^+-ATP 酶活性,促进 Na^+ 重吸收以及 K^+ 的分泌。螺内酯以及氨苯蝶啶等药作用于此部位,它们又被称为留钾利尿药。

笔记栏

二、常用的利尿药

(一) 高效能利尿药(袢利尿药)

本类药物常用的有**呋塞米**(furosemide,速尿),**依他尼酸**(ethacrynic acid,利尿酸),**布美他尼**(bumetanide)。三种药物的化学结构各不相同(图 22-3),呋塞米和布美他尼是磺胺的衍生物,依他尼酸是一个苯氧基乙酸的衍生物。但药理作用相似,都作用于髓袢升支粗段,为 Na^+-K^+-$2Cl^-$ 同向转运子抑制剂,选择性抑制 NaCl 的重吸收,利尿作用迅速而强大。

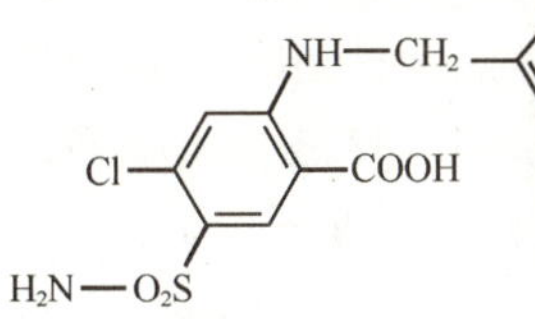

呋塞米

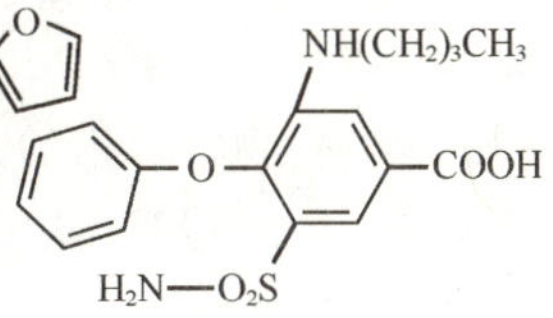

布美他尼

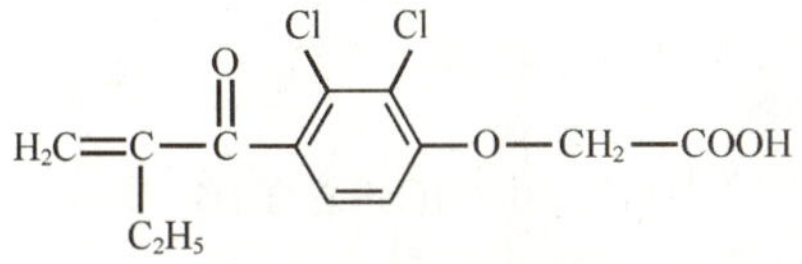

依他尼酸

图 22-3　三种袢利尿药的化学结构

呋塞米(furosemide)

【药理作用】

1. 利尿作用　利尿作用迅速、强大、短暂。作用部位在髓袢升支粗段,特异性抑制分布在髓袢升支管腔膜侧的 Na^+-K^+-$2Cl^-$ 同向转运子,从而抑制 NaCl 的重吸收,使尿中 Na^+、K^+、Cl^- 浓度增加,影响肾的稀释和浓缩功能,排出大量接近于等渗的尿液。可使肾小管对 NaCl 的重吸收由正常的 99.4%下降到 70%～80%。正常状态下,持续给予大剂量呋塞米可使成人 24 小时尿量达到 50～60 升。同时由于 K^+ 的重吸收减少,导致管腔膜电位降低,减少了 Mg^{2+} 和 Ca^{2+} 重吸收的驱动力,Mg^{2+} 和 Ca^{2+} 重吸收减少,排泄增加。长期应用可使病人出现低 Mg^{2+} 血症。由于 Ca^{2+} 在远曲小管可被主动重吸收,故一般不引起低 Ca^{2+} 血症。输送到远曲小管和集合管的 Na^+ 增加又促使 Na^+-K^+ 交换增加。另外,强大的利尿作用使体液量减少,导致肾素释放增加,醛固酮分泌增多,也促使 Na^+-K^+ 交换,从而使 K^+ 的排泄进一步增加。

呋塞米不仅可使尿中 Na^+、K^+、Cl^-、Ca^{2+}、Mg^{2+} 排出增多,大剂量应用呋塞米还可抑制近曲小管的碳酸酐酶活性,使 HCO_3^- 排出增多。

2. 扩张血管作用　呋塞米对血管床有直接扩张作用,还能降低肾血管阻力,增加肾血流量,改变肾皮质内血流分布。另外,呋塞米和依他尼酸在利尿作用出现之前,可降低充血性心力衰竭患者左室充盈压,减轻肺淤血。以上两方面的具体作用机制未明,可能与该类药物促进前列腺素合成有关。

因此,非甾体类抗炎药如吲哚美辛,可通过抑制环加氧酶而减少前列腺素的合成,干扰利尿药的作用,特别是对于肾病综合征和肝硬化的病人,这种干扰作用更为明显。

布美他尼效价较呋塞米高,是目前最强的利尿药,其作用强度比呋塞米强 40～50 倍,主要在欧洲的国家使用。我国主要使用呋塞米。

【体内过程】

本类药物口服能被迅速吸收,生物利用度为 50%～70%。起效快,口服后 30 分钟起效,静注 5min 后生效,作用可维持 2～3 小时。血浆蛋白结合率为 95%～99%。消除主要通过肾脏近曲小管有机酸分泌机制排泄或肾小球滤过,随尿以原形排出。$t_{1/2}$ 的长短受肾功能影响,正常为 1 小时左右,心力衰竭和肾功能不全时可延长。由于吲哚美辛和丙磺舒与利尿药相互竞争近曲小管有机酸分泌途径,与利尿药同时应用,则影响利尿药的排泄和作用。

【临床应用】

1. 严重水肿　对充血性心力衰竭、肝硬化等疾病所致的各类心、肝、肾性水肿都有效。由于利尿作用强,易引起低血压、电解质紊乱和酸碱平衡失调,主要用于其他利尿药无效的严重水肿病人。

2. 急性肺水肿和脑水肿　静脉注射用药后迅速扩张容量血管,使回心血量减少,降低左室充盈压,在利尿作用发生之前即可缓解急性肺水肿症状,是急性肺水肿迅速有效的治疗手段之一。此外,通过强效利尿作用,降低血容量和细胞外液,导致血液浓缩,血浆渗透压增高,使脑组织脱水,从而降低颅内压,有利于消除脑水肿。对脑水肿合并心衰者尤为适用。

3. 急、慢性肾功能衰竭　早期使用呋塞米

笔记栏

对急性肾功能衰竭有良好的预防作用。呋塞米可增加尿量和 K^+ 的排出，扩张血管，增加肾血流量和肾小球滤过率，减轻肾小管阻塞，减少肾小管的萎缩和坏死，但不延缓肾功能衰竭的进程。大剂量呋塞米也可治疗慢性肾功能衰竭，增加尿量，在其他药物无效时，仍能产生一定作用。

4. 高钙血症 呋塞米抑制 Ca^{2+} 的重吸收，降低血钙。高钙血症危象时，可通过联合应用呋塞米和静脉输入生理盐水，增加 Ca^{2+} 的排泄，这对迅速控制高钙血症有一定的临床意义。

5. 促进某些药物或毒物的排泄 在补充液体的同时，应用较大剂量呋塞米，可使尿量在一天内达到 5L 以上。通过强迫利尿作用可促进某些经肾排泄的药物如巴比妥类、水杨酸类、氯丙嗪、溴剂、氟化物、碘化物等药物或毒物排泄。

【不良反应】

1. 水与电解质紊乱 为最常见不良反应。长期用药可引起低血容量、低血钾、低血钠、低血镁、低氯碱血症等。其中低血钾症最为多见且反应严重，可引起恶心、呕吐、腹胀、心律失常等一系列症状，并可增加强心苷对心脏的毒性，对肝硬化患者可能诱发肝昏迷，故应同时补充钾盐或与保钾利尿药合用。长期应用还可引起低血镁。由于 Na^+,K^+-ATP 酶的激活需要 Mg^{2+}，当低血钾和低血镁同时存在时，如不纠正低血镁，即使补充 K^+，也不易纠正低钾血症。低氯碱血症是由于该类药物增加盐和水的排泄，因而加强集合管 K^+ 和 H^+ 的分泌所致。

2. 耳毒性 大剂量呋塞米快速静脉注射时，可引起眩晕、耳鸣、听力减退，严重者出现暂时性耳聋，耳毒性呈剂量依赖性。其发生机制可能与药物引起内耳淋巴液电解质成分改变，导致耳蜗管基底膜毛细胞损伤有关。耳毒性在肾功能不全患者或合用其他耳毒性药物如氨基苷类抗生素时更易发生。高效能利尿药中依他尼酸最易引起耳毒性，且可导致永久性耳聋。布美他尼的耳毒性最小，为呋塞米的 1/6，适宜于听力有缺陷及急性肾衰患者宜选用。

3. 高尿酸血症 利尿后由于血容量降低，细胞外液浓缩，使尿酸经近曲小管的重吸收增加。另外，利尿药和尿酸在近曲小管竞争有机酸转运系统分泌，二者存在竞争性抑制，也使尿酸排出减少，升高血中尿酸水平，长期用药时多数患者可出现高尿酸血症，但临床上痛风的发病率较低。

4. 其他 可见恶心、呕吐、上腹部不适，偶见皮疹、嗜酸粒细胞增多、白细胞和血小板减少、间质性肾炎等。大剂量时可引起胃肠出血。

（二）中效能利尿药

噻嗪类（thiazides）

噻嗪类是临床上广泛应用的一类口服利尿药和降压药。该类药有共同的基本结构，即由杂环苯并噻二嗪与一个磺酰胺基（$—SO_2NH_2$）组成。其一系列衍生物是在 2、3、6 位带入不同基团而得。本类药物作用相似，按等效剂量比，各衍生物之间的效价强度相差达千倍，由弱到强依次为：氢噻嗪＜氢氯噻嗪＜氢氟噻嗪＜苄氟噻嗪。所以各药所用剂量不同，但均能达到同样效果。本类药物较常用的是**氢氯噻嗪**。其他类似噻嗪类的利尿药有**吲达帕胺**（indapamide）、**氯噻酮**（chlortalidone）、**美托拉宗**（metolazone）、**喹乙宗**（quinethazone）等，它们虽然无噻嗪环，但有磺胺结构，它们的利尿作用与噻嗪类相似（图 22-4）。仅效价强度和作用时间长短不同。

氢氯噻嗪（hydrochlorothiazide）

【药理作用】

1. 利尿作用 噻嗪类具有中等强度的利尿作用，作用温和持久。其作用的分子机制是抑制髓袢升支粗段皮质部的远曲小管近端，抑制 Na^+-Cl^- 同向转运子，使 NaCl 重吸收减少，而降低肾的稀释功能，对浓缩功能没有影响。尿中除含有较多的 Cl^-、Na^+ 外，K^+ 的排泄也增多，主要是由于转运至远曲小管的 Na^+ 增加，促进了 K^+-Na^+ 交换，长期服用可引起低血钾。此外，该类药还促使 Ca^{2+} 的重吸收而减少尿 Ca^{2+} 含量，减少 Ca^{2+} 在肾小管内的沉积，可抑制因高尿钙引起的肾结石的形成，但却很少引起高钙血症，噻嗪类在治疗高尿钙引起的肾结石中起重要作用。这可能是由于 Na^+ 的重吸收减少，肾小管上皮细胞内 Na^+ 降低，促使基侧膜的 Na^+- Ca^{2+} 交换所致。本类药物对碳酸酐酶有一定的抑制作用，故略增加 HCO_3^- 的排泄。因此，应用本类药物后，尿中 Na^+、Cl^-、K^+、Mg^{2+}、HCO_3^- 排出量均增加。

与高效能利尿药一样，噻嗪类利尿药的作用依赖于前列腺素的产生，故也能被非甾体类抗炎药所抑制。

2. 抗利尿作用 氢氯噻嗪能明显减轻尿崩

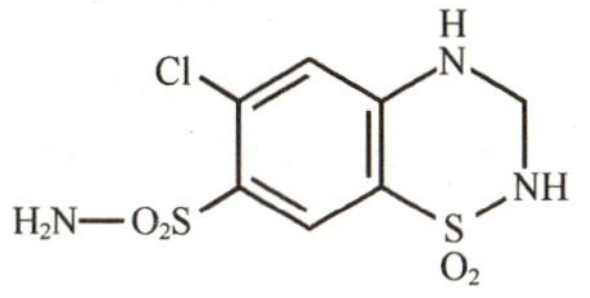

氢氯噻嗪

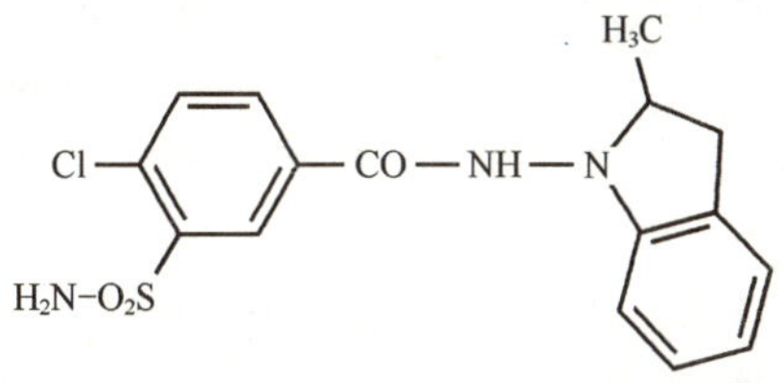

吲达帕胺

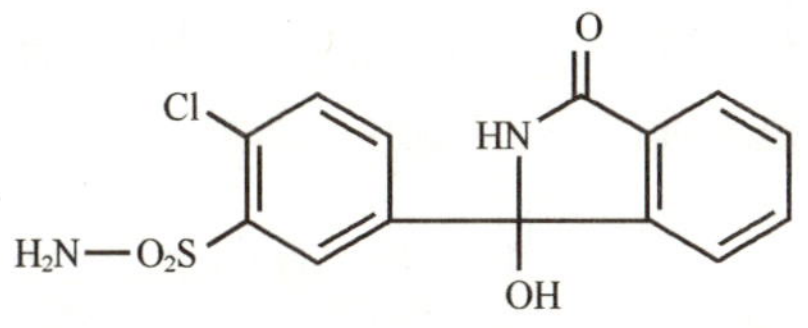

氯噻酮

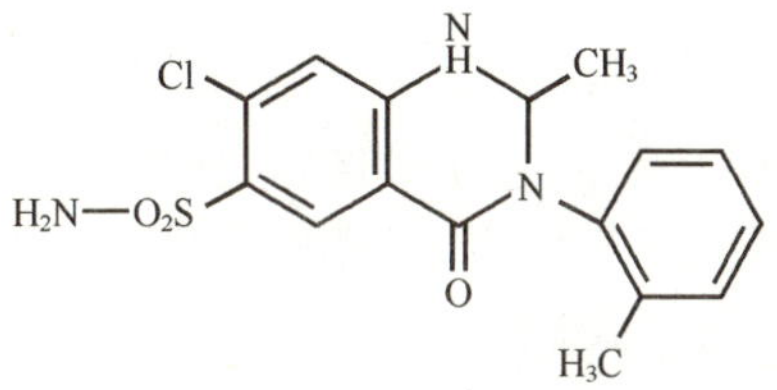

美托拉宗

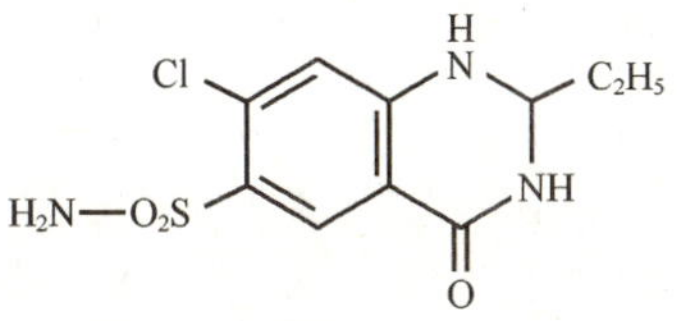

喹乙宗

图 22-4　氢氯噻嗪及相关药物化学结构

症患者的尿量和口渴等症状。但其抗利尿作用机制不明，可能是，一方面因排 Na^+ 使血浆渗透压降低而减轻口渴感，减少患者饮水而使尿量减少；另一方面噻嗪类利尿药还能抑制磷酸二酯酶，使远曲小管和集合管细胞内 cAMP 含量增加，cAMP 能提高远曲小管和集合管对水的通透性，对水的重吸收增加，减少尿的排出。

3. 降压作用　氢氯噻嗪通过利尿减少血容量和舒张血管产生降压作用，是治疗高血压的基础药物（见第 21 章）。

【体内过程】

该类药脂溶性高，口服吸收良好，除氯噻嗪以外，其他噻嗪类药吸收率均在 80%以上。口服后 1～2 小时出现利尿作用，4～6 小时血药浓度达高峰。该类药主要以原形经肾小球滤过和近曲小管分泌而排泄，故与尿酸的分泌产生一定的竞争。少量由胆汁排泄，一般于 3～6 小时排出体外。本类药物可通过胎盘进入乳汁。

【临床应用】

1. 水肿　临床用于各种原因引起的水肿。尤其对心源性水肿疗效较好，是慢性心功能不全的主要治疗药物之一。对肾性水肿的疗效与肾功能受损程度有关，受损轻者效果较好；对肝性水肿与螺内酯合用有较好疗效，但易致血氨增加，加重肝昏迷的危险，应慎用。

2. 高血压病　氢氯噻嗪是治疗高血压的基础药物之一，常与其他抗高血压药物合用，增强疗效，减少不良反应。

3. 其他　可用于肾性尿崩症及抗利尿激素无效的垂体性尿崩症。还可用于高尿钙伴有肾结石患者。

【不良反应】

1. 电解质紊乱　长期应用可致低血钾、低血钠、低血镁、低氯碱血症等。尤以低血钾为常见，为避免低血钾发生，给药应从小剂量开始，视情况逐渐增加剂量，同时让病人多食含钾丰富的食物。必要时合用留钾利尿药。

2. 高尿酸血症　主要由于药物减少细胞外液容量，增加近曲小管对尿酸的再吸收。另外，噻嗪类与尿酸竞争肾小管分泌，减少尿酸排泄，导致高尿酸血症。故痛风患者慎用。

3. 代谢变化　噻嗪类药物可影响血糖和血脂代谢，导致高血糖、高脂血症。高血糖症的发生可能与抑制胰岛素的分泌以及减少组织利用葡萄糖有关。糖尿病患者慎用。本类药物可使血清胆固醇、低密度脂蛋白水平升高。高脂血症患者慎用。

4. 过敏反应 噻嗪类药物与磺胺类药物之间存在交叉过敏反应。可见有皮疹、皮炎(包括光敏性皮炎)等。偶见溶血性贫血，血小板减少、急性胰腺炎、胆汁阻塞性黄疸等严重的过敏反应。少数人服药后可产生胃肠道症状。

吲达帕胺(indapamide)

吲达帕胺是一种带有吲哚环的磺胺衍生物，具有利尿和降压作用，其降压作用机制尚不明确。利尿作用机制为抑制髓袢升支粗段和远曲小管初段对 Na^+、Cl^- 和水的重吸收，产生利尿作用。利尿作用强度较氢氯噻嗪强 10 倍。对 K^+ 影响较小。本品口服吸收较完全，可达 90%。1～3 小时起效，6 小时作用达高峰，$t_{1/2}$ 为 14～18 小时。血浆蛋白结合率为 75%，有 60%～70% 以原形经肾排出。该药临床应用与噻嗪类相似，不良反应与用药剂量有关，但较噻嗪类少见。

(三) 低效能利尿药

本类药物利尿作用弱，排 Na^+ 效能仅占原尿的 2%左右，较少单用，一般不作首选药，主要与其他利尿药合用。该类药物按作用方式分为：保钾利尿药(potassium-sparing diuretics)和碳酸酐酶抑制剂(carbonic anhydrase inhibitor)。

螺内酯(spironolactone)

螺内酯(安体舒通 antisterone)是人工合成的抗醛固酮药，其化学结构与醛固酮相似(图 22-5)。二者具有竞争性拮抗作用。

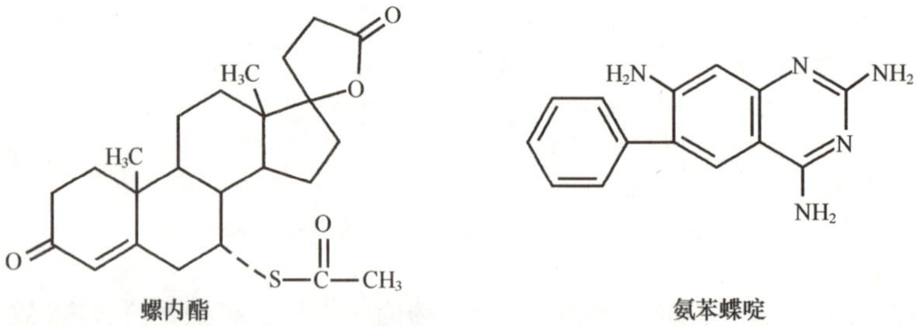

图 22-5 两种保钾利尿药的化学结构

【药理作用】

螺内酯是醛固酮的竞争性拮抗药。远曲小管末端和集合管的上皮细胞内具有盐皮质激素的胞质受体，当醛固酮从肾上腺皮质释放后，进入远曲小管细胞，并与胞质内受体结合成醛固酮-受体复合物，然后转位至细胞核诱导特异性 DNA 转录、翻译，产生一种调控管腔膜对 Na^+、K^+ 通透性的特殊蛋白质(醛固酮诱导蛋白)。螺内酯与醛固酮竞争醛固酮受体，阻碍蛋白质的合成，抑制 Na^+-K^+ 交换，减少 Na^+ 的再吸收和 K^+ 的分泌，表现出排 Na^+ 留 K^+ 作用。该药还能干扰细胞内醛固酮活性代谢物的形成，影响醛固酮作用的充分发挥。

螺内酯的利尿作用弱，起效慢而作用持久，其利尿作用与体内醛固酮的浓度有关。当体内醛固酮水平高时，作用明显。对切除肾上腺的动物则无利尿作用。

【临床应用】

1. 治疗与醛固酮升高有关的顽固性水肿 如肝硬化和肾病综合征水肿患者较为有效。因利尿作用弱，很少单用，常与氢氯噻嗪或高效能利尿药合用，以增强利尿效果并减少 K^+ 丢失。

2. 充血性心力衰竭 目前已经认识到醛固酮在心衰发生发展中起着重要作用。螺内酯用于充血性心力衰竭的治疗作用不仅仅限于排 Na^+ 利尿消除水肿，还可通过多方面的作用而改善病人的心脏功能。

【不良反应】

1. 高血钾 长期或大剂量应用可引起高血钾，肾功能不良的患者尤易发生。故肾功能不全者禁用。

2. 性激素样反应 可引起男子乳房发育，女性多毛、月经不调等，停药后可消失。

3. 胃肠道反应 可见恶心、呕吐、腹痛及胃溃疡胃出血，溃疡病患者禁用。

4. 中枢神经系统反应 少数患者可引起头痛、困倦与精神紊乱等。

氨苯蝶啶 (triamterene)

【药理作用】

氨苯蝶啶为 Na^+ 通道抑制剂，作用部位在远曲小管末端和集合管，阻滞管腔 Na^+ 通道而减少 Na^+ 的重吸收，同时能降低管腔内驱动 K^+ 分泌的负电位，抑制 K^+ 分泌，抑制 Na^+-K^+ 交换。从而产生排 Na^+、利尿、保 K^+ 的作用。利尿作用起效较快，服药后 2 小时出现。氨苯蝶啶利尿作用可维持 16 小时。该药的作用并非竞争性拮抗醛固酮，因为氨苯蝶啶对肾上腺切除的动物仍有留钾利尿作用。

【体内过程】

口服吸收迅速。2～4 小时起效，6 小时达血药浓度高峰，作用维持 12～16 小时。氨苯蝶啶在肝脏代谢，原形药及代谢物从肾脏排泄，$t_{1/2}$ 为 4.2 小时。

【临床应用】

常与排钾利尿药合用，治疗心力衰竭、肝硬化和肾炎等引起的水肿。

【不良反应】

大剂量或长期应用可致高钾血症，严重肝、肾功能不全者、老年患者易发生。有高钾血症倾向者禁用。可引起恶心、呕吐、腹泻、头痛、眩晕等症状。氨苯蝶啶可抑制二氢叶酸还原酶，还可引起叶酸缺乏。当氨苯蝶啶和吲哚美辛合用时可引起急性肾功能衰竭。

乙酰唑胺(acetazolamide)

乙酰唑胺又称醋唑磺胺，是磺胺的衍生物，其化学结构中的磺胺基是活性必需基团。对碳酸酐酶活性具有较强的抑制作用，故称碳酸酐酶抑制药。

【药理作用】

治疗量乙酰唑胺可抑制近曲小管 HCO_3^- 的重吸收。由于 Na^+ 在近曲小管与 HCO_3^- 结合与排出，使 Na^+ 和水的重吸收减少。但是在集合管，Na^+-K^+ 交换增多，Na^+ 和水的重吸收会大大增加，K^+ 的分泌也相应增多，综合效应是排 Na^+ 效果不明显，利尿作用弱。

乙酰唑胺还可抑制眼睫状体上皮细胞和中枢神经细胞中的碳酸酐酶，减少房水和脑脊液的产生，使眼内压和颅内压下降。

【临床应用】

由于其利尿作用较弱，现在很少作为利尿药使用。在临床上主要用于：

1. 治疗青光眼 减少房水生成量和 HCO_3^- 的分泌，降低眼内压，对多种类型的青光眼有效。新的碳酸酐酶抑制剂如多佐胺和布林佐胺在眼局部应用也能够降低眼内压。

2. 急性高山病 可用于急性高山病中肺水肿或脑水肿的防治。乙酰唑胺可减少脑脊液的生成和降低脑脊液和脑组织的 pH，减轻症状，改善机体功能。在登山前一天口服乙酰唑胺可起到预防作用。

3. 纠正代谢性碱中毒 当心衰病人在使用过多利尿药造成代谢性碱中毒时可用乙酰唑胺来纠正。微弱的利尿作用也对心衰有益。乙酰唑胺还可用于迅速纠正呼吸性酸中毒继发的代谢性碱中毒。

4. 其他 乙酰唑胺可碱化尿液，促进尿酸和酸性药物的排泄。还可用于癫痫的辅助治疗、伴有低血钾症的周期性麻痹，也可用于严重的高磷酸血症，以增加磷酸盐的尿排泄。

【不良反应】

严重不良反应少见。但作为磺胺的衍生物，可能造成骨髓抑制、肾脏损害。长期使用可致代谢性酸血症、肾结石等不良反应。

第二节 脱 水 药

脱水药(dehydrant agents)又称渗透性利尿药(osmotic diuretics)。是一类能提高血浆渗透压，使组织脱水的药物。当这些药物通过肾脏时增加水和部分离子的排出，产生渗透性利尿作用。

临床常用的药物有甘露醇、山梨醇、高渗葡萄糖等。该类药物具有以下特点：①静脉注射后不易通过毛细血管进入组织，对机体无毒性作用和过敏反应；②易经肾小球滤过；③不易被肾小管再吸收；④在体内不被代谢。

甘露醇(mannitol)

甘露醇是一种己六醇。口服极少吸收，只发挥泻下作用，可用于从胃肠道消除毒性物质。临床上主要用 20% 的高渗溶液静脉注射或静脉点滴。

【药理作用】

1. 脱水作用 静脉给药能迅速提高血浆渗透压，使组织间液及细胞内的水分向血浆转移而产生组织脱水作用，对脑、眼前房等具有屏障功能的组织脱水作用更为明显，可迅速降低颅内压和眼内压。

2. 利尿作用 静脉注射高渗甘露醇后，一般在10分钟左右起效，2～3小时达高峰，持续6～8小时，尿中Na^+、K^+、Ca^{2+}、Mg^{2+}、Cl^-、HCO_3^-等电解质排出同时增加。

甘露醇产生排钠利尿作用的机制是通过稀释血液而增加循环血量及肾小球滤过率。该药在肾小球滤过后不易被重吸收，使水在近曲小管和髓袢升支的重吸收减少，而产生利尿作用。

另外，由于排尿速率的增加，减少了尿液与肾小管上皮细胞接触时间，使几乎所有电解质的重吸收也减少。如抑制髓袢升支对Na^+的重吸收，可以降低髓质高渗区的渗透压，进而抑制集合管对水的重吸收。甘露醇还能扩张肾血管、增加肾髓质血流量，使髓质间液Na^+和尿素易随血流移走。

【临床应用】

1. 脑水肿和青光眼 该药不易进入脑组织或眼前房等有屏障的特殊组织，是目前降低颅内压安全有效的首选药。用于脑外伤、脑瘤、脑膜炎及脑组织缺氧等引起的脑水肿，也适用于青光眼、大面积烫伤引起的水肿。

2. 预防急性肾功能衰竭 急性肾功能衰竭伴有少尿时，及时应用甘露醇，通过脱水作用，减轻肾间质水肿。同时渗透利尿效应可维持足够的尿量，防止肾小管萎缩和坏死。甘露醇还能改善急性肾衰早期的血流动力学变化，对肾功能衰竭伴有低血压者效果较好。

【不良反应】

注射过快，可致一过性头痛、眩晕、视力模糊和心悸等。可能是由于组织脱水过快，血容量迅速增加，使循环血量增加而增加了心脏负担。故慢性心功能不全和活动性颅内出血患者禁用。

山梨醇(sorbitol)

山梨醇是甘露醇的同分异构体，作用与临床应用同甘露醇，但其水溶性较高，一般可制成25%的高渗液使用。进入体内大部分在肝内转化成为果糖，故作用较弱。

高渗葡萄糖(hypertonic glucose)

静脉注入50%的高渗葡萄糖也有脱水及渗透性利尿作用，因部分葡萄糖从血管弥散进入组织中被代谢，故作用弱而不持久。停药后，可出现颅内压回升的反跳现象。主要用于脑水肿和急性肺水肿，一般与甘露醇合用。

(金 英)

笔记栏

第23章 作用于血液及造血器官的药物

第一节 抗凝血药

生理情况下，凝血系统和抗凝系统维持动态平衡，共同维持血液的流动性。一旦两系统发生平衡失调，易发生血栓栓塞性疾病或出血性疾病。

血液凝固是血液和组织中众多的凝血因子参与的复杂过程，分外源性和内源性凝血两条途径（图 23-1）。该过程需要多种凝血因子的参与（表 23-1），最终形成纤维蛋白多聚体而凝血。

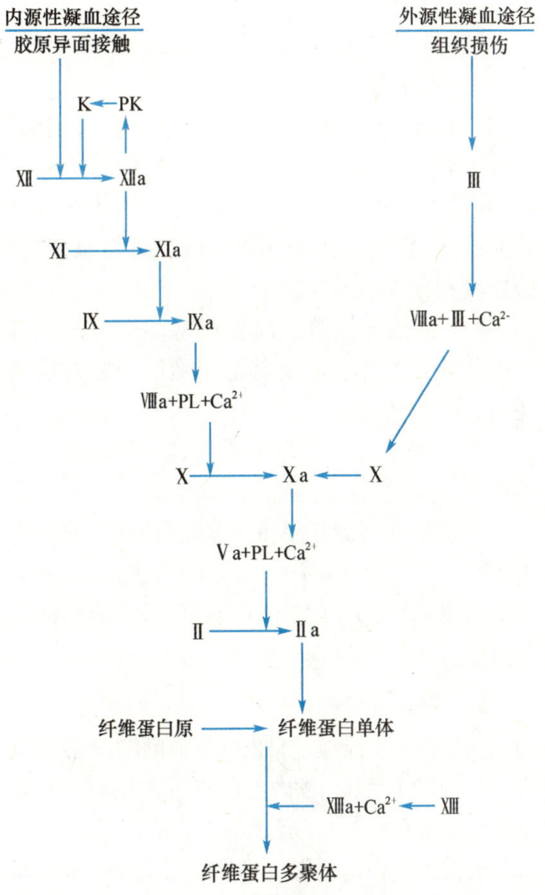

图 23-1 血液凝固过程

纤维蛋白形成后，可激活纤维蛋白溶解系统（纤溶系统），使纤维蛋白降解而抗凝，血栓溶解。抗凝血机制除了纤溶系统外，还有细胞和体液抗凝机制。参与体液抗凝的重要蛋白质有三类：丝氨酸蛋白酶抑制物有抗凝血酶Ⅲ（antithrombin Ⅲ，AT-Ⅲ）、C_1抑制物、α_1抗胰蛋白酶（α_1AT）、α_2抗纤溶酶（α_2AP）、α_2巨球蛋白（α_2M）和肝素辅助因子Ⅱ（HCⅡ）；蛋白质C系统中有C、S、凝血调节蛋白（thrombomodulin，TM）及蛋白C抑制物；和组织因子途径抑制物（tissue factor pathway inhibitor，TFPI）。上述抗凝蛋白质缺乏时易发生血栓。血液中重要抗凝血物质主要是AT-Ⅲ和肝素。

表 23-1 凝血因子及中英文同义名

因子	中文名	英文名
Ⅰ	纤维蛋白原	fibrinogen
Ⅱ	凝血酶原	prothrombin
Ⅲ	组织凝血激酶	tissue thromboplastin
Ⅳ	Ca^{2+}	calcium
Ⅴ	加速因子	proaccelerin
Ⅶ	血清Ⅱ转变加速素	proconvertin
Ⅷ	抗血友病因子	antihemophilic factor，AHF
Ⅸ	血浆凝血激酶	plasm thromboplastin component，PTC
Ⅹ	Stuart-Prower 因子	Stuart-Prower factor
Ⅺ	血浆凝血活素前质	plasm thromboplastin antecedent，PTA
Ⅻ	接触因子	bageman factor
ⅩⅢ	纤维蛋白稳定因子	fibrin-stabilizing factor
PK	前激肽释放酶	prekallikrein
K	激肽释放酶	kallikrein
PL	血小板磷脂	platelets phospholipids

血小板在参与凝血、止血和血栓形成中起重要作用，为一种多功能细胞。抗凝、抗血小板功能和溶栓药关系十分密切，在防治血栓栓塞性疾病方面具有协同作用，但它们之间又各具特点。一般而言，抗凝血药（anticoagulants）如肝素同时具有抗凝和抗栓作用，抗血小板药阿司匹林主要是抗栓而抗凝作用弱。溶栓药可快速溶解已经形成的血栓，但不能代替抗凝血药和抗血小板药。

抗凝血药和抗血小板药常作为预防性给药，以防止血栓形成和扩大或作为溶栓药的辅助治疗。

血栓的形成和溶解与凝血系统、血小板和纤

溶系统的激活有密切的关系，因此对血栓栓塞性疾病可通过灭活凝血因子、抗血小板聚集和激活纤溶系统等途径进行防治。

一、凝血酶间接抑制药

（一）主要依赖 AT-Ⅲ的凝血酶抑制药

肝素（heparin）

肝素及其抗凝血作用于 1916 年由霍普金斯大学医学院 J. Macklean 发现。因最早得自肝脏，故名。20 世纪 30 年代开始用于临床，药用肝素由猪肠黏膜和牛肺中提取，为 D-葡萄糖胺、L-艾杜糖醛酸、N-乙酰葡萄糖胺和 D-葡萄糖醛酸交联组成的黏多糖硫酸酯，平均分子量约 5～30kDa。肝素主要存在于肥大细胞、血浆和血管内皮细胞中，具强酸性，分子结构中的硫酸根带有的大量阴电荷是抗凝作用的结构基础。

【药理作用】

肝素在体内、体外均有抗凝作用，静脉注射后 10min 内可明显延长血液凝固时间、凝血酶和凝血酶原时间，持续 3～4 小时。

1. 抗凝作用

（1）增强 AT-Ⅲ的抗凝血活性：肝素的抗凝作用是通过激活 AT-Ⅲ、增强 AT-Ⅲ与凝血酶的亲和力，促进凝血酶的灭活而实现的。肝素分子表面的负电荷与 AT-Ⅲ分子带正电荷的赖氨酸残基结合后生成肝素-AT-Ⅲ复合物，使 AT-Ⅲ变构，暴露出 AT-Ⅲ中的精氨酸结合部位，易与凝血因子中的活性部位丝氨酸结合，加速Ⅱa（凝血酶）、Ⅹa、Ⅸa、Ⅺa、Ⅻa、激肽释放酶和纤溶酶的灭活，增强 AT-Ⅲ的抗凝血活性。其后，肝素从肝素-AT-Ⅲ复合物中游离出来，再与另一 AT-Ⅲ分子结合而反复利用。

（2）增强 HCⅡ的抗凝血活性：高浓度肝素（>5U/ml）可与 HCⅡ结合，使 HCⅡ与凝血酶结合速率迅速提高，从而灭活凝血酶，增强抗凝活性。因肝素与 AT-Ⅲ的亲和力远大于 HCⅡ，故需高浓度才有此效应。

（3）其他抗凝机制：肝素可促进血管内皮细胞释放组织型纤溶酶原激活剂（t-PA）和 TFPI。t-PA 可激活纤溶系统，TFPI 可抑制组织因子（tissue factor，TF），共同发挥抗凝作用。TF 是因子Ⅶ对其底物Ⅸ和Ⅹ作用的重要辅因子，TF 致凝血可能涉及动脉粥样硬化和血栓形成。肝素促进内皮细胞释放 t-PA 和 TFPI，发挥抗血栓作用。

2. 降血脂作用 肝素可促进内皮细胞脂蛋白酯酶和甘油三酯酶释放入血，从而加速乳糜微粒和极低密度脂蛋白的分解代谢，起到降血脂作用。但停药后，肝素的作用即行消失，故临床价值不大。

【体内过程】

肝素属高极性大分子物质，不易透过生物膜，口服难于吸收且易在肠道被破坏失活。肌内注射易致局部血肿和刺激作用等，不予使用。临床采用静脉注射或静脉滴注，静脉注射后大部分与血浆蛋白结合，分布容积小，主要集中于血浆，不能通过胸、腹膜和胎盘，不进入乳汁。主要在肝脏经肝素酶分解代谢，其降解产物和原型肝素经肾由尿排出。肝素 $t_{1/2}$ 因剂量而异，1～5 小时不等。肝、肾功能严重障碍患者 $t_{1/2}$ 明显延长，此时，肝素的抗凝效应也会增强，应予注意。

【临床应用】

1. 体内抗凝

（1）血栓栓塞性疾病：对血栓栓塞性疾病，肝素可防止血栓的形成和扩大，如深部静脉血栓、外科手术和整形外科（如膝、髋关节人工关节置换手术）后静脉血栓形成、肺栓塞、心肌梗死、脑栓塞和周围动脉栓塞。

（2）弥散性血管内凝血（DIC）：DIC 早期应用可防止纤维蛋白原及其他凝血因子的过度消耗引起继发性出血。

2. 体外抗凝 心血管手术、心导管检查、体外循环、血液透析等过程的抗凝。

肝素治疗一般先用负荷量，再用维持量。成人 5000～10 000U，每 4～6 小时一次，或 5000U 为负荷量，再用 10 000～20 000U 持续静脉滴注 24 小时。

【不良反应】

主要的不良反应是自发性出血倾向，表现为黏膜出血、关节腔积血、颅内出血和伤口出血，致命性出血发生率大约 4%。轻度出血立即停药，严重出血者缓慢静脉注射肝素特异性解毒剂——硫酸鱼精蛋白，1mg 鱼精蛋白可中和 100U 的肝素。使用肝素期间应监测凝血时间或部分凝血活酶时间（partial thromboplastin time，PTT），以减少出血危险。偶有过敏反应，如哮喘、寒战、发热、荨麻疹等。也可引起脱发和短暂的可逆性秃头症，长期应用易致骨质疏松和骨折，用药一周内可能发生一过性血小板减少症。

笔记栏

【禁忌证】

对肝素过敏、有出血倾向、血友病、血小板功能不全和血小板减少、紫癜、严重高血压、细菌性心内膜炎、肝肾功能不全、溃疡病、颅内出血、活动性肺结核、孕妇、先兆流产及产后、内脏肿瘤、外伤及手术后等禁用。

低分子量肝素

低分子量肝素(low molecular weight heparin，LMWH)是指分子质量小于7000的肝素，可由普通肝素直接分解而得或由普通肝素经酶法降解后再分离而得。与普通肝素相比，LMWH由于分子链较短，不能同时与AT-Ⅲ和Ⅱa结合形成复合物，对凝血因子Ⅹa的灭活要明显强于Ⅱa，Ⅹa/Ⅱa的活性比值为1.5～4.0，而普通肝素大约为1.0。对其他凝血因子的灭活影响也较小，抗凝的选择性比普通肝素高。对血小板功能的影响也比普通肝素小，因而保持了普通肝素的抗凝作用，却减少了出血的危险，增强了抗血栓作用。与普通肝素比，LMWH被血小板4因子(PF_4，由肝素诱导血小板释放并致血小板减少的因子)中和的作用减弱，较少引起血小板减少症。LMWH可皮下注射，临床用途、禁忌证与普通肝素相同。

伊诺肝素(enoxaparin)分子量3500～5000Da，$t_{1/2}$约4.4小时，皮下注射后3小时达最高抗凝活性，对凝血因子Ⅹa的拮抗作用可持续24小时，具有强大而持久的防治血栓形成的作用。适用范围与普通肝素相同，但毒性小，抗凝持续时间长，自发性出血少，如大剂量应用或误入静脉发生严重出血，用1mg的鱼精蛋白可中和依诺肝素1mg的抗凝血因子Ⅱa的活性和部分抗凝血因子Ⅹa的活性。毒性小，使用时不必监测APTT，偶见血小板减少。皮下注射，一日一次即可。

替地肝素(tedelparin)、**弗西肝素**(fraxiparin)和**洛吉肝素**(logiparin)等亦属低分子量肝素，作用和用途与依诺肝素相似。

(二)主要依赖HCⅡ的凝血酶抑制药

硫酸皮肤素(dermatan sulfate)

硫酸皮肤素是依赖HCⅡ的凝血酶间接抑制药，通过刺激HCⅡ的生成，增强肝素与凝血酶的结合速率，灭活凝血酶。HCⅡ在硫酸皮肤素的作用下，抑制凝血酶凝血活性的速率可提高1000倍，因此，硫酸皮肤素与肝素或LMWH合用，可增强肝素或LMWH的抗凝作用。

硫酸皮肤素静脉或肌内注射后，以原型经肾由尿排出。本药可口服，吸收较好，用于血栓性疾病的治疗较为安全，无明显出血现象发生，但亦应注意。

硫酸软骨素E等人工合成或天然产物具有与硫酸皮肤素类似的抗凝作用。

二、凝血酶直接抑制药

水蛭素(hirudin)

水蛭素是水蛭唾液中含有65个氨基酸残基的抗凝成分，分子量约为7000，目前可采用基因重组技术获得。水蛭素为强效特异的凝血酶直接抑制药，它能抑制凝血酶的蛋白水解作用，如裂解纤维蛋白和纤维蛋白原。水蛭素与凝血酶以1∶1的比例形成紧密但非共价键结合，使凝血酶的蛋白水解功能受到抑制，从而抑制纤维蛋白的聚集和凝血因子Ⅴ、Ⅷ和Ⅻ的激活，对凝血酶诱导的血小板聚集、释放亦有抑制作用，从而发挥强而持久的抗血栓作用。

与肝素比较，水蛭素具有抗血栓作用强而持久，对溶栓治疗后血管再栓塞有较好的预防作用。抗凝作用弱，较少引起出血。

水蛭素口服不能吸收，静脉注射后迅速被清除，$t_{1/2}$约1小时。皮下注射后8小时仍可维持较高血药浓度。水蛭素不易通过血-脑屏障进入中枢，也不易通过胎盘转运，90%以上水蛭素经肾排除。

临床主要用于防治冠状动脉形成术后再狭窄、不稳定型心绞痛、急性心肌梗死溶栓的辅助治疗。亦可用于治疗DIC、血液透析时血栓形成，疗效优于肝素。大剂量可引起出血，特别是颅内出血应注意。

三、香豆素类

香豆素类为口服抗凝血药，因其具有新鲜牧草(翘摇草)的"乡土"气味而得此名。本类药物均有4-羟基香豆素的基本结构。常用药物有**华法林**(warfarin，苄丙酮香豆素)、**双香豆素**(dicoumarol)、**醋硝香豆素**(acenocoumarol，新抗凝)。华法林是香豆素类的代表药。

华法林(warfarin，苄丙酮香豆素)

【药理作用】

华法林等香豆素类药物只有体内抗凝作用，体

笔记栏

外无效。抗凝机制为竞争性抑制维生素K依赖的Ⅱ、Ⅶ、Ⅸ、Ⅹ四种凝血因子的活化。在肝内上述四种凝血因子前体由无活性型向活性型转变时，需将四种因子前体物中的第10个谷氨酸残基(Glu)羧基化为γ-羧基谷氨酸，经γ-羧化后的谷氨酸凝血因子具有极强的螯合 Ca^{2+} 能力，使四种凝血因子转变为活性型。催化谷氨酸残基γ-羧化反应的是γ-羧化酶，维生素K是该酶的辅酶。羧化反应中，在 Ca^{2+}、CO_2 和 O_2 参与下，氢醌型维生素K转变为环氧化型维生素K，后者在维生素K环氧化物还原酶作用下，还原为氢醌型维生素K，继续参与羧化反应。香豆素类药物抑制环氧化物还原酶，阻止维生素K环氧化型转变为氢醌型，从而阻碍了维生素K的循环利用，使上述凝血因子停留于无凝血活性的前体物阶段，从而发挥抗凝血作用。

生理情况下，血液一旦流出体外，参与凝血的上述因子已属经γ-羧化的活性型因子，因此，本类药物体外无抗凝作用。体内抗凝也需待原有凝血因子耗竭后才发挥作用，因所涉及的凝血因子半衰期范围为6～60小时，所以香豆素类药物口服后约12～24小时才出现作用。停药后必须等到新合成的维生素K依赖性凝血因子恢复到一定浓度后，抗凝作用才消失，故本类药抗凝维持时间长，约2～4天。

【体内过程】

华法林口服后吸收快而完全，生物利用度高，吸收后99%与血浆蛋白结合，口服后12～24小时出现作用，1～3天达血药峰浓度，$t_{1/2}$ 为42～54小时，维持2～5天，主要经肝代谢，以代谢物形式由肾排出。华法林可透过胎盘屏障，引起出血性疾病并影响胎儿骨骼正常发育。双香豆素口服吸收慢而不规则，吸收后几乎全部与血浆蛋白结合，经肝药酶代谢失活后自尿排出，醋硝香豆素大部分以原形经肾排出。本类药物的基本药动学特点见表23-2。

表23-2 香豆素类抗凝血药主要药动学参数(单次剂量)

药物	每日量(mg)	$t_{1/2}$(h)	T_{peak}(h)	维持时间(d)
华法林(苄丙酮香豆素)	5～15	42～54	2～8	2～5
醋硝香豆素(新抗凝)	4～12	8	2～6	1～2
双香豆素	25～150	10～30	24～60	4～7

【临床应用】

主要用于防治血栓栓塞性疾病，如心房颤动和心脏瓣膜病所致血栓栓塞；心瓣膜修补术或人工瓣膜置换者需长期甚至终身服用华法林；静脉栓塞、肺栓塞、脑栓塞，心肌梗死等，溶栓治疗后，常规用华法林维持3～6个月。防治静脉栓塞和肺栓塞一般采用先用肝素，再用香豆素类维持治疗的序贯疗法。华法林成人第一日10mg，次日起用维持量2.5～7.5mg，依血浆凝血酶原时间调整剂量。

【不良反应】

过量易致自发性出血，如血肿、关节腔出血、胃肠道出血等。严重的可表现为颅内出血，应予注意。给药2天后开始监测凝血酶原时间(PT)，控制在正常时间(12s)的两倍左右，在25～30秒较好，若有出血应立即停药，缓慢静脉注射大量维生素K 10mg或输血。少数病人可有皮肤和软组织坏死，称罕见"华法林诱导的皮肤坏死"，通常发生于用药后2～7天内。本类药物有致畸作用，孕妇禁用。其他禁忌证同肝素。

【药物相互作用】

(1) 阿司匹林等抗血小板药物与本类药物可产生协同作用。

(2) 保泰松、甲磺丁脲、水合氯醛、奎尼丁等与血浆蛋白结合率高，使血浆中游离香豆素浓度升高，增强抗凝活性。

(3) 食物中维生素K缺乏或口服广谱抗生素可抑制肠道菌群产生维生素K，减少维生素K的形成，肝病时凝血因子合成减少，均可增强香豆素类的作用。

(4) 肝药酶诱导剂(如苯巴比妥、苯妥英钠、利福平)和肝药酶抑制剂(如甲硝唑、西咪替丁等)可加速或抑制香豆素类药物的代谢，从而降低或增强其抗凝作用。

四、钙离子络合药

枸橼酸钠(sodium citrate)

枸橼酸钠能与血浆中游离的 Ca^{2+} 形成可溶性难于解离的络合物枸橼酸钠钙，妨碍 Ca^{2+} 的凝血功能，发挥抗凝血作用。一般只用于体外抗凝。输入含有枸橼酸钠抗凝剂的血液，如输入过快或过量，可引起低血钙，致心功能不全，应予注意。

第二节 抗血小板药

血小板具有黏附、聚集、释放与分泌功能，激活的血小板不但参与止血和凝血过程以及血栓形成，还释放多种血管活性物质，细胞因子等，参与动脉粥样硬化的形成与发展、急性心肌梗死、不稳定心绞痛、血管成形术后再狭窄等心脑血管病的病理过程。本类药物通过抑制血小板花生四烯酸代谢，增加血小板 cAMP 浓度，阻断血小板膜糖蛋白受体等机制达到抑制血小板功能，预防血栓形成作用。

一、影响血小板代谢酶活性药

（一）环氧酶抑制药

阿司匹林（aspirin）

【药理作用】

阿司匹林具有解热、镇痛、抗炎及抗血小板聚集的功能（见第 16 章第一节），后者可用于预防血栓形成。阿司匹林是花生四烯酸代谢中环氧酶（COX）抑制药，在 COX-1 和 HOX（氢过氧化物酶）的催化下，花生四烯酸相继生成不稳定的中间产物 PGG_2 和 PGH_2。在血小板内，PGH_2 在血栓素（TXA）合成酶的作用下生成 TXA_2；在血管内皮，PGH_2 在前列环素（PGI）合成酶的作用下生成 PGI_2。阿司匹林与血小板 COX-1 活性中心丝氨酸残基共价键结合，导致酶活性中心丝氨酸残基乙酰化而失活，从而抑制 TXA_2 的合成，影响血小板聚集和抗血栓形成，发挥抗凝作用。由于血小板为无核的终末细胞，不能循环合成 COX，因此对该酶的抑制为不可逆性。阿司匹林对血小板中 COX-1 抑制的敏感性远较对血管内皮中 COX-1 高，因此，小剂量阿司匹林可抑制 TXA_2 而对 PGI_2 几无影响。用于预防血栓形成，一次用药抗血小板功能维持 4～7 天。

【临床应用】

1. 预防心肌梗死、脑梗死、肺梗死和深静脉血栓形成，或作为溶栓疗法的辅助抗栓治疗　因溶栓治疗时，血栓中含有大量与纤维蛋白结合的凝血酶暴露于血液中，这些与纤维蛋白结合的凝血酶可引起血小板活化和新的血栓形成。另外，溶栓药的 $t_{1/2}$ 大多比较短暂，需在溶栓的早期进行辅助抗栓治疗，常与肝素、链激酶等合用，降低再梗死的发病率和死亡率。阿司匹林防止血栓形成常用量为 50～75mg/d，1 次/日，如大剂量使用，由于抑制血管内皮细胞中内源性 PGI_2（TXA_2 的生理拮抗剂）的合成，反可诱发血栓形成。

2. 预防冠状动脉形成术后再狭窄　一般术前单用阿司匹林或与双嘧达莫合用可减少急性冠脉血栓形成。

3. 预防缺血性脑卒中　50～100mg/d，1 次/日，可减少卒中率。

【不良反应】

预防血栓栓塞性疾病，可使出血时间延长而出血，其他不良反应见第 16 章第一节。

【药物相互作用】

阿司匹林可增强华法林的抗凝作用，可增强磺酰脲类的降血糖作用，增强甲氨蝶呤的活性及毒性，亦可增强丙戊酸钠的作用。美托洛尔可增强阿司匹林的药峰浓度，增强阿司匹林的抗凝作用。

（二）TXA 合成酶抑制药

利多格雷（ridogrel）

利多格雷为一强大的 TXA 合成酶抑制药，兼有中度 TXA 受体阻断作用。抑制 TXA 合成酶可减少 TXA_2 生成，使血管内 PG 环氧化产物增加，PGI_2 水平相对增高，产生抗血小板聚集效应，抑制血栓形成。

利多格雷对急性心肌梗死、心绞痛和缺血性脑卒中的预防，在再梗塞率和发病率方面较阿司匹林低，对预防新的缺血性病变可能更有效。

不良反应较轻，易耐受，可能有轻度胃肠道反应。

（三）磷酸二酯酶抑制药

双嘧达莫（dipyridamole）

双嘧达莫又称潘生丁（persantin）。双嘧达莫对胶原、ADP、肾上腺素及低浓度凝血酶诱导的血小板聚集有抑制作用，从而发挥抗血栓作用。其可能机制为：①抑制磷酸二酯酶，使血小板内 cAMP 浓度增加，抑制血小板聚集。②通过增加腺苷含量，刺激腺苷酸环化酶活性，增加 cAMP，协同抗血小板聚集。③还与增强 PGI_2 活性，减少 TXA_2 合成等有关。

本品吸收缓慢，个体差异大，生物利用度 27%～59%不等。口服后 1～3 小时达血药高峰，大部分与血浆蛋白结合。主要经肝脏代谢，由胆汁排泄而从肠道消除，少量经肾由尿排出。$t_{1/2}$约10～12小时。

双嘧达莫可与阿司匹林或华法林合用预防心肌梗死再发作及修复心脏瓣膜时的血栓形成。单用25～100mg/次，3次/日，与阿司匹林合用，剂量可减至每日100～200mg；深部肌内注射或稀释后静脉滴注，10mg/次，2次/日。对少数不稳定型心绞痛由于扩张冠脉的非缺血区阻力血管，产生"窃流"现象而诱发心绞痛。与华法林合用时注意监测凝血酶原时间，以避免出血。本品单用主要用于不能耐受阿司匹林的患者。

(四) 腺苷酸环化酶激动药

依前列醇(epoprostenol)

依前列醇又称前列环素(prostacyclin，PGI_2)。PGI_2为血小板聚集抑制剂，由血管内皮细胞合成，具有抗血小板聚集和松弛血管平滑肌等作用。PGI_2通过激动血小板中腺苷酸环化酶，升高细胞内cAMP水平，促进血小板颗粒膜蛋白磷酸化和对Ca^{2+}的摄取，降低胞质液中Ca^{2+}浓度，使血小板对各种聚集诱导剂(ADP、胶原纤维和花生四烯酸等)不产生反应，进而抑制血小板聚集和释放。对体外循环中形成的血小板聚集体亦有解聚作用。依前列醇还具有抗胃肠溃疡、扩张肾血管以及支气管平滑肌等作用。

依前列醇的$t_{1/2}$约3分钟，在体内迅速转化为稳定的代谢产物6-酮-$PGF_{1\alpha}$而失活。由于性质不稳定，作用短暂，因而主要用于体外循环、心肺旁路手术、血液透析等，以防高凝状态发生。

依前列醇静脉滴注时偶有心血管系统不良反应，如血压下降、心率加快、眩晕和头痛等，减量或停药即可消失。消化道症状也较常见。

二、抑制ADP活化血小板的药物

噻氯匹啶(ticlopidine)

噻氯匹啶为噻吩吡啶衍生物，特异性地抑制血小板嘌呤受体$P2Y_{12}$，阻碍ADP对该受体的激动，从而抑制ADP诱导的α-颗粒分泌，进而抑制受损血管壁的黏附反应；另可抑制ADP诱导血小板膜糖蛋白(GP)Ⅱb/Ⅲa受体上纤维蛋白原结合位点的暴露，阻止纤维蛋白原与血小板GPⅡb/Ⅲa受体结合(为各种聚集诱导剂导致血小板聚集的共同通路)，抑制血小板聚集；三是提高血小板胞质液中cAMP的水平，拮抗ADP对腺苷酸环化酶的抑制，产生抗血小板聚集作用。

噻氯匹啶口服吸收迅速而完全，2～3小时达血药浓度高峰，$t_{1/2}$ 8～12小时。本药作用缓慢，连续服药2～4天产生抗血小板活性，2～3周达血药稳态浓度，停药后可维持约10天。主要经肾排泄，部分由肠道排出。

噻氯吡啶临床用于预防脑中风(包括小卒中)、心肌梗死、外周血管闭塞性疾病和糖尿病视网膜病。250mg/次，2次/日。常见不良反应有腹泻，较严重的副作用为骨髓抑制，出现中性粒细胞减少、血小板减少，用药3个月应检查血象。还可出现皮疹、皮肤瘙痒、鼻出血等，停药即消退。

氯吡格雷(clopidogrel)

作用与噻氯吡啶相似，但对骨髓无明显毒性，不引起白细胞降低，其他不良反应也较轻。

三、血小板GPⅡb/Ⅲa受体阻断药

阿昔单抗(abciximab)

阿昔单抗为人-鼠嵌合单克隆抗体。阿昔单抗竞争性阻断纤维蛋白原与GPⅡb/Ⅲa受体结合，有效的阻断血小板膜糖蛋白受体，从而抑制血小板聚集，其特异性优于阿司匹林。目前临床试用于不稳定型心绞痛，降低心肌梗死发生率。不良反应主要为出血和血小板减少症，偶有过敏反应。用量：90μg/kg，静脉注射，然后以每分钟1.0μg/kg静脉滴注，持续4～12小时。

第三节 纤维蛋白溶解药

纤维蛋白溶解药(fibrinolytic)是一类使纤维蛋白溶解酶原转变为纤维蛋白溶解酶，促进纤溶过程，起到溶解血栓的作用(又称溶栓药)，是预防和治疗血栓栓塞性疾病的重要药物(图23-2)。

链激酶(streptokinase，SK)

链激酶为第一代天然溶栓药，是一种从C族β溶血性链球菌培养液中提取的非酶单链蛋白质，利用基因工程重组的链激酶(recombinant SK，rSK)，1U相当于0.01μg蛋白质。

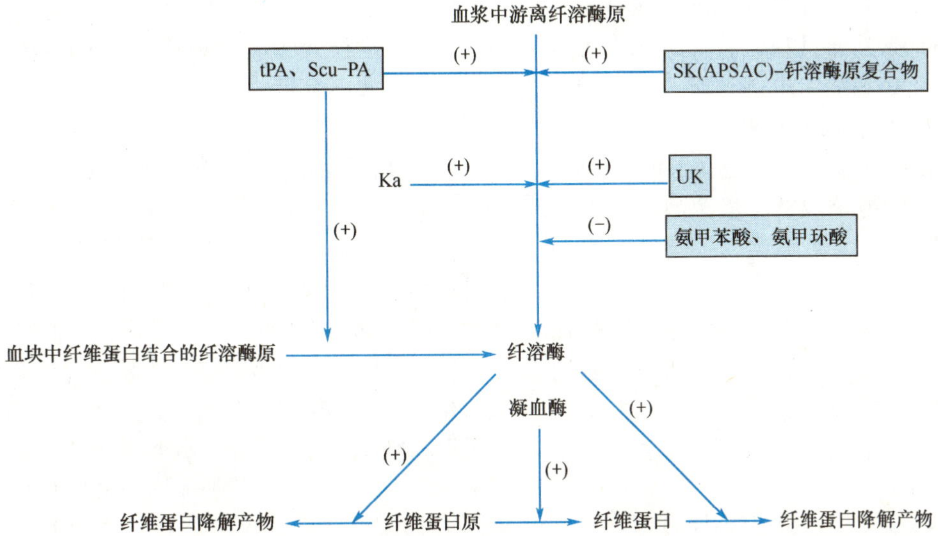

图 23-2　纤维蛋白溶解系统和激活因子及药物作用部位示意图

(+):激活或促进;(-):抑制;t-PA:组织型纤溶酶原激活剂;Scu-PA:单链尿激酶型纤溶酶原激活剂;SK:链激酶;UK:尿激酶;APSAC:茴香酰化纤溶酶原/链激酶激活剂的复合物

【药理作用】

SK 本身无酶活性,但可与内源性纤溶酶原形成复合物,引起酶构象变化,促使纤溶酶原变为纤溶酶,水解血栓中的纤维蛋白,导致血栓溶解。存于血浆中的部分 SK 被蛋白水解而失活,$t_{1/2}$约 23 分钟。

【临床应用】

SK 临床用于治疗血栓栓塞性疾病,静脉给药治疗动静脉内新鲜血栓形成和栓塞,如肺栓塞和深部静脉血栓。用于心肌梗死早期治疗(6 小时内使用疗效最佳)。用量:25 万单位,30 分钟内静脉滴注完,然后以每小时 10 万单位的速度维持,可持续 24～72 小时。

【不良反应与应用注意】

易引起出血和过敏反应,出血多发生在穿刺部位。严重出血可用氨甲环酸等对抗或输全血。出血性疾病、消化性溃疡、新近手术、脑肿瘤、月经期、严重高血压及癌症患者禁用。

凡既往或近期感染过 β 溶血性链球菌的患者体内常存在抗链激酶抗体(近期感染者滴度更高),可中和链激酶,故此类病人用链激酶治疗时的首次剂量宜适当增加,以中和抗体。

尿激酶(urokinase,UK)

尿激酶由肾组织细胞合成,从人尿液中提取的一种蛋白质,与 SK 同为第一代天然溶栓药。UK 能直接激活纤溶酶原转变成纤溶酶,纤溶酶降解血凝块中的纤维蛋白,发挥溶栓作用。UK 在肝肾灭活,$t_{1/2}$为 15～20 分钟,作用短暂。与 SK 不同,UK 无抗原性,较少引起过敏反应,临床应用、不良反应和禁忌证同链激酶。适用于对 SK 过敏或耐药者。

阿替普酶(alteplase)

阿替普酶又称人组织型纤溶酶原激活剂(human tissue-type plasminogen activator, t-PA),是通过基因重组技术合成的第二代溶栓药,含 527 个氨基酸,对纤维蛋白有很强的亲和力。内源性 t-PA 由血管内皮产生。t-PA 选择性激活结合在血栓纤维蛋白表面的纤溶酶原,使之活化成纤溶酶,发挥选择性溶栓作用。对血液中的纤维蛋白原的降解作用弱,因此出血的危险性较小。主要用于治疗肺栓塞和急性心肌梗死,不良反应较少,不产生过敏反应。禁用于出血性疾病。静脉注射:50mg 溶于灭菌注射用水,按 1mg/ml 静注;静脉滴注:100mg 在 3 小时内以下列方式滴完,前 2 分钟先注入 10mg,以后 60 分钟内滴入 50mg,后 2 小时内滴完剩余 40mg。

西替普酶(silteplase)和**那替普酶**(nalteplase)亦为基因重组的 t-PA,作用和用途同阿替普酶,但 $t_{1/2}$要长,维持时间久。

沙芦普酶(saruplase)

沙芦普酶又称单链尿激酶型纤溶酶原激活

笔记栏

剂(single chain urokinase type plasminogen activator,Scu-PA),亦是通过基因重组的第二代溶栓药,含411个氨基酸的单链糖蛋白。Scu-PA对血栓上纤维蛋白表面的纤溶酶原具有高度特异的亲和力,使赖氨酸$_{158}$-异亮氨酸$_{159}$肽键水解,进而使Scu-PA转变为双链尿激酶型-PA,双链尿激酶型-PA使纤溶酶原变为纤溶酶,溶解血栓。

由于Scu-PA只激活血栓局部的纤溶系统,而对循环中纤溶系统无激活作用,因此,很少引起出血。溶栓作用是尿激酶的3～4倍。临床应用同尿激酶,不良反应较少见,很少产生过敏反应。

阿尼普酶(anistreplase)

阿尼普酶又称茴香酰化纤溶酶原/链激酶激活剂的复合物(anisoylated plasminogen/streptokinase activator complex, APSAC),为第二代溶栓药。阿尼普酶是以链激酶与赖氨酸纤溶酶原按1∶1比例形成的复合物,赖氨酸纤溶酶原的活性中心被茴香酰基所封闭。APSAC通过其结构中的赖氨酸纤溶酶原活性中心与纤维蛋白结合,去茴香酰化,活性中心开放,激活血栓上的纤维蛋白表面的纤溶酶原转变为纤溶酶而溶栓。由于对循环中纤溶系统无激活作用,很少引起出血。$t_{1/2}$为90～100分钟。临床应用同尿激酶,偶可引起过敏反应。

葡萄球菌激酶(staphylokinase, SAK, 葡激酶)

葡萄球菌激酶具有与链激酶类似的作用,但溶栓作用更强,主要用于急性心肌梗死抢救,疗效优于链激酶,出血现象少见。

瑞替普酶(reteplase)

瑞替普酶为第三代溶栓药。其特点是溶栓的选择性和疗效更高,作用更快,$t_{1/2}$更长,不良反应更少,用药剂量更小。主要用于急性心肌梗死患者的抢救。出血现象少见,有出血倾向患者(如消化性溃疡、新近手术等)和血小板减少者需慎用。

蛇毒溶栓药

蝮蛇抗栓酶(ahylysantinfarctase)和蛇毒抗凝酶(acrodarvin)能直接激活纤溶系统,迅速清除纤维蛋白而抗凝。目前主要用于脑栓塞、视网膜中心静脉血栓、急性心肌梗死和脉管炎等血栓性疾病。可致出血和过敏反应。

笔记栏

第四节 促凝血药

促凝血药是一类能加速血液凝固、抑制纤维蛋白溶解或降低毛细血管通透性,使出血停止的一类药物,临床上又称止血药,主要用于出血性疾病。

在选择使用本类药物时要注意适应证及药物的相互作用,使用不当,不仅达不到止血效果,反可促进血栓形成。如维生素K主要用于维生素K缺乏的出血症,对其他原因引起的出血无效。氨甲苯酸、氨甲环酸等主要用于纤溶酶活性增强所致的各种出血。

一、促进凝血因子合成的药物

维生素K(vitamin K)

维生素K为甲萘醌的衍生物,广泛存在于自然界。存在于绿叶蔬菜中的为维生素K_1,由肠道大肠杆菌合成的为维生素K_2,药用维生素K_2从腐败鱼粉制备而得。K_1、K_2为脂溶性。维生素K_3、K_4为水溶性,由人工合成。

【药理作用】

维生素K作为γ-羧化酶的辅酶参与肝脏合成凝血因子Ⅱ(凝血酶原)、Ⅶ、Ⅸ和Ⅹ的合成。这些凝血因子肽链末端的谷氨酸残基必须在γ-羧化酶的作用下羧化形成γ-羧基谷氨酸才能与Ca^{2+}螯合,进而与血小板磷脂结合促进血凝。上述谷氨酸残基的羧化反应中,γ-羧化酶的活化需要还原的氢醌型维生素K被氧化为环氧型维生素K,后者又在NADH作用下再还原为氢醌型维生素K,才能完成羧化反应(见第23章第一节)。当维生素K缺乏时,肝脏仅能合成无凝血活性的相关凝血因子的前体蛋白,从而造成凝血障碍、凝血酶原时间延长,引起出血,此时给以维生素K可促使肝脏合成凝血酶原等具有活性的凝血因子,达到止血的目的。如果肝功能不全,维生素K利用障碍,难以发挥作用,所以严重肝脏疾病患者,维生素K的止血效果较差。

【体内过程】

维生素K_1、K_2为脂溶性,需要胆汁协助吸收,K_1口服后6～12小时起效,而维生素K_3、K_4为水溶性,不需胆汁协助即可吸收,注射1～2小时起效，3～6 小时止血效果明显，12～14 小时后凝血酶原时间恢复正常。K_1 作用快，持续时间长，常采用肌内注射，严重出血可静脉注射。K_3、K_4 为水溶性，多采用口服，部分在肝内代谢，大部分维生素 K 以原形经肾和胆汁排出。

【临床应用】

1. 维生素 K 缺乏引起的出血　对吸收或利用维生素 K 障碍所致低凝血酶原血症，如阻塞性黄疸、胆瘘、胆汁缺乏、慢性腹泻、胃肠广泛手术后患者、早产儿和新生儿出血及长期应用广谱抗生素及磺胺类药引起的维生素 K 缺乏症；口服抗凝剂香豆素类和水杨酸类药物造成的低凝血酶原血症等。

2. 解救抗凝血类灭鼠药“敌鼠钠、杀鼠灵、大隆”中毒　此时需用大剂量维生素 K_1 静脉给药。

【不良反应】

维生素 K_1 静注过快可产生颜面潮红、出汗、支气管痉挛、心动过速、血压骤降甚至休克。较大剂量维生素 K(30mg/次)可致新生儿溶血、高铁血红蛋白血症。对红细胞缺乏葡萄糖-6-磷酸脱氢酶(G-6PD)的特异质病人也可诱发溶血性贫血。此外，口服 K_3、K_4 易引起恶心、呕吐，饭后服用可减轻。

二、抗纤维蛋白溶解药

抗纤维蛋白溶解药又称纤维蛋白溶解抑制药，是一类竞争性对抗纤溶酶原激活因子，高浓度也抑制纤溶酶活性的物质。

氨甲苯酸(P-aminomethylbenzoic acid，PAMBA)

【药理作用】

氨甲苯酸又称对羧基苄胺、止血芳酸。其化学结构与赖氨酸相似，能竞争性抑制纤溶酶原的激活而抑制纤维蛋白或纤维蛋白原的溶解，促进凝血(图 23-2)。

【体内过程】

口服易吸收，生物利用度约为 70%，口服后 3 小时达血药峰浓度。静注后有效血药浓度可维持 3～5 小时，作用较持久。

【临床应用】

临床多用于纤溶亢进所致的各种出血，如产后出血、前列腺、肝、胰、肺、子宫、肾上腺等富含纤溶酶激活物的脏器外伤或手术后的出血。也可用于紫癜、白血病、肺结核咯血等。对渗血的止血效果显著，而对严重大出血(如创伤等)无作用。

【不良反应】

不良反应轻微，偶有头晕等。过量可能形成血栓或诱发心肌梗死。

氨甲环酸(transamic acid，AMCHA)

作用原理与氨甲苯酸相同，但作用更强，约为氨甲苯酸的 2 倍。临床常用于各种纤溶亢进所致的出血性疾病(如肺咯血、紫癜等)、手术时异常出血及前列腺肥大症手术出血等。不良反应较氨甲苯酸多，可出现视力模糊、头晕、胸闷、嗜睡等中枢神经症状，消化道反应如恶心、呕吐、食欲不振等，停药后，对症治疗可使上述症状消失。因可进入脑脊液，过量可致颅内血栓形成。口服避孕药与本品合用有增加血栓形成的危险。

三、其他促凝血药

酚磺乙胺(etamsylate)

酚磺乙胺为人工合成的作用于毛细血管壁的止血药，又称止血敏。酚磺乙胺能增加血小板生成，并增强其聚集和黏附力，促使凝血活性物质释放，还可降低毛细血管通透性，使毛细血管壁抵抗力增强，缩短凝血时间并加速血块收缩。

酚磺乙胺静注后 1 小时作用达高峰，作用维持 4～6 小时。口服也易吸收，1 小时起效。大部分以原形从肾排泄，小部分从胆汁、粪便排出。

临床多用于防止手术前后及内脏(如脑、胃肠道 、泌尿道、眼底、鼻、牙龈出血等)和皮肤出血。也用于血小板功能不足或其他原因出血，如过敏性紫癜或血小板减少性紫癜。由于作用较弱，严重出血者疗效不佳。

毒性低，不良反应少，静脉注射偶见过敏反应。偶有恶心、头痛、皮疹、暂时低血压等。有血栓形成史者慎用。

本品宜单独注射，不能与氨基乙酸混合使用，以免引起中毒。

凝血酶(thrombin)

凝血酶是从家畜血中提取精制而成的无菌制剂。能直接使血液中的纤维蛋白原转变为纤维蛋白，发挥止血作用。可用于创面、口腔、泌尿道以及消化道等部位的止血。局部止血时，用灭菌生理盐水溶解成 50～1000U/ml 溶液喷雾或敷于创面。

第五节 抗贫血药

贫血是指循环血液中红细胞数量或(和)血红蛋白低于正常值。包括缺铁性贫血、巨幼红细胞性贫血和再生障碍性贫血等。

缺铁性贫血是由于铁摄入不足或损失过多，导致机体造血所需铁的不足而致，常通过补充铁剂治疗。巨幼红细胞性贫血系体内缺乏叶酸或维生素 B_{12}，引起 DNA 合成障碍所致，常用叶酸、维生素 B_{12} 治疗。

铁 制 剂

【药理作用】

铁是人体必需的重要微量元素之一，是血红蛋白、肌红蛋白和组织酶系构成的重要成分。铁的来源包括：食物中的外源性铁，每日摄入 10～15mg 即可满足需要；和红细胞破坏后释放的内源性铁，每日约 25mg。铁主要用于血红蛋白的合成。正常情况下，由食物中摄入的外源性铁足够机体需要，不会造成铁的缺乏。当铁的摄入不足、胃肠道吸收障碍、慢性失血或需求量增加则可导致机体铁的缺乏，造成缺铁性贫血。吸收到骨髓的铁被有核红细胞摄入，在线粒体与原卟啉结合生成血红素，后者与珠蛋白结合成血红蛋白，进而促进红细胞成熟。

【体内过程】

口服铁剂以 Fe^{2+} 形式在十二指肠和空肠上部吸收。Fe^{2+} 进入肠黏膜细胞后，一部分进入血液循环被氧化成 Fe^{3+} 并与转铁蛋白结合，然后转运到肝、脾、骨髓等组织，在骨髓供造血用；另一部分转化成 Fe^{3+} 与肠黏膜中去铁蛋白结合以铁蛋白的形式贮存。维生素 C、果糖、胃酸等还原剂有助于 Fe^{3+} 转变为 Fe^{2+}，促进吸收。当胃酸缺乏、长期服用碱性抗酸药、高钙高磷酸盐食物和茶叶中的鞣酸、四环素类药物与 Fe^{2+} 发生络合均可妨碍 Fe^{2+} 吸收。在骨髓中，处于发育阶段的红细胞通过调节胞膜上的转铁蛋白受体以调控铁的吸收，当体内铁丰富时，转铁蛋白受体的合成减少而铁蛋白的产生增加。与之相反，铁缺乏时，转铁蛋白受体合成增加，而肠黏膜细胞中的铁蛋白减少，增加铁的摄取，减少储存。铁主要随肠黏膜脱落排泄，也可经尿、胆汁、汗腺排泄。

【临床应用】

用于各种原因引起的缺铁性贫血，如慢性失血性贫血(月经过多、钩虫等寄生虫致失血、痔疮出血等)，吸收障碍、营养不良、需求量增加(妊娠、儿童生长发育等)引起的缺铁性贫血。一般用药 2～3 天即可减轻症状；用药 1 周，血中网织红细胞明显上升，10～14 天达高峰；2～4 周血红蛋白明显增加，1～3 月恢复正常。

硫酸亚铁(ferrous sulfate)吸收率高，不良反应少，价格低，为首选药物。**富马酸亚铁**(ferrous fumarate)为 Fe^{2+}，含铁量高，吸收好，奏效快，不良反应少。**枸橼酸铁铵**(ferric ammonium citrate)为三价铁，吸收不好，常制成糖浆剂用于儿童。**右旋糖酐铁**(iron dextran)可注射，适用于急症、口服铁剂不能耐受或无效者。

【不良反应】

口服铁剂对胃黏膜有刺激，20%患者有恶心、呕吐、腹痛、腹泻、便秘、黑便。便秘是因铁与肠中硫化氢结合，减弱硫化氢对肠壁的刺激，使蠕动减少所致，黑便应注意与上消化道出血区别。肌内注射铁剂可引起局部刺激、疼痛和过敏。大剂量服用可致铁中毒，儿童误服 1g 可引起急性中毒，超过 2g 致死。急性中毒时立即用 1%～2%碳酸氢钠洗胃，并用解毒剂去铁胺(deferoxamine，desferrioxamine)灌胃，以结合残留的铁。服用铁制剂期间应注意避免上述妨碍铁剂吸收的因素。

叶 酸 类

叶酸(folic acid)属水溶性 B 族维生素，由蝶啶核、对氨苯甲酸和谷氨酸三部分组成。广泛存在于动植物食物中，以绿叶蔬菜中含量最高，故名。人体自身不能合成叶酸，必须从食物中摄取。成年人每日需要叶酸量约 50～100μg，通常情况下，食物中的叶酸含量已足够机体需要。

【药理作用】

食物中的叶酸和叶酸制剂进入体内被还原和甲基化为具有活性的 N^5 甲基四氢叶酸(MTHF)，MTHF 进入细胞后作为甲基供给体使维生素 B_{12} 转变成甲基维生素 B_{12}，而 MTHF 去甲基化转变为四氢叶酸(THFA)，THFA 与多种一碳基团结合成 THFA 类辅酶，传递一碳基团，参与体内多种生化代谢，包括：①嘌呤核苷酸从头合成；②某些氨基酸的互变；③THFA 在丝氨酸转羟甲基酶的作用下形成 $N^{5,10}$ 甲烯四氢叶酸，促进尿嘧啶脱氧核苷酸（dUMP）合成胸腺嘧啶脱氧核苷酸（dTMP），dTMP 是参与 DNA 合成的重要成分（图 23-3）。当叶酸缺乏时，dTMP 合成减少，DNA 合成受阻，细胞有丝分裂减少，而 RNA 和蛋白质合成影响较小，使血细胞 RNA：DNA 比率增高，有丝分裂停滞不前，细胞核和胞质之间发展不平衡，骨髓中红细胞体积增大，胞质丰富，但细胞核中染色质松散为特征的高色素性巨幼红细胞贫血。同时胃肠上皮等增殖迅速的组织增殖受抑，出现舌炎、腹泻等症状。

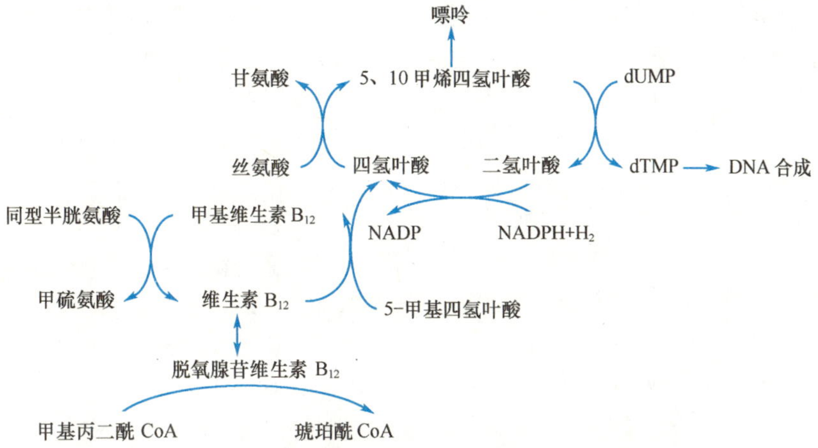

图 23-3 叶酸和维生素 B_{12}参与的代谢及其作用机制

【体内过程】

叶酸口服后吸收迅速，1 小时达血药峰浓度。主要从尿液中排泄，$t_{1/2}$约为 0.7 小时。

【临床应用】

1. 巨幼红细胞性贫血 治疗各种原因所致的巨幼红细胞性贫血，主要用于营养不良（多见于我国西北地区干旱少雨、蔬菜匮乏的常住居民）或婴儿期、妊娠期叶酸需要量增加所致的巨幼红细胞贫血。考虑到叶酸与维生素 B_{12}在代谢中的协同效应，因此，用叶酸治疗巨幼红细胞性贫血时，应适当补充维生素 B_{12}。此外，还用于再生障碍性贫血和白细胞减少症的辅助治疗。对长期使用甲氨蝶呤、乙氨嘧啶、甲氧苄啶等叶酸拮抗药所致的巨幼红细胞贫血，因二氢叶酸还原酶受抑，需用亚叶酸钙（甲酰四氢叶酸钙）治疗。

2. 恶性贫血 对维生素 B_{12}缺乏所致的“恶性贫血”，叶酸可纠正血象异常，但不能改善神经症状，甚至能加剧神经症状。另应予注意，使用叶酸治疗“恶性贫血”时，由于增加了机体对维生素 B_{12}的需要量，因此，禁止单用叶酸治疗“恶性贫血”。

3. 预防神经管畸形 神经管畸形包括脊柱裂和无脑儿，妊娠第一孕月至第三孕月期间服用叶酸可预防，在美国、加拿大等国家已通过食物如面粉强化叶酸的方式补充叶酸。

维生素 B_{12}（vitamin B_{12}）

维生素 B_{12}亦属水溶性 B 族维生素，结构中含钴元素，故又称钴胺素。动物内脏、牛奶、蛋黄中含量丰富，植物中含量甚少。维生素 B_{12}因在体内结合的基团不同（如—CN、—OH、—CH、5′-脱氧腺苷基），因此有多种存在形式，如氰钴胺、羟钴胺、甲基钴胺和 5′-脱氧腺苷钴胺等，后两者是具有辅酶活性的维生素 B_{12}。药用的维生素 B_{12}为氰钴胺和羟钴胺。

【药理作用】

维生素 B_{12}为促进细胞分裂和维持神经组织髓鞘完整所必须。维生素 B_{12}主要参与体内甲基转换和甲基丙二酸的代谢，促进 N^5-甲基四氢叶酸转变为活化型四氢叶酸，发挥传递一碳单位，促进 DNA 合成。维生素 B_{12}缺乏时，四氢叶酸的循环利用发生障碍，从而导致叶酸缺乏，DNA 合成减少，影响红细胞成熟，导致巨幼红细胞性贫血，又称“恶性贫血”（以区别由叶酸引起的巨幼红细胞性贫血）。此外，体内甲基丙二酰 CoA 转变为琥珀酰 CoA（参与三羧酸循环）时，需要甲基丙二酰 CoA 变位酶的催化，而脱氧腺苷维生素 B_{12}为甲基丙二酰 CoA 的辅酶，当维生素 B_{12}

缺乏时，该反应受阻，甲基丙二酰 CoA 在体内蓄积，甲基丙二酰 CoA 的结构与合成脂肪酸的中间产物丙二酰 CoA 结构相似，因而影响了脂肪酸的正常合成(见第 23 章图 23-3)，和神经髓鞘更新，髓鞘退化，引起神经损害的相关症状(如对称性肢端麻木、感觉异常等)。

【体内过程】

维生素 B_{12} 必须与胃壁细胞分泌的糖蛋白即"内因子"结合才能免受胃液消化破坏而进入空肠吸收，当通过小肠黏膜时，维生素 B_{12} 与糖蛋白解离，再与转氰钴胺素Ⅱ蛋白(transcobalamin Ⅱ，TCⅡ)结合，形成维生素 B_{12} 与 TCⅡ复合物存在于血液中，该复合物与细胞膜受体结合进入细胞，或进入线粒体。进入肝脏的维生素 B_{12} 与转氰钴胺素Ⅰ蛋白(TCⅠ)结合，存于肝细胞内。维生素 B_{12} 主要经胆汁随粪便或经肾脏随尿液排出。

当胃黏膜萎缩、胃部分或全切除时，因"内因子"缺乏，造成维生素 B_{12} 吸收障碍，引起"恶性贫血"，因此，维生素 B_{12} 必须注射给药。注射吸收后约 90%维生素 B_{12} 贮存于肝。正常人每天需要维生素 B_{12} 1～2μg，每天从食物中提供 2～3μg，即可满足需要。由于肝脏维生素 B_{12} 贮存丰富(约为 3000～5000μg)，因此，即使食物中在一段时间内得不到足够的维生素 B_{12}，短期内也不易造成营养性维生素 B_{12} 缺乏。造成维生素 B_{12} 缺乏的其他原因包括：动物源性食物摄入不足或长期素食者。

【临床应用与应用注意】

维生素 B_{12} 主要用于治疗恶性贫血(全胃切除、肠道吸收障碍或回肠黏膜损伤等需终生替代治疗的患者)和巨幼红细胞性贫血。也可用于多发性神经炎、神经萎缩、再生障碍性贫血、肝硬化及白细胞减少症等。

对于维生素 B_{12} 缺乏所致的严重神经系统损害常为不可逆病变，因而不可为了追求神经系统症状完全恢复而无限制加大维生素 B_{12} 的用量或延长给药时间。

重组人红细胞生成素 (erythropoietin，EPO)

【药理作用】

重组人红细胞生成素是红细胞生成素的基因重组产品，又称 α-依泊汀(epoetin-α)。EPO 是肾皮质近曲小管管周细胞所产生的一种糖蛋白激素，分子量约 34 000。EPO 能刺激红系祖细胞加速分化为原红细胞；加速红细胞分裂增殖和血红蛋白的合成；促进骨髓内网织红细胞和成熟红细胞释放入血；刺激内源性 EPO 的生成。同时本品增加血小板、单核细胞数量，并能改善血小板功能。

【体内过程】

依泊汀静脉注射 $t_{1/2}$ 为 10 小时。皮下注射后，12～28 小时达血药峰浓度。大部分在肝代谢，仅小部分从肾排泄，正常人约有 10%以原形从尿排出。

【临床应用】

(1) 慢性肾衰竭贫血(包括血液透析时肾性贫血)及再生障碍性贫血。

(2) 肿瘤化疗及抗艾滋病药物治疗等引起的贫血。

(3) 其他原因如类风湿关节炎、寄生虫病引起的慢性贫血等。

【不良反应】

主要有血压升高(与红细胞快速增加有关)，偶可发生脑血管意外或癫痫发作，注射部位血栓形成以及流感样症状。对血液透析难以控制的高血压患者、某些白血病、铅中毒患者及孕妇禁用。

第六节 造血生长因子

非格司亭(filgrastim)

【药理作用】

非格司亭为重组人粒细胞集落刺激因子(G-CSF)，对中性粒细胞系有特异性促生长作用。非格司亭与靶细胞膜受体结合，促进粒细胞集落形成，促进造血干细胞向中性粒细胞增殖、分化；也可使造血干细胞由静止期进入增殖期，促使中性粒细胞释放入血，同时增强中性粒细胞趋化和吞噬功能。

【临床应用】

主要用于多种血液系统疾病及肿瘤放疗、白血病化疗后的中性粒细胞减少症。也可用于自体骨髓移植时促进中性粒细胞增加和再生障碍性贫血引起的粒细胞缺乏症。

【体内过程】

非格司亭静脉注射后 30 分钟达血药峰浓度，皮下注射 3 小时时达峰浓度，$t_{1/2}$ 为 1～5 小时。

笔记栏

【不良反应】

不良反应少，偶有皮疹、低热、转氨酶升高、消化道不适、骨痛等，一般停药后消失。本品不宜与其他注射液配伍，静脉滴注时可用 5% 葡萄糖注射液或葡萄糖生理盐水注射液稀释后缓慢滴注。对本品或其他粒细胞刺激因子制剂有过敏史者禁用。骨髓幼稚细胞未充分降低或外周血存在未成熟细胞的骨髓性白血病患者禁用。禁止在化疗前或与癌症化疗同时使用本品。对新生儿、婴儿和孕妇用药安全性尚未确立。肝、肾、心、肺功能不全者慎用。

莫拉司亭(molgramostim)

莫拉司亭又称粒细胞-巨噬细胞集落刺激因子(GM-CSF)，由 T 淋巴细胞、单核细胞、成纤维细胞、血管内皮细胞合成。GM-CSF 能刺激中性粒细胞、单核细胞和 T 淋巴细胞的生长，诱导形成粒细胞、巨噬细胞集落形成和增生；促进巨噬细胞和单核细胞对肿瘤细胞的裂解；刺激造血前体细胞增殖和分化；增强中性粒细胞的吞噬功能。

莫拉司亭临床应用同非格司亭。常见发热、皮疹、骨痛等，首次静滴时可出现颜面潮红、低血压等。偶见支气管痉挛、心功能不全、心律失常、颅内压升高、肺水肿等，出现严重不良反应时立即停药。有过敏史、血小板减少性紫癜，18 岁以下患者和孕妇、哺乳期妇女禁用。

同类药物来格司亭(lenograstim)、沙格司亭(sargramostim)药理作用、临床应用及不良反应与非格司亭相同。

第七节　血容量扩充药

右旋糖酐(dextran)

右旋糖酐系蔗糖经细菌发酵后生成的高分子葡萄糖聚合物。根据聚合时的分子量大小不同，分高、中、低和小分子右旋糖酐。高分子量右旋糖酐因黏滞度太高，无药用价值。

右旋糖酐的临床制剂有：中分子右旋糖酐(右旋糖酐 70)、低分子右旋糖酐(右旋糖酐 40)、小分子右旋糖酐(右旋糖酐 10)。

【药理作用】

1. 扩充血容量　右旋糖酐静脉输注后提高血浆胶体渗透压，减少水分滤出血管而扩充血容量，维持血压。作用强度和维持时间依中、低、小分子右旋糖酐而递减。

2. 抗血栓和改善微循环　①右旋糖酐通过黏附于红细胞和血小板膜表面，增加其负电荷，从而使已聚集的红细胞和血小板解聚，加上扩容稀释血液，降低血液黏滞性，改善微循环，防止休克后期弥散性血管内凝血；②抑制凝血因子Ⅱ的激活，降低凝血因子Ⅰ和Ⅷ的活性以及抗血小板作用，从而发挥抗血栓作用。对微循环改善作用小分子右旋糖酐优于低分子右旋糖酐。

3. 渗透性利尿　小分子和低分子右旋糖酐从肾排泄时，使肾小管管腔渗透压升高，水重吸收减少而利尿，中分子右旋糖酐无明显利尿作用。

【临床用途】

1. 防治低血容量性休克　治疗失血、创伤、烧伤及中毒性休克，中分子右旋糖酐扩充血容量作用强，可维持 12 小时，效果与血浆相近。

2. 防治血栓性疾病和 DIC　治疗脑血栓形成、心绞痛、心肌梗死、血栓闭塞性脉管炎及手术后防止血栓形成。小分子右旋糖酐及低分子右旋糖酐能改善微循环、增加组织灌注量，防止弥散性血管内凝血和血栓形成，但中分子右旋糖酐疗效差或无效。

3. 防止急性肾衰竭　防止休克后的尿量骤减或急性尿闭，小分子右旋糖酐及中分子右旋糖酐有显著的渗透性利尿作用，并能改善肾的微循环。

【不良反应】

1. 过敏反应　偶见过敏反应如发热、寒战、胸闷、呼吸困难，严重者可致过敏性休克。必要时可在用药前 0.1ml 做皮内注射，观察 15 分钟内是否有过敏反应。

2. 凝血障碍和出血　用量超过 1000ml 时，少数患者可出现凝血障碍，可用抗纤维蛋白溶解药对抗。

【禁忌证】

血小板减少、出血性疾病、心功能不全禁用，肝、肾疾病慎用。

(杨兴海)

第24章 作用于呼吸系统的药物

呼吸系统与外界直接相通，容易受到大气环境的影响而发生各种呼吸系统疾病。呼吸系统疾病常见症状包括：咳嗽、咳痰和喘息，俗称咳、痰、喘。本章主要介绍平喘药(anti-asthmatic drugs)、镇咳药(antitussives)和祛痰药(expectorants)。

考虑到自体活性物质组胺及其拮抗药与呼吸系统关系密切，因此，将组胺与作用于组胺受体药编入此章一并介绍。

第一节 平喘药

支气管哮喘是一种慢性呼吸道疾病，目前认为本病有免疫性(过敏性)和非免疫性刺激的共同参与，是一种气道慢性炎症和气道高反应性并存疾病。主要病理变化包括炎症细胞浸润、黏膜下组织水肿、血管通透性增加、平滑肌增生等，导致支气管收缩、黏液分泌增加和气道重构，引起气道狭窄、阻塞和气道反应性亢进，对冷空气、烟尘和二氧化硫等刺激引发哮喘。

近年来，随着对哮喘发病机制的新认识，使哮喘的治疗目标由过去的单纯控制哮喘转变为以防治气道慢性炎症为主、兼顾控制哮喘并举的治疗原则，达到最终消除哮喘症状。

根据药物作用机制和作用部位不同，目前临床常用的平喘药包括抗炎及抗过敏平喘药和支气管扩张药。

一、抗炎及抗过敏平喘药

(一) 糖皮质激素类

糖皮质激素作用广泛而复杂(见第27章第一节)，本节仅讨论与抗炎平喘有关的药理学机制：①通过抑制炎症介质和致炎细胞因子的生成及释放，增加抗炎细胞因子的基因转录与表达，收缩血管，降低血管通透性，从而减轻气道黏膜的充血水肿和炎症反应；②抑制过敏介质的释放；③阻止β肾上腺素受体的下调，增强β肾上腺素受体对内源性儿茶酚胺的敏感性。

为了使全身不良反应降低到最小限度，糖皮质激素类药物通常采用局部吸入。全身给药仅适用于以下情况：哮喘急性发作患者对吸入或注射β肾上腺素受体激动药合用氨茶碱不能有效控制者；二是慢性哮喘患者对其他平喘药疗效不显著者。

倍氯米松(beclomethasone)

【药理作用】

倍氯米松(其丙酸盐又叫必可酮)为局部应用的糖皮质激素，地塞米松的衍生物。吸入后约有10%～20%进入肺内产生作用，余下的大部分倍氯米松随吞咽进入消化道吸收，在肝脏代谢灭活。倍氯米松通过强大的抗炎、抗免疫等综合机制，产生支气管平滑肌松弛，缓解哮喘而不产生明显的全身作用。气雾剂用于预防和治疗轻、中度哮喘发作，长期应用对肾上腺皮质功能影响轻微。

【临床应用】

主要用于支气管扩张药不能有效控制的慢性哮喘，连续用药可减少或终止发作，对严重哮喘患者需要与支气管扩张药配合使用。对哮喘持续状态，因不能吸入足够量的药物，不宜使用。除用于哮喘外，亦可用于过敏性鼻炎。

【不良反应】

用后偶有声音嘶哑、喉部不适、口咽部念珠菌感染等不良反应，用药后漱口可减少局部反应。长期、过量使用(>0.8mg/d)可能出现皮质激素全身反应。糖皮质激素有致畸危险，孕妇慎用。

布地奈德(budesonide，BUD)

布地奈德又称布的松，是一种不含卤素的吸入型糖皮质激素，局部抗炎作用同倍氯米松。气雾吸入用于防治哮喘发作，疗效与倍氯米松相似，可减少糖皮质激素依赖性哮喘患者全身用药量。不良反应亦与倍氯米松相似，常用量对肾上腺皮质功能无影响。

曲安奈德(triamcinolone acetonide，TAA)、

丙酸氟地卡松(fluticasone propionate)、氟尼缩松(flunisolide,FNS)属同类药,作用、用途同布地奈德。

环索奈德(ciclesonide,CID)

环索奈德,为近年新开发的吸入性皮质甾醇类药物。环索奈德本身无药理活性,吸入后在肺内酯酶作用下代谢活化,生成去异丁酰基环索奈德(des-CID),后者对激素受体的结合力是前体的 100 倍,为主要活性形式,因此,环索奈德为"前体药"(pro-drug)。由于气雾剂颗粒小,在咽喉部的沉降率低,但在肺内的沉降率可高达 50%以上。在肺内去异丁酰基环索奈德被吸收进入血循环,与血浆蛋白高度结合,游离态药物<1%。从肺部进入循环的去异丁酰基环索奈德迅速在肝脏代谢,血浆半率期仅为 3.5 小时,因此,环索奈德几无全身副作用,其药动学特点代表了新的吸入性平喘药开发的方向。目前已用于哮喘和过敏性鼻炎。

(二)其他类

本类药物包括肥大细胞膜稳定药色甘酸钠、奈多罗米钠和 H_1 受体阻断药酮替芬等。此二类药通过抑制过敏介质的释放和轻度的抗炎作用而达到预防哮喘发作。平喘起效较慢,只能用于预防哮喘发作,对急性发作患者无效。

色甘酸钠(disodium cromoglycate,咽泰)

【药理作用】

色甘酸钠无直接松弛支气管平滑肌作用。在接触抗原之前(7～10 天)用药可防止变态反应所致哮喘,在运动前用药可防止运动诱发的哮喘。色甘酸钠的作用机制包括:①稳定肥大细胞膜,阻止过敏介质释放。这种阻释作用具有组织专一性,可阻止肺组织肥大细胞释放介质,但对皮肤的肥大细胞则无影响。目前认为本品可能在肥大细胞膜外侧的钙通道部位与 Ca^{2+} 形成复合物,加速钙通道的关闭,抑制外钙内流,从而阻止脱颗粒。②抑制引起支气管痉挛的某些反射。色甘酸钠能缓解二氧化硫、冷空气、甲苯二异氰酸盐等刺激所诱导的感觉神经末梢释放神经多肽(P 物质、神经激肽 A)引起的支气管痉挛,抑制运动性哮喘。③抑制非特异性支气管高反应性。哮喘患者的呼吸道对各种理化刺激的反应均较正常人敏感,较小的刺激即可引起呼吸道的痉挛性收缩,色甘酸钠能降低非特异性支气管高反应性。

预先用药可使过敏性(外源性)哮喘绝大部分的病例不发作,但对内源性哮喘疗效较差,仅 60%左右的病例有效。对运动性哮喘的疗效较满意,预先用药绝大多数病例可防止发作。对糖皮质激素依赖性哮喘病例可用本品部分取代,减少糖皮质激素的用量。

本品还可用于过敏性鼻炎、溃疡性结肠炎。

【体内过程】

口服不易从胃肠道吸收,粉雾吸入时只有 5%～10%被肺组织吸收,$t_{1/2}$ 约 100 分钟。本品溶于水,但其水溶液不稳定。临床用药制成极细的粉末(直径 5μg 左右)用特制的吸入器吸入。

【不良反应】

不良反应少见,仅有少数患者吸入后咽喉部及气管有刺激感,呛咳、气急、甚至诱发哮喘发作,必要时与 β 受体激动药合用。久用无蓄积作用,对主要脏器亦无不良影响。

奈多罗米钠(nedocromil sodium, cromones)

奈多罗米钠作用与色甘酸钠相似,对肥大细胞膜稳定和抗炎作用强于色甘酸钠。能抑制气道感觉神经神经多肽的释放,降低非特异性气道反应,可长期使用,亦可与支气管扩张药合用。

不良反应轻微,个别患者有异常苦味觉,偶见恶心、呕吐、咽部刺激、咳嗽等。

酮替芬(ketotifen,噻哌酮)

酮替芬是一种新型的抗组胺药,有较强的抑制过敏介质释放及 H_1 受体阻断作用,也可加强其他平喘药的作用。作为哮喘的预防用药,可减少哮喘发作的频率,缩短持续时间,减轻严重程度。临床口服给药用于各型哮喘发作的预防,对儿童哮喘疗效尤佳,一般在用药 12 周时疗效最好。对已发作或持续哮喘发作无效。少数患者用后可有轻度镇静、疲倦、头晕、口干等症状,继续用药可自行减轻。孕妇、驾驶员、精密机械操纵者慎用。本品也可用于过敏性鼻炎等的治疗。

曲尼司特(tranilast)

曲尼司特是从植物南天竹中提取并经结构

改造而得。具有与色甘酸钠相似的作用，可用于支气管哮喘、过敏性鼻炎、荨麻疹、过敏性皮炎和过敏性结膜炎的治疗。不良反应轻微，主要是胃肠道反应，如恶心、胃肠不适等。

二、支气管扩张药

(一) β肾上腺素受体激动药

肾上腺素受体激动药因激动 β_2 受体，激活腺苷酸环化酶而增加细胞内 cAMP 浓度，进而激活 cAMP 依赖性蛋白激酶 A(PKA)，降低细胞内游离 Ca^{2+} 浓度，肌球蛋白轻链失活，从而松弛支气管平滑肌。此外，还能抑制肥大细胞释放过敏介质，但对炎症过程并无影响。本类药物控制哮喘起效快，作用强，尤其是选择性 β_2 受体激动药扩张支气管平滑肌选择性高，全身不良反应少，是哮喘发作的首选对症治疗药。

肾上腺素、异丙肾上腺素等非选择性β肾上腺素受体激动药，虽有较好的平喘作用，但对心血管系统的作用也较强，应慎用。

本类药物长期应用可使 β_2 受体数目下调，降低疗效，且能引起哮喘反跳并加重病情，故不宜长期连续单独应用，必要时可与其他类平喘药物交替使用。

沙丁胺醇(salbutamol)

【药理作用】

沙丁胺醇(舒喘灵)为选择性 β_2 受体激动药，支气管扩张作用强度与异丙肾上腺素相当，但心脏兴奋作用仅为异丙肾上腺素的1/10。口服30分钟起效，维持4～6小时。吸入(气雾、雾化、干粉)5～10分钟起效，维持2～4小时。对慢性顽固性支气管哮喘，由于不能抑制炎症反应，只能控制症状，需配合抗炎平喘药治疗。

【体内过程】

沙丁胺醇以水杨醇环(saligenin ring)取代了儿茶酚环，因此不受儿茶酚氧位甲基转移酶(COMT)和硫酸激酶的作用而灭活，作用比异丙肾上腺素持久。口服后1～3小时达到最大效应，$t_{1/2}$为2.7～5小时。

吸入给药10～15分钟出现最大效应，维持3～4小时，$t_{1/2}$为1.7～7.1小时。气雾吸入时大部分药物吞咽后经胃肠道吸收进入肝脏，被代谢灭活，代谢物从尿液和粪便中排泄。口服具有类似的药动学特点。

【临床应用】

1. 吸入 吸入给药除直接作用于呼吸道平滑肌外，小部分被吸收，经支气管静脉进入右心室，然后又进入肺循环，故这种给药方法作用最快，对心脏和其他器官影响小，可迅速缓解哮喘症状。吸入给药要注意掌握正确的吸入方法，喷药后随即做深而慢的吸气，然后屏气片刻，有利于药物在气道内充分沉积。长期吸入本药有部分患者疗效降低，可能与受体下调有关，需停药1～2周才能恢复敏感性。疗效降低时，不应频繁增加吸入次数，而应与其他药物交替使用或暂停沙丁胺醇，改用其他药物替代，待受体敏感性恢复后再用。

2. 口服 口服后约30分钟起效，2～3小时达高峰，持续4～6小时，对心脏不良反应较吸入多见，口服给药可用于频发或慢性哮喘控制症状和预防发作。应用控释沙丁胺醇(controlled release salbutamol，全特宁)，每片含沙丁胺醇4mg，一次口服可维持12小时稳定的血药浓度。

静脉注射或滴注给药方法一般不采用，因为平喘效果并不比气雾吸入强，作用持续时间反而缩短，且手足震颤与代谢紊乱等不良反应较多见，故静脉给药仅适用于急需缓解呼吸道痉挛的患者。

【不良反应】

1. 骨骼肌震颤 好发部位为四肢和面颈部，有些病例在开始用药时明显，但随着用药时间延长而逐渐减轻或消失，轻者感到不适，重者可影响生活和工作，气雾吸入发生率低于口服给药。口服给药约30%的患者始终有不同程度的肌震颤。发生机制是由于兴奋了骨骼肌慢收缩纤维的 β_2 受体，使之收缩加快，破坏快慢收缩纤维之间的融合。

2. 心脏反应 治疗量少见，超过治疗量数倍至数十倍，可见窦性心动过速，但未见严重心律失常或中毒致死的报告，说明其安全性远大于异丙肾上腺素和氨茶碱，但对甲状腺功能亢进患者应慎用。

3. 代谢异常 β_2 受体激动药由于增加肌糖原分解，引起血中乳酸和丙酮酸升高并出现酮体，糖尿病患者应注意引起酮症酸中毒。过量应用或合用糖皮质激素可致低血钾(因兴奋骨骼肌细胞膜 β_2 受体，致 Na^+,K^+-ATP 酶激动所致)，必要时补充钾盐。

笔记栏

其他选择性 β_2 肾上腺素受体激动药

克仑特罗(clenbuterol,氨哮素,喘克素)为强效选择性 β_2 受体激动药,效价约为沙丁胺醇的 100 倍。气雾吸入、口服、注射和直肠给药均可奏效。气雾吸入 5 分钟起效,作用维持 2～4 小时。口服后 10～20 分钟起效,作用维持 6 小时以上。直肠给药作用维持时间更久,可达 24 小时,临睡前用药一次即可。不良反应同沙丁胺醇,但较轻,偶见头晕、心悸、轻度肌震颤等。

福莫特罗(formoterol)和沙美特罗(salmeterol)为新型长效选择性 β_2 受体激动药,作用强而持久。前者吸入后约 2 分钟起效,2 小时达高峰,作用持续 12 小时左右;口服后 30 分钟起效,作用更持久。后者吸入后 15 分钟起效,3～4 小时达高峰,持续 12 小时以上。两药除有强大松弛支气管平滑肌作用外,还具有抗炎作用,可抑制抗原诱发的嗜酸粒细胞聚集与浸润、血管通透性增高以及迟发性气道痉挛反应。主要用于慢性哮喘与慢性阻塞性肺疾患,有效率在 70%～100%,尤适用于哮喘夜间发作患者。能有效地预防运动性哮喘的发作。不良反应与其他 β_2 受体激动药相似,超量应用及口服给药可出现肌肉震颤、心悸等。

同类药特布他林(terbutaline)和氯丙那林(clorprenaline)与沙丁胺醇作用相似,但平喘强度较弱。

非选择性 β 受体激动药

异丙肾上腺素(isoprenaline,喘息定)为传统的 β_1、β_2 非选择性 β 受体激动药的代表,可松弛支气管平滑肌,抑制过敏介质释放,减轻黏膜水肿,促进气道清除能力及肺泡表面活性物质的分泌,缓解哮喘。平喘作用快而强,吸入给药 1min 肺功能明显改善,但作用时间短。主要用于支气管哮喘的急性发作。常见心悸、头晕、肌震颤等不良反应。过量使用可致严重心律失常,甚至心室颤动猝死,长期反复应用易产生耐受性。冠心病、心绞痛、心肌梗死、心肌炎、甲亢、心衰患者禁用。因不良反应多,现已逐渐被选择性 β_2 受体激动药所取代。

肾上腺素(adrenaline)对 α、β 受体均有强大的激动作用,激动 β_2 受体产生与异丙肾上腺素相似的平喘作用。肾上腺素皮下或肌内注射主要用于支气管哮喘的急性发作。本品心血管系统不良反应多见(见第 8 章第三节),不宜常规应用。动脉硬化和高血压等心血管疾病患者禁用。

麻黄碱(ephedrine)作用与肾上腺素相似,但作用较弱,起效缓慢。优点是口服有效,作用维持时间较长。常与其他药物配伍用于轻症哮喘和喘息性支气管炎的治疗,也可用于预防哮喘的发作,不良反应主要是中枢兴奋致失眠。

(二) 茶碱类

【药理作用】

茶碱(theophylline)为甲基黄嘌呤衍生物,是一类常用的平喘药。除平喘外,还有利尿、强心等作用。主要药理作用及作用机制包括:

1. 松弛支气管平滑肌　茶碱对呼吸道平滑肌有较强的直接松弛作用,但其强度不及 β 受体激动药。茶碱松弛呼吸道平滑肌的作用机制包括:①非选择性抑制磷酸二酯酶。使呼吸道平滑肌细胞内 cAMP 含量提高,通过激动 PKA 和蛋白激酶 G(PKG),降低平滑肌张力,支气管舒张。但治疗量的茶碱血浆浓度对组织内磷酸二酯酶活性的抑制仅为 5%～20%,此浓度不足以产生明显的舒张支气管平滑肌作用,提示可能还有其他机制参与。②促进肾上腺髓质释放内源性肾上腺素,间接扩张支气管。③阻断腺苷受体,对抗腺苷(为肥大细胞释放组胺和白三烯的诱导剂)诱发的支气管收缩作用。④抑制气道平滑肌细胞外钙内流和内钙释放,干扰钙离子的转运。

2. 增强呼吸肌动力　茶碱能增强膈肌的收缩力,尤其在膈肌收缩无力时作用更显著。慢性阻塞性肺疾患病人应用茶碱后,膈肌收缩力增强对改善呼吸肌的动力十分有益。此外,茶碱还具有呼吸兴奋作用,用于哮喘患者可使呼吸深度增强,但呼吸频率不增加。

3. 其他作用　茶碱具有强心作用,增强心肌收缩力,增加心输出量,并能降低右心房压力,增加冠状动脉血流量。还有弱的利尿作用,适用于心性哮喘。此外,茶碱还具有抑制炎症介质的释放而抗炎和降低气道的高反应性。

【体内过程】

口服吸收迅速,其生物利用度为 64%～96%不等。80%～90%的药物经肝脏微粒体酶代谢转化,其中 40%经脱甲基生成 3-甲基黄嘌呤,20%氧化生成 1-甲基尿酸,30%氧化生成

1、3-二甲基尿酸，10%原形由尿排出。许多影响肝混合功能氧化酶的因素均可间接影响茶碱的代谢与清除。肾衰竭患者对茶碱的清除率无明显影响，一般不必减少剂量。女性的茶碱剂量应比男性小 1/3，儿童的清除率较成人高。

【临床应用】

1. 支气管哮喘 茶碱类药物扩张支气管平滑肌不如β受体激动药强，起效慢。一般用于急性哮喘患者吸入 β_2 受体激动药疗效不显著时，静脉注射茶碱能立即发挥协同效应。对慢性哮喘患者，茶碱通常用于预防发作和维持治疗。在哮喘持续状态，体内已有大量内源性肾上腺素释放，呼吸道β受体对肾上腺素的敏感性降低，肾上腺素受体激动药的疗效不佳，此时配伍用茶碱类药物，可使疗效明显提高。

2. 慢性阻塞性肺疾病及心源性哮喘的辅助治疗 茶碱类可改善慢性阻塞性肺疾病以及心源性哮喘的喘息、气促症状。这一作用是茶碱类药物综合效应的体现，包括：扩张支气管、抗炎、降低肺动脉高压、增强膈肌的收缩动力和改善气道通气功能等。

【不良反应】

茶碱不良反应的发生率与血药浓度密切相关，血药浓度超过治疗水平（>20mg/L）时，易发生不良反应。表现为恶心、呕吐、不安、失眠、易激动等。严重时可出现心律失常、精神失常、惊厥、昏迷等反应，甚至出现呼吸、心跳停止而致死。茶碱的生物利用度及体内消除速率个体差异大，不同患者应用相同剂量时的血浆药物浓度差别也较大，故临床应用时，应注意监测血药浓度，及时调整剂量以避免中毒反应的出现。

【常用茶碱类药物制剂】

1. 茶碱与不同盐或碱基（如二乙胺、甘氨酸钠、胆碱等）形成的复盐 有氨茶碱、胆茶碱、甘氨酸茶碱钠等。这些制剂水溶性增强，但生物利用度并未增加，药理作用也未见加强。

2. 以不同基团取代所得的衍生物 有二羟丙茶碱、丙羟茶碱。这些制剂的特点是对胃肠刺激性小，口服易耐受，但平喘作用不及第一类茶碱制剂强。

氨茶碱（aminophylline）含茶碱约 75%～80%。碱性较强，局部刺激性大，口服后易引起胃肠道刺激症状。饭后服用、与氢氧化铝同服或制成肠溶片可减轻局部刺激。口服疗效不及静脉注射。急性哮喘或哮喘持续状态时常静脉注射给药，可迅速控制症状。静脉注射时药物浓度不宜过高，注射速度也不宜太快，否则可引起心律失常、血压骤降、惊厥等严重反应，甚至死亡。儿童对氨茶碱的敏感性较成人为高，必须慎用。

胆茶碱（cholinophylline）为茶碱与胆盐的复盐，含茶碱 60%～64%，较茶碱和氨茶碱水溶性更大。口服后对胃黏膜刺激性小，患者易于接受。一般用于不能耐受氨茶碱的患者，但疗效不及氨茶碱。

二羟丙茶碱（diprophylline，喘定）为茶碱的衍生物，易溶于水。由于对胃肠道刺激性较小，口服耐受性较好，但作用弱，生物利用度低，半衰期短。主要用于不能耐受氨茶碱的哮喘患者。

恩丙茶碱（enprofylline）是一新的松弛支气管平滑肌的黄嘌呤衍生物，其舒张支气管作用较茶碱强 5 倍。几无胃肠道、心血管及中枢神经系统反应。

茶碱缓释或控释剂如**葆乐辉**（protheo，优喘平），**舒弗美片**，具有血药浓度稳定，作用维持时间长等特点，适用于夜间哮喘和慢性反复发作哮喘患者。

（三）抗胆碱药

气道平滑肌 M_1 胆碱受体激动时，可加速副交感神经节神经冲动的传递，收缩气道平滑肌。存在于气道平滑肌、黏膜下腺体和血管内皮细胞上的 M_3 胆碱受体激动时，可使气道平滑肌收缩、黏液分泌增加和血管扩张等。

选择性胆碱受体阻断药可阻断气道的 M_1 和 M_3 受体，扩张支气管平滑肌。阿托品为非选择性的抗胆碱药，虽能阻断气道的 M 胆碱受体，但抑制支气管腺体的黏液分泌，使痰液变稠以及阻断全身各组织的亚型受体，引起全身副作用，因此不能用于哮喘的治疗。

异丙托品（ipratropium，异丙阿托品）为阿托品的异丙基衍生物，结构中具有季铵基团，为极性化合物，因而雾化吸入时，不易从气道吸收，咽下后也不易从消化道吸收。本品通过选择性阻断支气管平滑肌 M_1 和 M_3 受体，抑制鸟苷酸环化酶活性，降低细胞内的 cGMP 合成，使 cAMP 相对增加，从而在局部发挥松弛支气管平滑肌作用，但无阿托品样全身性不良反应。对控制哮喘急性发作的疗效不如肾上腺素受体激动药，但对某些迷走神经亢进诱发的哮喘发作有较好的疗效，对痰量和痰液的黏稠性均无明显改变。主要用于防治支气管哮喘和喘息性慢性气管炎。尤其适用于因使用β受体激动剂产生肌震颤、心动过速而不能耐受者。

不良反应少见，少数患者有口干、口苦感。吸入用于预防、治疗哮喘发作，疗效与倍氯米松相似，可减少糖皮质激素依赖性哮喘患者用药量。

氧托品(oxitropium，氧托溴铵)和泰乌托品(tiotropium，噻托溴铵)作用与异丙托品相似，但松弛支气管平滑肌作用更强，作用维持时间长，不良反应小。

第二节 镇 咳 药

咳嗽是呼吸道受刺激时产生的一种保护性反射活动，可将呼吸道内的痰液及异物排出以保持呼吸道的清洁和畅通。但严重咳嗽不仅给患者带来极大痛苦和体能消耗，而且影响工作、休息和睡眠，甚至引起并发症。对于咳嗽应积极寻找病因，有针对性的进行治疗。如有感染时，应使用抗菌药抗感染治疗，在对因治疗的同时应及时应用镇咳药。

镇咳药(antitussive drugs)是作用于咳嗽反射弧的不同环节，产生镇咳作用的一类药物。根据其作用部位不同，分为中枢性镇咳药及外周性镇咳药。部分药物两者兼有。

一、中枢性镇咳药

可待因(codeine)

可待因(甲基吗啡)是阿片所含的生物碱之一。镇咳作用强度为吗啡的 1/4，镇痛强度约为吗啡的 1/7～1/10。可待因对咳嗽中枢有较高的选择性抑制作用，治疗量不抑制呼吸，成瘾性比吗啡弱。镇咳作用强而迅速，疗效可靠，是目前最有效的镇咳药之一。临床主要用于各种原因引起剧烈的刺激性干咳，尤适用于胸膜炎干咳伴胸痛者，作用持续 4～6 小时。治疗量不良反应少，偶有恶心、呕吐、便秘及眩晕。久用亦可成瘾，过量易产生兴奋、不安、烦躁等中枢兴奋症状，小儿过量可引起惊厥。本品可轻度收缩支气管平滑肌，故呼吸不畅的患者慎用。尚可抑制支气管腺体的分泌，使痰黏稠不易咳出，故多痰咳嗽者不宜用。

右美沙芬(dextromethorphan)

右美沙芬(右甲吗喃)为人工合成的吗啡衍生物。右美沙芬通过抑制延髓咳嗽中枢而产生镇咳作用，强度似可待因，但无镇痛作用。适用于无痰干咳及频繁剧烈的咳嗽。口服后 15～30 分钟起效，作用持续 3～6 小时。治疗量不抑制呼吸，反复应用无成瘾性。偶有眩晕、嗜睡、便秘、兴奋、不安、烦躁等副作用。

喷托维林(pentoxyverine)

喷托维林(又名咳必清)为人工合成的非成瘾性中枢性镇咳药，兼有外周镇咳作用。通过抑制支气管内感受器及传入神经末梢，松弛支气管平滑肌，降低气道阻力，并有轻度阿托品样作用和局麻作用。适用于上呼吸道炎症引起的干咳等。因具有阿托品样作用，青光眼患者慎用，多痰患者禁用。

二、外周性镇咳药

苯佐那酯(benzonatate)

苯佐那酯(退嗽露)为局麻药丁卡因的衍生物，具有较强的局部麻醉作用，能选择性地抑制肺牵张感受器及感觉神经末梢，阻断咳嗽反射的传入冲动而镇咳。此外，对咳嗽中枢也有一定的抑制作用。本品不抑制呼吸，且能增加每分钟通气量。口服 20 分钟起效，持续 3～8 小时。

主要用于呼吸系统疾患如支气管炎、胸膜炎等引起的咳嗽，也用于支气管镜、喉镜或支气管造影前预防呛咳。不良反应有轻度头晕、头痛、嗜睡、口干等，偶见过敏反应。服用时勿将药丸咬碎，以免引起口腔麻木。

苯丙哌林(benproperine)

苯丙哌林(咳快好)为非成瘾性外周镇咳药，主要阻断来自肺及胸膜感受器的传入神经冲动，还有平滑肌解痉作用。本品镇咳作用强，为可待因的 2～4 倍，起效快，口服 15～60 分钟生效，持续 4～7 小时。用于多种原因引起的咳嗽，对刺激性干咳效果好。不良反应有口干、嗜睡、头晕、皮疹等。药片应整片吞服，不可咬碎，以免引起口腔麻木。

普诺地嗪(prenoxdiazin)

普诺地嗪(哌乙恶唑)为末梢镇咳药，强度似可待因。并有局部麻醉、松弛平滑肌和抗炎等作用，不抑制呼吸，无成瘾性。适用于上呼吸道感染、急慢性支气管炎、支气管肺炎、哮喘及肺气肿等引起的咳嗽。不良反应轻，不能将片剂咬碎，否则可有口腔麻木感。

第三节 祛 痰 药

气道上的痰液刺激气管黏膜而引起咳嗽，痰液积于小气道内可使气道狭窄并引发喘息。祛痰药通过增加呼吸道分泌，稀释痰液或降低痰的黏稠度，使痰易于咳出，从而减轻对呼吸道黏膜的刺激，间接起到镇咳、平喘的作用，也有利于控制继发感染。

一、痰液稀释药

氯化铵(ammonium chloride)

本品通过口服后局部刺激胃黏膜，反射性地增加呼吸道分泌而祛痰。很少单独使用，多配成复方制剂应用。可酸化体液、尿液。除用于祛痰外，还可用于酸化尿液并促进碱性药物的排泄。服用大量时可产生酸中毒。溃疡病及肝、肾功能不良者慎用。

愈创甘油醚(guaifenesin)

具有祛痰和一定的抗菌防腐作用，对咳痰恶臭者可减轻痰液的恶臭味，偶见恶心和胃肠不适。

二、黏痰溶解药

乙酰半胱氨酸(acetylcysteine)

乙酰半胱氨酸(又名痰易净)吸入后能与黏痰中联接黏蛋白的双硫键结合，使之裂解，从而使蛋白链分开，使痰液化，黏稠度降低，易于咳出。用于黏痰阻塞气道、咳痰困难者。紧急时气管内滴入，可迅速降低痰的黏稠度，便于吸引排痰，对气管插管引起痰栓塞特别有效。不良反应有呛咳、呕吐、流涕、支气管痉挛等。本品溶液中加入小量异丙肾上腺素可防止支气管痉挛发生。本品不宜与青霉素、头孢菌素及四环素混合，否则可降低抗生素活性。

溴己新(bromhexine)

笔记栏

溴己新(必消痰)可直接作用于支气管腺体，促使黏液分泌细胞的溶酶体酶释出，裂解痰中的黏多糖，使痰的黏稠度降低易于咳出。还能激动呼吸道胆碱受体，使呼吸道腺体分泌增加，痰液变稀。此外，还兼有镇咳作用。溴己新可口服、肌内注射、静脉注射或雾化吸入给药，口服后1小时起效，3～5小时达作用高峰，持续6～8小时。可用于支气管炎、肺气肿、硅沉着病和支气管扩张等。对咳浓痰者，应加用抗生素。偶致恶心、胃部不适、转氨酶升高。

附 组胺及作用于组胺受体的药物

一、组胺及组胺受体激动药

(一) 组胺

组胺(histamine)由组氨酸经组氨酸脱羧酶脱羧产生，广泛存在于人体皮肤、肺、胃肠道黏膜及心脏等组织的肥大细胞及嗜碱粒细胞中，是体内重要的自体活性物质之一。通常情况下，天然组胺与蛋白质、肝素结合，以无活性的复合物形式存储于各组织。变态反应或某些理化因素等均可诱使组胺从结合部位释放，然后通过旁分泌而激动邻近靶器官上的组胺受体，引起多种生物学效应，如：支气管和胃肠平滑肌收缩、血管平滑肌舒张、心肌收缩、房室传导减弱、胃酸分泌增加等。组胺本身并无临床治疗价值，但组胺受体拮抗剂具有广泛的临床用途。

【药理作用与作用机制】

目前已发现组胺受体有 H_1、H_2、H_3 和 H_4 四个亚型，不同的亚型激活分别产生不同的生物学效应。组胺激活 H_1 受体，通过G蛋白激活磷脂酶C(PLC)，生成三磷酸肌醇(IP_3)和二酰甘油(DAG)，使细胞内钙离子增加，蛋白激酶C活化，诱发支气管和胃肠道平滑肌收缩，毛细血管通透性增加；组胺激活 H_2 受体，靶细胞内cAMP增加，由cAMP介导的胃酸分泌增加，心率加快和部分血管扩张；在中枢，H_1、H_2 受体主要分布于组胺能神经原突触后膜，H_3 受体主要分布于突触前膜。突触前膜 H_3 受体参与调节脑内5-羟色胺(5-HT)、去甲肾上腺素(NA)、乙酰胆碱(ACh)等多种神经递质的释放和代谢，影响人的行为功能，如学习记忆、觉醒和睡眠、饮食等本能行为。在外周，H_3 受体可能还参与胃肠、呼吸、心血管等功能的调节。H_4 受体分布于造血干细胞，可能与变态反应等有关。组胺的主要药理学作用如下：

1. 扩张血管 组胺激动血管平滑肌 H_1、H_2 受体，致小动脉、小静脉扩张，回心血量减少。激动毛细血管 H_1 受体，致通透性增加，引起局部水肿。

注射大剂量组胺，可发生强而持久的降压，甚至发生休克。皮内注射小剂量组胺，可出现"三重反应"：毛细血管扩张和通透性增加，依次出现红斑、丘疹和最后因轴索反射致小动脉扩张，在丘疹周围形成红晕。麻风患者因支配皮肤血管的神经受损，"三重反应"常不完全，可作为麻风病的辅助诊断。

2. 兴奋内脏平滑肌 组胺分别激动支气管、胃肠和子宫平滑肌，使支气管收缩，支气管哮喘患者尤其敏感，可诱发哮喘，而健康人支气管平滑肌对组胺敏感性低。组胺对消化道多种平滑肌具有兴奋作用，其中豚鼠回肠对其最为敏感，可作为组胺对肠平滑肌影响的生物鉴定标本。组胺对子宫平滑肌的作用可因种族而异，人子宫对组胺不敏感，但可致豚鼠子宫收缩，对大鼠子宫则具有松弛作用。

3. 促进腺体分泌 组胺激动胃壁细胞 H_2 受体，激活腺苷酸环化酶，增加细胞内 cAMP，经复杂的生化反应最终激活壁细胞囊泡膜上 H^+-K^+-ATP 酶，促进胃液分泌，组胺是胃酸分泌的强力刺激剂。此外，组胺还能促进唾液、胰液和支气管腺体的分泌，作用较弱。

4. 调节本能行为 组胺激动中枢 H_3 受体，调节人的学习、记忆、觉醒与睡眠等本能行为。

【临床应用】

主要用于鉴别胃癌和恶性贫血患者是否有真性胃酸缺乏症。晨起空腹皮下注射磷酸组胺 0.25～0.5mg，若仍无胃酸分泌，即为真性胃酸缺乏症，见于胃癌和恶性贫血患者。目前大多用五肽促胃泌素替代，组胺已少用。

【不良反应】

常见头痛、体位性低血压、颜面潮红，支气管哮喘和溃疡病患者禁用。

（二）组胺受体激动药

培他司汀（betahistine）

培他司汀（抗眩啶）为 H_1 受体激动药，通过扩张脑血管，促进脑干和迷路的血液循环，减轻内耳血管痉挛和膜迷路积水。另外，还有抗血小板聚集和抗血栓作用。临床用于：

1. 内耳眩晕病 减轻眩晕、头痛、耳鸣、恶心等症状。

2. 慢性缺血性脑血管病

3. 多种原因引起的头痛

【不良反应】

偶有恶心、头痛等症状。溃疡病人慎用，哮喘患者禁用。

英普咪定（impromidine，甲双咪胍）与**倍他唑**（betazole，氨己吡唑）为选择性 H_2 受体激动药，刺激胃酸分泌，用于胃分泌功能检查。英普咪定对 H_2 受体选择性高于倍他唑，还可增强心肌的兴奋性，试用于心力衰竭。

二、抗组胺药

1920 年 H. Dale 发现组胺是过敏性疾病的病理介质，1937 年 D. Bovet 发现组胺受体并成功研制首个组胺 H_1 受体阻断药"异丙嗪"，1970 年 J. Black 成功研制首个组胺 H_2 受体阻断药"西咪替丁"。迄今，大约已有 50 多种抗组胺药问世。

根据对受体的选择性不同，可将抗组胺药分为 H_1 和 H_2 受体拮抗药。H_1 受体阻断药主要用于皮肤黏膜的过敏性疾病，H_2 受体阻断药主要用于消化性溃疡。

抗组胺药除了通过阻断受体发挥抗组胺作用外；还可通过减少内源性组胺的释放而发挥抗组胺作用，如色甘酸钠、肾上腺素等。

（一）H_1 受体阻断药

组胺分子结构中还含有乙基伯胺的功能基团，目前大多数 H_1 受体阻断药分子结构中还含有与乙基伯胺相似的乙基叔胺，从而与内源性的组胺竞争组胺受体。通过阻断 H_1 受体，产生拮抗作用。根据化学结构不同，临床上常用的 H_1 受体阻断药分为：

1. 乙醇胺类 苯海拉明（diphenhydramine，苯那君）、茶苯海明（dimenhydrinate，乘晕灵）等。

2. 吩噻嗪类 异丙嗪（promethazine，非那根）、阿利马嗪（alimemazine，异丁嗪）等。

3. 乙二胺类 曲吡那敏（tripelennamine，吡苄明，扑敏宁）、美吡那敏（mepyramine）。

4. 烷基胺类 氯苯拉敏（chlorphenamine，

笔记栏

扑尔敏)、溴苯那敏(brompheniramine)、二甲茚定(dimetindene)等。

5. 哌嗪类 布克利嗪(buclizine,氯苯丁嗪,安其敏)、美克洛嗪(meclozine,氯苯甲嗪,敏克静)、酮替芬(ketotifen,噻哌酮)等。

6. 哌啶类 阿斯咪唑(astemizole,息斯敏,敏克静)、氯雷他定(loratadine)、地氯雷他定(desloratadine)、非索他定(fexofenadine)、赛庚啶(cyproheptadine)、苯茚胺(phenindamine,抗敏胺)、特非那定(terfenadine)等。

7. 其他类 阿伐斯汀(acrivastine,新敏乐)、氮䓬斯汀(azelastine)。

H_1 受体阻断药药理作用与临床用途相似,哌啶类等第二代药物无中枢镇静作用。临床常用的 H_1 受体阻断药作用特点见表 24-1。

表 24-1 常用 H_1 受体阻断药药理作用特点比较

药物	镇静强度	防晕止吐	阿托品样作用	维持时间(h)
苯海拉明	强	++	+++	4~6
茶苯海明	强	+++	+++	4~6
异丙嗪	强	++	+++	6~12
曲吡那敏	弱	—	—	4~6
氯苯那敏	弱	—	++	4~6
布克利嗪	弱	+++	—	16~18
美克洛嗪	弱	+++	—	25
赛庚啶	弱	—	+	4~8
特非那啶	无	—	—	12
阿斯咪唑	无	—	—	>12
苯茚胺	略兴奋	—	++	持久

【药理作用】

1. 抗 H_1 受体作用 H_1 受体阻断药可对抗组胺引起的支气管、胃肠平滑肌收缩作用。豚鼠支气管平滑肌对组胺特别敏感,小剂量即可引起支气管强烈收缩致呼吸道窒息而死,如用 H_1 受体阻断药进行预处理,可保护豚鼠耐受数倍甚至千倍致死量的组胺而不死。对豚鼠以支气管痉挛为主要症状的过敏性休克也具有保护作用,但对人的过敏性休克并无保护作用,推测人的过敏性休克除组胺外,还有多种过敏性介质的参与。对组胺引起的毛细血管扩张和通透性增加所致局部水肿有较强的抑制作用。对组胺引起的血管扩张和血压下降,H_1 受体阻断药仅能部分对抗,并需同时使用 H_2 受体阻断药。

2. 中枢作用 治疗量 H_1 受体阻断药大多可通过血-脑屏障,产生中枢抑制作用,表现镇静、嗜睡。其中以苯海拉明和异丙嗪最强,氯苯那敏作用最弱,特非那定和阿司咪唑因不易通过血-脑脊液屏障,几无中枢抑制作用,而苯茚胺则有轻度中枢兴奋作用。该类药物中的苯海拉明、异丙嗪、美克洛嗪和布克利嗪还有抗眩晕、镇吐作用,可能与其中枢抗胆碱作用有关。

3. 其他作用 多数 H_1 受体阻断药有抗胆碱、局部麻醉和奎尼丁样作用。

【体内过程】

本类药物口服吸收良好,口服后一般 15~30 分钟起效,2~3 小时达血药峰浓度,作用持续 4~6 小时不等。药物在体内广泛分布,大部分在肝内代谢后,经肾排泄。新型 H_1 受体阻断药特非那定和阿司咪唑口服后 1~2 小时达血药峰浓度。特非那定代谢快,$t_{1/2}$ 为 4~5 小时;阿司咪唑代谢较慢,$t_{1/2}$ 为 24~48 小时。两药的代谢物仍有活性,使作用持续时间延长。

【临床应用】

1. 变态反应性疾病 对荨麻疹、枯草热、过敏性鼻炎等皮肤黏膜变态反应效果良好。镇静作用较弱的第二代 H_1 受体阻断药(如特非那啶、氯雷他定、阿斯咪唑)对昆虫咬伤引起的皮肤瘙痒和水肿也有良效。对血清病、药疹也有效,而对支气管哮喘和过敏性休克无效。由于酮替芬(噻哌酮)和氮䓬斯汀具有抑制肥大细胞和嗜碱粒细胞释放组胺和白三烯等炎性介质,亦可用于支气管哮喘和过敏性鼻炎的治疗。

2. 晕动病及呕吐 苯海拉明、茶苯海拉明、异丙嗪对晕动病以及放射病呕吐有镇吐作用。晕动病只作预防用药,一般在乘车、船前半小时服用。

3. 镇静催眠 苯海拉明和异丙嗪有明显中枢抑制作用,可用于失眠,尤其是变态反应引起的失眠。

【不良反应与应用注意】

常见有嗜睡、乏力等,驾驶员及高空作业者工作期间禁用。第二代 H_1 受体阻断药(如特非那啶、氯雷他定、苯茚胺、阿斯咪唑)无中枢抑制作用。少数患者可见失眠和烦躁不安等。消化不良反应有恶心、呕吐、腹泻或便秘等。偶见粒细胞减少和溶血性贫血。

布克利嗪、美克洛嗪和阿斯咪唑有动物致畸胎作用,故孕妇禁用。此外,阿司咪唑和特非那定可致严重的尖端扭转型室性心动过速等心脏毒性,出现晕厥、甚至心脏停搏,应予注意。阿司

笔记栏

咪唑已撤出美国等市场。

(二) H_2 受体阻断药

目前临床使用的 H_2 受体阻断药包括：西咪替丁(cimetidine，甲氰咪胍)、雷尼替丁(ranitidine，呋喃硝胺)和尼扎替丁(nizatidine)等替丁类。替丁类药物可选择性阻断 H_2 受体，而不影响 H_1 受体。替丁类目前主要用于消化性溃疡的治疗(见第 25 章第一节)。此外，近年来还用于非消化性溃疡等疾病的治疗。西咪替丁是本类药物的代表。

西咪替丁(cimetidine)

【药理作用】

1. 抑制胃酸分泌　见第 25 章第一节。

2. 心血管系统　西咪替丁能拮抗组胺对离体心肌的正性肌力和正性频率作用，整体实验可部分对抗组胺的扩血管作用。但在抑制胃酸，抗溃疡病治疗的剂量时，对心血管系统并无明显影响。

3. 免疫调节作用　近年来发现，组胺对免疫系统具有抑制作用，能降低机体免疫系统功能。组胺作用于 T 细胞的 H_2 受体，引起组胺诱生抑制因子(histamine-induced suppressive factor，HSF)，HSF 是导致免疫功能下降的主要原因。

西咪替丁等 H_2 受体阻断药组断 T 细胞的 H_2 受体，减少 HSF 的产生，从而对抗组胺的免疫抑制作用。具体机制为：①促进淋巴细胞的增殖反应；②促进淋巴因子如 IL-2、γ 干扰素等的产生；③促进 B 细胞增殖，增加抗体的生成；④增强人皮肤迟发性变态反应和移植物抗宿主反应。

【体内过程】

口服易吸收，生物利用度 60%～80%，1～3 小时达峰值浓度，血浆 $t_{1/2}$ 为 2 小时，维持约 4 小时。主要经肾排泄，其中 50%为原型药物，15%经肝脏代谢。西咪替丁可通过胎盘进入胎儿循环，亦可经血-脑屏障进入中枢。

【临床应用】

主要用于胃、十二指肠溃疡和其他胃肠道的相关性疾病。近年来，还用于众多原因引起的免疫功能低下和肿瘤的辅助治疗。

【不良反应】

不良反应少，易耐受，较安全。偶可见恶心、呕吐、腹泻和便秘等胃肠道反应。另有头昏、疲乏、口干等。肾功能不良的老年患者大剂量时可出现精神错乱。少数患者可有粒细胞减少和再生障碍性贫血。因西咪替丁有抗雄激素作用，故男性患者长期使用可有乳腺增生，女性患者因乳腺过度增生而发生溢乳症。

(杨兴海)

第 25 章 作用于消化系统的药物

消化系统疾病大多为临床常见病。疾病种类多，致病因素复杂，涉及的治疗药物广泛。本章主要介绍抗消化性溃疡药、助消化药、止吐药、泻药、止泻药和利胆药。

第一节 抗消化性溃疡药

消化性溃疡(peptic ulcer)是消化系统常见病，发病率约10%～12%，具有自然缓解和反复发作的特点。消化性溃疡的病因与黏膜局部损伤和保护机制之间平衡失调有关，损伤因子(胃酸、胃蛋白酶、幽门螺杆菌感染以及某些药物等)增强或(和)保护因子(胃黏液、HCO_3^-、前列腺素和黏膜修复等)减弱，均可引起消化性溃疡。药物治疗在于平衡二者关系，减少胃酸分泌或增强胃黏膜保护功能，促进溃疡愈合。

胃酸分泌是一个复杂、连续的过程，有多种因素参与。介导胃壁细胞胃酸分泌的主要受体包括：乙酰胆碱、促胃液素、组胺 H_2 和前列腺素受体。当乙酰胆碱或促胃液素激动相应受体后，促进壁细胞膜钙通道开放，升高细胞内 Ca^{2+} 浓度，通过钙依赖通路，激活 H^+-K^+-ATP 酶(壁细胞质子泵)，促使 H^+-K^+ 交换，H^+ 分泌至胃腔；组胺 H_2 受体被激活后，通过激活腺苷酸环化酶-cAMP 依赖通路，经 cAMP 依赖途径激活质子泵，促使 H^+-K^+ 交换，增加胃酸分泌；前列腺素则抑制腺苷酸环化酶，减少 cAMP 的生成和抑制质子泵功能，减少胃酸分泌。

自1910年 Schiwatz 提出“无酸便无溃疡”的理论以来，抗酸治疗就成为消化性溃疡的主要治疗措施，从此开创了消化性溃疡治疗的新纪元。20世纪80年代初期组胺 H_2 受体拮抗药(H_2-receptor antagonist, H_2-RA)的问世和应用，极大地提高了对消化性溃疡的疗效，有学者称为消化性溃疡治疗史上的第一次革命。20世纪80年代末壁细胞质子泵抑制药(proton pump inhibitor, PPI)的问世和应用，进一步提高了对消化性溃疡的疗效。抗酸治疗尽管提高了消化性溃疡的治愈率，但停药后溃疡的高复发率仍是临床医生面临的一大难题。

1983年，Warren 和 Marshall 从人的胃黏膜中分离出幽门螺杆菌(Helicobacter Pylori, HP)后，发现 HP 感染与消化性溃疡的发病密切相关，感染率可高达80%～100%。因此，抗 HP 就成为消化性溃疡治疗的关键。根除 HP 治疗不仅能促进消化性溃疡的愈合，还能显著降低溃疡的复发率，使大部分患者得以彻底治愈。根除 HP 的治疗也随之被称为消化性溃疡治疗史上的第二次革命，是20世纪胃肠疾病治疗历史上的重大进展。

抗消化性溃疡药是指能减轻溃疡病症状，促进溃疡愈合，防止复发，减少溃疡病并发症的一类药物。根据作用方式和机制不同，抗消化性溃疡药分为：口服抗酸药、抑制胃酸分泌药(H_2 受体阻断药、M_1 受体阻断药和质子泵抑制药等)、胃黏膜保护药(前列腺素衍生物和枸橼酸铋钾等)及抗幽门螺杆菌药(甲硝唑、阿莫西林和庆大霉素等)四大类。

一、口服抗酸药

抗酸药(antacids)是一类弱碱性的盐类物质，口服后能中和胃酸而降低胃内容物酸度，从而缓解胃酸对胃、十二指肠黏膜的侵蚀和对溃疡面的刺激，并降低胃蛋白酶活性，发挥缓解疼痛和促进溃疡愈合的作用。

抗酸药的抗酸作用与胃内容物或胃充盈度有关，当胃内容物接近排空或完全排空后，胃内游离酸增多，抗酸药才能充分发挥中和胃酸的作用。目前认为，早、中、晚餐后1～1.5小时和临睡前服药一次(中和夜间胃酸分泌)才能有效的发挥抗酸作用，也即一天至少服药4次。

理想的抗酸药应该是作用迅速持久、不吸收、不产气、不引起腹泻或便秘，对黏膜及溃疡面有保护、收敛作用。单一药物很难达到这些要求，故常用复方制剂，如胃舒平、铝镁加(镁格特)、盖胃平(Gavirin Tablet)和胃仙优等。

常用的抗酸药有：**氢氧化铝**(aluminum hydroxide)、**氢氧化镁**(magnesium hydroxide)、**三硅酸镁**(magnesium trisilicate)、**碳酸钙**(calcium carbonate)、碳酸氢钠(sodium bicarbonate)。

抗酸药除用于消化性溃疡的治疗外,还用于治疗反流性食管炎。对于反流性食管炎,既能中和过多的胃酸,减少反流胃酸对食管黏膜的侵蚀,又可增加食管内酸的清除。

抗酸药由于患者服用不便,单用时溃疡愈合率低等原因,目前对消化性溃疡的应用频数已大为减少。但本类药物价格低廉,不良反应少,对消化性溃疡或溃疡愈合后维持治疗仍有价值。

氢氧化铝

氢氧化铝既能中和胃酸,又能形成凝胶保护胃黏膜,作用缓慢而持久。与酸反应后生成的三氯化铝有收敛、止血和致便秘作用。口服不易吸收,不引起碱血症,中和胃酸时不产生 CO_2,长期用药可减少肠道对磷酸盐的吸收。

氢氧化镁

氢氧化镁中和胃酸作用快,抗酸作用强,与胃酸反应时生成氯化镁,因镁离子刺激肠蠕动,故有轻泻作用。

由氢氧化铝和氢氧化镁按一定比例组成的复方制剂——铝镁加(almagate,铝镁格特),口服后能快速中和胃酸和平衡胃肠排空运动,而不引起便秘和轻泻等不良反应。少量镁离子吸收后经肾排出,肾功能不良时,可影响镁离子排泄,导致血镁升高,应慎用。另因镁离子干扰四环素簇抗生素的吸收,应避免同时服用。

三硅酸镁

三硅酸镁抗酸作用弱而持久。与胃酸反应时生成氧化镁和二氧化硅。前者有轻泻作用,后者形成的胶状物对溃疡面有保护作用。

碳酸钙

碳酸钙抗酸作用强而持久,口服难吸收。中和胃酸时产生 CO_2 可引起嗳气和腹胀。Ca^{2+} 进入小肠后可刺激促胃泌素的分泌,从而引起继发性的胃酸分泌增多。

碳酸氢钠

碳酸氢钠俗称小苏打。抗酸作用强而短暂,中和胃酸时易产生 CO_2,引起嗳气、胃胀气,刺激胃窦 G 细胞分泌促胃液素,引起继发性的胃酸分泌增多及口服后容易吸收而致碱血症等。如服用大量碳酸氢钠,同时饮用大量牛奶,可引起乳碱综合征(milk-alkali syndrome)。由于不良反应多,国外早已淘汰。

二、抑制胃酸分泌药

胃酸由胃底和胃体壁细胞分泌,是导致消化性溃疡发病的主要因素。当介导胃酸分泌的 H_2 受体、M 受体、促胃液素受体被激动时,最终通过细胞内多种依赖途径激活壁细胞膜质子泵,促进酸的分泌。因此,上述任一环节受到抑制或被阻断,均可减少胃酸的分泌,用于消化性溃疡的治疗。

(一) H_2 受体阻断药

H_2 受体阻断药由于化学结构与组胺相似,可竞争性地阻断内源性或外源性的组胺与壁细胞膜 H_2 受体结合,抑制胃酸的分泌。本类药物对促胃液素和乙酰胆碱引起的胃酸分泌亦有抑制作用。H_2 受体阻断药有西咪替丁、雷尼替丁、法莫替丁和尼扎替丁等。

西咪替丁(cimetidine)

【药理作用】

西咪替丁(甲氰咪胍)为 1976 年上市的第一个 H_2 受体阻断药。西咪替丁通过竞争性阻断壁细胞膜 H_2 受体而抑制胃酸分泌。能抑制基础胃酸分泌、夜间胃酸分泌和各种刺激因素引起的胃酸分泌(如食物、组胺、五肽促胃液素、低血糖等)。单次口服 300mg 使基础胃酸分泌减少 90%以上,胃液 pH 可升至 5 左右。由于胃酸分泌减少,H^+ 浓度降低,阻止 H^+ 向胃黏膜的逆向扩散,防止胃黏膜的损害,促进黏膜的修复。pH 升高使胃蛋白酶的活性降低,亦可减轻黏膜的损害和有利于黏膜的修复。西咪替丁还具有抗雄激素,促催乳素分泌作用。

【体内过程】

西咪替丁口服吸收迅速而完全,血药浓度达峰时间 1~2 小时,生物利用度 60%~80%。一次服用 300mg,有效血药浓度(0.5μg/ml)维持 3~4 小时。体内分布广,可经胎盘进入胎儿体内,血浆蛋白结合率 19%。药物在体内约 50% 经肝代谢,代谢产物和原形从尿中排出,$t_{1/2}$ 为 2 小时,肾功能受损时 $t_{1/2}$ 延长。

【临床应用】

1. 胃和十二指肠溃疡 缓解溃疡病症状，促进溃疡愈合。口服 1g/日(0.2g/次，3 次/日，睡前 0.4g)，疗程 6～8 周，十二指肠溃疡愈合率约 78%，胃溃疡愈合率约 66%～73%，停药后溃疡复发率约 24%。溃疡愈合后使用维持量可降低复发率，具体方法：治疗量的 1/2，临睡前服，维持 3 至 6 个月，亦可持续 1～2 年。

2. 急性上消化道出血

3. 急性胃黏膜出血和应激性溃疡

4. 卓-艾综合征(Zollinger-Ellison syndrome)

卓-艾综合征由胰腺或十二指肠促胃液素瘤引起，由于顽固性胃酸分泌过多，从而诱发严重胃及十二指肠溃疡。

5. 反流性食管炎

【不良反应】

不良反应发生率低，约 1%～5%。

1. 消化道反应 口干、腹泻、便秘和可逆性转氨酶增高。

2. 中枢神经系统反应 头昏、头痛、嗜睡、焦虑、定向障碍和精神错乱等。

3. 泌尿系统 蛋白尿，间质性肾炎等。

4. 内分泌系统 长期用药有抗雄激素、促催乳素分泌作用，出现精子减少、性功能减退，男性乳房发育，女性溢乳等。孕妇和哺乳期妇女忌用，儿童慎用。

5. 造血系统 粒细胞和血小板减少，溶血性贫血甚至偶发再生障碍性贫血。

6. 心血管系统 心动过缓、颜面潮红。静脉注射时偶见血压下降、心慌等。

7. 其他 肌痛、皮疹、皮肤干燥和脱发。

【药物相互作用】

(1) 西咪替丁抑制肝药酶和减少肝血流量，可抑制苯妥英钠、苯巴比妥、卡马西平、普萘洛尔、地西泮和华法林等药物的代谢，使其作用时间延长。

(2) 西咪替丁与四环素、酮康唑、阿司匹林同服时，可减少这些药物的吸收。

(3) 胃黏膜保护药硫糖铝需经胃酸分解后才能发挥作用，西咪替丁等 H_2 受体阻断药为酸分泌抑制剂，如与硫糖铝合用，可降低后者的疗效。

(4) 西咪替丁与口服抗酸药或甲氧氯普胺合用可减少前者的吸收，间隔 1 小时以上可减少其干扰。

(5) 西咪替丁可减缓咖啡因的代谢，合用时可增强咖啡因的作用、增加胃酸分泌甚至因咖啡因的血药浓度升高而中毒。因此，西咪替丁应禁忌与咖啡因合用。

雷尼替丁(ranitidine)

【药理作用】

雷尼替丁(呋喃硝胺)为第二代 H_2 受体阻断药。具有强效、长效和安全的特点。对 H_2 受体的阻断选择性较西咪替丁高，抑制胃酸分泌和降低胃蛋白活性与西咪替丁相似，但抑制胃酸分泌作用的强度比西咪替丁强 5～10 倍，对肝药酶的抑制较西咪替丁弱。

【体内过程】

口服易吸收，生物利用度 52%，有效血药浓度(0.1～0.2μg/ml)可维持 8～12 小时，血浆蛋白结合率 15%，体内分布广，原型药物和代谢物经肾排泄。$t_{1/2}$ 为 1.6～3.1 小时，肾功能受损时 $t_{1/2}$ 延长。

【临床应用】

临床用途与西咪替丁相同，对胃及十二指肠溃疡的远期疗效高且复发率低，胃溃疡患者，每次口服 150mg，每日 2 次或睡前一次 300 mg 顿服，4～6 周为一疗程，溃疡愈合率 59%～88%。溃疡愈合后，每日 150mg，连服 12 个月，可减少溃疡的复发。十二指肠溃疡愈合率 62%～96%，疗程 8 周。对反流性食管炎因雷尼替丁可提高食管下端括约肌张力，减少酸性胃液向食管反流，疗效优于西咪替丁。

【不良反应】

不良反应发生率约 3.8%。常用量不良反应少而轻，表现类似于西咪替丁，偶见转氨酶升高，男性乳腺发育等，停药后恢复，无促催乳素分泌作用。

法莫替丁(famotidine)

【药理作用】

法莫替丁(甲磺噻咪)为第三代 H_2 受体阻断药。对 H_2 受体选择性阻断较雷尼替丁更高、抑制胃酸分泌作用更强、作用更持久。本品抑制胃酸分泌作用约为西咪替丁的 40～50 倍，为雷尼替丁的 7～10 倍。对肝药酶无抑制作用，亦无抗雄激素和促催乳素分泌作用。

【体内过程】

法莫替丁口服吸收迅速，血药浓度达峰时间2.5～4 小时，生物利用度 37%～45%。一次服用 300mg，有效血药浓度维持 12 小时。体内分布广，不易经胎盘进入胎儿体内，血浆蛋白结合率15%～21.8%。主要经肝代谢，大部分原型药物和代谢物由肾经尿排泄。$t_{1/2}$为 2.5～4 小时，肾功能受损时 $t_{1/2}$延长。

【临床应用】

每次口服 20mg，每日 2 次或睡前一次 40mg 顿服，4～8 周为一疗程，十二指肠溃疡愈合率71%～92%；胃溃疡患者，服用剂量同十二指肠溃疡，8 周为一疗程，溃疡愈合率 91%～97%，临睡前服 20mg，连服 6 个月，可降低溃疡复发率。

【不良反应】

不良反应发生率约 2.8%，多为消化道反应，停药即可恢复。

尼扎替丁(nizatidine)和**罗沙替丁**(roxatidine)：作用和临床用途与雷尼替丁相似。

(二) 选择性 M 受体阻断药

传统的 M 胆碱受体阻断药如阿托品等对受体的阻断无选择性，抑制胃酸作用弱，不良反应多，对溃疡的愈合作用不明显，加之松弛胃肠平滑肌后延长了胃的排空时间，引起继发性酸分泌增多，对消化性溃疡治疗价值不大。以哌仑西平为代表的 M_1 胆碱受体阻断药对 M 受体的阻断具有高选择性。

哌仑西平(pirenzepine)

【药理作用】

哌仑西平可降低基础胃酸分泌 40%～50%。其作用原理与阻断壁细胞 M_1 受体和黏膜内神经节 M_3 受体，抑制迷走神经和黏膜神经兴奋引起的胃酸分泌。对胃肠、腺体、瞳孔和泌尿系统等功能无明显影响。本品可抑制基础胃酸分泌和五肽促胃液素刺激引起的胃酸分泌，减少胃酸分泌的作用弱于 H_2 受体阻断药。

【体内过程】

哌仑西平口服吸收不完全，生物利用度25%，食物可减少其吸收，故应餐前空腹，血药浓度达峰时间 2～3 小时。血浆蛋白结合率 12%。体内分布广，以肝肾含量最高，其他组织含量少，不易通过血-脑屏障进入中枢。体内代谢少，原型药物主要经肾和肠道排出，$t_{1/2}$为 10～11 小时。

【临床应用】

适用于胃和十二指肠溃疡、应激性溃疡、急性胃黏膜出血及促胃液素瘤，与 H_2 受体阻断药合用可提高疗效。

【不良反应】

不良反应一般较轻，与剂量有关。常见有口干、视力模糊、便秘、腹泻、头痛、精神错乱等阿托品样副作用，反应严重者应停药。对青光眼和前列腺增生肥大患者无明显影响。孕妇和有过敏史者禁用。

替仑西平(telenzepine)

替仑西平阻断 M_1 和 M_3 受体的作用比阿托品强 5 倍。抑制胃酸分泌的作用为哌仑西平的10～25 倍，作用持续时间长，$t_{1/2}$约为 14 小时。十二指肠溃疡患者临睡前服 3mg。不良反应少而轻，包括口干、便秘等。

唑仑西平(zolenzepine)

唑仑西平与哌仑西平的作用相似，但选择阻断 M_3 受体的作用更强，用量更小。

(三) H^+-K^+-ATP 酶抑制药

H^+-K^+-ATP 酶(proton pump，质子泵，H^+泵)是介导胃酸分泌的重要生物能量泵。质子泵可将壁细胞内的 H^+泵出至胃腔，同时将细胞外的 K^+泵入壁细胞内。泵出至胃腔的 H^+与 Cl^-结合形成胃酸，即盐酸(HCl)。

PPI 是新型抗消化性溃疡药，通过抑制胃酸分泌的终末环节，发挥强而持久的抑制胃酸分泌作用。PPI 疗效高，疗程短，溃疡愈合率高，复发率低。临床常用的有**奥美拉唑**和**兰索拉唑**。

奥美拉唑(omeprazole)

【理化性质】

奥美拉唑(洛赛克)是无活性的前体物，呈弱碱性，pK_a4 左右。属苯并咪唑环类化合物，分子中含一个亚硫酰基和一个吡啶环。吸收进入壁细胞后，在细胞内酸环境(pH<1) 中与 H^+结合转为次磺酰胺类化合物而活化。本品为两性电解质，微溶于水，易溶于碱性溶液，在 pH 低的水溶液中很快分解。

笔记栏

【药理作用】

H^+-K^+-ATP 酶位于壁细胞的管状囊泡和微管膜上，奥美拉唑能选择性地浓集于壁细胞分泌小管系统，与壁细胞分泌小管膜 H^+-K^+-ATP 酶不可逆结合并灭活该酶，进而抑制胃酸分泌，作用强而持久，抑制胃酸分泌作用强于 H_2 受体阻断药。口服奥美拉唑能抑制基础胃酸、五肽促胃液素、组胺、乙酰胆碱和食物等因素引起的胃酸分泌，24 小时胃酸分泌抑制率可达 95%，晨起口服 20mg 本品可控制胃内 pH 在 3 以上达16～18 小时。此外，本品对胃液总量和胃蛋白酶的分泌也有一定抑制作用，但并不影响"内因子"的分泌。

【体内过程】

口服后迅速吸收，但在胃内酸性环境下不稳定，生物利用度约为 35%，常用肠溶胶囊。重复给药，因胃内 pH 升高，生物利用度可增至 70%。口服后 1～4 小时达血药峰浓度，作用可持续 3 天，血浆蛋白结合率 95%以上。主要分布于细胞外液，表观分布容积为 0.3～0.37L/kg，血浆清除率为 32～40L/h。本品主要在肝中代谢，80%代谢产物由肾排出，约 20%由粪便排出，$t_{1/2}$ 为 0.5～1 小时。

【临床应用】

适用于胃、十二指肠溃疡，以及手术后溃疡、反流性食管炎、应激性溃疡、急性胃黏膜出血及促胃液素瘤。对于消化性溃疡患者，其他药物包括 H_2 受体阻断药无效时，应用本品能收到较好效果。对反流性食管炎有效率达 75%～85%，优于雷尼替丁。

由于奥美拉唑强有力抑制胃酸分泌，提高了胃液 pH，为抗生素杀灭 HP 提供了一个适宜的 pH 环境，从而使不耐酸或耐酸弱的抗生素能充分发挥作用，因此，奥美拉唑是根除 HP 感染治疗方案中的重要辅助药物，与抗生素合用约 80%以上的 HP 可转阴。

【不良反应】

不良反应少，发生率约为 1.1%～2.8%。主要有恶心、呕吐、腹痛、腹泻、头痛、头昏、嗜睡、乏力、失眠。偶有皮疹、外周神经炎、男性乳腺发育和溶血性贫血等。

长期使用，由于持续抑制胃酸分泌，致胃内低酸甚至无酸状态，诱发胃内细菌过度滋长，亚硝基化合物等致癌物浓度升高；加之促胃液素分泌增多，刺激肠嗜铬细胞增生，有引起胃类癌形成的潜在性。为慎重起见，妊娠和哺乳期妇女不宜使用。长期服用者，应定期做胃镜检查，以确定胃黏膜有无肿瘤样增生。慢性肝病有肝功能减退者，用量应酌情减量。

【药物相互作用】

奥美拉唑为肝药酶抑制剂，与地西泮、华法林、苯妥英钠等合用时，可使上述药物代谢减慢，作用时间延长。

兰索拉唑(lansoprazole)

兰索拉唑为第二代质子泵抑制药。具有更高的稳定性、脂溶性和生物利用度。抑制胃酸比奥美拉唑强。临床应用和不良反应同奥美拉唑。

潘托拉唑(pantoprazole，泮托拉唑)和**雷贝拉唑**(rabeprazole)临床应用和不良反应同奥美拉唑，其中雷贝拉唑比奥美拉唑抑酸作用强 2～10 倍，抑酸作用更快、更强，但持续时间短。

(四) 促胃液素受体阻断药

促胃液素(胃泌素)由胃窦 G 细胞产生，具有较强的刺激胃酸分泌作用。刺激促胃液素分泌释放的因素包括：中枢激活和胃内因素(食物中的化学组分和胃的充盈度)。促胃液素刺激胃酸分泌主要通过间接诱导肠嗜铬细胞释放组胺，以及直接作用于壁细胞促胃液素受体而产生。

丙谷胺(proglumide)

丙谷胺化学结构与促胃液素、胆囊收缩素两种肽的终末结构相似，为竞争性促胃液素受体阻断药。对基础胃酸、多种刺激因子引起的胃酸分泌均有较强的抑制作用，有保护黏膜、促进溃疡愈合及解痉作用。除用于消化性溃疡外，还可用于胃炎及上消化道出血。因疗效不佳和近年来更优的新药不断上市，丙谷胺现已少用。不良反应轻微，偶有口干、腹胀、腹泻和白细胞减少等。

三、胃黏膜保护药

胃黏膜屏障包括细胞屏障和黏液-碳酸氢盐屏障。细胞屏障的结构由胃黏膜细胞顶部的细胞膜和细胞间的紧密连接组成，可抵抗胃酸和胃蛋白酶的侵蚀。黏液-碳酸氢盐屏障由碳酸氢盐和黏液组成，为黏稠的胶胨状液体。黏液实为不同分子量的糖蛋白。黏液-碳酸氢盐由黏膜中的黏液细胞分泌，覆盖于黏膜表面，起到保护黏膜

笔记栏

的作用。覆盖于黏膜细胞表面的黏液形成 pH 梯度，接近腔膜面的 pH 约为 1～2，而黏膜细胞面的 pH 为 7，此 pH 梯度能防止胃酸、胃蛋白酶损伤胃黏膜细胞。胃黏膜保护药通过增加胃黏液和（或）碳酸氢盐的分泌，增强黏液-碳酸氢盐屏障，发挥抗消化性溃疡作用。

（一）前列腺素类

胃黏膜能合成前列腺素 E_2（PGE_2）及前列环素 I_2（PGI_2），它们能刺激胃黏液、碳酸氢盐分泌和抑制胃酸分泌，防止有害因子损伤胃黏膜。天然的 PGE 代谢快，作用时间短，不良反应多。为了克服上述缺点，近年来人工合成了一系列前列腺素衍生物。这些药物具有选择性高、作用强而持久、不良反应少等特点。临床常用的前列腺素的衍生物有米索前列醇和恩前列醇等。

米索前列醇（misoprostol）

【药理作用】

米索前列醇为 PGE_1 的甲基化衍生物，性质稳定。抗溃疡病主要机制包括：促进胃黏液细胞分泌黏液和碳酸氢盐，增强黏液-碳酸氢盐屏障，抑制胃蛋白酶分泌，从而阻碍胃酸和胃蛋白酶渗入胃黏膜，保护黏膜细胞；抑制腺苷酸环化酶，减少 cAMP 生成，阻断 PG-cAMP 依赖性 Ca^{2+} 通路，抑制质子泵，减少酸的分泌；增加胃黏膜血流，改善微循环，促进溃疡修复和愈合。

【体内过程】

口服易吸收，达峰时间 1～1.5 小时，生物利用度 70%～90%，血浆蛋白结合率达 80%～90%，分布广，肝、肾中浓度高于血浆浓度 6～7 倍。70%的代谢产物主要经肾排出，$t_{1/2}$为 20～40 分钟。

【临床应用】

本品主要用于治疗胃、十二指肠溃疡引起的消化道出血，特别适用于以阿司匹林为代表的非甾体抗炎药引起的胃黏膜损伤、出血和溃疡。溃疡病治愈后的复发率较高。

【不良反应】

不良反应的发生率约 13%，包括腹痛、腹泻或稀便、恶心、头痛、眩晕等，但大多不影响治疗。因本药可引起子宫收缩，导致流产，故孕妇禁用。对该药过敏者禁用。

前列腺素类的其他药物有：PGE_2 其他衍生物恩前列醇（enprostil）、阿巴前列素（arbaprostil）和曲莫前列素（trimoprostil）和 PGE_1 衍生物利奥前列素（rioprostil）。药理作用、适应证、不良反应均与米索前列醇相似，但作用时间可能更长。

（二）其他药物

硫糖铝（sucralfate）

【药理作用】

硫糖铝是蔗糖和氢氧化铝的复合物。本品在酸性环境下，可聚合成黏性的胶胨状，牢固地黏附于上皮细胞和溃疡的基底部，覆盖溃疡面，抵御胃酸和消化酶的侵蚀，减少胃酸和胆汁酸对胃黏膜的损伤；此外还有吸附胆汁和胃蛋白酶、刺激 PG 分泌，进而促进胃黏液和碳酸氢盐分泌，改善黏膜血流等作用，促进溃疡面愈合。

【临床应用】

适用于治疗消化性溃疡、慢性糜烂性胃炎、反流性食道炎。

【不良反应】

本品几乎不吸收，仅 2%～5%二糖硫酸酯被吸收并由尿中排出。不良反应轻，久用可致便秘。偶见如口干、恶心、胃部不适、腹泻、头晕、皮疹等。

因铝盐部分吸收可加重肾功能障碍，故肾衰竭患者禁用。

【药物相互作用】

由于本品在酸性环境中才能发挥作用，故应在餐前空腹用药。不能与口服抗酸药、抑制胃酸分泌药同用，否则可降低疗效。

由于硫糖铝在胃内形成的黏液层可抑制布洛芬、吲哚美辛、氨茶碱、地高辛、西咪替丁、喹诺酮等药物的吸收，降低生物利用度，因此不能同时与上述药物同服，应在服用硫糖铝后 2 小时后服上述药物。长期服用硫糖铝可能会使部分患者出现胃结石。

枸橼酸铋钾（bismuth potassium citrate）

枸橼酸铋钾（又名丽珠得乐）。在胃内酸性条件下能形成氧化铋胶体附着于溃疡表面，形成保护膜而抵御胃酸、胃蛋白酶等对溃疡面的侵袭作用。本品还可促进胃黏液和碳酸氢盐的分泌，降低胃蛋白酶活性，增强胃黏膜屏障能力。具有抑制和杀灭 HP 作用，降低溃疡的复发率。用于治疗胃、十二指肠溃疡，疗效与 H_2 受体阻断药相似。还可用于慢性浅表性胃炎、萎缩性胃炎、反流性食管炎和阿司匹林溃疡的防治。

牛奶、抗酸药可干扰本品的作用，应避免同服。服药后可出现口腔、舌和粪便变黑，黑色粪便常与便血相混淆，应注意鉴别。此外，还可出现轻度便秘。肾功能不全者禁用，以免引起血铋过高。

思密达（smecta）

思密达的理化特性和抗溃疡病机制见第 25 章第五节。

四、抗幽门螺杆菌药

幽门螺杆菌系革兰阴性厌氧菌，是一种特殊的生物致病因子，目前发现此菌在胃部的感染是慢性胃窦炎的主要原因，它能产生多种毒性物质，如脲酶、过氧化氢酶等，分解黏液，引起组织炎症和溃疡形成。除胃窦炎与 HP 感染有关外，HP 也是消化性溃疡和胃癌的危险因素。因此，根治 HP 可增加溃疡愈合率，减少复发率。HP 在体外对多种抗菌药敏感，临床上以阿莫西林（羟氨苄青霉素）、庆大霉素、克拉霉素和甲硝唑（替硝唑）等常用，但体内单用一种药物可引起抗药性。临床上常以 2～3 种药物联合应用：①奥美拉唑（或兰索拉唑）与阿莫西林合用；②克拉霉素与奥美拉唑（或兰索拉唑）合用；③奥美拉唑（或兰索拉唑）＋阿莫西林＋甲硝唑合用或雷尼替丁＋克拉霉素＋阿莫西林三联疗法。

第二节 助消化药

助消化药（digestants）多为消化液中的正常成分或促进消化液分泌的药物，能促进食物消化，在消化液分泌不足时发挥替代作用，或抑制肠道内容物过度发酵，对消化不良者起辅助治疗作用。

胃蛋白酶（pepsin）

胃蛋白酶来自家畜的胃黏膜，是一种蛋白水解酶，能水解蛋白质为蛋白胨和多肽。在胃内发挥作用的最适 pH 为 2.0，当 pH＞5 时便失活，故需与稀盐酸同服。

主要用于胃酸或消化酶分泌不足引起的消化不良及慢性萎缩性胃炎患者。常与稀盐酸配伍成合剂应用，可在餐前或进餐时服用。不宜与口服抗酸药或硫糖铝同服。

胰酶（pancreatin）

胰酶来自家畜的胰腺，含有胰蛋白酶、胰脂肪酶和胰淀粉酶。能促进蛋白质、脂肪和淀粉的消化分解。主要用于消化不良，肝脏、胆囊和胰腺炎等疾病引起的消化障碍。在酸性环境中易被破坏，故多用肠溶制剂。因接触胃酸失效并能消化口腔黏膜引起溃疡，故必须吞服，不能嚼碎服。

乳酶生（lactasin）

乳酶生又名表飞鸣（biofermin），为干燥活乳酸杆菌制剂。能分解糖类产生乳酸，降低 pH，提高肠内容物酸度，抑制肠内腐败菌繁殖，减少由此造成的蛋白质发酵和产生 H_2S 气体。主要用于消化不良及腹胀、小儿消化不良性腹泻。不宜与抑制乳酸杆菌的抗菌药（如四环素类等）合用；也不宜与能吸附乳酸杆菌的药物（如药用炭、思密达、鞣酸蛋白等）合用；也不宜与碱性药物（如口服抗酸药）等合用，以免中和乳酸，降低肠内酸度而影响疗效。

稀盐酸（dilute hydrochloric acid）

稀盐酸为 10％盐酸溶液，服后可使胃内酸度增加，以促进胃蛋白酶原转变为胃蛋白酶，且胃蛋白酶在酸性环境中活性较高。稀盐酸适用于各种原因引起的胃酸缺乏症，如慢性萎缩性胃炎、胃癌、消化不良。服用后可消除饭后胃部不适、腹胀、嗳气等消化不良症状。

单独服用稀盐酸后要注意随即用水漱口，以免损伤牙齿。

第三节 止吐药与促胃肠动力药

呕吐是机体的一种复杂反射过程，可由多种因素引起，包括：心理因素、体内外环境因素、胃肠道疾病、内耳眩晕症、晕动病、外科手术、妊娠、放疗、药物中毒等诸多原因。呕吐中枢的催吐化学感受区（chemoreceptor trigger zone，CTZ）、前庭神经核以及孤束核等均参与呕吐反射活动的调节，涉及的主要受体有 D_2、M_1、H_1 及5-HT_3等。

止吐药通过作用于呕吐反应中不同环节的相应的受体，从而抑制呕吐反应。根据其作用原理不同分为：H_1 受体阻断药；M 受体阻断药；多巴胺受体阻断药；5-HT_3 受体阻断药；促胃肠动力药五类。

抗癌药对 CTZ 有直接致吐作用，而 5-HT_3 受体阻断药不仅能阻断外周 5-HT_3 受体，也能阻断 CTZ 的 5-HT_3 受体，能对抗化疗药或放疗的致吐作用。而妊娠呕吐和晕动病的冲动传导通路及其受体类型都与化疗药不同，妊娠呕吐和晕动病呕吐的防治药物主要是通过影响 H_1 受体和 M 胆碱受体而产生作用。

（一）H_1受体阻断药

H_1 受体阻断药苯海拉明（diphenhydramine）、茶苯拉明（dimenhydrinate，晕海宁，乘晕宁）、异丙嗪（promethazine）、美可洛嗪（meclozine）和桂利嗪（cinnarizine）等，用于防治晕动病、耳源性眩晕病（梅尼埃综合征）等引起的呕吐。考虑到本类药物的潜在致畸性，妊娠呕吐慎用。不良反应为中枢镇静、口干等阿托品样抗胆碱反应。

（二）M 受体阻断药

东莨菪碱（scopolamine）

东莨菪碱为 M 受体阻断药。通过降低内耳迷路感受器的敏感性和抑制前庭小脑通路的传导，预防恶心、呕吐。主要用于防治晕动病以及预防手术后恶心、呕吐，亦可用于耳源性眩晕症，对阿朴吗啡引起的呕吐无效。

不良反应有口干、视物模糊，较严重的有尿潴留、便秘。青光眼患者禁用，前列腺肥大者慎用。

（三）多巴胺受体阻断药

多巴胺受体阻断药能选择性阻断中枢 CTZ 的 D_2 受体，降低呕吐中枢的神经活动，从而抑制呕吐反应。主要药物包括：①吩噻嗪类，如氯丙嗪（chloropromazine）、奋乃静（perphenazine）和氟奋乃静（fluphenazine）等。吩噻嗪类止吐药主要用于尿毒症、放射病、癌症、胃肠炎等引起的呕吐；但对严重呕吐难以控制，对晕动病呕吐无效。②苯甲酰胺类，如甲氧氯普胺、多潘立酮和西沙必利。

近年来发现 5-HT 和多巴胺受体的某些亚型阻断药能协调胃肠运动，促进胃肠道推动性蠕动，增加食管下段括约肌张力，减少胃内容物向食管反流，加速胃的排空，促进肠内容物由十二指肠向回盲部推动，故这类药物被称为“促胃肠动力药”。

甲氧氯普胺（metoclopramide）

甲氧氯普胺（胃复安，灭吐灵）为 20 世纪 60 年代初问世的多巴胺受体阻断药。

【药理作用】

1. 对中枢神经系统作用　①阻断延髓 CTZ 的 D_2 受体和 5-HT_3 受体，产生强大镇吐作用。②阻断下丘脑多巴胺受体，减少催乳素抑制因子的释放，促进催乳素释放，引起溢乳等。③易通过血-脑屏障，引起锥体外系症状、焦虑和抑郁等。

2. 对胃肠道作用　通过阻断 D_2 受体，发挥以下作用：①提高胃肠道括约肌张力，增加贲门括约肌的收缩幅度，防止胃内容物反流至食管；②增加胃蠕动，松弛幽门，加速胃的排空；③增强小肠的蠕动，加速肠内容物由小肠向大肠的转运和推进，但对结肠几无影响。

【体内过程】

口服吸收迅速，吸收后 15～20 分钟起效，0.5～1 小时血药浓度达峰值。生物利用度为 32%～97%，体内分布广泛，易透过血-脑屏障，乳汁中药物浓度高于血浆浓度。30%原形药经肾排出，肝内代谢物随尿和胆汁排泄。$t_{1/2}$约 7～8 小时，肾功能损害者 $t_{1/2}$可达 24 小时。

【临床应用】

1. 止吐　可用于防治放、化疗，手术后、颅脑损伤、脑外伤后遗症、脑部肿瘤手术和耳源性眩晕病等疾病所致呕吐。

2. 胃肠动力障碍性疾病　用于反流性食管炎、胆汁反流性胃炎、糖尿病引起的胃蠕动功能减弱和功能性消化不良，如食欲减退、胃腹胀满、反酸烧心、嗳气、恶心等。

3. 产后少乳症。

【不良反应】

治疗剂量时，约 15%～20%患者出现不良反应，但大多轻微。如头晕、嗜睡、疲倦、男子乳腺发育等。静脉注射或长期用药可见锥体外系反应，偶见口干、便秘、腹泻、皮疹、眶周水肿。甲氧氯普胺具有潜在致畸性，孕妇慎用。

【药物相互作用】

(1) 不宜与阿托品、山莨菪碱(654-2)等抗胆碱药合用，否则可减弱甲氧氯普胺增强胃肠动力的功能。

(2) 不宜与氯丙嗪等吩噻嗪类抗精神病药物合用，以防加重锥体外系和中枢神经的抑制作用。

(3) 甲氧氯普胺可降低西咪替丁的生物利用度，应避免同时服用。

【禁忌证】

(1) 甲氧氯普胺可增加内源性儿茶酚胺的释放，禁用于嗜铬细胞瘤患者。

(2) 禁用于机械性肠梗阻、活动性消化性溃疡、上消化道出血，以及正在进行放、化疗的乳腺癌患者。

多潘立酮(domperidone)

【药理作用】

多潘立酮(吗丁林，motilium)通过阻断中枢多巴胺受体而止吐，还能阻断多巴胺对胃肠肌层神经丛胆碱能神经元的抑制作用，促进乙酰胆碱释放而增强胃肠蠕动，促进胃的排空与协调胃肠运动，防止食物反流，发挥胃肠促动作用。多潘立酮的外周作用强于中枢。

【体内过程】

本药口服吸收迅速，但生物利用度较低，约15%，$t_{1/2}$为7～8小时，主要经肝代谢成无活性产物从胆汁排出。

【临床应用】

主要用于功能性消化不良、胃蠕动功能减弱和反流性食管炎。对偏头痛、颅外伤、肿瘤放射治疗和化疗引起恶心、呕吐也有效。对抗帕金森病药物多巴胺受体激动剂(如美多巴、溴隐亭等)引起的恶心、呕吐效果较好。

【不良反应与应用注意】

不良反应较轻，偶有轻度腹部痉挛，注射给药偶可引起过敏。因促进催乳素分泌，长期使用可引起男子乳腺发育等。本药几无锥体外系反应。

多潘立酮不宜与阿托品、山莨菪碱(654-2)等抗胆碱药合用，否则可减弱多潘立酮促胃肠动力的功能。

笔记栏

(四) 5-HT_3 受体阻断药

5-HT_3 受体广泛分布于延髓的孤束核、CTZ和外周的胃肠道组织。当细菌、病毒、放射线或抗癌药等致吐因子作用于肠黏膜的嗜铬细胞，以及5-HT能神经元时，引起5-HT释放，5-HT兴奋受体，冲动经胃肠道迷走神经-CTZ通路和孤束核及呕吐中枢通路，激动5-HT受体，引起恶心、呕吐。

5-HT_3 受体阻断药能选择性阻断5-HT_3 受体，阻止神经冲动到达CTZ和呕吐中枢，从而抑制呕吐。特别适用于恶性肿瘤的放、化疗引起的呕吐，从而顺利完成抗癌的疗程。

临床常用的5-HT_3 受体阻断药有：昂丹司琼(ondansetron)、格雷司琼(granisetron)、托烷司琼(tropisetron)和多拉司琼(dolasetron)。

昂 丹 司 琼

【药理作用与临床应用】

昂丹司琼选择性阻断迷走神经传入纤维和中枢5-HT_3 受体，产生强大的止吐作用。对化疗药物(如环磷酰胺、顺铂、5-氟尿嘧啶和多柔比星等)引起的呕吐具有迅速而强大的止吐作用，但对晕动病和阿扑吗啡(阿片受体激动药)引起的呕吐无效。临床主要用于防治肿瘤的放、化疗引起的恶心、呕吐，亦可用于预防手术后呕吐。

【体内过程】

本药口服吸收迅速，生物利用度高，可达60%。口服后30～60分钟达有效血药浓度，达峰时间约1.5小时，血浆蛋白结合率70%～76%，$t_{1/2}$为3小时。主要经肝脏代谢，代谢物经肾排泄，肝肾功能障碍和老年患者$t_{1/2}$可能明显延长。

【不良反应与禁忌证】

不良反应少见。偶有头痛、疲倦、便秘、腹泻，以及转氨酶升高。妊娠和哺乳妇女禁用。

(五) 5-HT_4 受体激动药

西沙必利(cisapride)

西沙必利通过作用于胃肠平滑肌神经丛胆碱能神经节后纤维突触后膜5-HT_4 受体，促进ACh的释放，加速胃排空，能改善胃窦部和十二指肠的协调作用，防止食物及消化液反流，促进全消化道(食管、胃、小肠、结肠直至直肠)的运动，为全消化道促动药。

口服易吸收，但生物利用度低，仅约 30%～40%。主要在肝内代谢，代谢物主要经肾和肠道排泄，$t_{1/2}$约为 10 小时。

主要适用于胃肠反流性疾病、反流性食管炎、非溃疡性消化不良、胃蠕动功能减弱、慢性功能性便秘及术后胃肠麻痹等。

不良反应少见，偶有腹泻、心动过速，个别患者出现头痛、恶心、嗜睡等。

西沙必利由于曾发生过严重室性心律失常，美国食品与药品管理局(FDA)限制使用。我国要求在使用西沙必利时，进行心电图监测，以防不测。

西沙必利的同类药有**莫沙必利**(mosapride)和**普卡必利**等。药理作用与临床应用同西沙比利，但不良反应轻，目前还未见莫沙必利在治疗剂量时出现心脏毒性反应。

第四节 泻 药

泻药(laxatives cathartics)是一类促进肠蠕动，加速排便的药物。根据作用机制不同，可分为容积性泻药、刺激性泻药和润滑性泻药三类。

一、容积性泻药

容积性泻药(bulk laxative)口服后肠道吸收很少，通过不同的机制增加肠道容积，刺激肠壁蠕动，促进排便。根据药物的理化性质不同分为纤维素类、盐类和其他类泻药。

(一) 纤维素类泻药

纤维素类(celluloses)泻药多属植物性或半合成纤维素，植物性纤维素系指植物性食物中未被消化的纤维素和果胶等。本类制剂包括：**甲基纤维素**(methylcellulose)、**羧甲基纤维素**(carboxymethylcellulose)和**果胶**。

该类药物口服后既难于消化，也难于被吸收，通过自身强力的吸水性而膨胀，增加肠内容积，软化粪便，刺激肠壁蠕动而排便，可作为膳食调节的补充。一般用药后 1～3 天自然排便。

主要用于老年人、儿童、孕妇和手术后排便困难者。几无不良反应。

(二) 盐类泻药

硫酸镁与硫酸钠

口服硫酸镁(magnesium sulfate)后镁离子和硫酸根离子难于在肠道吸收而发挥导泻作用。硫酸钠(sodium sulfate)为中药芒硝中的主要成分，因钠离子易吸收，故泻下强度不如硫酸镁，但相对安全。

由于镁离子和硫酸根离子难于在肠道吸收而形成高渗状态，保留水分使肠腔容积扩张，刺激肠壁蠕动而排便。此外，口服 33%硫酸镁，通过刺激十二指肠黏膜，反射性引起胆道括约肌松弛，促进胆囊收缩和胆汁排空，产生利胆作用。

主要用于：①外科手术前或结肠镜检查前排空肠道内容物。②加速排出肠道寄生虫或食物、药物中毒时的肠内毒物。③慢性胆囊炎、胆结石和阻塞性黄疸的利胆。

大约有 20%的镁离子可吸收，肾功能障碍患者可加重肾毒性，应慎用。体质虚弱和老年人慎用，以免造成电解质紊乱。

孕妇、经期妇女禁用，以免因盆腔充血而发生流产和大量出血。充血性心力衰竭和水肿病人禁用硫酸钠导泻，以免因 Na^+、水吸收过多，钠水潴留，加重心功能障碍和水肿。中枢抑制药物中毒时不宜用硫酸镁导泻，避免加重中枢抑制。

注射过量引起呼吸困难、血压下降时，应立即缓慢静脉注射葡萄糖酸钙救治。

(三) 其他类

乳果糖(lactulose)

乳果糖又名半乳糖苷果糖，为半乳糖和果糖的双糖。乳果糖难于在肠道吸收，通过提升肠道内渗透压而保留水分和电解质，乳果糖在结肠被细菌分解成乳酸，刺激肠壁的水分渗出，引起粪便容积增加，致肠蠕动增强而排便。乳酸还可抑制结肠对氨的吸收，具有降低血氨的作用(用于肝性脑病)。

主要用于儿童、老年人、婴幼儿和孕妇的便秘。

不良反应少见，剂量过大可引起胃胀气、恶心、呕吐、腹痛和低钾血症等。糖尿病患者慎用，乳糖血症禁用。

同类药**山梨醇**(sorbitol)和**甘油**(glycerol，又名开塞露)栓剂经直肠给药可快速导泻，其机制类似于乳果糖。适用于年老体弱和小儿便秘。

二、刺激性泻药

蒽 醌 类

蒽醌类化合物有：**大黄**、**番泻叶**、**决明子**和**芦**

荟等中药。在结肠内细菌的作用下，分解出蒽醌，刺激结肠蠕动，口服后4～8小时产生泻下作用，故应临睡前服。可用于急、慢性便秘。因大黄中的鞣酸具有收敛作用，长期应用大黄可致继发性便秘。

比沙可定(bisacodyl)

比沙可定与酚酞同属二苯甲烷类刺激性泻药，口服或直肠给药后，在肠道转换成有活性的代谢物，刺激结肠蠕动，促进排便。口服大约6小时，直肠给药后15～60分钟起效。

主要用于便秘、腹部X线检查、内镜检查前和手术前后排空肠内容物。因刺激肠壁可致痉挛，引起腹痛、直肠炎等。

酚酞(phenolphthalein)

酚酞为二苯甲烷类。不溶于水，口服后与碱性肠液形成可溶性钠盐，减少肠道水分吸收，增加肠容积，刺激肠蠕动，促进排便。作用温和，服药后6～8小时排出软便，适用于慢性便秘。

本药口服后约15%被吸收后经肾排泄，使碱性尿液呈红色；吸收的部分药物随胆汁排泄，形成肠肝循环，所以服药一次可维持3～4天。

不良反应少见，个别患者出现皮疹、肠绞痛、紫癜和心、肺、肾损害。长期使用可致水盐丢失和结肠功能紊乱。

近年来有报道，酚酞对实验动物有致癌作用，故美国FDA提出淘汰该药，长期使用者应引起注意。

三、润滑性泻药

润滑性泻药通过润滑并软化粪便发挥通便作用。如液状石蜡，甘油、纤维素类也兼有类似的作用。通便作用温和，适用于老年人和儿童。液状石蜡属矿物油，长期服用可减少维生素A、D、K和钙、磷吸收，导致这些营养素缺乏。

第五节 止 泻 药

腹泻是多种疾病的症状，可由病原微生物、毒物或生物毒素等引起。剧烈或长期腹泻可导致脱水、电解质紊乱和营养不良。

对于腹泻的治疗应以对因治疗为主(如肠道细菌感染首先是要抗菌)，在对因治疗的同时，适当使用止泻药，进行对症治疗。

止泻药通常分为：抑制肠蠕动药；胃肠黏膜保护药；吸附剂；收敛剂四类。

一、抑制肠蠕动药

阿片制剂(opiates and its analogues)包括阿片酊(opium ticture，含吗啡1%)和复方樟脑酊(tincture camphor compound，含吗啡0.4%)为阿片类复方制剂。通过作用于阿片受体，增强胃肠平滑肌张力，降低胃肠推进性蠕动，增加水分吸收而止泻。主要用于严重非细菌性腹泻。因具有成瘾性，不可滥用。腹泻早期或腹胀者不宜使用。

地芬诺酯(diphenoxylate，苯乙哌啶)是人工合成的哌替啶衍生物，对肠道运动的影响类似于阿片类制剂，通过激动μ受体而增强胃肠平滑肌张力，减弱胃肠蠕动，增加水分吸收而止泻。

不良反应少见，可有嗜睡、恶心、呕吐、腹胀等。大剂量(40～60 mg)和长期应用可引起依赖性。过量可导致呼吸中枢抑制甚至昏迷。本药不宜与中枢抑制药(如安定类、巴比妥类)合用。

洛哌丁胺(loperamide)是氟哌啶醇衍生物，有类似哌啶的结构。主要作用于胃肠道的μ阿片受体，很少进入中枢，止泻作用比吗啡强40～50倍。洛哌丁胺还可阻止乙酰胆碱和前列腺素释放，拮抗平滑肌收缩而抑制肠蠕动和分泌，止泻作用快、强、持久。主要用于非细菌性急、慢性腹泻。

不良反应较少，类似地芬诺酯。大剂量时对中枢有抑制作用，儿童更敏感。过量中毒时可用纳洛酮治疗。本品未发现有依赖性。

二、胃肠黏膜保护药

思 密 达

思密达为氧化硅和氧化铝八面体晶型的蒙脱石微粉，具有特殊的层纹状分子结构、非均匀性的电荷分布和较大的表面积，对细菌、病毒及其毒素具有较强的吸附力，可减少上述损伤因子的攻击作用，增强胃黏膜屏障，促进黏膜上皮修复，从而保护胃肠黏膜。此外，利用思密达强力的吸附作用，发挥止泻作用，用于急、慢性腹泻。每次口服3克，3次/日，可缓解溃疡症状，促进溃疡愈合。急性腹泻每次一袋，3次/日。不良反应少见，偶见食欲不振，轻度便秘等。

笔记栏

三、吸　附　剂

药用炭(medical charcoal)或称活性炭、白陶土(kaolin),以及复方矽炭银均是吸附药,能吸附肠道内气体和毒素等,起止泻和阻止毒物吸收作用。

四、收　敛　剂

次水杨酸铋(bismuth subsalicylate)和**次碳酸铋**(bismuth subcarbonate)均有收敛作用,用于治疗非特异性腹泻,亦可用于幽门螺杆菌感染的消化性溃疡。

鞣酸蛋白(tannalbin)含鞣酸 50%左右,口服后在肠内分解释放鞣酸,使肠黏膜表面蛋白质凝固、沉淀,从而减轻刺激,降低炎性渗出物,发挥收敛、止泻作用。临床上用于急性胃肠炎和各种非细菌性腹泻的治疗。

本药不宜与促消化药的酶类制剂(如胰酶、表飞鸣)同服,否则可影响促消化药的疗效。

第六节　利　胆　药

利胆药是一类具有促进胆汁分泌和排泄的药物,主要用于胆结石、急慢性胆囊炎等。胆结石分为以胆固醇为主和以胆色素为主两大类型,前者约占 70%,后者约占 30%。此外,还有部分属混合性结石。胆汁中的有机成分主要是胆盐、胆固醇和磷脂。胆固醇溶解在由胆汁酸和磷脂酰胆碱所形成的微胶粒中,当胆汁酸减少或胆固醇增加,均可导致胆固醇过饱和而沉淀析出结晶,形成以胆固醇为主要成分的胆固醇结石。

正常胆汁中的胆红素是以葡萄糖醛酸结合形成的结合胆红素,它使胆汁呈黄绿色。当胆道系统感染时,大肠埃希菌产生的β葡萄糖醛酸酶水解结合的胆红素,成为非结合胆红素,后者与钙结合形成胆红素钙而聚集,形成胆色素结石。与此同时,胆道系统的炎症使 Oddi 括约肌功能失调,胆汁排除受阻,胆汁淤滞,胆汁中固体成分析出,也是结石形成的诱因。因此,胆道感染与胆结石的形成常互有因果关系,90%以上的胆道感染患者常罹患结石,而胆结石又易发生胆道感染。

胆汁中的胆汁酸包括:胆酸、鹅去氧胆酸和去氧胆酸,次要成分为石胆酸和熊去氧胆酸。胆汁酸具有促进脂质和脂溶性维生素吸收;调节胆固醇合成与消除等生理功能。利胆药一般分为胆汁分泌促进药和胆汁排出促进药两类。

一、胆汁分泌促进药

苯丙醇(phenylpropanol)

苯丙醇(利胆醇)能促进胆汁中固体成分如胆固醇、胆酸、胆色素和非固体成分水分的分泌,对胆道平滑肌和 Oddi 括约肌有轻度松弛作用,促进胆汁排泄,并能增加食欲,排出泥沙样结石,降低胆固醇等。同时可减轻胆道疾病的相关症状,如恶心、厌油、腹胀、腹痛等。

用于胆石症、胆囊炎、胆道感染,胆道手术后综合征。不良反应少见,偶有胃部不适。胆道完全阻塞者禁用。

熊去氧胆酸(ursodeoxycholic acid)

熊去氧胆酸作用及其机制:①降低胆汁中胆固醇与胆固醇酯的胆固醇饱和指数,降低胆汁中胆固醇含量,有利于胆固醇结石从结石表面溶解;②抑制肠道吸收胆固醇,减少肝脏分泌胆固醇,从而使进入胆汁中的胆固醇含量减少。

主要用于不宜手术治疗的胆固醇结石,对结石直径在 5mm 以下,X 线能透过,非钙化的浮动胆固醇结石具有较高的治愈率,可达 70%。不能溶解胆色素结石、胆固醇与胆色素形成的混合性结石和不透 X 线的结石。亦可用于胆囊炎、胆道感染等。熊去氧胆酸不良反应少而轻,偶见血清转氨酶和碱性磷酸酶升高。约 5%的病人可发生腹泻,个别患者可见过敏反应、头痛、头晕等。胆道完全阻塞者禁用。

去氢胆酸(dehydrocholic acid)

去氢胆酸系半合成的胆酸氧化的衍生物,能增加胆汁中的水分含量,使胆汁稀释,流动性提高,发挥胆道冲洗作用。

可用于胆石症、急慢性胆道感染,胆囊手术后促进 T 管清洗。禁用于胆道完全梗阻和严重肝肾功能减退者。

二、胆汁排出促进药

硫酸镁(magnesium sulfate)

硫酸镁利胆作用的机制:口服 33%硫酸镁溶液或将硫酸镁溶液经导管直接灌入十二指肠,

药物刺激十二指肠黏膜，分泌胆囊收缩素，反射性引起胆总管括约肌松弛、胆囊收缩，促进胆道小结石排出。

临床用于治疗胆囊炎、胆石症、十二指肠引流检查。

桂美酸（cinametic acid）

桂美酸为苯丙酸型利胆剂，有显著而持久的利胆作用，能促进胆汁排泄，并能松弛胆总管括约肌，有解痉止痛作用。因能促进血中胆固醇分解成胆酸排出，故有降胆固醇作用。用于胆石症、慢性胆囊炎或胆道感染的辅助用药。

同类药曲匹布通（trepibutone，舒胆通）、羟甲香豆素（hymecromone）具有与桂美酸类似的作用和用途。禁用于阻塞性黄疸和严重肝功能减退者。

牛胆酸钠（sodium tauroglycocholate）

牛胆酸钠自牛胆汁或猪胆汁提取制成，主要含牛磺胆酸钠和甘氨胆酸钠。口服能刺激肝细胞分泌胆汁，能促进脂肪乳化和吸收，帮助脂溶性维生素的吸收。临床用于长期胆瘘胆汁丧失的病人，可补充胆盐的不足，也可用于脂肪消化不良和慢性胆囊炎等。

（杨兴海）

笔记栏

第 26 章 子宫平滑肌兴奋药和抑制药

子宫平滑肌兴奋药是一类能选择性兴奋子宫平滑肌的药物，临床常用的主要有垂体后叶制剂、前列腺素及麦角生物碱。子宫平滑肌抑制药则能抑制子宫平滑肌的收缩，主要包括 β_2 肾上腺素受体激动药、钙通道阻滞药、硫酸镁及前列腺素合成酶抑制药。

第一节 子宫平滑肌兴奋药

子宫平滑肌兴奋药(oxytocics)能直接兴奋子宫平滑肌，其作用因药物种类、剂量和子宫生理状态的不同而不同，且受女性激素的影响较大。用药后可能表现为子宫节律性收缩或强直性收缩。引起子宫节律性收缩的药物主要用于催产和引产，引起子宫强直性收缩的药物可用于产后止血或产后子宫复旧，某些药物可用于人工流产。

一、垂体后叶制剂

缩宫素(pitocin)

垂体后叶制剂包括垂体后叶素和缩宫素。缩宫素(也称催产素 pitocin)和加压素(vasopressin；也称抗利尿激素，antidiuretic hormone，ADH)同是含二硫键的九肽激素，在体内均由垂体后叶分泌，经毛细血管进入血液循环，到达靶器官发挥作用。因为两者仅是 3 位和 8 位氨基酸不同，故其作用有一定交叉。临床使用的缩宫素为人工合成品或从猪、牛的垂体后叶提取分离的制剂(内含少量加压素)。缩宫素的效价以单位计算，1U 相当于 2μg。

【体内过程】

缩宫素口服后在消化道易被胃酸和蛋白酶破坏，故无效。可经鼻腔和口腔黏膜吸收，肌内注射吸收良好，3～5 分钟起效，半衰期为 5～12 分钟。静脉给药作用快，维持时间更短，故需静脉滴注维持疗效。可通过胎盘屏障，主要经肝、肾破坏。

【药理作用与机制】

1. 兴奋子宫平滑肌 缩宫素能直接兴奋子宫平滑肌，增加子宫的收缩频率和收缩力。其作用强度受体内性激素水平影响。雌激素能增强子宫平滑肌对缩宫素的敏感性，孕激素则能降低其对缩宫素敏感性。因此，由于妊娠早、中期体内孕激素浓度较高，导致缩宫素对子宫的影响较小，有利于保护胎儿；妊娠后期(尤其是临产时)体内雌激素水平较高，子宫对缩宫素的敏感性增加，有利于胎儿分娩。值得强调的是，缩宫素的使用剂量对子宫平滑肌的收缩强度有显著影响。小剂量(2～5U)可引起子宫底部节律性收缩，而对子宫颈产生松弛作用(类似正常分娩)；大剂量(5～10U)则可引起子宫持续性强直性收缩，不利于胎儿娩出，甚至引起胎儿窘迫。

缩宫素与子宫平滑肌胞质膜特异性缩宫素受体结合后，可引起细胞内 Ca^{2+} 释放，还能通过活化电压敏感性 Ca^{2+} 通道，使细胞外 Ca^{2+} 进入细胞内，从而促进子宫收缩；也可能通过促进前列腺素($PGF_{2\alpha}$及其代谢产物 PGFM)合成与释放而发挥作用。

2. 其他作用 缩宫素能使乳腺泡周围的肌上皮细胞(属平滑肌)收缩，促进排乳。大剂量有抗利尿作用，还能短暂松弛血管平滑肌，引起血压下降。

【临床应用】

1. 催产和引产 对于无产道障碍而宫缩无力的难产，可用小剂量缩宫素加强子宫的收缩性能，促进分娩。对于死胎、过期妊娠、或因其他原因需提前中止妊娠者，可用缩宫素引产。足月孕催产一般用 2.5U，以 5%稀释后，开始以每分钟 8～10 滴的速度缓慢静脉滴注，并根据情况逐渐调整滴速，一般不超过每分钟 40 滴。死胎引产应先促宫颈成熟，可用 5～10U，以 5%葡萄糖液 500ml 稀释后缓慢静滴，随孕周的增加而减少剂量。

2. 产后子宫出血的预防和治疗 较大剂量缩宫素可迅速引起子宫强直性收缩，并通过压迫子宫肌层内血管而起到止血作用，为预防和治疗产后出血的首选药物。预防剖宫产产后出血，可于剖宫术时直接子宫肌层注射20U。术后常规用20U缩宫素加入5%葡萄糖液500ml缓慢滴注。顺产时可在胎儿娩出后常规用0.9%生理盐水100ml稀释后静脉快速滴注，每分钟0.02～0.04U，可预防和减少产后出血。治疗产后出血时一日最大剂量一般不超过60U。为保证作用的持续性，常需加用前列腺素制剂和麦角生物碱制剂，也可辅予缩宫素滴鼻剂。

3. 其他 也可用于产褥期产妇乳房充血及乳腺炎引起的泌乳不畅。

【不良反应与注意事项】

本品可引起恶心、呕吐、血压增高等反应。偶见过敏反应。对本品过敏者禁用。大剂量使用可引起子宫强直性收缩，导致胎儿窘迫、窒息，甚至子宫破裂，故用于催产、引产时要严格把握剂量，并应有专人观察子宫收缩情况及产程进度。凡有产道梗阻、胎位不正、头盆不称、前置胎盘、有剖宫史或子宫肌瘤剔除史者禁用。高血压、心脏病、妊娠期高血压疾病患者慎用。

垂体后叶素(pituitrin)

垂体后叶素(pituitrin)系由猪、牛、羊等动物的脑垂体后叶中提取的水溶性成分，内含缩宫素和加压素(抗利尿激素)。主要含缩宫素和少量的加压素(约为20U∶0.5U)。加压素具有抗利尿、收缩血管、升高血压及兴奋子宫的作用。与缩宫素不同的是，加压素对未孕人体子宫也有兴奋作用，对妊娠末期子宫的兴奋作用反而较弱，而且能收缩子宫颈和子宫肌的血管，不利于胎儿的血液供应和分娩过程，所以不适于催产或引产。垂体后叶素主要用于治疗尿崩症和肺出血，其催产和引产的作用已被缩宫素取代。由于其对子宫下段的收缩作用强，加之对血管的收缩作用，因而对子宫下段收缩乏力引起的产后出血有独特的防治作用。

该品主要不良反应为过敏反应，表现为面色苍白、出汗、心悸、胸闷、腹痛，甚至出现过敏性休克，一旦发生，应立即停药。高血压、冠心病、心力衰竭、肺原性心脏病患者禁用。禁用于催产和引产。

二、前列腺素

前列腺素(prostaglandins，PGs)是一类广泛存在于体内的不饱和脂肪酸，对心血管、呼吸、消化以及生殖系统等有广泛的生理和药理作用。目前研究较多的并在分娩中有重要意义的前列腺素有PGE_1、PGE_2和$PGF_{2\alpha}$。产科领域应用的主要药物包括**地诺前列酮**(dinoprostone，PGE_2)、**硫前列酮**(sulprostone)、**地诺前列素**(dinoprost，$PGF_{2\alpha}$)和**卡前列素**[carboprost；15-甲基前列腺素$PGF_{2\alpha}$(15-Me$PGF_{2\alpha}$)]、**米索前列醇**(misoprostol)等，它们对妊娠各期的人子宫都有显著的收缩作用，也能扩张子宫颈。目前，前列腺素类药物可用于中期引产、抗早孕、扩张宫颈和产后出血。

硫前列酮(sulprostone)

【药理作用】

该品为PGE_2类似物，对子宫平滑肌具有较高的选择性兴奋作用，且作用时间较长。对子宫颈管有软化和扩张作用。肌内注射迅速吸收，达峰时间为20～30min。一般于给药后0.2～6小时子宫开始收缩，作用持续4～8小时。

【临床应用】

1. 引产 主要用于中期引产，还用于胎死宫中、异常妊娠的引产。

2. 抗早孕 对月经过期不久的早孕妇女有抗早孕作用。

3. 扩宫颈 可于人流手术前3小时用该药扩张宫颈，利于手术操作。

4. 产后出血 对产后宫缩乏力引起的出血有较好疗效，一般于用药10min内出血停止。

【不良反应与注意事项】

主要有子宫痉挛性疼痛以及恶心、呕吐、腹泻等胃肠道兴奋症状。偶可引起支气管痉挛和心动过缓。对本品过敏及支气管哮喘、青光眼、严重高血压及肝、肾病者禁用。

地诺前列酮(dinoprostone)

【药理作用】

该品为前列腺素PGE_2类似物，对各期妊娠子宫都有收缩作用，子宫对本品的反应随妊娠时间延长而逐渐增加，以妊娠晚期子宫最为敏感，并能软化子宫颈，有利于宫颈扩张。给予足月或接近足月妊娠的孕妇静脉滴注所引起的子宫收缩，类似正常分娩所见。

【临床应用】

该品可采用静脉滴注、宫腔注射或阴道给药

等途径，临床主要用于妊娠中期（16～27 周）引产、足月孕引产、死胎引产和胎儿畸形的引产。

【不良反应】

因兴奋胃肠道平滑肌，可出现呕吐、腹痛和腹泻等消化道反应。也可引起发热、头痛等症状。因能升高眼压，不宜用于青光眼患者。剂量过大可能引起子宫强直性收缩而致子宫破裂，故使用期间应严密观察，随时调整用药剂量。

卡前列素和卡前列甲酯 (carboprost，carboprost methylate)

卡前列素为 $PGF_{2\alpha}$ 的衍生物（15-甲基前列腺素 $PGF_{2\alpha}$），性质较稳定，肌内注射和阴道给药均可产生子宫收缩作用，且作用持续时间较长。阴道给药后容易吸收，约 1～3 小时起效，作用维持 8～10 小时。该品主要用于抗早孕、扩宫颈和中期引产。可能出现恶心、呕吐、腹泻、头晕等不良反应。有哮喘、高血压、肝、肾病者慎用。

卡前列甲酯（15-甲基前列腺素 $PGF_{2\alpha}$ 甲酯）的作用与卡前列素类似，其性质更稳定，作用较持久。卡前列甲酯栓（商品名：卡孕栓）临床可用于抗早孕、扩宫颈、用于防治产后出血。用于预防和治疗产后出血：在胎儿娩出后，立即戴无菌手套将卡前列甲酯栓 1 枚（1mg）放入阴道，贴附于阴道前壁下 1/3 处，约 2 分钟；也可直肠给药。

米索前列醇 (misoprostol)

该品为 PGE_1 的类似物，具有抑制胃酸分泌和胃黏膜保护作用，能够促进消化性溃疡愈合或缓解症状。对妊娠子宫也有明显兴奋作用。口服后半小时达最大效应。消除半衰期约为 20～40 分钟。临床用于治疗胃和十二指肠溃疡（口服给药），也可用于防治产后出血（直肠给药）、抗早孕和引产（阴道给药）。若与米非司酮联合应用，可用于中孕引产，引产成功率 98%以上。该品副作用小于硫前列酮，可能出现腹泻、恶心、呕吐、头痛、眩晕等症状。过敏者禁用。

三、麦角生物碱

麦角（ergot）是寄生在黑麦或其他禾本科植物上的麦角菌的干燥菌核。麦角中含多种生物碱，主要有胺生物碱类和肽生物碱类，前者以**麦角胺**（ergotamine）和**麦角毒**（ergotoxine）为代表，其中麦角毒是四种生物碱的混合物；后者有**麦角新碱**（ergometrine）和**甲基麦角新碱**（methylergometrine）。

【体内过程】

胺生物碱类水溶性较高，口服不易吸收，服后约 2 小时血药达峰浓度。肌内注射吸收快，约 20 分钟出现子宫收缩作用。静脉注射后约 5 分钟即显效。麦角胺的消除半衰期约为 2 小时。肽生物碱类水溶性低，易从消化道吸收。分娩后服用麦角新碱，约 10 分钟可出现子宫收缩作用，60～90 分钟血药浓度达到峰值。

【药理作用】

1. 兴奋子宫　麦角生物碱能增强子宫平滑肌的收缩。其作用强度与子宫的成熟程度、子宫的机能状态、妊娠的阶段有关。妊娠子宫比未妊娠子宫敏感，临产前或新产后最为敏感。与缩宫素的不同之处在于麦角生物碱对子宫体和子宫颈均有收缩作用，且作用强大而持久，其中以麦角新碱作用最强最快。因此，麦角生物碱不适用于催产和引产。

2. 收缩血管　胺生物碱类对动脉和静脉均有收缩作用，以麦角胺作用最强。大剂量可能损害血管内皮细胞，长期使用可能引起肢端干性坏疽。静脉注射麦角新碱可导致血压急剧增高，甚至引起冠状动脉痉挛。

3. 阻断 α 肾上腺素受体的作用　胺生物碱类有阻断血管平滑肌上的 α 肾上腺素受体，翻转肾上腺素的升压作用。

【临床应用】

1. 产后出血的预防和治疗　产后子宫复原缓慢，可导致失血过多甚至引起感染。该品可促进子宫收缩，加快子宫复原。产后静脉推注麦角新碱可收缩子宫，预防产后出血。

2. 偏头痛　麦角胺能明显收缩脑血管，减少脑动脉搏动幅度，用于偏头痛的诊断和治疗。与咖啡因合用有协同效应，常用复方制剂为麦角胺咖啡因片。

3. 其他　麦角毒的氢化物氢麦角毒（dihydroergotoxine，海得琴，hydergin），具有抑制中枢、扩张血管及降低血压作用，可与异丙嗪、哌替啶组成冬眠合剂用于人工冬眠。氢麦角毒还用于治疗老年性痴呆，具有改善记忆作用。

【不良反应与注意事项】

静脉注射麦角新碱可引起恶心、呕吐及血压增高等反应，故伴有妊娠高血压疾病、高血压病及冠心病患者禁用。过敏反应少见，重者可出现呼吸困难、血压下降。长期服用麦角胺和麦角毒可损害血管内皮细胞。本类药物禁用于催产、引产；胎儿未娩出前禁用，以免发生子宫破裂、胎儿窘迫。

第二节 子宫平滑肌抑制药

早产约占分娩数的5%～15%，是围生儿死亡的重要原因，而防治早产是降低围生儿患病率和死亡率的关键。因此，在预防早产的治疗中，使用子宫平滑肌抑制药抑制宫缩，尽量延长妊娠时间具有重要意义。目前临床防治早产的药物包括特异性宫缩抑制药物（缩宫素受体拮抗药）以及非特异性宫缩抑制药物（包括 $β_2$ 受体激动药、钙通道阻滞药、硫酸镁、前列腺素合成酶抑制药等）。

阿托西班（atosiban）

阿托西班为一合成多肽，具有拮抗缩宫素受体的作用，属新近开发的特异性宫缩抑制药物。

【体内过程】

该品静脉滴注给药，10分钟内宫缩即显著减少，1小时内即达稳态血药浓度。本品在孕妇中体内的血浆蛋白结合率为46%～48%，可透过胎盘进入胎儿体内。平均消除半衰期为1.7小时，清除率为41.8L/h，分布容积为18.3L，且均与剂量无关。主要代谢产物（M_1）在体外拮抗催产素的作用与本品相当。M_1 可分泌进乳汁。

【药理作用】

该品能与缩宫素竞争位于子宫肌细胞膜及蜕膜、胎膜上的缩宫素受体，抑制细胞内肌质网 Ca^{2+} 的释放，阻断 Ca^{2+} 内流，从而产生剂量依赖性抑制缩宫素对子宫的收缩作用。另外，还能抑制缩宫素诱导的前列腺素 $F_{2α}$ 的产生，从而阻断了后者引起的子宫收缩。

【临床应用】

该品用于早产的临床效果与利托君和硝苯地平类似。对于首先使用 $β_2$ 受体激动药、硫酸镁治疗，宫缩仍不能被有效抑制、产程仍然进展或患者不能耐受药物不良反应而被迫停药者，试用阿托西班治疗可能有效。

【不良反应】

该品较常见的不良反应为恶心、呕吐等消化道症状。也可能出现头痛、头晕、潮红、呕吐、心悸、低血压和高血糖症等反应。偶见发热、失眠、瘙痒和皮疹。在应用阿托西班后仍有宫缩而终止妊娠者，易出现产后宫缩乏力而致产后出血，故应及时使用缩宫素促进子宫收缩，预防产后出血的发生。给药时应监测宫缩和胎儿心率，并应监测产后失血。对本品过敏者禁用。

利托君（ritodrine）

利托君（又称羟苄羟麻黄碱）是作为子宫松弛药而专门设计的 $β_2$ 受体激动药。

【体内过程】

该品口服易吸收，但首过效应明显，生物利用度约为30%，达峰时间约为1小时。血浆蛋白结合率为32%，能通过胎盘屏障。主要在肝脏中代谢，原药或代谢产物经肾脏排泄。消除半衰期为1.7～2.6小时。

【药理作用】

该品可激动子宫平滑肌的 $β_2$ 受体，抑制子宫平滑肌收缩，减少子宫的活动，延长妊娠期。

【临床应用】

主要用于防治20周以上的早产，可延缓分娩，使妊娠时间趋于正常。使用时一般先静脉滴注给药，取得疗效后再口服本药维持。先以50μg/min剂量静脉滴注，每隔10分钟可增加50μg药物，通常剂量为150～350μg/min，至宫缩停止后继续静脉滴注给药12～48小时。于静脉给药停止前30分钟开始口服给药，剂量为10mg/2h，持续给药24小时。使用过程中如发现胎儿状况恶化，应立即终止用药。

【疗效评价】

综合分析国内外的文献报告，目前认为利托君治疗早产延长孕周的作用有限，其疗效与硫酸镁无显著差异，有待进一步研究确认。

【不良反应与注意事项】

本品可引起恶心、呕吐、震颤等反应。因可激动心脏 $β_1$ 受体而导致心律失常，其心动过速发生率高达86.7%，反应严重者应停止用药，故有严重心血管疾病者禁用。可升高血糖和降低血钾，糖尿病患者及使用排钾利尿剂的病人慎用。静脉注射时可有焦虑不安、神经过敏等反应。最严重的不良反应为肺水肿，若与糖皮质激素合用，可加重肺水肿，危及孕妇生命。本品能通过胎盘屏障，对新生儿可使其心率改变和出现低血糖，应予注意。本品禁用于妊娠不足20周和分娩进行期的孕妇。本品与硫酸镁合用可引起心律失常。

笔记栏

其他 β_2 受体激动药沙丁胺醇(salbutamol)、特布他林(terbutaline)等也可用于防治早产。

硝苯地平(nifedipine)

硝苯地平为钙通道阻滞药，主要作用于子宫平滑肌细胞动作电位的复极阶段，能选择性抑制钙离子内流，降低胞质内钙离子浓度，从而抑制子宫收缩。

该品治疗早产的临床疗效与 β_2 肾上腺素受体激动药、硫酸镁类似，但该品具有起效较快、使用方便、副作用小的特点。舌下含化 10mg 或口服给药，平均显效时间约为 3.5 小时。主要不良反应有一过性低血压、头痛、潮热、心率加快，一般症状轻微，患者可以耐受。

硫酸镁 (magnesium sulfate)

硫酸镁注射给药可防治妊娠高血压综合征、高血压危象、产后子痫和破伤风惊厥等病症。除此之外，该品还有明显抑制子宫平滑肌收缩的作用，可用于防治早产。一般给药后平均起效时间约为 4 小时，主要不良反应有潮热、头晕、恶心、呕吐、四肢无力、胎动减少等，反应严重者需减慢滴速或停药，一旦出现中毒反应，应予注射钙制剂抢救，用药期间应监测血镁浓度。

吲哚美辛(indomethacin)

吲哚美辛(消炎痛)为前列腺素合成酶抑制药，对子宫收缩呈现非特异性抑制作用。该品 20 世纪 70 年代开始用于早产治疗，常采用直肠或口服给药。本品限用于妊娠 34 周之内的妇女。由于其可能对胃肠道(诱发胃溃疡、坏死性小肠结肠炎)、凝血功能(延长出血时间)、胎儿心血管功能(诱发动脉导管狭窄或提前闭合、新生儿动脉高压)产生的不良影响，目前较少用于早产治疗。

(雷　军)

第 27 章 肾上腺皮质激素类药物

肾上腺皮质激素(adrenocortical hormones)为一类由肾上腺皮质所分泌的具有甾体结构的激素,包括糖皮质激素(glucocorticoids,GC)、盐皮质激素(mineralocorticoids,MC)和性激素(sex hormone),其合成与分泌受到促皮质素(adrenocorticotropic hormone,ACTH)的调节。该类激素作用广泛,在维持机体的基本生命活动中具有十分重要的作用,而糖皮质激素在机体应激中还发挥非常重要的作用。

肾上腺皮质由外向内分别为球状带、束状带、网状带,分别合成与分泌:①盐皮质激素,有醛固酮(aldosterone)和去氧皮质酮(desoxycortone, desoxycorticosterone)等;②糖皮质激素,有氢化可的松(hydro- cortisone)和可的松(cortisone)等;③性激素。通常所讲的肾上腺皮质激素指的是糖皮质激素、盐皮质激素,临床常用的皮质激素是糖皮质激素。

肾上腺皮质激素为甾体化合物(图 27-1),其共同的结构特点为 C_3 上有酮基、C_{20} 有羰基及 C_{4-5} 为双键,是皮质激素保持生理功能所必需的。对糖皮质激素而言,C_{17} 上有—OH、C_{11} 上有=O 或—OH 是其保持生理功能所必需的;盐皮质激素的 C_{17} 上无—OH、C_{11} 上无=O 或有 O 与 C_{18} 相联(图 27-1)。

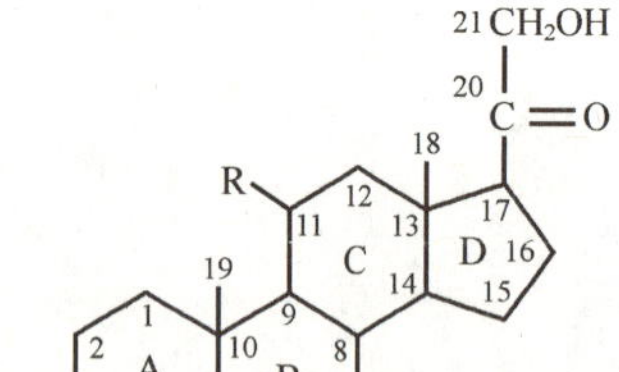

图 27-1 肾上腺皮质激素的基本结构

第一节 糖皮质激素

糖皮质激素类药物包括天然的和人工合成的糖皮质激素,作用广泛而复杂,且随剂量不同而异。生理情况下所分泌的糖皮质激素主要影响物质代谢过程,超生理剂量的糖皮质激素则还有抗炎、抗免疫等药理作用。由于其结构区别于阿司匹林等抗炎药,因此糖皮质激素类药物又称为甾体抗炎药。天然的糖皮质激素包括**氢化可的松**、**可的松**。人工合成的糖皮质激素包括**泼尼松**(prednisone)、**泼尼松龙**(prednisolone)、**甲泼尼松龙**(methylprednisolone,甲强的松龙)、**曲安西龙**(triamcinolone)、**地塞米松**(dexamethasone)、**倍他米松**(betamethasone)等。

糖皮质激素的分泌具有显著的昼夜节律性(circadian rhythm),夜间水平最低,凌晨渐升高,上午 8~10 时达分泌高峰(约 450 nmol/L 或>20 μg/ml),随后逐渐下降(下午 4 时约 110 nmol/L)。糖皮质激素分泌的昼夜节律性由 ACTH 的昼夜节律所引起。

【构效关系】

对糖皮质激素的结构进行修饰(图 27-2):①C_{1-2} 为双键如泼尼松和泼尼松龙,则糖代谢和抗炎作用增强、水盐代谢作用减弱;②C_6 引入—CH_3 如甲泼尼松,则抗炎作用增强、水盐代谢作用减弱;③C_9 引入—F、C_{16} 引入 α—OH 如曲安西龙,抗炎作用增强、水盐代谢作用更弱;④C_9 引入—F、C_{16} 引入 α—CH_3 或 β—CH_3 如地塞米松或倍他米松,则抗炎作用更强、几乎无水盐代谢作用;⑤C_9 引入—F、C_6 引入—F、C_{16} 和 C_{17} 上接以缩丙酮如氟轻松,抗炎作用增强、水盐代谢作用也增强,用于外用。

【生理效应】

糖皮质激素在生理剂量下主要表现出对物质代谢的影响。

1. 糖代谢 糖皮质激素能升高血糖并增加肝糖原、肌糖原含量,其机制为:促进糖原异生;减慢葡萄糖分解为 CO_2 的氧化过程;减少机体组织对葡萄糖的利用。

2. 蛋白质代谢 促进肝外组织如胸腺、淋巴、皮肤、肌肉、骨等组织的蛋白质分解,加速氨基酸进入肝脏,生成肝糖原,造成负氮平衡;大剂量还能抑制蛋白质的合成,久用可致肌肉消瘦、皮肤变薄、骨质疏松、淋巴组织萎缩和伤口愈合延缓等,未成年人发育迟缓、生长减慢。

3. 脂肪代谢 促进脂肪分解,增强脂肪酸在肝脏内的氧化,有利于糖原异生;大剂量抑制脂肪

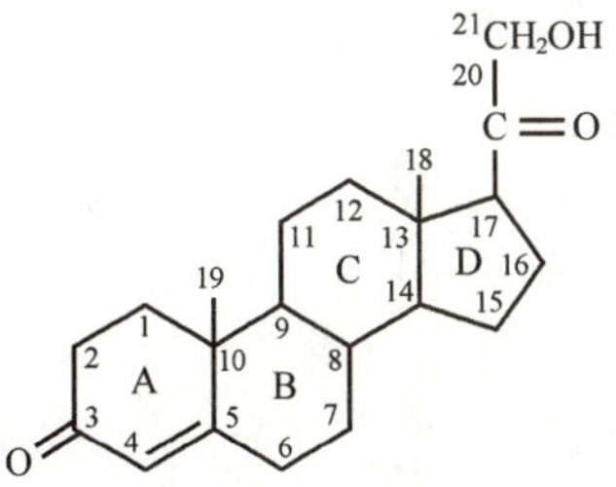

去氧皮质酮
(desoxycoricosterone)

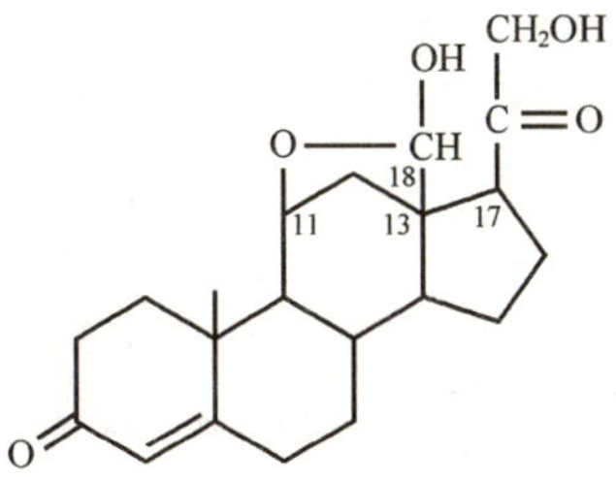

醛固酮
(aldosterone)

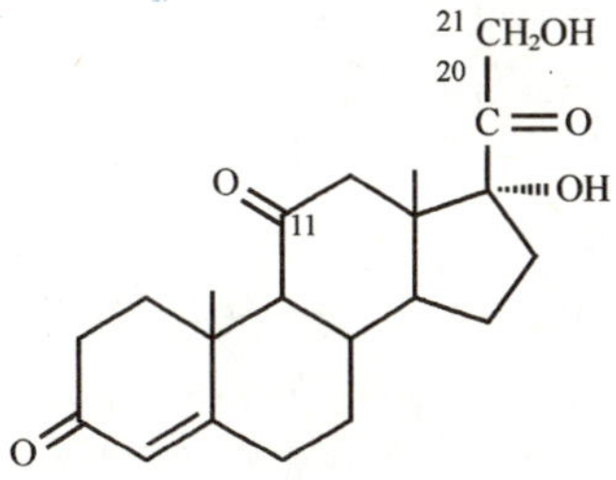

可的松
(cortisone)

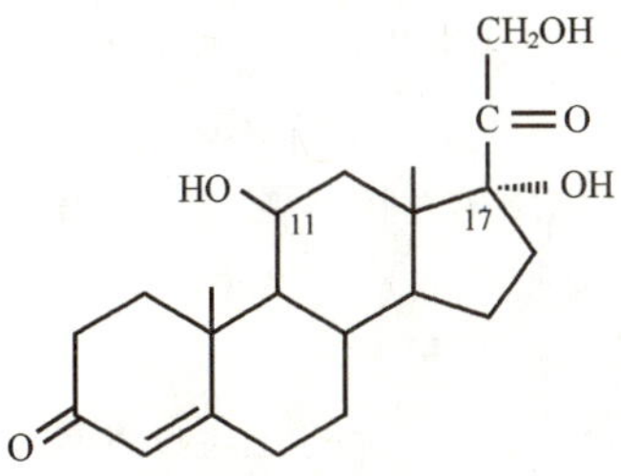

氢化可的松
(hydrocortisone)

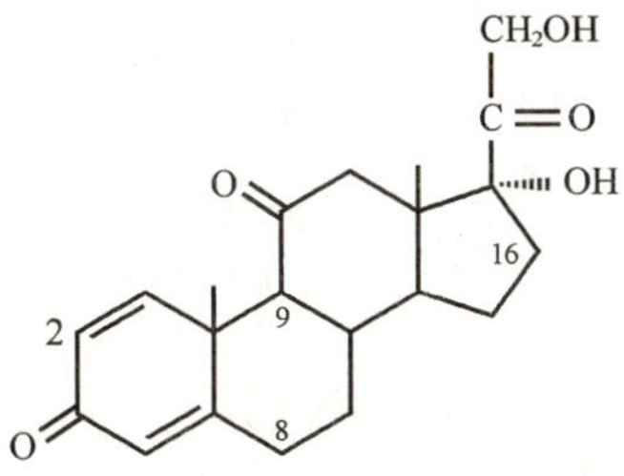

泼尼松
(prednisone)

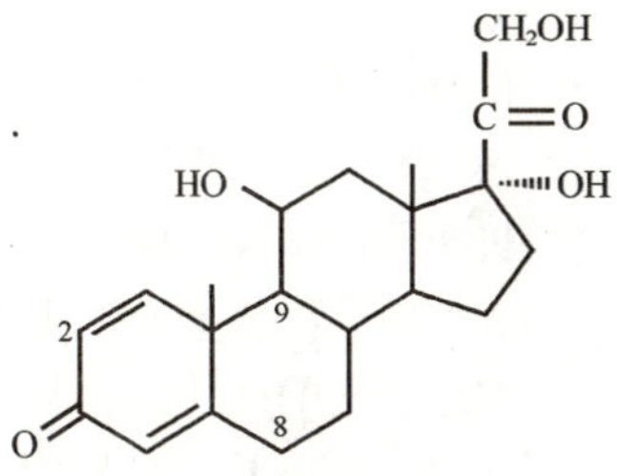

泼尼松龙
(prednisolone)

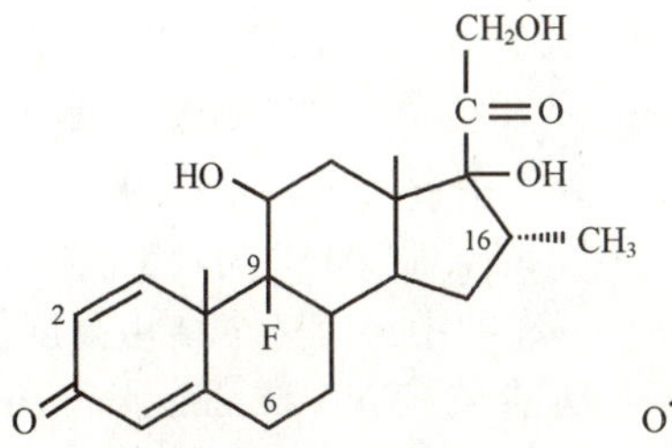

地塞米松
(dexamethasone)

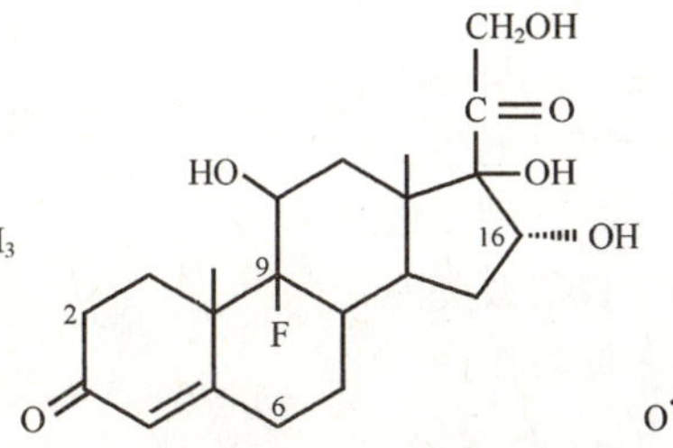

曲安西龙
(triamcinolone)

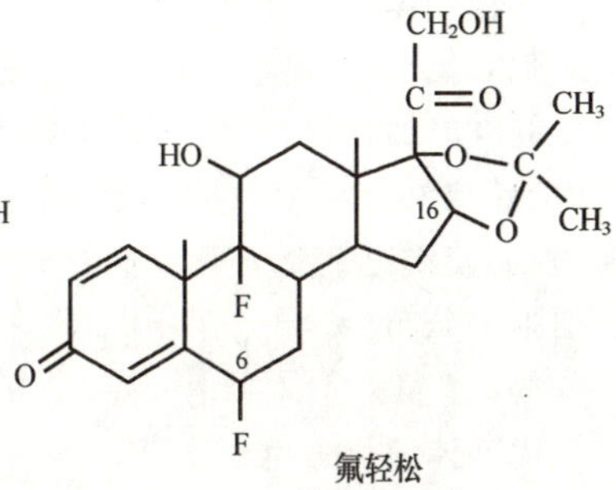

氟轻松
(fluorinolone)

图 27-2　常用肾上腺皮质激素的结构

合成。短期应用对脂肪代谢影响不明显。久用能增高血中游离脂肪酸、胆固醇含量,并激活四肢皮下的脂酶,使四肢脂肪减少,并使脂肪重新分布于面部、胸、背及臀部,形成满月脸和向心性肥胖。

4. 水和电解质代谢　较弱的盐皮质激素的作用,能保钠排钾,长期应用作用明显。增加肾小球滤过率和拮抗抗利尿激素,故可利尿;肾上腺皮质功能不全的患者,补充糖皮质激素可提高肾脏的排水能力,而补充盐皮质激素则无作用。过多时还可引起低血钙,长期应用可致骨质脱钙。

5. 允许作用(permissive action)　糖皮质激素对某些组织无直接作用,但是必须有少量糖皮质激素的存在,其他激素或递质的作用才能发挥。这是糖皮质激素维持机体各系统、组织正常功能所必需的。如糖皮质激素并不能直接收缩血管,但是儿茶酚胺必须在糖皮质激素存在的情况下才发挥缩血管作用;胰高血糖素必须在糖皮质激素存在的情况下才发挥升高血糖的作用。

【药理作用】

1. 抗炎作用　糖皮质激素具有强大的抗炎作用,能对抗各种原因如物理、化学、免疫反应等所引起的炎症。在炎症早期可减轻渗出、水肿、毛细血管扩张、白细胞浸润及吞噬反应,从而改善局部炎症过程中的红、肿、热、痛等症状;在后期可抑制毛细血管和成纤维细胞的增生,延缓肉芽组织生成,防止粘连及瘢痕形成,减轻后遗症。由于炎症反应是机体的一种防御功能,炎症后期的反应更是组织修复的重要过程。因此,糖皮质激素在抑制炎症、减轻症状的同时,也降低机体的防御功能,可致感染扩散、阻碍创口愈合。而且,由于其抗炎作用是非特异性的、短暂的,一般用于其他药物无效或有严重并发症的患者。

其抗炎作用机制可能是通过下列途径发挥:①抑制膜磷脂类释放花生四烯酸,由此减少前列腺素(prostaglandins,PGs)与白三烯的形成。②增加毛细血管对儿茶酚胺的敏感性。③稳定肥大细胞和溶酶体膜,减少脱颗粒和溶酶体酶的释放。④干扰补体激活,减少炎症介质的产生。⑤通过其抗免疫作用,抑制免疫反应所致的炎症。⑥直接抑制成纤维细胞的增殖与分泌功能,使结缔组织基质如胶原、黏多糖等合成受抑,减少炎症组织的粘连及瘢痕形成。

2. 免疫抑制与抗过敏作用 糖皮质激素对先天免疫和后天免疫反应的多个环节均有抑制作用。但是小剂量的糖皮质激素主要抑制细胞免疫,大剂量的糖皮质激素则可抑制体液免疫。其对先天免疫反应的作用表现为抑制单核/巨噬细胞对病原微生物或者抗原的吞噬和处理,抑制Th1型细胞因子的产生。对后天免疫反应的作用表现为通过对先天免疫反应的抑制作用,导致细胞免疫和体液免疫受到抑制;而且可直接导致淋巴细胞的破坏,使血中淋巴细胞迅速减少。

其作用体现在以下几方面:①抑制单核/巨噬细胞对抗原的吞噬和处理。②减少参与免疫过程的淋巴细胞数量:通过抑制淋巴细胞的生物合成、导致淋巴细胞数量降低;诱导淋巴细胞快速凋亡;使淋巴细胞移行到血管外组织、改变淋巴细胞的分布。③干扰淋巴细胞在抗原作用下的分裂、增殖。④干扰敏感动物的抗体反应。⑤干扰补体参与的免疫反应。

3. 抗休克作用 大剂量、超大剂量的糖皮质激素类药物曾广泛用于各种严重休克的治疗,特别是脓毒症休克(septic shock)。但近十余年来,对大剂量糖皮质激素在严重感染及感染性休克中的应用价值基本被否定。

4. 血液与造血系统 糖皮质激素能刺激骨髓造血功能,表现在:①增加红细胞和血红蛋白含量。②促使中性粒细胞数量增多,但却降低其游走、吞噬、消化及糖酵解等功能,因而减弱对炎症区的浸润与吞噬活动。③对淋巴组织的影响与肾上腺皮质功能的状态有关:肾上腺皮质功能减退者,淋巴组织增生,淋巴细胞增多;而肾上腺皮质功能亢进者,淋巴细胞减少,淋巴组织萎缩。④大剂量可增加血小板数量并提高纤维蛋白原浓度,缩短凝血时间。

5. 中枢神经系统 糖皮质激素能提高中枢神经系统的兴奋性,出现欣快、激动、失眠等,偶可诱发精神失常。大剂量对儿童能致惊厥。

6. 消化系统 糖皮质激素能使胃酸和胃蛋白酶分泌增多,提高食欲,促进消化,但大剂量应用可诱发或加重溃疡病。

【作用机制】

糖皮质激素的分子作用机制可分为基因和非基因效应两类(图 27-3):①基因效应:糖皮质激素通过与细胞内糖皮质激素受体(cytosolic glucocorticoid receptor,cGR)结合,经过复杂的细胞信号转导过程,减少或增加基因的表达而发挥作用。基因效应包括转录抑制(transrepression)和转录激活(transactivation)两个过程,前者与糖皮质激素的抗炎作用和免疫调节作用有关,后者则与糖皮质激素的副作用以及部分免疫抑制作用有关。作用的发挥需要一定的潜伏期。②非基因效应(快速效应):包括由 cGR 所介导的次级非基因效应、膜糖皮质激素受体(membrane-bound glucocorticoid receptor, mGR)所介导的次级非基因效应、与细胞膜作用所产生的非特异的、非基因效应三种。

cGR 由约 777 个氨基酸构成(图 27-4)。cGR 的 N 端功能区包括 AF-1(τ1)和 AF-2(τ2),AF-1 与 cGR 和 DNA 结合后的基因转录活化以及与其他转录因子的结合有关;AF-2 为人 cGR 所特有,受体与配体结合后 AF-2 则转变为有活性的空间构象。cGR 的中央有一个结构高度保守的 DNA 结合功能域(DNA-binding domain, DBD),包含两个锌指(zinc finger)结构,与受体的二聚化、受体与 DNA 的结合有关;cGR 的 C 端为受体与糖皮质激素结合功能域(glucocorticoid -binding domain, GBD)。

通常情况下,未活化的 cGR 位于胞质内,与伴侣分子热休克蛋白(heat shock protein, hsp) 90、70、40、辅助伴侣分子(cochaperon)p23 和亲免疫因子(immunophilin)FKBP52、Cyp40 形成复合物。cGR 与糖皮质激素结合后,导致 cGR 与其分子伴侣或辅助伴侣分子解离,cGR 与糖皮质激素复合物迅速(20 分钟内)从胞质内移位至核内,与糖皮质激素反应元件(glucocorticoid responsive elements, GRE)或负性糖皮质激素反应元件(negative glucocorticoid responsive elements, nGRE)结合,引起某些特定基因表达的减少或增加。

【体内过程】

所有糖皮质激素均为脂溶性药物。口服和注射均易吸收,口服吸收速度与其脂溶性及其在肠内的浓度成正比。氢化可的松口服吸收迅速而完全,1~2 小时血药浓度达峰值,作用维持 8~12 小时。

笔记栏

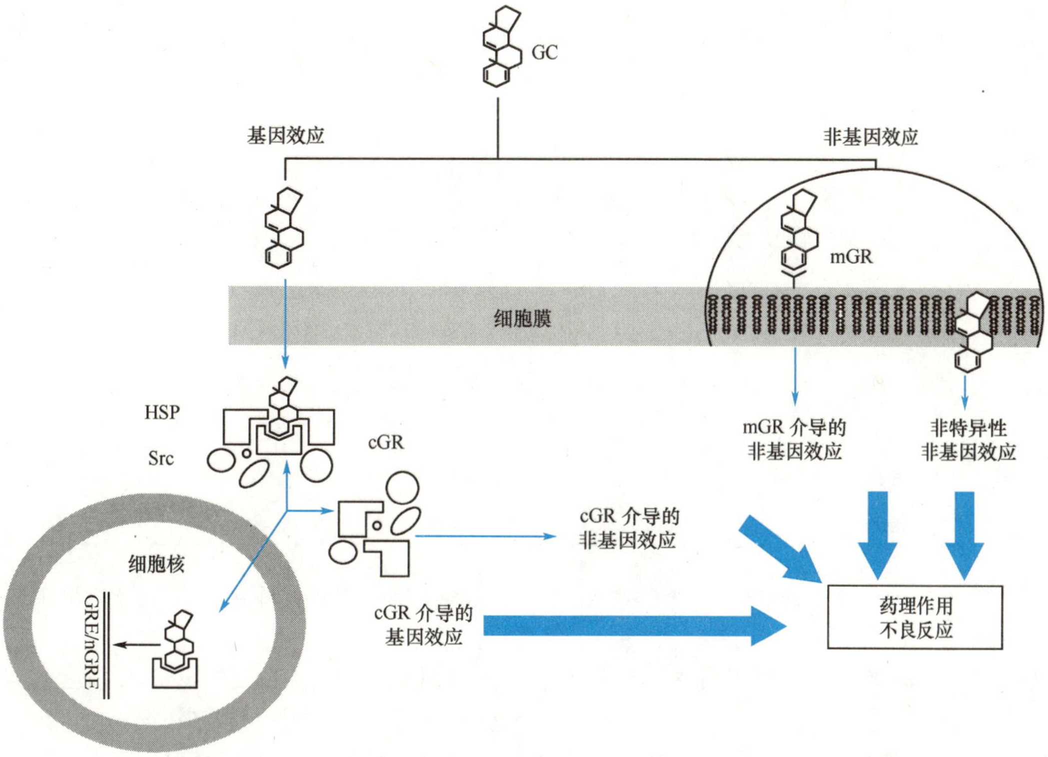

图 27-3　糖皮质激素的分子作用机制

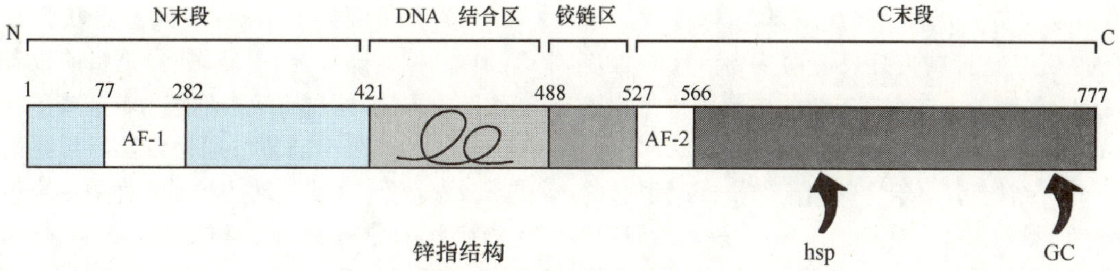

图 27-4　糖皮质激素受体的结构示意图

糖皮质激素分布广泛，但以肝脏中浓度最高。氢化可的松吸收入血后仅有 10%为游离性型药物，80%与皮质激素转运蛋白（corticoid binding globulin，CBG）结合，10%与血浆白蛋白结合。泼尼松和地塞米松与 CBG 的结合率较低（约 70%）。肝、肾功能障碍者，血浆蛋白含量减少，导致血中游离型药物增多，均可能使糖皮质激素的作用增强。

糖皮质激素主要在肝脏中进行代谢，但肝外组织如肾、小肠、肌肉、皮肤也参与代谢过程。可的松和泼尼松须在体内经 11β- 羟基类固醇脱氢酶（11β-hydroxysteroid dehydrogenase，11β- HSD）的作用后分别转化为氢化可的松和泼尼松龙方可生效。肝脏是主要转化器官，故严重肝功能不全患者，只宜应用氢化可的松或泼尼松龙。

糖皮质激素大部分与葡萄糖醛酸或硫酸结合后由肾排出，不同的糖皮质激素在体内的代谢速率差别大，尤以人工合成的糖皮质激素的代谢速率慢。氢化可的松的血浆 $t_{1/2}$ 约为 1.5 小时，地塞米松的血浆 $t_{1/2}$ 超过 5 小时。在肝、肾功能障碍者糖皮质激素的 $t_{1/2}$ 延长，药效增强。

常用糖皮质激素类药物的比较见表 27-1。

【临床应用】

糖皮质激素临床应用广泛。除替代疗法外，糖皮质激素不是病因性治疗，对许多疾病仅能缓解症状，不能根治，且易复发，副作用多，切忌滥用。

笔记栏

表 27-1 常用糖皮质激素类药物的比较

类别	药物	与受体的亲和力	糖代谢（比值）	水盐代谢（比值）	抗炎作用（比值）	半衰期（分钟）	半效期（小时）
短效	氢化可的松	1.0	1.0	1.0	1.0	90	8-12
	可的松	0.01	0.8	0.8	0.8	90	8-12
中效	泼尼松	0.05	3.5	0.6	3.5	>200	12-36
	泼尼松龙	2.2	4.0	0.6	4.0	>200	12-36
	甲泼尼松龙	11.9	5.0	0.5	5.0	>200	12-36
	曲安西龙	0.05	5.0	0	5.0	>200	12-36
长效	地塞米松	7.1	5.0	0	5.0	>300	36-54
	倍他米松	5.4	5.0	0	5.0	>300	36-54
外用	氟氢可的松	3.5		125	12		
	氟轻松	1.0			40		

1. 替代疗法 用于急、慢性肾上腺皮质功能减退症（包括肾上腺危象）、脑垂体前叶功能减退及肾上腺次全切除术后作替代疗法。

2. 严重感染与急性炎症

（1）细菌感染：由于糖皮质激素在转录水平即可下调 TNF-α、IL-1 等细胞因子的表达，能直接减弱磷脂酶 A_2（phospholipase A_2，PLA_2）的活性，减少溶酶体内酶的释放。因此，糖皮质激素被认为是通过抑制炎症反应而达到治疗脓毒症（sepsis）的目的。在应用有效的抗菌药物治疗感染的同时，可用糖皮质激素作辅助治疗。

（2）结核病：对于特殊细菌结核杆菌引起的结核病，针对急性炎症期的多种结核病如结核性脑膜炎、胸膜炎、心包炎、腹膜炎，在应用有效抗结核药物的同时辅以短程糖皮质激素，可迅速退热、减轻炎性渗出，使积液消退，减少愈合过程中发生的纤维增生及粘连。

（3）严重病毒感染：由于缺乏有效的抗病毒药物，原则上不宜使用糖皮质激素。但由于病毒感染引起的急性炎症反应威胁到重要器官的功能甚至生命时，可考虑使用糖皮质激素。病毒性结膜炎、角膜炎病人可局部用药。

3. 器官移植排斥反应 糖皮质激素广泛用于防治器官移植的排斥反应，仍然是目前基础免疫抑制方案中的重要药物。激素的给予方案和剂量根据移植器官的不同以及病人的全身情况而定，甲泼尼松龙和泼尼松龙是目前最常用的药物。

4. 自身免疫性疾病和变态反应性疾病 糖皮质激素只能缓解症状，停药后症状常易发生，且长期用药导致的副作用较多，故常需要采取综合性治疗措施。

（1）多发性肌炎或皮肌炎：糖皮质激素为首选药，常用的药物为泼尼松和泼尼松龙。

（2）系统性红斑狼疮：糖皮质激素是目前治疗系统性红斑狼疮最主要的药物，具有强大的抗炎和免疫抑制作用。常用的药物为泼尼松。

（3）类风湿性关节炎：抗风湿药联合治疗（羟氯喹、柳氮磺吡啶、甲氨蝶呤）是目前推荐的有效治疗方法，糖皮质激素不作为首选或单独使用的药物。口服小剂量泼尼松以及局部注射糖皮质激素，对于病情活动的类风湿性关节炎患者缓解症状非常有效，而且能减缓关节破坏的进度。

（4）风湿热：一般使用大剂量阿司匹林即可奏效，但当出现心脏炎症时，宜用糖皮质激素迅速控制炎症的发展。

（5）溃疡性结肠炎：糖皮质激素是治疗溃疡性结肠炎急性发作期的重要药物，对于重度溃疡性结肠炎和暴发型溃疡性结肠炎，糖皮质激素治疗是首选的治疗方法，常用的药物为泼尼松。

（6）特发性血小板减少性紫癜：糖皮质激素为首选药物，常用的药物为泼尼松。

（7）重症肌无力：糖皮质激素是治疗重症肌无力最有效的口服免疫抑制剂，尤其适用于不能耐受其他药物不良反应的情况以及防止眼肌型重症肌无力发展成全身型重症肌无力。常用的药物为泼尼松和甲泼尼松龙。

（8）变态反应性疾病：糖皮质激素适用于支气管哮喘、药物性皮炎、荨麻疹、枯草热、血清热、血管神经性水肿、过敏性鼻炎的严重患者或经其他药物治疗无效者。

(9) 甲亢及甲状腺危象：虽然糖皮质激素并不能改善 Graves 甲亢抗甲状腺药物治疗的治愈率，但能够迅速改善甲亢患者的甲状腺功能状态，很快降低血中甲状腺激素的水平；对浸润性突眼及局限性黏液性水肿的治疗作用肯定。此外，糖皮质激素是甲状腺危象的经典抢救措施之一。常用的药物为氢化可的松。

5. 休克　根据休克的类型及其病理生理过程的特点选择药物。脓毒症休克时，在有效的抗菌药物治疗下，可使用小剂量糖皮质激素。过敏性休克，糖皮质激素为次选药，可与首选药肾上腺素合用。心源性休克和低血容量性休克，在针对病因治疗的同时可考虑使用糖皮质激素。

6. 血液病　多用于治疗儿童急性淋巴细胞性白血病，与抗肿瘤药物联合应用。还可用于再生障碍性贫血、粒细胞减少症、血小板减少症和过敏性紫癜等的治疗。停药后易复发。

【不良反应及应用注意】

长期大剂量应用可引起下述不良反应：

1. 医源性肾上腺皮质功能亢进　停药后可自行消退，必要时可采取对症治疗。

2. 医源性肾上腺皮质功能不全　由于长期大剂量使用糖皮质激素，下丘脑-垂体-肾上腺皮质轴（hypothalamus-pituitary-adrenal-axis，HPA 轴）被反馈性抑制所致。在停药后 1 年内如遇感染或手术等应激情况时，应及时给予足量的糖皮质激素。

3. 反跳现象　糖皮质激素减量太快或突然停药会使原有疾病症状迅速重现或加重，是病人对长期应用激素产生依赖或疾病症状尚未完全控制所致。宜采取缓慢减量至停药的方法来防止。

4. 其他　诱发或加重感染，延缓伤口愈合，使胃溃疡恶化，抑制儿童骨成长，妊娠早期应用可致胎儿畸形，偶可诱发精神病，骨质疏松。凡患有严重精神和癫痫，活动性溃疡病，新近胃肠手术、骨折、严重高血压、糖尿病、孕妇、水痘等禁用糖皮质激素。

【药物相互作用】

(1) 与强心剂和利尿药合用，可出现低血钾。

(2) 肝药酶诱导剂如苯妥英钠、利福平等可加速糖皮质激素的代谢，而肝药酶抑制剂如米贝地尔、地尔硫䓬、利托那韦、异烟肼可减慢糖皮质激素的代谢。

【用法与疗程】

1. 大剂量突击疗法　曾用于严重中毒性感染及各种休克。目前已不推荐使用。

2. 一般剂量长期疗法　用于结缔组织病、肾病综合征、顽固性支气管哮喘、中心性视网膜炎、各种恶性淋巴瘤、淋巴细胞性白血病等。一般开始时用泼尼松口服 10～20mg 或相应剂量的其他皮质激素制剂，每日 3 次，产生临床疗效后，逐渐减量至最小维持量，持续数月。

3. 小剂量替代疗法　用于垂体前叶功能减退、慢性肾上腺皮质功能减退症（艾迪生病）及肾上腺皮质次全切除术后。一般维持量，可的松每日 12.5～25 mg 或氢化可的松每日 10～20 mg。

4. 隔日疗法　皮质激素的分泌具有昼夜节律性。临床用药可随这种节律进行，即长期疗法中对某些慢性病采用隔日一次给药法，将一日或两日的总药量在隔日早晨一次给予，此时正值激素正常分泌高峰，对肾上腺皮质功能的抑制较小。实践证明，外源性皮质激素类药物对垂体-肾上腺皮质轴的抑制性影响，在早晨最小，午夜抑制最大，隔日服药以用泼尼松、泼尼松龙等中效制剂较好。

【新进展】

脓毒症是由感染因素导致的全身性炎症反应综合征（systematic inflammatory response syndrome，SIRS）。其特征为过度释放的致炎和抗炎细胞因子，尤其是致炎细胞因子的大量释放。

由于糖皮质激素在转录水平即可下调 TNF-α、IL-1 等细胞因子的表达，能直接减弱 PLA_2 的活性，减少溶酶体内酶的释放。因此，糖皮质激素曾被认为是通过抑制炎症反应而达到治疗脓毒症的目的。

大剂量、超大剂量的糖皮质激素类药物曾广泛用于各种严重感染和脓毒症休克的治疗。但是，近十余年来针对过去大剂量糖皮质激素在严重感染及脓毒症休克中的应用价值基本被否定。小剂量（生理剂量）的替代疗法能迅速稳定血流动力学，控制感染引起的一系列症状，缩短逆转休克的时间，减少大剂量皮质激素带来的负面效应，但大多数临床试验不能肯定此用法能显著降低脓毒症休克的总体病死率。

小剂量糖皮质激素应用的理由是:在休克尤其是脓毒症休克时,虽然糖皮质激素的水平较生理状态为高,但仍然有相当一部分患者存在相对肾上腺皮质功能不全或者因外周糖皮质激素抵抗而出现的内源性皮质激素作用减弱的现象,因此脓毒症休克合并有相对肾上腺皮质功能不全或糖皮质激素抵抗是糖皮质激素应用于脓毒症休克的主要适应证。

在最近的《拯救脓毒症运动:2008严重脓毒症和脓毒症休克管理指南》[Intensive Care Med (2008)34:17~60]中,对于糖皮质激素的使用给予的建议是:①仅在成年脓毒症休克患者对容量复苏和血管活性药物反应差时静脉给予氢化可的松(推荐级别2C)。尽管糖皮质激素确实有助于休克的逆转,但是缺乏明确的证据可以降低病死率,而广泛应用后可以导致许多众所周知的不良反应,如增加感染危险性、获得性肌病和代谢紊乱等,目前对于糖皮质激素应用的热度已经有所降温。②在需要应用氢化可的松的成人脓毒症休克患者中不使用ACTH刺激试验(推荐级别2B)。ACTH激发试验只能反映肾上腺皮质的功能状态,对于HPA轴功能受损的严重脓毒症和脓毒症休克患者,更应关注HPA轴的整体功能水平,这是试验本身所欠缺的。③脓毒症休克患者首选氢化可的松,而不选用地塞米松(推荐级别2B)。一般选择可在体内直接产生效应,而较少产生HPA抑制的氢化可的松等短效制剂,不应选用易发生即刻和长时间HPA轴抑制的长效制剂地塞米松等,只有在无氢化可的松时才考虑应用地塞米松。④如果氢化可的松无效或所选用的皮质激素无盐皮质激素样作用,建议可以加用口服氟氢可的松每日50 μg。如果患者已经应用氢化可的松可以选择联合应用氟氢可的松(推荐级别2C)。⑤患者不需要升压药后停用糖皮质激素(推荐级别2D)。但需慎重掌握皮质激素的疗程,突然停药可能引起促炎症介质增加和血流动力学恶化,增加重复感染和新发感染机会。⑥在严重脓毒症和脓毒症休克患者以治疗脓毒症休克为目的时,糖皮质激素每日不超过相当于氢化可的松300 mg的剂量(推荐级别1A)。两项随机前瞻性临床研究和荟萃分析表明糖皮质激素在严重脓毒症和脓毒症休克患者应用大剂量糖皮质激素是无效甚至是有害的。没有理由应用大剂量糖皮质激素。⑦脓毒症患者在没有出现休克时我们不推荐使用糖皮质激素。但是在有内分泌疾病和糖皮质激素治疗史的患者应继续给予维持剂量或应激剂量的糖皮质激素(推荐级别1D)。没有研究表明未出现休克的脓毒症患者需要应用应激剂量的糖皮质激素。糖皮质激素应用的指征是有糖皮质激素治疗史或肾上腺功能不全的患者。最近一项初步研究表明应激剂量水平的糖皮质激素对社区获得性肺炎有益,但需要进一步证实。

第二节 促皮质素及皮质激素抑制药

一、促皮质素

促皮质素(ACTH)是维持肾上腺正常形态和功能的重要激素。它的合成和分泌是垂体前叶在下丘脑促皮质素释放激素(corticotropin-releasing hormone,CRH)的作用下,在腺垂体嗜碱细胞内进行的。

【生理与药理作用】

在生理情况下,下丘脑、垂体和肾上腺三者处于相对的动态平衡中,ACTH缺乏,将引起肾上腺皮质萎缩、分泌功能减退。ACTH还有控制本身释放的短负反馈调节。糖皮质激素对下丘脑及垂体前叶起着长负反馈作用,抑制CRH及ACTH的分泌。

【体内过程】

ACTH口服后在胃内被胃蛋白酶破坏而失效,只能注射应用。血浆 $t_{1/2}$ 为15分钟。它在正常人的血浆浓度,晨8时为22 pg/ml,晚10时为9.6 pg/ml。

【临床应用】

主要作用是促进糖皮质激素分泌,但只有在皮质功能完好时方能发挥治疗作用。一般在给药后2小时,皮质才开始分泌氢化可的松。临床用于诊断脑垂体前叶-肾上腺皮质功能水平及长期使用皮

笔记栏

质激素的停药前后，以防止发生皮质功能不全。

【不良反应】

易引起过敏反应(因临床应用制剂来自牛、羊、猪垂体)，现已少用。

二、皮质激素抑制药

皮质激素抑制剂可代替外科的肾上腺皮质切除术，临床常用的有米托坦和美替拉酮。

米托坦(mitotane，双氯苯二氯乙烷 0，P′-DDD)为杀虫剂滴滴涕(DDT)一类化合物。选择性地使肾上腺皮质束状带及网状带细胞萎缩、坏死，但不影响球状带醛固酮的分泌。使用该药后血、尿中氢化可的松及其代谢物迅速减少。临床主要用于不可切除的皮质癌、切除后复发癌以及皮质癌术后辅助治疗。不良反应有厌食、恶心、腹泻、皮疹、嗜眠、头痛、眩晕、乏力、中枢抑制及运动失调等反应。

美替拉酮(metyrapone，甲吡酮)通过抑制 11β-羟化反应，干扰 11-去氧皮质酮转化为皮质酮、11-去氧氢化可的松转化为氢化可的松，降低皮质酮、氢化可的松的血浆水平，但可反馈性地促进 ACTH 分泌导致 11-去氧皮质酮和 11-去氧氢化可的松代偿性增加，故尿中 17-羟类固醇排泄也相应增加。临床用于治疗肾上腺皮质肿瘤和产生 ACTH 的肿瘤所引起的氢化可的松过多症和皮质癌。还可用于垂体释放 ACTH 功能试验。不良反应较少，可有眩晕、消化道反应等。

第三节 盐皮质激素

肾上腺皮质球状带细胞分泌的盐皮质激素包括**醛固酮**、**11-去氧皮质酮**，主要生理作用是维持人体内水和电解质的平衡。

【生理与药理作用】

醛固酮的作用为保钠、保水、排钾，对糖和蛋白质影响较小。

1. 肾脏 通过促进肾小管重吸收钠而保留水，并排泄钾，它与下丘脑分泌的血管升压素相互协调，共同维持体内水、电解质的平衡。醛固酮留钠排钾的作用主要是通过促进远曲小管对钠离子的重吸收，并使远曲肾小管中钾离子大量分泌入尿中而实现。醛固酮的分泌主要受血管紧张素Ⅱ的调节，当肾血流量不足或血中钠离子浓度下降时、血中血管紧张素升高，促使肾上腺皮质分泌醛固酮。

2. 唾液腺、汗腺导管和大肠 促进唾液腺、汗腺导管对唾液、汗液中的 NaCl 的重吸收，并排出 K^+ 和 HCO_3^-；促进大肠对 Na^+ 的吸收，减少粪便中的 Na^+ 排出。

【作用机制】

和糖皮质激素类似，醛固酮的分子作用机制包括经典的基因组效应和快速的非基因组效应。

醛固酮的基因效应与糖皮质激素的基因效应类似，即醛固酮与肾小管上皮细胞内的受体(mineralocorticoid receptor，MR)结合，然后移位至核内诱导基因的表达。醛固酮的作用分为早期(1～6 小时)和晚期(>6 小时)两个阶段。早期阶段表现为激活离子通道和诱导电解质转运蛋白(electrolyte-transport proteins)的信号转导蛋白的表达改变，晚期阶段的变化表现为基因的原发和继发效应。目前认为 Sgk1 为醛固酮作用的重要介质。Sgk1 是重要的早期醛固酮诱导蛋白(aldosterone induced protein)，Sgk1 和 ENaC 的过度表达激活钠离子通道、Na^+/K^+ ATP 酶、$Na^+/K^+/Cl^-$ 共转运子(cotransporter)，促进肾小管对 Na^+ 的重吸收，发挥保钠、保水、排钾的作用。

醛固酮的非基因组效应可能与其通过不同于经典 MR 的膜受体或者经典的细胞内 MR 结合发挥非基因组作用。磷脂酶 C-甘油二酯-磷脂激酶(PLC-DAG-PKC)信号通路参与了醛固酮的非基因组作用。

【临床应用】

用于纠正慢性肾上腺皮质功能减退症(艾迪生病)的失水失钠现象，防止该病危象时的低血容量性休克。另外还可用于低血钠症。

【不良反应】

过量或长期使用可导致水钠潴留，并排泄钾。

(周 红)

第 28 章 甲状腺激素及抗甲状腺药

甲状腺是人体内最大的内分泌腺。甲状腺腺泡上皮细胞分泌的甲状腺激素(thyroid hormone)包括甲状腺素/四碘甲状腺原氨酸(thyroxine，T_4)和三碘甲状腺原氨酸(triiodothyronine,T_3)。甲状腺激素对维持机体正常代谢、生长发育十分重要。

甲状腺激素分泌过多可引起以代谢亢进以及神经、循环、消化等系统兴奋性增高为主要表现的临床综合征即甲状腺功能亢进症(hyperthyroidism)(简称甲亢)。治疗甲亢的药物统称抗甲状腺药(antithyroid agents),通过抑制甲状腺激素的合成与分泌暂时或长期缓解甲亢症状。目前常用的药物有硫脲类(thioureas)、碘和碘化物(iodine and iodide)、放射性碘(radioiodine)和β肾上腺素受体阻断药(β adrenoceptor blockers)等。

第一节 甲状腺激素

甲状腺激素是唯一所知的有生物活性的体内含碘化合物。T_3 是甲状腺激素主要的生理活性物质,其活性约为 T_4 的 4 倍。但甲状腺分泌 T_4 的量较 T_3 多,正常人每日约释放 T_4 70～90 μg,T_3 15～30 μg。甲状腺内的腺泡旁细胞还分泌降钙素(calcitonin),参与调节血浆 Ca^{2+} 水平。

(一) 构效关系

甲状腺激素是氨基酸的衍生物,在其结构中均含有无机碘(图 28-1)。两个苯环(环 I、环 II)以醚键或硫醚键相连并相互垂直,环 I 带羧基的侧链与环 II 的酚羟基是维持活性的基本结构;环 I 的 3 位和 5 位的碘参与和受体的结合,而 5′位碘则妨碍和受体结合,降低其活性,如 3,3′,5′-三碘甲状腺原氨酸(3,3′,5′- triiodothyronine)(又叫反向 T_3,reverse T_3，rT_3)。

(二) 甲状腺激素的合成、储存、分泌及调节

1. 碘的摄取 甲状腺具有高度摄碘和浓集碘的能力,人体每天从饮食摄取 100～200 μg 碘,其中 1/3 碘进入甲状腺。腺泡细胞靠碘泵主动摄取血液循环中的碘化物。碘转运受多种离子如硫氰酸盐、高氯酸盐抑制;促甲状腺素(thyrotropin, TSH)刺激钠-碘共输送体的功能,受自控调节机制控制。当甲状腺内碘减少时,摄取会增加;反之则减少。正常情况下,甲状腺中碘化物的浓度可达血浆浓度的 25 倍,而在甲亢时可高达 250 倍。

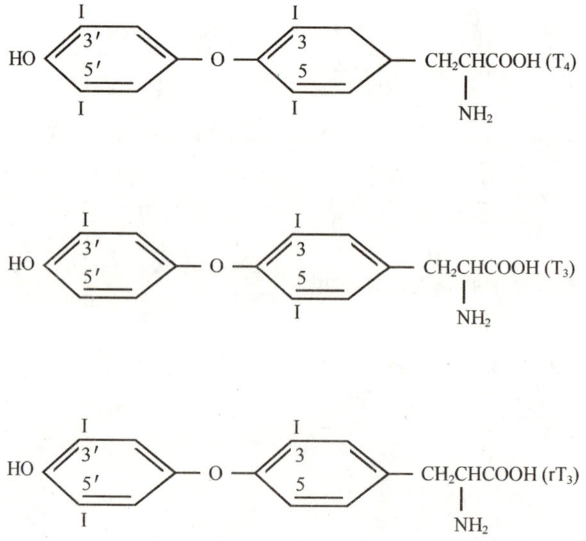

图 28-1 T_3、T_4、rT_3 的结构

2. 合成 摄入的碘化物于腺泡上皮细胞顶端微绒毛处被过氧化物酶氧化成较高氧化状态的活性碘，活性碘再与甲状腺球蛋白(thyroglobulin，TG)分子中的酪氨酸残基结合，生成一碘酪氨酸(monoiodotyrosine，MIT)和二碘酪氨酸(diiodotyrosine，DIT)。在过氧化物酶作用下，一分子 MIT 和一分子 DIT 偶联生成 T_3，或二分子的 DIT 偶联成 T_4。合成的 T_4 和 T_3 仍在甲状腺球蛋白分子上，储存在腺泡腔内胶质中。T_4/T_3 的比例取决于碘的供应情况，缺碘时大鼠甲状腺中 T_4/T_3 的比例可从正常时的 4∶1 变为 1∶3，这样可以更经济地利用碘，使甲状腺素活性维持平衡。

3. 释放 在 TG 的受体 megalin 的参与下，腺泡内胶体由腺泡细胞顶膜部位被胞饮入细胞后，与溶酶体融合。在蛋白水解酶作用下，裂解出 T_3、T_4 经基底膜入血循环。正常情况下，甲状腺中储存的激素大约每天释放 1%，储存的激素释放约需 2 周时间。

正常人体血循环中，每天约含有 100 nmol T_4，全部来自甲状腺；而 T_3 大约只有 5 nmol 来自甲状腺，35 nmol 则是由外周血中的 T_4 在肝肾等组织中经 5′脱碘酶作用后脱碘形成。因此，T_3 的水平不仅与甲状腺功能相关，还与外周组织 5′脱碘酶活性相关。甲状腺功能亢进时，甲状腺中的 T_4 合成及外周组织中 T_4 转换成 T_3 均增加，因此甲亢时 T_3 增加更为显著，有时只有 T_3 升高而 T_4 正常。

4. 调节 受下丘脑-垂体前叶-甲状腺轴调节。下丘脑可分泌促甲状腺激素释放激素(thyrotropin releasing hormone，TRH)，促进垂体前叶分泌促甲状腺激素(thyroid stimulating hormone，TSH)，TSH 可促进甲状腺细胞增生及 T_3、T_4 的合成、释放。血中游离 T_3、T_4 浓度过高时，又可对下丘脑及垂体前叶产生负反馈调节作用(图 28-2)。应激、食物含碘量均可影响甲状腺激素的合成与释放。

5. 降解 见本部分体内过程有关内容。

(三) 生理与药理作用

1. 维持正常生长发育 甲状腺激素对维持机体生长发育十分重要，尤其是骨和脑的发育，分泌不足或过量都可引起疾病。孕妇缺碘或使用抗甲状腺药物可导致胎儿或婴幼儿神经细胞轴突和树突形成障碍、神经髓鞘形成延缓，引起呆小病(克汀病)，表现为身材矮小，肢体粗短，智力低下。

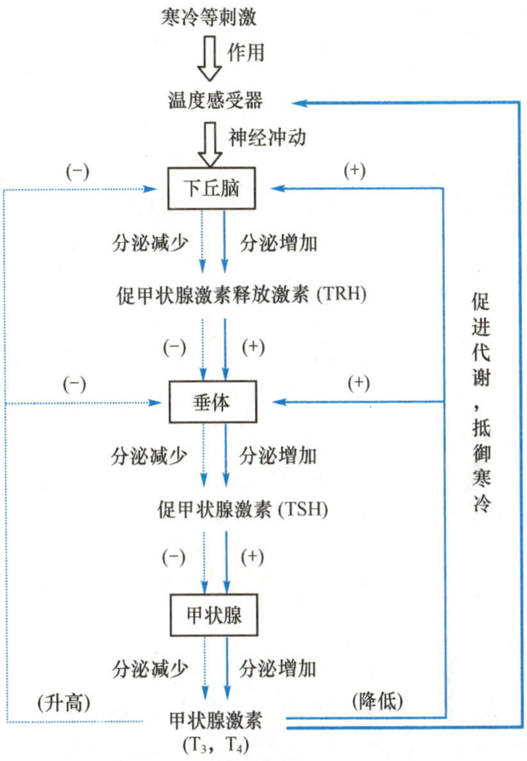

图 28-2 甲状腺激素分泌的调节
(+)代表促进作用，(−)代表抑制作用

2. 对代谢的影响

(1) 产热效应：甲状腺激素可提高大多数组织的耗氧量、增加产热效应，提高基础代谢率，尤以心、肝、骨骼肌和肾脏明显。甲亢者的基础代谢率可增高 60%～80%左右，常有消瘦无力、怕热多汗等症状；而功能低下患者的基础代谢率可降低 30%～50%左右，常有畏寒怕冷等症状。

(2) 对三大物质代谢的作用

1) 蛋白质代谢：正常情况下甲状腺激素主要是促进蛋白质合成，特别是使骨、骨骼肌、肝等蛋白质合成明显增加。然而甲状腺激素分泌过多，反使蛋白质特别是骨骼肌中的蛋白质大量分解，从而出现消瘦乏力的症状。

2) 糖代谢：甲状腺激素促进小肠黏膜对糖的吸收，增强糖原分解、抑制糖原合成，并加强肾上腺素、胰高血糖素、糖皮质激素和生长素的升高血糖作用；同时它还能促进外周组织对糖的利用，也有降低血糖的作用，但甲亢患者则可能出现外周组织糖利用障碍。

3) 脂肪代谢：促进脂肪酸氧化，增强儿茶酚胺与胰高血糖素对脂肪的分解作用；既促进胆固醇的合成，又加速胆固醇的降解，具有双重作用，但分解速度超过合成速度，故甲亢时血中胆固醇浓度降低。

3. 提高神经系统的兴奋性 甲状腺素对已分化成熟的神经系统有影响。甲状腺素可易化儿茶酚胺的效应(允许作用),表现为交感神经系统效应的亢进。甲亢患者出现神经过敏、急躁、震颤以及心率加快、心输出量增加、血压增高等心血管活动增强的现象。

(四) 作用机制

甲状腺激素的分子作用机制可分为基因和非基因效应两类。①基因效应:通常需要数小时后才能显示出其效应,为甲状腺激素作用的典型分子机制,即靶细胞摄取 T_4 或 T_3 后,将 T_3 转运到细胞核,与核甲状腺激素受体(thyroid hormone receptor, TR)蛋白结合形成复合物。当TR未与配体结合时,与维甲酸X受体(retinoic acid X receptor, RXR)形成异源二聚体,存在于核内。当 T_3 与该异源二聚体相结合后,异源二聚体复合物释放出共阻遏蛋白,同时与共活化因子相结合,有利于异源二聚体-T_3 复合物与甲状腺激素反应元件(thyroid hormone response elements, TREs)相结合,启动下游基因的转录(图28-3)。②非基因效应:在不同细胞中,甲状腺激素的效应并非主要通过核TR产生。非基因效应的机制依赖于胞内信号转导系统,与一些新型甲状腺激素的细胞表面受体、或是核外TRβ、或是TRα的衍生物有关。

TR为核受体超家族的成员,是具有DNA结合能力的非组蛋白,分子量为52kD,其分子结构由4个功能区组成,分别是A/B区、DNA结合区域、铰链区和配体结合区域,每个区域都有其各自不同的功能。TR有9个亚型,不同亚型在组织中广泛表达,但是各亚型具有一定的组织特异性。T_3是TR的天然配体,TR与T_3的亲和力比与T_4亲和力的大10倍,因此TR又被称为T_3受体。TR的不同亚型在组织中广泛表达,但是各亚型也有一定的组织特异性。

(五) 体内过程

T_3 较 T_4 的吸收率高且恒定。T_3 的吸收率约为90%~95%;T_4 的吸收率约为50%~75%,吸收率因肠内容物的影响而不恒定。严重的黏液性水肿时口服吸收不良,须肠外给药。T_3、T_4 与血浆蛋白结合率均高,可达99%,但 T_3 与蛋白质的亲和力低于 T_4,其游离量可为 T_4 的10倍。甲状腺激素可通过胎盘和进入乳汁。

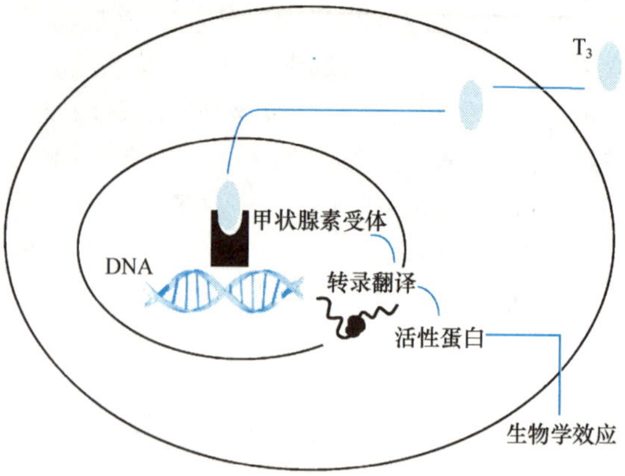

图28-3 甲状腺激素作用机制示意图

肝、肾、骨骼肌是甲状腺激素降解的主要部位(图28-3)。80%的 T_4 在外周组织经脱碘酶的作用下脱碘,T_4 脱碘转化为 T_3 实际是活化的过程。T_3 经再脱碘后转变成二碘、一碘以及不含碘的甲状腺氨酸。代谢产物经肾排泄。T_3 的 $t_{1/2}$ 为2天,用药后6小时内起效,24小时左右作用达高峰;T_4 的 $t_{1/2}$ 为5天,用药后24小时内无明显作用,最大作用在用药后7~10天。由于 T_4 和 T_3 的 $t_{1/2}$ 均超过1天,每天只需用药一次。

(六) 临床应用

1. 甲状腺功能减退症

(1) 呆小病:呆小病功能减退始于胎儿或新生儿,应尽早诊治。常用甲状腺片口服,开始先用较小量,逐渐增加,至症状明显好转时即以此量维持,并随时调整剂量。若治疗过晚,则智力仍然低下。

(2) 黏液性水肿:一般服用甲状腺片,从小量开始,逐渐增大至足量。儿童和青年可迅即采用足量。而老年、循环系统严重疾病及垂体功能减退者则须谨慎小心,以防过量诱发或加重心脏病;垂体功能低下的病人宜先用皮质激素再给予甲状腺激素,以防发生急性肾上腺皮质功能不全。

2. 单纯性甲状腺肿 由于缺碘所致者应补碘。临床上无明显原因者可给予适量甲状腺激素,以补充内源性激素的不足,并可抑制促甲状腺激素过多分泌,以缓解甲状腺组织代偿性增生肥大。常用剂量为60~120 mg/d,疗程3~6个月。

(七) 不良反应与注意事项

1. 甲亢症状 甲状腺激素过量时可引起甲亢症状,出现心悸、手震颤、多汗、体重减轻、失眠等不良反应,重者可腹泻、呕吐、发热、脉搏快而不规则,甚至有心绞痛、心力衰竭、肌肉震颤或痉挛。一旦发现这些反应必须立即停药，用β受体阻断药对抗，停药一周后再从小剂量开始应用。

2. 其他　长期服用 T_4 能引起骨质疏松；偶可诱发癫痫发作。

左甲状腺素(levothyroxine)

左甲状腺素又名左旋甲状腺素、左甲状腺素、左甲状腺素钠。

【临床应用】

主要用于防治黏液性水肿、克汀病及其他甲状腺功能减退症(如基础代谢率过低的肥胖病及习惯性流产等)，有时也用于粉刺、肢端动脉痉挛(雷诺病)和便秘的治疗。由于本品能抑制垂体促甲状腺素的释放，从而可用于治疗甲状腺癌，对乳腺癌、卵巢癌也有一定的疗效。

【注意事项】

过量可引起毒性反应，如心悸、多汗、激动、震颤、消瘦、体温升高、中枢兴奋失眠，重者可引起呕吐、腹泻、发热、心动过速且不规则、心绞痛、肌肉震动甚至痉挛、心衰等。一旦发生需立即停药 1 周，再从小剂量开始。糖尿病、冠心病患者忌用。

第二节　抗甲状腺药

目前治疗甲亢的方法有抗甲状腺药、放射性碘治疗及手术治疗。在美国，由于同位素碘-131的疗效可靠、疗程短多为治疗甲亢的首选疗法，而在欧洲、日本、中国和其他国家及地区，抗甲状腺药多为治疗甲亢的首选疗法。

一、硫　脲　类

硫脲类(thioureas)是最常用的抗甲状腺药。它分为两类：①硫氧嘧啶类(thiouracils)，包括丙硫氧嘧啶(propylthiouracil，PTU)和甲硫氧嘧啶(methylthiouracil，MTU)；②咪唑类(imidazoles)，包括甲巯咪唑(methimazole，thiamazole，tapazole，MMI，他巴唑)和卡比马唑(carbimazole)。其中 PTU 和 MMI 为临床最常用的药物(图 28-4)。

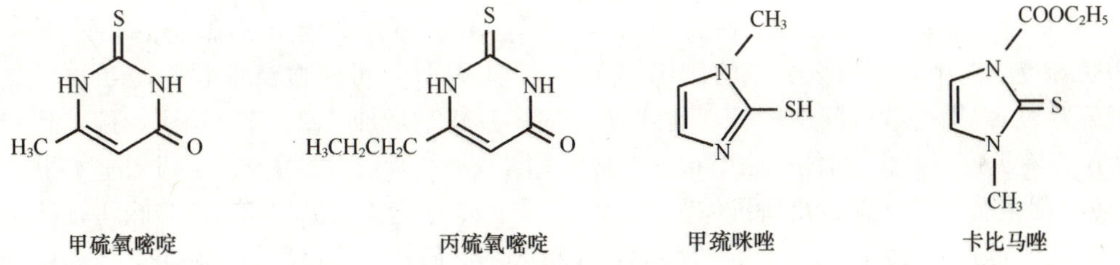

图 28-4　硫脲类药物的化学结构

【药理作用】

1. 抑制甲状腺激素的合成　硫脲类药物可抑制甲状腺激素的合成，但对已合成的甲状腺激素无影响。此类药物通过抑制甲状腺过氧化物酶介导的酪氨酸的碘化及偶联，使氧化碘不能结合到甲状腺球蛋白上，从而抑制甲状腺激素的生物合成。但因不影响碘的摄取，也不影响已合成的激素释放和发挥作用，故需待体内储存的激素消耗后才能显效，症状改善常需用药后 2～3 周，基础代谢率恢复需 1～2 个月。

丙硫氧嘧啶还能抑制外周组织的 T_4 转化为 T_3，迅速控制血清中生物活性较强的 T_3 水平，因此在重症甲亢、甲状腺危象时该药可列为首选。

2. 免疫抑制作用　硫脲类尚有免疫抑制作用，能轻度抑制免疫球蛋白的生成，使血循环中甲状腺刺激性免疫球蛋白(thyroid stimulating immunoglobulin，TSI)下降，因此对自身免疫性甲亢患者除能控制高代谢症状外，还有一定的对因治疗作用。

【体内过程】

1. 硫氧嘧啶类　口服后吸收迅速，20～30 分钟开始出现于血中，生物利用度约为 80%，2 小时达峰浓度。分布于全身组织，血浆蛋白结合率约为 75%，但在甲状腺集中较多。能通过胎盘，易进入乳汁，因此妊娠和哺乳期妇女应慎用或不用。主要在肝脏代谢，约 60%被破坏，部分结合葡萄糖醛酸后从肾脏排出。丙硫氧嘧啶的血浆 $t_{1/2}$ 约为 75 分钟，作用快而短。

2. 咪唑类　甲巯咪唑口服后由胃肠道迅速吸收，吸收率约 70%～80%。广泛分布于全身，但浓集于甲状腺，在血液中不和蛋白质结合。甲巯咪唑及代谢物 75%～80%经尿排泄，易通过胎盘并能经乳汁分泌。

甲巯咪唑的血浆 $t_{1/2}$ 为4～6小时，但在甲状腺组织中药物浓度可维持16～24小时，其疗效与甲状腺内药物浓度有关，而后者的高低又与每日给药量呈正相关；每日给药1次，每次30 mg，与每日给药3次，每次10 mg给药方案一样，都可发挥较好的疗效。卡比马唑是甲巯咪唑的衍化物，在体内转化成甲巯咪唑而发挥作用，不适合甲状腺危象的治疗。

【临床应用】

1. 甲亢的内科治疗 抗甲状腺药治疗是甲亢的基础治疗，最大优点为对甲状腺组织无破坏，治愈后甲状腺功能保持正常。但缺点是单纯的抗甲状腺药治疗的治愈率只有40%，复发率高达50%～60%，而且所需疗程长，常需要2年左右的时间。适用于①轻、中度患者和不宜手术者；②甲状腺轻、中度肿大；③年龄<20岁；④孕妇、高龄或患有其他严重疾病如心、肝、肾、出血性疾患等不适合手术者；⑤^{131}I治疗前的准备；⑥手术后复发且不适合手术者。

由于抗甲状腺药对已合成的激素不起作用，因而临床疗效要在服药后4周才能见效。如在使用抗甲状腺药前服用过含碘药或含碘较多的食品，会导致甲状腺激素排出延缓、药物起效延迟。甲巯咪唑阻断甲状腺激素合成的作用略强于丙硫氧嘧啶，作用持续时间也较长。此外，丙硫氧嘧啶尚有免疫抑制作用，能抑制甲状腺自身抗体形成，促使血中甲状腺素受体抗体消失，利于甲状腺功能亢进症缓解。

分三个阶段给药，即病情控制阶段、药量低减阶段、药物维持阶段。开始治疗时，给予大剂量药物以产生对甲状腺激素合成的最大抑制作用。待治疗1～3个月后甲亢症状明显减轻、基础代谢率接近正常时，药量可递减、直至维持量，疗程2年左右。待临床症状和其他检查正常后，可停药。

2. 甲亢手术治疗的术前准备 为减少甲状腺次全切除手术病人在麻醉和手术后的合并症，防止术后发生甲状腺危象，在手术前应先服用硫脲类药物，使甲状腺功能恢复或接近正常。用硫氧嘧啶类后TSH分泌增多，致使腺体增生和血管增生，组织脆而充血，因此需在手术前两周左右加服大剂量碘剂，使甲状腺缩小、变硬、减少充血，以利手术进行。

3. 甲状腺危象的辅助治疗 甲亢患者由于精神刺激、感染、手术、外伤等诱因，使甲状腺激素突然大量释放入血，导致病情恶化，患者出现高热、心力衰竭、肺水肿、电解质紊乱等而危及生命，称甲状腺危象。对此，除迅速针对诱因对症治疗外，应给予大剂量丙硫氧嘧啶阻止新激素合成和释放，用量约为一般治疗量的加倍，甲状腺危象时不适合选用甲巯咪唑。

【不良反应】

1. 过敏反应 为该类药物最常见的不良反应。甲巯咪唑较丙硫氧嘧啶多见。常见的有荨麻疹、斑疹，停药后可自行消退。少数可发生剥脱性皮炎等严重过敏反应，可用糖皮质激素处理。

2. 消化道反应 有厌食、呕吐、腹痛、腹泻等症状。

3. 粒细胞缺乏症 为严重的不良反应，老年人较易发生。甲巯咪唑较多见白细胞减少，但较少出现严重的粒细胞缺乏症，其引起粒细胞缺乏与剂量有依赖关系。

一般发生在治疗后的2～3个月内，故应定期检查血象，若用药后出现咽痛或发热，应立即停药进行相应检查。特别要注意与甲亢本身所引起的白细胞总数偏低相区别。白细胞低于 4×10^9/L应密切随访，低于 3×10^9/L应立即停药，必要时用糖皮质激素治疗。

4. 甲状腺肿和甲状腺功能减退 该类药物长期应用后，可使血清甲状腺激素水平显著下降，反馈性增加TSH分泌而引起腺体代偿性增生，腺体增大、充血，重者可产生压迫症状。

5. 嗅觉系统的损害 甲巯咪唑亦可导致。

6. 肝功能损害和胆汁淤积 甲巯咪唑引起的肝损害主要表现为黄疸，胆红素明显升高，在停用药物后，可以表现完全但缓慢的恢复。丙硫氧嘧啶在体内形成的活性代谢产物具有肝细胞毒性，可引起不同程度的肝细胞坏死，主要表现为转氨酶升高，偶可引起肝坏死。需要注意的是，甲亢本身可导致转氨酶增高，丙基硫氧嘧啶治疗者30%可出现急性转氨酶轻度增高，但随病情缓解肝功能好转。

胆汁淤积发生于甲巯咪唑治疗者，病变为小管内胆汁淤积和轻度门静脉周围炎，停药后可缓解，必要时使用糖皮质激素治疗。

7. 血管炎 丙硫氧嘧啶比甲巯咪唑多见，表现类似红斑狼疮。有报道认为该种血管炎在亚洲人群中发病率高。

丙硫氧嘧啶引起的中性粒细胞胞质抗体(antineutrophil cytoplasmic antibody, ANCA)相关小血管炎主要以肾脏受累多见，导致严重蛋白尿和进行性肾功能损害，其他表现有发热、关节

笔记栏

痛、肌痛、咳嗽、痰中带血或咯血。其发生机制可能与丙硫氧嘧啶诱导抗体的产生，以及诱导氧自由基的产生、造成血管内皮的损伤有关。血管炎通常可在停药后缓解，但严重病例可能需要大剂量糖皮质激素治疗。

8. 胰岛素自身免疫综合征 表现为低血糖反应，多在甲巯咪唑治疗 2～3 个月后发生。甲巯咪唑可引起机体自发产生胰岛素自身抗体(insulin autoantibody，IAA)，IAA 与进食后释放的胰岛素结合导致胰岛素不能发挥生理效应，出现血糖升高；而升高的血糖进一步刺激胰岛素的释放，导致血中有大量与 IAA 结合的胰岛素。与 IAA 结合的胰岛素很易解离，在进食后的血糖高峰过后，胰岛素逐渐解离，造成不适当的高游离胰岛素血症，从而引起低血糖。

【禁忌证】

(1) 该类药物易进入乳汁和通过胎盘，妊娠时慎用或不用，哺乳期禁用。

(2) 结节性甲状腺肿合并甲亢及甲状腺癌病人禁用。

(3) 严重肝功能损害禁用。

(4) 白细胞严重缺乏病人禁用。

(5) 对硫脲类药物过敏者禁用。

【药物相互作用】

(1) 高碘食物或药物的摄入可使甲亢病情加重，明显延缓硫氧嘧啶类药物的起效时间、延长用药时间，一般不应同用。

(2) 磺胺类、对氨水杨酸、对氨苯甲酸、保泰松、巴比妥类、酚妥拉明、磺酰脲类等都能不同程度的抑制甲状腺功能，如与硫脲类同用，可能增强抗甲状腺效应，应予注意。

(3) 甲巯咪唑与抗凝药合用，可增强抗凝药物的抗凝作用，导致出血。

二、碘和碘化物

碘(iodine)和碘化物(iodide)都是人体必需的微量元素，正常人每日需碘 100～150 μg。目前常用的碘化物包括**碘化钾**、**碘化钠**和**复方碘溶液**(又称卢戈液，Lugol's solution)等，都以碘化物形式从胃肠道吸收、以无机碘离子形式存在于血中。除甲状腺可摄取碘离子外，胆汁、唾液、汗、泪及乳汁中也存在碘离子。

【药理作用】

碘和碘化物是治疗甲状腺疾病最古老的药物，不同剂量的碘化物对甲状腺功能可产生不同的作用。

1. 小剂量碘可促进甲状腺激素的合成 碘是甲状腺激素合成的原料，当碘摄入量不足时，甲状腺激素合成减少，可反馈促使 TSH 分泌增多，刺激甲状腺组织增生肥大，导致单纯性甲状腺肿(也叫地方性甲状腺肿，俗称“大脖子病”)。小剂量碘剂作为供碘原料以合成甲状腺素，纠正原来垂体促甲状腺素分泌过多，而使肿大的甲状腺缩小，用于治疗单纯性甲状腺肿。

2. 大剂量碘化物具有抗甲状腺作用 每日用量超过 6 mg，则可发挥抗甲状腺作用。

大剂量碘化物可抑制甲状腺激素的释放，作用机制与其抑制甲状腺球蛋白水解酶、使甲状腺激素不能和甲状腺球蛋白解离，以及抑制过氧化物酶、影响酪氨酸碘化和碘化酪氨酸的缩合，使 T_3、T_4 合成减少有关。药物作用迅速，用药 1～2 天起效，10～15 天达最大效应。此时若继续用药，反使碘的摄取受抑制，胞内碘离子浓度下降，失去抑制甲状腺激素合成的效应，导致甲亢的症状复发。因此，碘化物不能单独用于甲亢内科治疗。此外，大剂量碘剂还能抑制 TSH 使腺体增生的作用，使腺体缩小变硬、血管减少，对其机制了解尚少。

【临床应用】

1. 小剂量碘用于防治单纯性甲状腺肿 在单纯性甲状腺肿流行地区，在食盐中按 1∶100 000～1∶10 000 的比例加入碘化钾或碘化钠，可取得满意防治效果。早期患者用碘化钾(10 mg/d)或复方碘溶液(0.1～0.5 ml/d)疗效好，晚期病例疗效差。如腺体太大或已有压迫症状者应考虑手术治疗。

2. 大剂量碘用于甲亢的术前准备和甲状腺危象的治疗

(1) 甲亢的手术前准备：在硫脲类药物控制症状的基础上，在术前两周给予大剂量复方碘溶液(卢戈液，Lugol's solution，含碘 5%，碘化钾 10%)，使腺体缩小、变硬、血管网减少、充血减轻，有利于手术。因其抗甲状腺作用在用药后 2 周达高峰，故宜于手术前 2 周加服大剂量的复方碘溶液。

(2) 甲状腺危象的治疗：大剂量碘可阻止甲状腺激素的释放。可将碘化物加到 10%葡萄糖溶液中静脉滴注，也可服用复方碘溶液，并在 2 周内逐渐停服，需同时配合服用硫脲类药物。

【不良反应与注意事项】

1. 过敏反应　少数人可发生过敏，给药后立即或几小时后发生，主要表现为皮疹、药热、皮炎、血管神经性水肿，严重者可因上呼吸道黏膜水肿及严重喉头水肿而窒息。停药后即可消退，必要时可给予抗过敏药治疗。

2. 慢性碘中毒　长期应用可表现为口腔及咽喉烧灼感、唾液分泌增多、眼刺激等症状，停药后可消退。

3. 诱发甲状腺功能紊乱　长期服用碘化物可诱发甲亢。碘可进入乳汁并通过胎盘引起新生儿甲状腺肿，故孕妇及哺乳期应慎用。

三、放射性碘

碘的放射性（radioiodine）同位素有^{131}I、^{125}I、^{123}I等几种。^{125}I的$t_{1/2}$长（60天），^{123}I的$t_{1/2}$短（13小时），不便应用于临床。^{131}I的$t_{1/2}$为8.1天，用药后一个月可消除其放射性的90%，2个月可消除99%，因而比较适中。临床上用Na^{131}I。

【药理作用】

甲状腺合成甲状腺激素的过程中，碘元素是必备原料，放射性^{131}I碘和稳定性碘具有相同的生理生化特性，甲状腺组织同样对它有高度的吸收和浓集能力。甲状腺具有高度摄碘能力，口服或静脉给予^{131}I后，^{131}I可被甲状腺摄取。

^{131}I是一种不稳定的放射性核素，在衰变过程中可发射β和γ射线，在腺泡中产生β粒子和γ射线（能穿过组织），其中99% β粒子，在组织内的射程0.5～2 mm，因此其辐射作用只限于甲状腺内，而对周围组织基本无损伤。由此可见放射性^{131}I治疗甲亢是一种安全而简便的方法。此外，^{131}I还产生γ射线（占1%），可在体外测得，故小剂量口服或静注^{131}I可用作甲状腺摄碘功能的测定。

【临床应用】

1. 甲状腺疾病的治疗　2002年美国核医学会在^{131}I治疗甲状腺疾病的指南中指出：^{131}I可以治疗良性甲状腺疾病：甲状腺功能亢进症（甲亢），包括Graves病、毒性多结节性甲状腺肿、毒性自主功能性甲状腺腺瘤；甲状腺癌，包括甲状腺部分和完全切除术后残余的甲状腺癌和甲状腺组织。

在甲亢的治疗方面，放射性物质对人体的广泛影响使得多数的学者主张严格限制其适应证。适用于不宜手术或手术后复发及硫脲类无效或过敏者。^{131}I的剂量主要根据最高摄碘率、有效$t_{1/2}$和甲状腺重量三个参数来计算，但个体差异大，剂量不易准确掌握，相当数量的病人需做第二或第三次治疗。^{131}I作用缓慢，一般用药1个月后见效，3～4个月后甲状腺功能恢复正常。

放射性碘治疗具有迅速、简便、安全、费用低、疗效明显等优点，深受病人欢迎。在美国，使用越来越广泛，甚至在儿童及青少年也有应用。一些国家甚至将放射性碘治疗视为Graves Disease甲亢的首选方式，但活动性浸润性突眼患者一般不宜采用放射性碘治疗，因为^{131}I可加重突眼症状。

2. 甲状腺功能的测试　小量^{131}I可用于甲状腺摄碘功能测试。测试前2周停用一切可能影响碘摄取和利用的药物和食物，试验当日空腹服用小量^{131}I，服药后1小时、3小时及24小时分别测定甲状腺的放射性，计算摄碘率，绘制摄碘曲线。甲状腺功能亢进时，摄碘率高，3小时摄碘率超过30%～50%，24小时超过45%～50%，摄碘高峰时间前移；甲状腺功能减退时，摄碘率低，摄碘最高不超过15%，摄碘高峰时间后延到24小时以后。

【不良反应与注意事项】

1. 早期反应　仅少数病人在服药后2周内出现一般反应，主要有恶心、呕吐、头晕、乏力；有少数病人有皮疹和瘙痒，一般较轻，可自行消失；有些病人可出现一过性甲亢症状加重，一般为暂时性的，极个别严重者要住院观察。有少数病人在治疗后7～10天出现放射性甲状腺炎，个别可诱发甲状腺危象；可能导致突眼恶化，一些学者认为^{131}I治疗甲亢可以加重突眼，但对此看法不一。

2. 晚期并发症　少数病人出现甲状腺功能减低，为甲状腺激素合成分泌或生理效应不足所致。故应严格掌握剂量和密切观察有无不良反应，一旦发生甲状腺功能低下可补充甲状腺激素对抗。^{131}I治疗后引起的一过性甲低，症状较轻，经6～9月可自行消失。另一种是永久性甲低，针对甲低，只要补充适量的甲状腺素，就可以维持正常的甲状腺功能。

【禁忌证】

^{131}I治疗不适用于下列情况：

（1）妊娠、哺乳期妇女，因为^{131}I可透过胎盘、进入乳汁，引起胎儿或婴儿的甲状腺功能减退。

笔记栏

(2) 年龄<25 岁的甲亢患者，尤其是女性患者，但看法并不一致，多数人认为要依患者本人的意愿而定。

(3) 严重心、肝、肾功能衰竭或活动性结核患者。

(4) 外周血白细胞<3×10^9/L 或中性粒细胞<1.5×10^9/L 者。

(5) 重症浸润性突眼者(有人认为并非绝对禁忌)。

(6) 甲状腺危象。

(7) 甲状腺摄碘不能或摄碘功能低下者。

(8) TSH 依赖性甲亢。

四、β 肾上腺素受体阻断药

β 肾上腺素受体阻断药(β adrenoceptor blockers)临床用于控制甲亢症状、甲状腺危象的辅助治疗或甲状腺手术前的准备用药，以阿替洛尔、美托洛尔等较为常用。

主要用其阻断 β 肾上腺素受体的作用，控制甲状腺功能亢进者的交感肾上腺系统兴奋症状：心动过速、心律失常、颤抖、激动等；此外，也能适当抑制甲状腺激素分泌及外周组织 T_4 脱碘成为 T_3。

β 受体阻断药不干扰硫脲类药物对甲状腺的作用，且作用迅速，对甲亢所致的心率加快、心收缩力增强等交感神经活动增强的表现很有效。若与硫脲类药物合用则疗效迅速而显著。

(赵妍妍　周　红)

第29章 胰岛素及口服降血糖药

糖尿病(Diabetes Mellitus,DM)是一组以慢性血糖增高为特征的代谢疾病群。主要的病理基础是体内胰岛素绝对或相对缺乏以及靶组织对胰岛素不敏感,表现为高血糖、糖尿、多尿、多饮、多食、体重减轻(三多一少)。如治疗不及时或治疗措施不当,晚期常出现酮症酸中毒和高渗性非酮症酸中毒、感染、大血管病变、微血管病变、神经病变等。美国糖尿病协会和世界卫生组织审定的新的糖尿病诊断标准是:当空腹静脉血浆葡萄糖≥7.0 mmol/L或葡萄糖负荷后2小时/或餐后随机血糖≥ 11.1 mmol/L时可诊断为糖尿病。

糖尿病主要分为4种临床类型:①1型糖尿病,由B细胞功能破坏所致,常导致胰岛素分泌的绝对缺乏,是由于自身免疫机制紊乱所导致的胰岛B细胞破坏、胰岛素分泌绝对不足,多见于青少年,患者必须依赖于胰岛素进行补充治疗。②2型糖尿病,在胰岛素抵抗(insulin resistance,INR)的基础上发生进行性胰岛素分泌缺陷,占患者总数的95%以上,多见于成人肥胖者,多数经严格控制饮食或服用口服降血糖药后可控制病情,病情中后期常需要胰岛素治疗。③其他特殊类型糖尿病(由其他原因引起,如遗传性B细胞功能缺陷、胰岛素作用的基因缺陷、胰腺外分泌疾病、药物或化学因素诱导等)。④妊娠糖尿病(GDM)(在妊娠期间诊断的糖尿病)。

糖尿病的治疗强调“早期治疗,长期治疗,综合治疗,治疗措施个体化”。药物治疗是糖尿病治疗中的重要组成部分,包括胰岛素、胰岛素促分泌剂、胰岛素增敏剂、双胍类和糖苷酶抑制剂等。

第一节 胰 岛 素

胰岛素(insulin)是由胰岛B细胞分泌的一种分子量为56 kD的酸性蛋白质(pI 5.3~5.4),具有促进合成代谢的作用,是维持血糖稳定的主要激素。

【化学结构】

胰岛素由两条多肽链(A、B链)组成(图29-1)。A链有11种21个氨基酸,B链有15种30个氨基酸,其间通过两个二硫键相联。B链的20~29位氨基酸是2个胰岛素单体相互作用形成二聚体进而形成六聚体的重要区域,改变该区域的氨基酸组成及排列,则改变胰岛素单体间的相互作用力和稳定六聚体的形成。

胰岛素结构具有种属差异性(图29-1),其中猪、牛胰岛素与人胰岛素结构最为相似,可作为药用胰岛素的重要来源。

【分类】

临床上使用胰岛素见表29-1。

	B30	A8	A10
人	苏氨酸	苏氨酸	异亮氨酸
猪	丙氨酸	苏氨酸	异亮氨酸
牛	丙氨酸	丙氨酸	缬氨酸

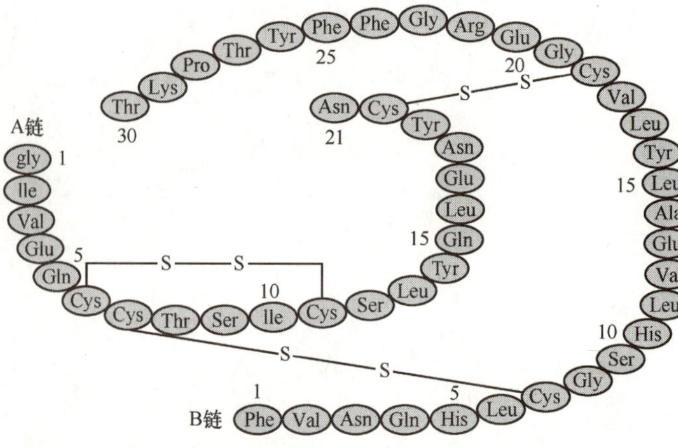

图29-1 胰岛素结构示意图

表 29-1　临床上常用的胰岛素制剂

分类	药名	来源	给药途径	起效时间(h)	达峰时间(h)	持续时间(h)
速效	门冬胰岛素	基因工程	皮下	0.1～0.2	1～2	4～5
	赖脯胰岛素	基因工程	皮下	0.25	0.5～1	2～4
短效	正规胰岛素	动物、基因工程	皮下，肌内，静脉	0.5～1	2～4	5～7
	中性胰岛素	动物	同上	0.5～1	1～3	5～7
中效	低精蛋白锌胰岛素	基因工程	皮下	1～2	4～12	18～24
长效	精蛋白锌胰岛素	基因工程	皮下	4～6	14～20	24～36
预混	30R，50R，70/30	基因工程	皮下	0.5	2～8	24
超长效	甘精胰岛素 地特胰岛素	基因工程	皮下	2～4	2～4	20～24

1. 按结构和来源的不同分类

(1) 动物胰岛素：从猪和牛的胰腺提取，这种胰岛素虽然不直接妨碍在人体发挥作用，但由于结构上存在种属差异，可成为抗原、引起过敏反应。与人胰岛素相比，猪胰岛素中有 1 个氨基酸不同，免疫原性弱；牛胰岛素中有 3 个氨基酸不同，免疫原性强。

(2) 半合成人胰岛素：将猪胰岛素第 30 位丙氨酸，置换成与人胰岛素相同的苏氨酸，即为半合成人胰岛素。

(3) 生物合成胰岛素：①重组人胰岛素：通过基因重组技术获得的高纯度的人胰岛素，其氨基酸排列顺序及生物活性与人体本身的胰岛素完全相同。②人胰岛素类似物：对肽链进行修饰改变其理化和生物学特征，通过生物工程合成生产得到的更适合人体生理需要的胰岛素类似物，或吸收更快、或吸收更加缓慢平稳，但均未改变人胰岛素的主要生物学功能，并较重组人胰岛素能更好地模拟内源性胰岛素的分泌。

2. 按起效快慢、活性、达峰时间及作用持续长短分类

(1) 短效胰岛素：最常用的一种普通胰岛素，皮下注射后起效时间快，持续时间短。有正规胰岛素(regular insulin，RI)或中性胰岛素(neutral insulin，NI)(pH6.6～8.0)。适用于重症糖尿病初治及有酮症酸中毒等严重并发症者。

(2) 中效胰岛素：低精蛋白锌胰岛素(neutral protamine hagedorn，NPH)，较普通胰岛素起效时间缓，持续时间长。

(3) 长效胰岛素：精蛋白锌胰岛素(protamine zinc insulin，PZI)，由超量鱼精蛋白锌吸附短效胰岛素形成的缓释剂。碱性蛋白质(如精蛋白)与普通胰岛素结合，可使其等电点提高到 7.3，接近体液 pH，再加入微量锌使之稳定，经皮下及肌内注射后，在注射部位发生沉淀，再缓慢释放、吸收，作用维持时间延长。

(4) 预混胰岛素：为了同时满足快速起效和长时维持的需要，将胰岛素短效制剂(R)和中效制剂(N)或长效制剂(L)进行不同比例的混合，产生作用时间介于两者之间的预混胰岛素。如 30R 是指将 30%的短效胰岛素与 70%的中效胰岛素混合，50R 是指短效和中效胰岛素各占 50%，70/30 是指 70%的长效精蛋白锌胰岛素与 30%的短效人胰岛素混合。

(5) 人胰岛素类似物：包括门冬胰岛素、赖脯胰岛素、甘精胰岛素等。

1) 速效人胰岛素类似物：门冬胰岛素(insulin aspart)、赖脯胰岛素(insulin lispro)等。

门冬胰岛素为将人胰岛素 B 链末端 28 位的脯氨酸由天门冬氨酸替代，降低了可溶性人胰岛素形成六聚体的倾向。因此，与可溶性人胰岛素相比，皮下吸收速度更快。能够模拟餐时胰岛素分泌模式，主要用于控制餐后血糖。

赖脯胰岛素为将人胰岛素 B 链末端 28、29 位上的脯氨酸、赖氨酸的位置进行交换，减弱了胰岛素单体间的交联，从而使胰岛素起效更快达峰更早。

2) 超长效人胰岛素类似物：甘精胰岛素(insulin glargine)、地特胰岛素(insulin detemir)。

甘精胰岛素为将人胰岛素 B 链的 C 端增加 2 个精氨酸残基，而且 A 链末端 21 的门冬酰胺残基被甘氨酸取代。精氨酸增加了蛋白质的正电荷，使得蛋白分子的等电点升高(pI 由 5.4 升至 6.7)，促使胰岛素在 pH 4 时能完全溶解，而

在更高的pH时溶解度较低;A链末端21的门冬酰胺残基被甘氨酸取代,增加了甘精胰岛素在弱酸环境中的稳定性。此外,甘精胰岛素能形成稳定的六聚体,增加分子间的结合力,注射后可在皮下形成微沉淀,缓慢而持续地吸收,并在24小时内不断被吸收入血,起到长效的作用,其释放比传统胰岛素制剂如球蛋白锌、中性精蛋白锌胰岛素更加贴近正常基础的人胰岛素,而在夜间发生低血糖的概率较低。因此,甘精胰岛素补充基础胰岛素,使全天血糖得到良好控制并减少了低血糖的发生率。

地特胰岛素作为新一代的长效可溶性胰岛素类似物,是第一个采用化学修饰的方法获得的胰岛素类似物,即将人胰岛素B链上第30位的苏氨酸去掉后,通过酰化反应在第29位赖氨酸上结合1个14碳脂肪酸(肉豆蔻酸)。14碳脂肪酸侧链可使地特胰岛素在皮下注射后形成双六聚体而延缓吸收,同时还与皮下组织的白蛋白可逆性结合,进一步减缓入血速度;地特胰岛素在进入外周血循环后,98%与白蛋白可逆性结合,靶器官分布也延缓。这些特点使地特胰岛素的作用时间长达24小时,只需每日使用1次即可有效降低血糖。

【药理作用】

1. 代谢作用

(1) 糖代谢:促进肝脏、骨骼肌及脂肪组织等对葡萄糖的摄取和利用,促进葡萄糖转变为糖原储存于肌肉及肝脏内,抑制糖元分解和糖异生,使血糖的利用增加而来源减少,从而降低血糖。

(2) 脂肪代谢:促进脂肪合成并抑制其分解,减少游离脂肪酸和酮体的生成,增加脂肪酸的转运,纠正酮症酸中毒的各种症状。

(3) 蛋白质代谢:增加氨基酸的转运和核酸、蛋白质的合成,抑制蛋白质分解并抑制其转化为葡萄糖。

(4) 钾离子转运:胰岛素和葡萄糖同用时,可通过激活Na^+,K^+-ATP酶,促进K^+内流,增高细胞内K^+浓度。糖原合成时,细胞外K^+进入细胞内增加,从而改善细胞内缺K^+和细胞外高血钾症。

2. 促生长作用 胰岛素的结构与胰岛素样生长因子(insulin like growth factor,IGF)相似,已从人血中分离出IGF-1和IGF-2。各组织中均有IGF-1受体,胰岛素可与IGF-1受体结合,发挥促生长作用。胰岛素的促生长作用与促进蛋白质、脂肪和核酸等合成有关。

3. 其他功能 胰岛素能引起交感神经兴奋和骨骼肌血管扩张,可加快心率,加强心肌收缩力和减少肾血流,在伴发相应疾病时应予充分注意。

【作用机制】

胰岛素属多肽类激素,分子较大,一般认为它不易进入靶细胞,而是作用于细胞膜上的胰岛素受体,通过第二信使发挥作用。

胰岛素受体(insulin receptor,InsR)是由2个α亚单位和2个β亚单位通过二硫键连接组成的异四聚体。2个α亚单位位于细胞质膜的外侧,其上有胰岛素的结合位点;2个β亚单位是跨膜蛋白,其胞内部分含酪氨酸蛋白激酶(tyrosine protein kinase,TPK),起信号转导作用。具体过程主要包括:①当胰岛素与InsR的α-亚单位结合后,迅速引起β亚单位的自身磷酸化,进而激活β亚单位上的TPK,继而催化胞内其他蛋白的酪氨酸残基磷酸化,因而启动了磷酸化的连锁反应(phosphorylation cascade),从而产生降血糖等生物效应(图29-2)。②胰岛素可使葡萄糖载体蛋白(glucose transporter,GLUT)从胞内重新分布到胞膜,增加转运蛋白的合成并提高其活性,从而加速葡萄糖的转运。

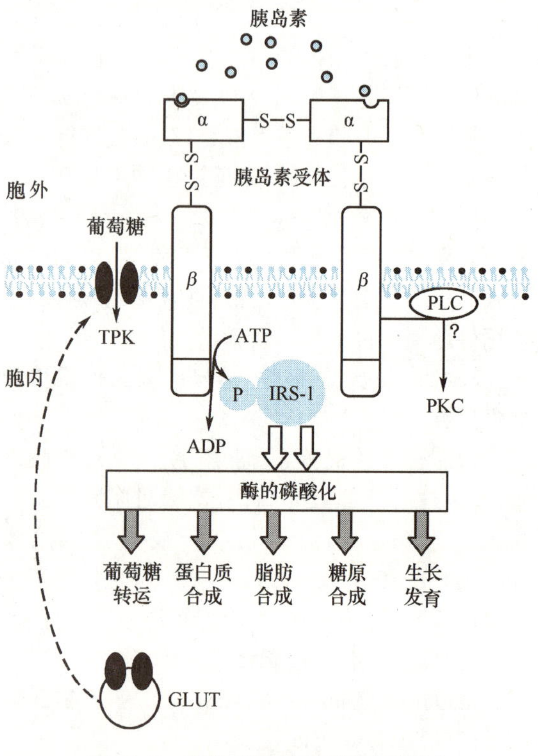

图29-2 胰岛素受体及其作用机制

α、β:胰岛素受体亚单位;—S—S—:双硫键;GLUT:葡萄糖载体蛋白

【体内过程】

临床上常用的胰岛素制剂药代动力学参数见表 29-1。

普通胰岛素制剂易被消化酶破坏，口服无效，必须注射给药。皮下注射吸收快，尤以前臂外侧和腹壁明显。代谢快，$t_{1/2}$ 为 9～10 分钟，但作用可维持数小时。主要在肝、肾灭活，经谷胱甘肽转氨酶还原二硫键，再由蛋白水解酶水解成短肽或氨基酸，也可被肾胰岛素酶直接水解。严重肝肾功能不良者能影响其灭活。

短效胰岛素为无色透明液体，皮下注射后的起效时间为 20～30 分钟，作用高峰为 2～4 小时，持续时间 5～8 小时。正规胰岛素和中性胰岛素制剂的共同特点是：①溶解度高；②皮下注射起效迅速，作用时间短；③可静脉注射，适用于重症糖尿病初治及有酮症酸中毒等严重并发症者。

中效胰岛素低精蛋白锌胰岛素和长效胰岛素精蛋白锌胰岛素均为乳白色浑浊液体，不可静脉注射。低精蛋白锌胰岛素起效时间为 1.5～4 小时，作用高峰 6～10 小时，持续时间约 12～24 小时。长效胰岛素精蛋白锌胰岛素起效时间 3～4 小时，作用高峰 14～20 小时，持续时间约 24～36 小时。

速效人胰岛素类似物门冬胰岛素、赖脯胰岛素的主要特点为皮下注射后局部吸收更快，起效时间更短（10～20 分钟），达峰时间更早（40 分钟），作用持续时间延长（3～5 小时）。

超长效人胰岛素类似物甘精胰岛素、地特胰岛素的主要特点为注射后可在皮下形成微沉淀，缓慢而持续地吸收，并在 24 小时内不断被吸收入血，起到长效的作用，其释放比传统胰岛素制剂如球蛋白锌、中性精蛋白锌胰岛素更加贴近正常基础的人胰岛素。地特胰岛素在进入外周血循环后，98%与白蛋白可逆性结合，靶器官分布也延缓。这些特点使地特胰岛素的作用时间长达 24 小时，只需每日使用 1 次即可有效降低血糖。地特胰岛素无论在药代动力学还是控制血糖的药效学方面，均与甘精胰岛素相似。

【临床应用】

1. 糖尿病　胰岛素是治疗糖尿病的主要药物，对胰岛素缺乏的各型糖尿病均有效。主要用于下列情况：

(1) 1 型糖尿病人的维持治疗用药。

(2) 2 型糖尿病经饮食控制和口服降糖药未获得良好效果者。

(3) 糖尿病发生各种急性或严重并发症者，如酮症酸中毒、高血糖高渗性昏迷或乳酸性酸中毒伴高血糖时。

(4) 糖尿病人处于应激状态时（如合并感染、高热、消耗性疾病、妊娠、创伤、手术等）。

但是，速效人胰岛素类似物门冬胰岛素被批准用于 1、2 型糖尿病，赖脯胰岛素目前仅批准用于 1 型糖尿病。超长效人胰岛素类似物甘精胰岛素被批准用于 1、2 型糖尿病，地特胰岛素目前仅批准用于 2 型糖尿病。

2. 纠正细胞内缺钾或高血钾症　与葡萄糖、氯化钾合用组成 GIK 合剂，防治心肌梗死和心律失常。

3. 危重病人辅助治疗　与 ATP、CoA 组成能量合剂。

【不良反应】

1. 低血糖反应　最常见。注射过量、未按时进餐或运动过度时易发生。正规胰岛素能迅速降低血糖，当血糖降至一定程度时，患者出现饥饿感、出汗、心跳加快、焦虑、震颤等症状，严重者引起昏迷、惊厥及休克，甚至脑损伤及死亡。长效胰岛素降血糖作用较慢，不出现上述症状，而以头痛和精神情绪、运动障碍为主要表现。

为防止低血糖症的严重后果，应教会病人熟知反应，以便及早发现和摄食或饮用糖水等。严重者应立即静脉注射 50%葡萄糖。必须在糖尿病患者中鉴别低血糖昏迷和酮症酸中毒性昏迷及非酮症性糖尿病昏迷。

2. 过敏反应　见于应用动物胰岛素与非纯化胰岛素者，因胰岛素制剂的抗原性而产生相应抗体所致。一般反应轻微而短暂，少数人出现瘙痒、荨麻疹、血管神经性水肿等，极少数严重患者可出现过敏性休克。可换用其他种属动物的高纯度胰岛素或人胰岛素代替，相应症状用组胺 H_1 受体阻断药处理，重症时可用糖皮质激素治疗。

3. 胰岛素抵抗　胰岛素抵抗是指外周靶组织对内和（或）外源性胰岛素的敏感性和反应性降低，使正常浓度的胰岛素不能发挥其相应的效应，需超常量胰岛素才能引起正常量反应的现象。

(1) 急性抵抗：常由于并发感染、创伤、手术、情绪激动等应激状态所致。原因与血中拮抗胰岛素作用物质增多，或因酮症酸中毒时血中大量游离脂肪酸和酮体妨碍葡萄糖的摄取、利用，也与 pH 降低能减少胰岛素与受体结合等有关。出现急性耐受时，需短时间内增加胰岛素剂量达数百至数千单位。处理方法是正确处理诱因，调

笔记栏

节酸碱平衡和水、电解质平衡，加大胰岛素剂量，常可取得良好疗效。

(2) 慢性抵抗：产生慢性抵抗的原因较为复杂(系指每日需用200U以上的胰岛素并且无并发症者)。可能是体内产生了抗胰岛素受体抗体(anti-insulin receptor antibody, AIRA)；也可能是胰岛素受体数量的变化，如高胰岛素血症时，靶细胞膜上胰岛素受体数目减少；还可能是靶细胞膜上葡萄糖转运系统失常。处理方法是换用高纯度胰岛素或人胰岛素，并适当调整剂量。

4. 脂肪萎缩 注射部位皮下脂肪萎缩，女性多于男性。应用高纯度胰岛素则很少发生。

【药物相互作用】

1. 减少胰岛素需要量的药物 口服降糖药、奥曲肽、单胺氧化酶抑制剂、非选择性β受体阻滞剂、血管紧张素转化酶抑制剂、水杨酸盐、酒精和合成代谢类固醇。

2. 增加胰岛素需要量的药物 口服避孕药、噻嗪类药物、糖皮质激素、甲状腺激素和拟交感神经类药物、炔羟雄烯异唑。β受体阻滞剂会掩盖低血糖的症状。酒精会加重和延长胰岛素引起低血糖的作用。

【新进展】

非注射途径胰岛素制剂

由于胰岛素需长期皮下注射给药，给患者带来了诸多痛苦和不便，多年来国内外专家对非注射胰岛素制剂也进行了大量的探索。

1. 肺部吸入给药 2006年1月辉瑞公司的干粉吸入剂Exubera获美国FDA批准上市，成为首个被批准的非注射途径给药的胰岛素制剂。但是，经肺吸入胰岛素的疗效受不同制剂、吸入装置及患者的肺部基础疾病和呼吸功能等因素的影响，还可能引起肺功能减退、胰岛素抗体水平升高等，尤其是因Exubera上市后销售额不佳，2007年10月辉瑞公司宣布停止Exubera销售。

2. 口服给药 包括使用胰岛素微囊/毫微囊/纳米颗粒、胰岛素脂质体、胰岛素乳剂、吸收促进剂和酶抑制剂以及制备肠溶包衣等，但2007年关于口服胰岛素制剂在心血管方面隐患的报道不断出现，说明口服胰岛素制剂的质量标准及稳定性等问题仍需深入研究解决。

3. 直肠给药 近年来有人开发了一种热可逆性胰岛素液体栓剂，该栓剂能在体温下发生相转变而成为黏附性凝胶，从而提高胰岛素的生物利用度，但该途径生物利用度、制剂的质量标准及稳定性等问题尚待进一步研究突破。

4. 经皮给药 经皮给药具有避免首过效应、血药浓度平稳、药物作用时间长等优点，但胰岛素难以透过角质层是一难点。目前人们采用电致孔、超声波等物理方法及表面活性剂等化学方法增加胰岛素的透皮性，但促渗方法的人体安全性及耐受性有待进一步临床观察。

5. 胰岛素植入泵 1995年临床应用交联聚乙基硅酮导管制成的可控型渗透装置，植入糖尿病患者腹膜内，疗效可长达30个月，但这类装置可引起相应导管并发症，应用前景受限。

第二节 口服降血糖药

继1918年观察到胍类具有降血糖作用之后，1926年正式用于临床，几年后虽因肝毒性而被终止，但双胍类口服降糖药却在此基础上逐渐诞生。1942年，法国内科医师Janbon在应用磺胺类药衍生物治疗伤寒时发现，许多患者发生了低血糖；1955年，Franbe和Fuchs首先报道了一种可用于治疗糖尿病的磺胺类衍生物对氨苯磺酰丁脲(carbutamide)，但由于其毒性作用大而被淘汰；1956年，对该药的化学结构略加改动，推出了第一代的磺酰脲类口服降糖药甲苯磺丁脲。口服降血糖药的发现和使用为糖尿病的治疗提供了新的用药选择。

目前常用的口服降血糖药包括磺酰脲类、双胍类、葡萄糖苷酶抑制剂、胰岛素增敏剂及餐时血糖调节剂等。

一、磺酰脲类

磺酰脲类(sulfonylureas)是使用最长时间的口服降血糖药，用于控制2型糖尿病所致的高血糖。按其发明的前后可分为三代：第一代有**甲苯磺丁脲**(tolbutamide, D_{860})和**氯磺丙脲**(chlorpropamide)，二者临床均已弃用。第二代磺脲类降糖药作用比第一代强，降糖效果受其他药物影响和干扰少，副作用轻且少，按降糖作用由强到弱依次为格列苯脲（glyburide）、格列波脲（glibornuride）、格列吡嗪（glipizide）、格列齐特（gliclazide,）、格列喹酮（gliquidone）类。第三代为格列美脲（glimepiride），具有胰外作用，既促进胰岛素分泌又能增加胰岛素敏感性，促胰岛素分泌作用具有血糖依赖性，即血糖高时其作用增强，血糖低时其作用则减弱，不会导致长时间的高胰岛素水平，也具有较低的低血糖发生率。为全天保持稳定的血药浓度，有效控制血糖，减少低血糖发生，现已有磺酰脲类品种的缓（控）释剂型面世，如瑞易宁、达美康缓释片等。各种磺酰脲类降糖药的化学结构见表 29-2。

表 29-2 磺酰脲类降糖药的化学结构

制剂名	R_1	母核	R_2
格列苯脲	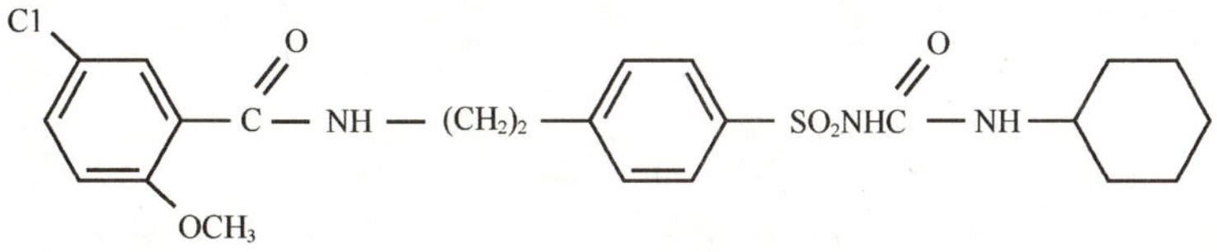		
格列吡嗪	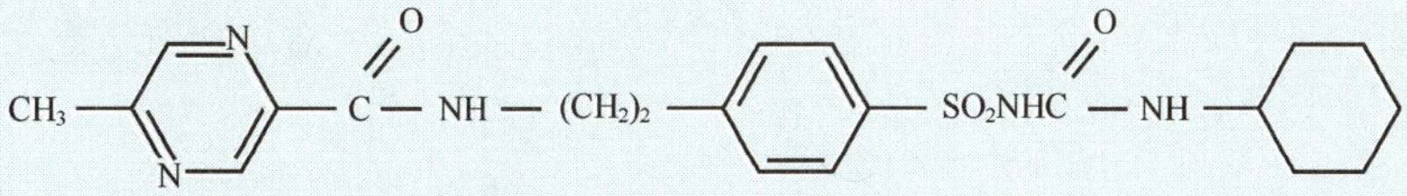		
格列齐特	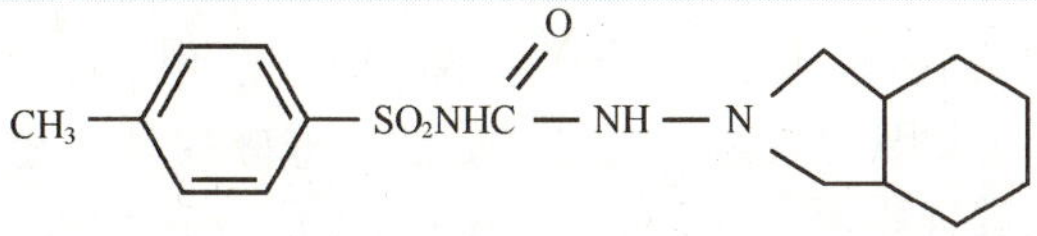		
格列美脲	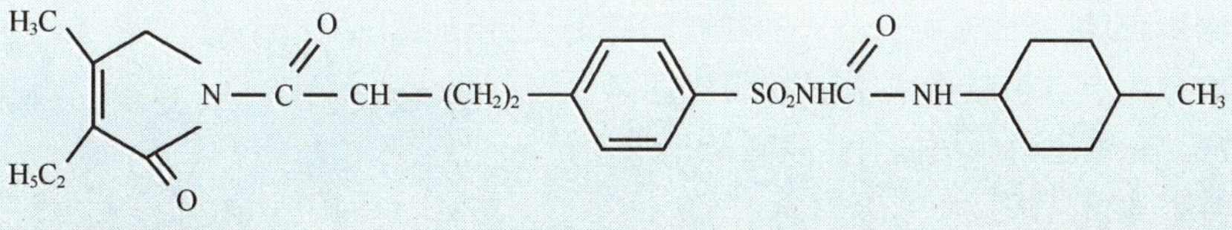		

【药理作用与机制】

1. 降血糖作用 对正常人和对胰岛功能尚存的糖尿病病人均有降低血糖作用，但对 1 型或严重糖尿病病人或完全切除胰腺的糖尿病病人则无效。

降糖机制：①主要是通过促进胰岛 B 细胞释放胰岛素而发挥降糖作用。胰岛 B 细胞膜含有磺酰脲受体及与之相偶联的 ATP 敏感性钾通道［$I_{k(ATP)}$］，以及电压依赖性的钙通道。当磺酰脲类药物与其受体相结合后，可阻滞［$I_{k(ATP)}$］而阻止钾外流，致使细胞膜去极化，增强电压依赖性钙通道开放，胞外钙内流。胞内游离钙浓度增加后，触发胞吐作用及胰岛素的释放。②增加胰岛素与靶组织及受体的结合能力。长期服用且胰岛素已恢复至给药前水平的情况下，其降血糖作用仍然存在，这可能与抑制胰高血糖素的分泌，提高靶细胞对胰岛素的敏感性有关。③促进葡萄糖的利用及糖原和脂肪的合成。

2. 对凝血功能的影响 第二代磺酰脲类（格列齐特、格列波脲）可使血小板数目减少，黏附力减弱，纤溶酶原活性增加。对预防或减轻糖尿病微血管并发症有一定作用。

3. 抗利尿作用 格列苯脲也有轻度的抗利尿作用。

【体内过程】

磺酰脲类药物在胃肠道吸收迅速而完全，与血浆蛋白结合率很高。其中多数药物在肝内氧化成羟基化合物，并迅速从尿中排出。磺酰脲类药物的药代动力学见表 29-3。

【临床应用】

用于胰岛功能尚存且饮食控制无效的轻、中度 2 型糖尿病人，也用于对胰岛素耐受的病人。也可与胰岛素配伍。

【不良反应与注意事项】

1. 胃肠道反应 较常见，胃肠不适，恶心、呕吐、厌食、腹泻等，也可致黄疸和肝损害。

2. 低血糖 较严重的不良反应为持久性的低血糖症。老人及肝、肾功能不良者易发生，故老年糖尿病人及肾功不良者忌用。新型磺酰脲类降糖药较少引起低血糖。

3. 其他 皮肤过敏、嗜睡、眩晕、共济失调等，少数病人有粒细胞减少及溶血性贫血。

【药物相互作用】

(1) 部分血浆蛋白结合率高的药物可竞争性抑制本类药物的血浆蛋白结合，丙磺舒和青霉素可抑制本类药物的肾小管分泌排泄，氯霉素等肝药酶抑制剂可抑制本类药物代谢。

(2) 糖皮质激素、噻嗪类利尿药等可对抗本类药物的降糖作用，肝药酶诱导剂可加快本类药的肝代谢。

表 29-3 磺酰脲类药物的药代动力学参数

药物	达峰时间(h)	维持时间(h)	蛋白结合率(%)	消除	$t_{1/2}$(h)	每日剂量(mg)	
格列苯脲	2～6	10～24	90～95	肝代谢	10～16	2.5～20	1次～2次/日
格列吡嗪	1～2	10～24	>90	肝代谢	3～7	5～30	1次～2次/日
格列齐特	2～6	24	95	肝代谢	10～12	40～320	1次～2次/日
格列喹酮	2～3	8～24	>90	肝代谢	1.5	30～180	1次～3次/日
格列美脲	2～3	24	99.5	肝代谢	2.7～7	1～8	1次～2次/日

格列吡嗪(glipizide)

第二代磺酰脲类降糖药，其降糖的强度是D_{860}的100倍。在人体内的代谢产物无生物活性(降糖作用)，故病人长期使用时，不易出现低血糖反应。还有抑制血小板聚集及促进纤维蛋白溶解的作用，也可降低血中三酰甘油和胆固醇的浓度。故可用于防治糖尿病引起的脂代谢紊乱等并发症。少数患者服用后可出现胃肠道反应。适用于餐后血糖高的糖尿病患者。

格列齐特(gliclazide)

第二代磺酰脲类降糖药，其降糖的强度为D_{860}的10倍，作用较温和，无明显的副作用。适用于老年性糖尿病患者和属于肥胖体型的糖尿病患者。由于格列齐特可通过降低血小板的粘连和聚集而起到抗血小板栓塞的作用，故它还可以用于防治由糖尿病引起的心、脑血管病变及视网膜毛细血管病变等并发症。

格列美脲(glimepiride)

第三代磺酰脲类降糖药，其降糖作用仅次于格列苯脲。格列美脲具有多重降糖效应，可增强机体对胰岛素的敏感性，它还具有模拟胰岛素的作用，2型糖尿病患者应用格列美脲代替第二代磺酰脲类药物(格列苯脲或格列齐特)治疗，能够改善机体的胰岛素抵抗。

二、双 胍 类

国内常用的双胍类(biguanides)有二甲双胍(metformin)，原先使用的苯乙双胍(phenformin)已淘汰。

【体内过程】

口服易吸收。二甲双胍结构稳定，不与血浆蛋白结合，以原形随尿液排出，清除迅速，$t_{1/2}$为1.7～4.5小时，12小时内90%被清除，生物利用度为50%～60%。苯乙双胍口服后迅速从胃肠吸收，生物利用度60%，血浆蛋白结合率为20%，作用持续6～8小时。$t_{1/2}$为3～5小时，主要在肝内代谢，经肾排泄，约1/3以羟基苯乙双胍的代谢产物形式从尿中排出。

【药理作用】

双胍类能明显降低糖尿病人血糖水平，但对正常人血糖无影响。作用机制：促进肌肉等外周组织摄取葡萄糖，抑制葡萄糖异生，抑制或延缓葡萄糖在胃肠道吸收，抑制胰高血糖素的释放等。长期用药，二甲双胍还可降低血浆游离脂肪酸和三酰甘油水平，而不刺激胰岛素过多分泌造成高胰岛素血症，有利于延缓心血管并发症的发生；二甲双胍与磺酰脲类联合应用，具有明显的协同作用，既可改善胰岛素分泌不足的问题，改善外周组织对糖利用的不足，又可抵消磺酰脲类引起体重增加的副作用。

【临床应用】

主要用于轻中度2型糖尿病患者，特别适用于肥胖及单用饮食控制无效者。

【不良反应】

胃肠道反应常见，最严重的副作用是乳酸酸中毒，尤以苯乙双胍多见。这两类副作用具有剂量依赖性，因此，在使用时要严格控制剂量。

【禁忌证】

(1) 2 型糖尿病伴有酮症酸中毒、肝及肾功能不全、肺功能不全、心力衰竭、急性心肌梗死、严重感染和外伤、重大手术以及临床有低血压和缺氧患者。

(2) 糖尿病合并严重的慢性并发症(如糖尿病肾病、糖尿病眼底病变)。

(3) 静脉肾盂造影或动脉造影前。

(4) 酗酒者。

(5) 严重心、肺病患者。

(6) 维生素 B_{12}、叶酸和铁缺乏的患者。

(7) 全身情况较差的患者(如营养不良、脱水)。

三、胰岛素增敏剂

胰岛素抵抗和胰岛 B 细胞功能缺陷是引起 2 型糖尿病的主要病理生理机制,胰岛素增敏剂(insulin action enhancers)对改善胰岛素抵抗具有重要意义。常用的胰岛素增敏剂为噻唑烷二酮类化合物(thiazolidinediones,TZD),其他新型的胰岛素增敏剂还包括 β_3 肾上腺素受体激动剂、胰高血糖素受体拮抗剂、脂肪酸代谢干扰剂等。

噻唑烷二酮类化合物也称格列酮类药物,其基本结构是 5-取代苄基噻唑烷-2,4-二酮,目前临床上使用的格列酮类药物有**罗格列酮**(rosiglitazone)和**吡格列酮**(pioglitazone),能增强肌肉和脂肪组织对胰岛素的敏感性,改善胰岛 B 细胞功能,显著改善胰岛素抵抗及相关代谢紊乱,对 2 型糖尿病及其心血管并发症均有明显疗效。

【药理作用】

1. 改善胰岛素抵抗、降低高胰岛素血症和高血糖 通过增强肌肉及脂肪组织对胰岛素的敏感性而降低血糖,减轻胰岛素抵抗。在口服常规降糖药失效而改用胰岛素控制仍欠佳的患者中,加用罗格列酮可明显减少每日胰岛素用量,使血糖和糖化血红蛋白稳定地维持于理想水平,并且低血糖发生率也明显降低。

2. 纠正脂质代谢紊乱 可降低血浆高胰岛素及三酰甘油水平,增加总胆固醇和 HDL-C 水平,增强 LDL 对氧化修饰的抵抗能力;还可抑制血小板聚集、炎症反应和内皮细胞的增生,从而抗动脉粥样硬化。

3. 改善胰岛 B 细胞功能 罗格列酮能增加患者胰腺胰岛的面积、密度和胰岛中胰岛素的含量,而对胰岛素的正常分泌无影响,可通过减少细胞死亡来阻止胰岛 B 细胞的衰退。还可通过降低游离脂肪酸水平对 B 细胞功能起保护作用。

【作用机制】

格列酮类药物改善胰岛素抵抗及降糖的机制与竞争性激活过氧化物酶增殖体受体 γ(peroxisomal proliferator activated receptor γ, PPARγ),调节胰岛素反应性基因的转录有关。PPARγ 是一个有配体激活的核转录因子,分布在脂肪、骨骼肌和肝脏等组织中,调控着许多与葡萄糖和脂肪代谢有关的胰岛素敏感基因。PPARγ 激活后可通过下列途径改善胰岛素抵抗:①活化的 PPARγ 与几种核蛋白形成杂化二聚体复合物,导致脂肪细胞分化产生大量小脂肪细胞,增加了脂肪细胞总量,提高和改善胰岛素的敏感性;②增强胰岛素信号传递。研究发现,TZD 可阻止或逆转高血糖对酪氨酸蛋白激酶的毒性作用,促进胰岛素受体底物-1 的磷酸化;③降低脂肪细胞瘦素(leptin)和肿瘤坏死因子 α(TNF-α)的表达;④增加外周组织葡萄糖转运体 1(GLUT1)及 GLUT4 等的转录和蛋白合成,增加基础葡萄糖的摄取和转运。

【临床应用】

主要用于治疗其他降糖药疗效不佳的 2 型糖尿病患者,尤其是有胰岛素抵抗的糖尿病患者。

【不良反应】

1. 心力衰竭 该类药物最严重的不良反应是增加充血性心力衰竭发生的可能性。其原因可能与罗格列酮直接作用于肾脏集合管、增加内皮细胞的通透性有关。水分重吸收增加,容量负荷的增加促进充血性心力衰竭的发生。

特别注意的是,2007 年美国 FDA 要求企业修改说明书,并加入黑框警告"将与胰岛素合用列入禁忌证,提示致心衰的危险,禁用于纽约心脏学会心功能分级(NYHA)Ⅲ~Ⅳ级的患者"。但是 2009 年著名医学期刊《柳叶刀》在线发表了一项于 2001 年启动的大型、前瞻性、随机、对照研究(RECORD 研究),该研究结果认为:与已经使用了几十年的最常用的糖尿病药物二甲双胍和磺酰脲类药物相比,罗格列酮不会增加心血管死亡或住院的总体风险。但是,鉴于罗格列酮在心血管方面存在的安全性问题尚有争议,罗格列酮的使用仍受到严格限制。

2. 肝毒性 该类药物可能引起程度不等的

肝毒性，严重者需要进行肝移植甚至引起死亡。该类药物中的曲格列酮(troglitazone)为甚，曲格列酮的肝毒性危害已经超过了其治疗作用，因此不得不撤出市场。

3. 骨毒性 近年来，无论是动物模型还是人体试验皆表明该类药物对骨有明显的副作用。在小鼠试验中，罗格列酮可致骨质丢失和骨髓脂肪组织增加。近年来，对人尤其是女性骨骼的副作用正受到人们的关注。该类药物可抑制绝经后妇女的骨生成、降低骨矿物质密度。

4. 一般不良反应 呼吸道感染、头痛、轻度贫血，低血糖者罕见。

【注意事项】

(1) 格列酮类药物仅在胰岛素存在的前提下才可发挥作用，故不宜用于1型糖尿病或糖尿病酮症酸中毒患者。

(2) 使用格列酮类药物前必须常规检测肝功，且需定期检查，对有肝病或肝功能损害者不宜使用。

(3) 格列酮类药物与其他口服降糖药或胰岛素联合应用时，有发生低血糖的可能，联合应用时，应根据患者的实际血糖情况酌情调整合用药物的剂量。

(4) 有肾功能损害患者单用本药无需调整剂量，但不可与二甲双胍合用。

(5) 老年患者服用本药时无需因年龄而调整使用剂量。

(6) 1、2级心力衰竭患者慎用本品。

四、α葡萄糖苷酶抑制剂

α葡萄糖苷酶抑制剂(α glucosidase inhibitors)是一类以延缓肠道碳水化合物吸收而达到治疗糖尿病的口服降糖药物。目前用于临床的有**阿卡波糖**(acarbose)、**伏格列波糖**(voglibose)等。

【体内过程】

口服后很少吸收，约50%由肠道排出，35%在肠道代谢，代谢物可被吸收并经肾排泄。

【药理作用】

食物中的淀粉(多糖)经口腔唾液、胰淀粉酶消化成含少数葡萄糖分子的寡糖以及双糖与三糖，进入小肠在α葡萄糖苷酶作用下分解为单糖后才能被小肠吸收。α葡萄糖苷酶抑制剂通过竞争性抑制位于小肠的各种α葡萄糖苷酶，使淀粉类分解为葡萄糖的速度减慢，从而减缓肠道内葡萄糖的吸收，控制餐后血糖的升高，使血糖平稳且缓慢地维持在一定水平。不增加胰岛素分泌。其中抑制葡萄糖淀粉酶的作用最强，其次是蔗糖酶和麦芽糖酶等，对乳糖酶无影响，不影响乳糖吸收消化。但淀粉等的消化只被延缓，并未完全阻断，长期应用无热量损失。

【临床应用】

1. 糖尿病 由于降糖作用较弱，主要用于轻、中度2型糖尿病患者。对应用磺酰脲类或胰岛素疗效不佳者，加用本类药物可明显降低餐后血糖，作用持久稳定，血糖波动减小，可适当减少磺酰脲类或胰岛素的用量。

2. 减少糖耐量减低人群的心血管事件 阿卡波糖对糖耐量减低(impaired glucose tolerance, IGT)人群进行干预，可以减少其心血管事件及新发高血压的危险。

【不良反应】

药物吸收少，几无全身不良反应。常见不良反应是以消化不良为主的胃肠道症状，如腹胀、嗳气、肛门排气增多，甚至腹泻或便秘。多不影响治疗，但伴有消化性溃疡的病人慎用。

肠道不良反应在控制饮食和继续用药中会逐渐减轻甚至消失。因为未消化的碳水化合物在到达小肠中下段后，刺激了α-葡萄糖苷酶的活性，碳水化合物在此得到吸收，导致肠道副作用减轻，同时也避免了能量的损失。

五、其 他 类

瑞格列奈(repaglinide)

瑞格列奈属非磺酰脲类促胰岛素分泌药。药理作用与磺酰脲类相似，但作用机制不同，降糖作用为格列苯脲的3～5倍。

口服吸收迅速，15分钟起效，30分钟血药浓度达峰，在肝内代谢，$t_{1/2}$为1小时。最大的优点是可以模仿胰岛素的生理性分泌，可以灵活的与食物同时服用，有效的控制餐后高血糖。为第一个进餐时服用的葡萄糖调节药物，又被称为“餐时血糖调节剂”。其作用机制可能是通过与胰岛B细胞膜上的特异性受体结合，促进与受体偶联的[$I_{k(ATP)}$]关闭，抑制K^+从B细胞外流，使细胞膜去极化，从而开放电压依赖的Ca^{2+}通道，使细胞外Ca^{2+}进入细胞，促进储存的胰岛素分泌。

笔记栏

主要适用于 2 型糖尿病患者，老年糖尿病患者也可服用，且适用于糖尿病肾病患者。因其结构不含硫，故对磺酰脲类药物过敏者仍可使用。

依帕司他(epalrestat)

依帕司他是一种可逆性的醛糖还原酶(aldose reductase)非竞争性抑制剂。醛糖还原酶是聚醇代谢通路中的关键限速酶，其活性升高导致多种糖尿病并发症的发生。依帕司他可逆地抑制多元醇代谢中葡萄糖转化为山梨醇的醛糖还原酶，从而达到预防或延缓糖尿病并发症的目的。

适用于糖尿病神经病变。在动物实验中表明本品可通过乳汁排泄，因此，哺乳期妇女应避免使用本品。老年患者如有因生理机能的改变，使用本品时应考虑适当减量。目前尚无本品在孕妇及儿童的安全性资料，在使用本品时应极为慎重，权衡其利弊后再决定是否使用。偶见过敏，胆红素、转氨酶升高及消化系统等不良反应。

(李　斌　周　红)

第30章 抗菌药物概论

第一节 抗菌药物与化学治疗

一、抗菌药物的发展历史

1935年首次报道了第一个合成的磺胺药百浪多息的治疗效果，磺胺药成为最早发现并用于临床治疗感染性疾病的毒性低而抗菌活性强的化学治疗药物。1968年发现了磺胺增效剂甲氧苄啶（Trimethoprim TMP），特别是与磺胺甲噁唑（sulfisoxazole，SMZ）合用后抗菌活性增强很多倍，抗菌和治疗范围也有所增宽。

1929年Fleming从青霉菌培养液中获得一活性物质，称之为“青霉素”。1940年Florey，Chaim等继续了Fleming的工作，获得了可供人体注射用的青霉素。1945年青霉素进入了大规模生产阶段，随后抗生素的发展进入了黄金时代。1959年Batcgekir和1961年Abraham分别分离出青霉素母核6-氨基青霉烷酸（6-APA）和头孢菌素母核7-氨基头孢烷酸（7-ACA），这为半合成β-内酰胺类的开发提供了基础。1944年以后链霉素、氯霉素、多黏菌素、金霉素、红霉素、四环素等相继问世，极大丰富了抗生素种类，为临床感染性疾病的治疗提供了多种选择。

20世纪80年代后期喹诺酮类迅速发展，因其疗效好、毒性低，被作为治疗感染性疾病的一线药。第一代品种萘啶酸早在1962年应用于临床。由于抗菌效果差，已被淘汰。第二代的主要代表吡哌酸，对革兰阴性菌有较强活性，主要用于尿路和肠道感染。第三代为含氟衍生物，称为氟喹诺酮类，抗菌作用增强，药理学特性良好，临床上应用于各种感染，包括呼吸道，胆管和前列腺感染，以及对伤寒、淋病均有较好的效果。

异烟肼（isoniazid）于1952年问世，由于其毒性小，药物性能好，价格低，至今仍是抗结核病的一线药物之一。

20世纪抗菌药物的问世及飞速发展，使随后的50年人类因感染性疾病引起的死亡率大幅降低。但到20世纪80年代以后，由感染性疾病引起的死亡又有回升，部分原因是由于细菌耐药性的增加。

二、专用名词

1. 抗感染药物（anti-infective agent） 指用于治疗各种病原体如：病毒、衣原体、立克次体、细菌、螺旋体、真菌、原虫、蠕虫等所致感染的各种药物。

2. 抗微生物药物（anti-microbial agent） 它的含义较抗感染药物窄，抗原虫和抗蠕虫的药物不包括在内。

3. 抗菌药物（antibacterial agents） 指具杀菌和抑菌活性，主要供全身应用（含口服、肌内注射、静脉注射、静脉滴注等）的各种抗生素及磺胺药、喹诺酮类、异烟肼等化学药物。抗菌药物的概念较抗生素的涵盖范围广，但二者在临床上常混用。

4. 抗生素（antibiotics） 概念是指“在高稀释度下对特异微生物有杀灭或抑制作用的微生物产物”，现将化学合成具抗肿瘤、寄生虫等作用的微生物产物仿制品，以及抗生素的半合成衍生物也统称为抗生素。

5. 化学药物治疗（chemotherapy，简称化疗） 指抗微生物药物治疗、抗寄生虫药物治疗和抗肿瘤药物治疗。

6. 抗菌谱（antibacterial spectrum） 每种抗菌药物都有一定的抗菌范围，称为抗菌谱。某些抗菌药物仅作用于单一菌种或局限于一属细菌，其抗菌谱窄，如异烟肼只对抗酸分支杆菌有效。另一些药物抗菌范围广泛称之为广谱抗菌药，如四环素和氯霉素，它们不仅对革兰阳性细菌和革兰阴性细菌有抗菌作用，且对衣原体、肺炎支原体、立克次体及某些原虫等也有抑制作用。抗菌药物的抗菌谱是临床选药的基础。

7. 抗菌活性（antibacterial activity） 指抗菌药物抑制或者杀灭病原菌的能力。抗菌药物的抗菌活性一般可采用体外和体内两种方法来测定。在体外实验中，能抑制培养基内病原菌生长的最低药物浓度称为最低抑菌浓度(minimal inhibitory concentration, MIC)；而能够杀灭培养基内细菌或使细菌数减少 99.9% 的最低药物浓度称为最低杀菌浓度(minimal bactericidal concentration, MBC)。体外抗菌实验对临床用药具有重要参考价值。体内实验，采用实验化学治疗方法测定，即以人工方法使实验动物感染定量的病原菌，然后给抗菌药物，观察实验动物死亡数的减少或死亡时间的延长，亦可观察病原菌数目的变化，从而判断抗菌药物的疗效与作用。

8. 抑菌药(bacteriostatic)　仅有抑制微生物生长繁殖而无杀灭作用的药物，如四环素、红霉素类、磺胺类等。

9. 杀菌药(germicide)　不仅具有抑制病原菌生长繁殖的能力，而且具有杀灭病原菌的能力，如青霉素类、头孢菌素类、氨基苷类等。

10. 化疗指数(chemotherapeutic index, CI)　指实验动物的半数致死量(median lethal dose, LD_{50})与感染病原体动物实验治疗的半数有效量(median effective dose, ED_{50})的比值，或 5% 的致死量(LD_5)与 95% 的有效量(ED_{95})的比值，即 LD_{50}/ED_{50} 或 LD_5/ED_{95}。化疗指数是评价化疗药物有效性与安全性的重要指标，化疗指数越大，表明该化疗药物的治疗效果越好，对机体的毒性越小，则临床应用的价值也就越高，但化疗指数大的化疗药物并非绝对安全，如几乎对机体无毒性的青霉素仍有发生过敏性休克的可能。

11. 抗生素后效应(post antibiotic effect, PAE)　指抗菌药物作用于细菌一定时间后撤药，血药浓度已低于 MIC 时，细菌生长仍受到持续抑制的效应。通常以时间表示。如氨基苷类抗生素、两性霉素 B、氟喹诺酮类等均具有较长的 PAE。

在应用化疗药物治疗感染性疾病过程中，抗菌药物的使用，对病原体的杀灭或抑制其繁殖，从而促使患者机体的抗病能力和防御机制恢复，彻底消灭病原体，使疾病趋于痊愈。但需注意，目前临床日益增多的耐药株，使抗菌药物失效，甚至由于抗菌药物使用不当或滥用发生药物对机体的不良反应，造成对患者不同程度的损害。因此，应注意机体、病原体与药物三者的相互关系(图 30-1)。

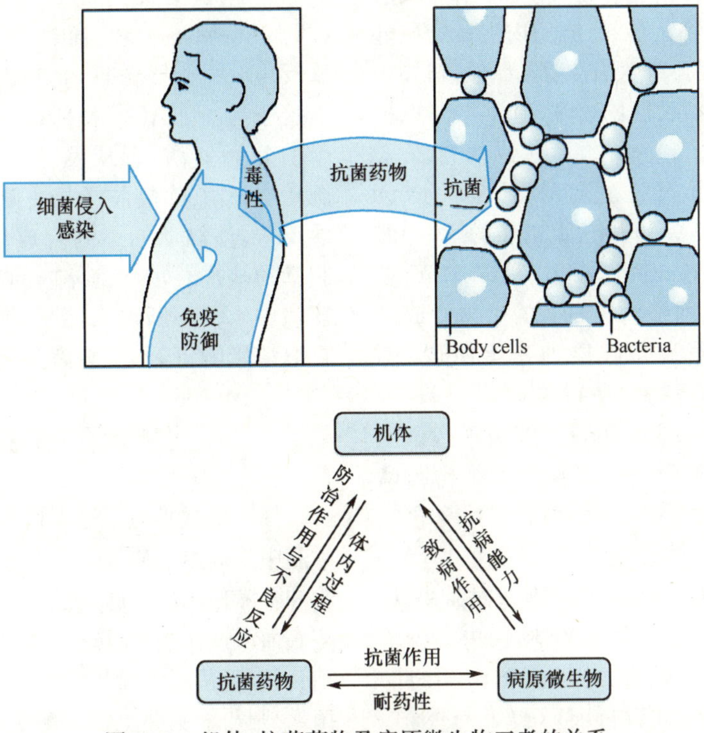

图 30-1　机体、抗菌药物及病原微生物三者的关系

第二节　抗菌药物的作用机制

抗菌药物对病原菌高度的选择性毒性作用，是由于抗菌药物作用于病原菌的某些靶位，干扰病原菌正常的生化代谢过程，影响其结构和功能，使其失去生长繁殖能力而达到抑制甚至杀灭病原菌的作用(图 30-2)。

笔记栏

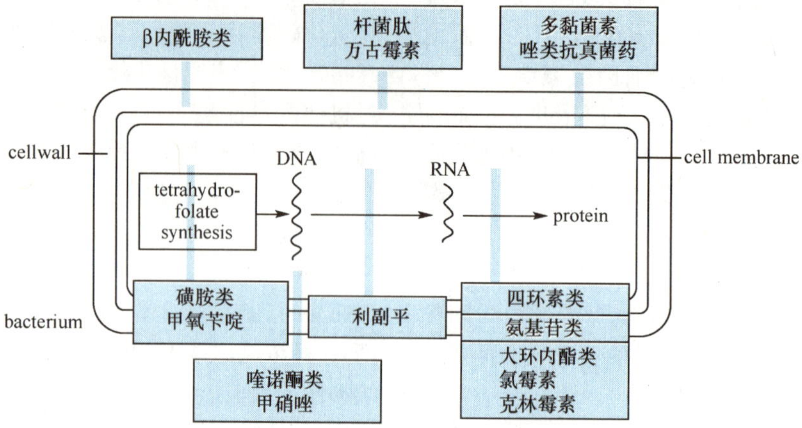

图 30-2 细菌结构与抗菌药物作用部位示意图

一、干扰细菌细胞壁的合成

所有细菌均具有细胞壁，位于细菌细胞膜外，维持细菌的形态。哺乳动物细胞没有细胞壁。细胞壁主要成分为肽聚糖（peptidoglycan，又称黏肽 mucopeptide）。革兰阳性菌中黏肽含量大约占整个细胞壁的 50%～80%，由于其厚而坚韧，可抵抗菌体内相当于 20～30 个大气压的渗透压，对防止细菌破裂、胞质内生命物质外流而起到保护作用。革兰阴性菌黏肽仅占1%～10%，故其细胞壁黏肽层比较薄，但含 60%以上脂多糖和磷脂。

细胞壁黏肽由 *N*-乙酰葡萄糖胺（*N*-acetyl glucosamine，NAC-GA）和五肽相连的 *N*-乙酰胞壁酸（*N*-acetyl muramic acid，NAC-Mur）重复交叉联结，形成网络状。黏肽的生物合成可分为胞质内、胞质膜与胞质外三个阶段（图 30-3）。多种抗菌药物之所以能起到抑菌、杀菌的作用，就是因为它们阻碍了细菌细胞壁生物合成过程中的不同环节。磷霉素结构与磷酸烯醇丙酮酸相似，可与丙酮酸转移酶竞争结合，使 NAC-GA 无法获得 1 分子乳酸，NAC-Mur 的形成被阻断。环丝氨酸则通过抑制 D-丙氨酸的消旋酶和合成酶的活性，使由 2 分子 D-丙氨酸形成的 D-丙氨酰-D-丙氨酸（D-alanyl-D-alanine）不能合成，从而阻碍了与 NAC-Mur-三肽（L-丙氨酸、D-谷氨酸、L-赖氨酸）合成 NAC-Mur-五肽。在细胞膜上，NAC-Mur-五肽侧链中的 L-丙氨酸连接 1 分子 NAC-GA 和其与细胞膜上的磷脂载体形成的 NAC-GA-NAC-Mur-五肽-磷脂，被一并运送至细胞膜外，交联至细胞壁受体的生长点上，此过程可被万古霉素阻断。而磷脂载体在此过程中又获得 1 分子磷酸基团成焦磷酸酯。当其完成运送作用后，经焦磷酸酶作用脱磷酸后恢复原来的磷脂载体继续起新的运送作用。杆菌肽则通过抑制焦磷酸酶的活性，阻止焦磷酸酯的脱磷酸作用，即阻断了细胞膜内所谓的磷脂循环。被运送至膜外的 NAC-GA-NAC-Mur-五肽中 L-赖氨酸又连接 5 个甘氨酸而成 NAC-GA-NAC-Mur-十肽，通过细菌的转肽酶的转肽反应，去除末端 D-丙氨酸并经甘氨酸肽链连接于另一 NAC-GA-NAC-Mur-十肽中的第 4 个的 D-丙氨酸，形成网状交叉连接的细菌细胞壁黏肽，β-内酰胺类抗生素可抑制细菌的转肽反应，使黏肽的最终合成终止，导致细菌细胞壁的缺损。由于菌体内的高渗透压，在等渗环境中水分不断渗入，致使细菌膨胀、变形，在自溶酶影响下，细菌破裂溶解而死亡。

二、损伤细菌胞质膜

细菌细胞膜与一般生物膜特性相同，是双层类脂中镶嵌蛋白质的一种半透膜，具有选择性运输和屏障作用。多肽类抗生素（多黏菌素类）具有表面活性作用，能选择性地与细胞膜内磷脂相结合；抗真菌的多烯类抗生素（两性霉素 B、制霉菌素）则与细胞膜上的固醇类物质结合；抗真菌的吡咯类抗菌药物（酮康唑、咪康唑、伊曲康唑、氟康唑）则能抑制固醇类物质的生物合成，从而使细胞膜的通透性增加，细菌体内的重要成分如蛋白质、氨基酸、磷脂、核苷酸等渗漏出膜外，导致细菌死亡（图 30-3）。

笔记栏

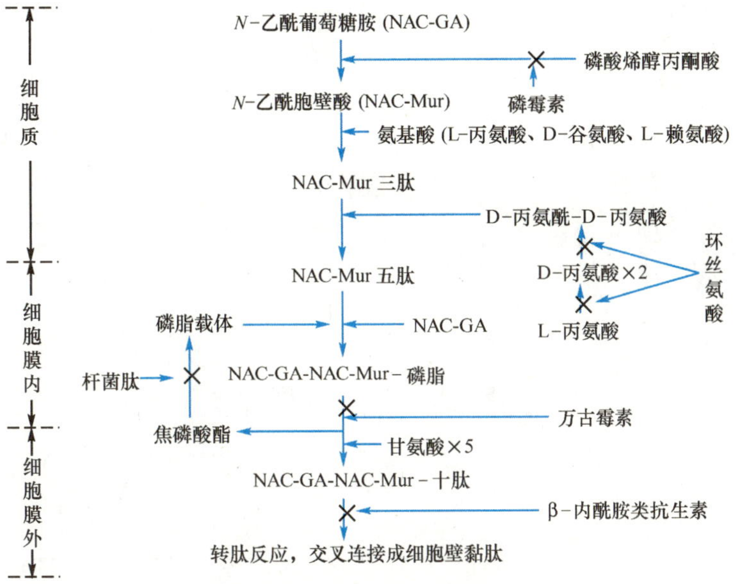

图 30-3　细菌细胞壁合成示意图

三、抑制细菌蛋白质合成

细菌蛋白质的合成包括合成起始、肽链延伸及合成终止三个连续的阶段，是通过细胞质内核糖体循环完成，细菌的核糖体为 70s，由 30s 和 50s 亚单位组成；哺乳动物细胞核糖体为 80s，由 40s 和 60s 亚单位组成。抗菌药物对细菌的核糖体有高度的选择性毒性，而不影响哺乳动物的核糖体和蛋白质合成。多种抗菌药物能抑制细菌的蛋白质合成，但它们的作用点有所不同(图 30-4)。

(1) 氯霉素、林可霉素及大环内酯类能与核糖体 50s 亚基结合，分别抑制肽酰基转移酶和 mRNA 移位酶的活性，阻止肽链形成和延长，导致蛋白质合成受阻而起抑菌作用。

(2) 四环素类(包括甘氨酰四环素类)能与核糖体 30s 亚基结合，阻止氨基酰 tRNA 进入 30s 亚基，阻碍了肽链的形成而造成细菌蛋白质合成受抑制，产生抑菌作用。

(3) 影响核糖体循环多个环节，如氨基苷类能阻止核糖体 30s 亚基和 70s 亚基始动复合物的形成，亦能阻碍肽链释放因子进入核糖体 30s 亚基，致使已合成的蛋白质不能释放，最终造成菌体内核糖体的耗竭；另外还能使 mRNA 上的密码错译，导致异常的、无功能的蛋白质合成，因而具有杀菌作用。

四、影响核酸代谢

核酸是许多单核苷酸相互连接而成。喹诺酮类抗菌药物主要是抑制细菌 DNA 复制过程中的回旋酶(拓扑异构酶Ⅱ)，导致 DNA 降解及细菌死亡；而利福霉素类则能特异性地抑制依赖于 DNA 的 RNA 聚合酶(转录酶)，使转录过程受阻，从而抑制了 mRNA 的转录形成。抗真菌药氟胞嘧啶在体内代谢为氟尿嘧啶抑制胸苷酸合成酶活性，干扰了真菌 DNA 合成。

五、影响叶酸代谢

细菌生长繁殖所需的叶酸，必须由细菌利用结构较简单的对氨基苯甲酸为原料自身合成，磺胺类与甲氧苄啶可分别抑制细菌叶酸合成过程中的二氢叶酸合成酶和二氢叶酸还原酶的活性，妨碍了细菌体内的叶酸代谢，使核苷酸的合成受阻，细菌生长繁殖不能进行。对氨基水杨酸亦竞争结合二氢叶酸合成酶，而抑制结核杆菌的生长与繁殖。

第三节　细菌对抗菌药物的耐药性

耐药性可分为固有耐药(intrinsic resistance，天然耐药性)和获得性耐药(acquired resistance)。固有耐药性是由细菌染色体基因介导的耐药性，这种耐药性一般只对一种或两种相似的抗菌药物耐药，比较稳定，不会消失或改变，且可代代相传。细菌的耐药性发生于细菌与抗菌药物多次接触后形成，称获得性耐药，是由质粒介导的，如

笔记栏

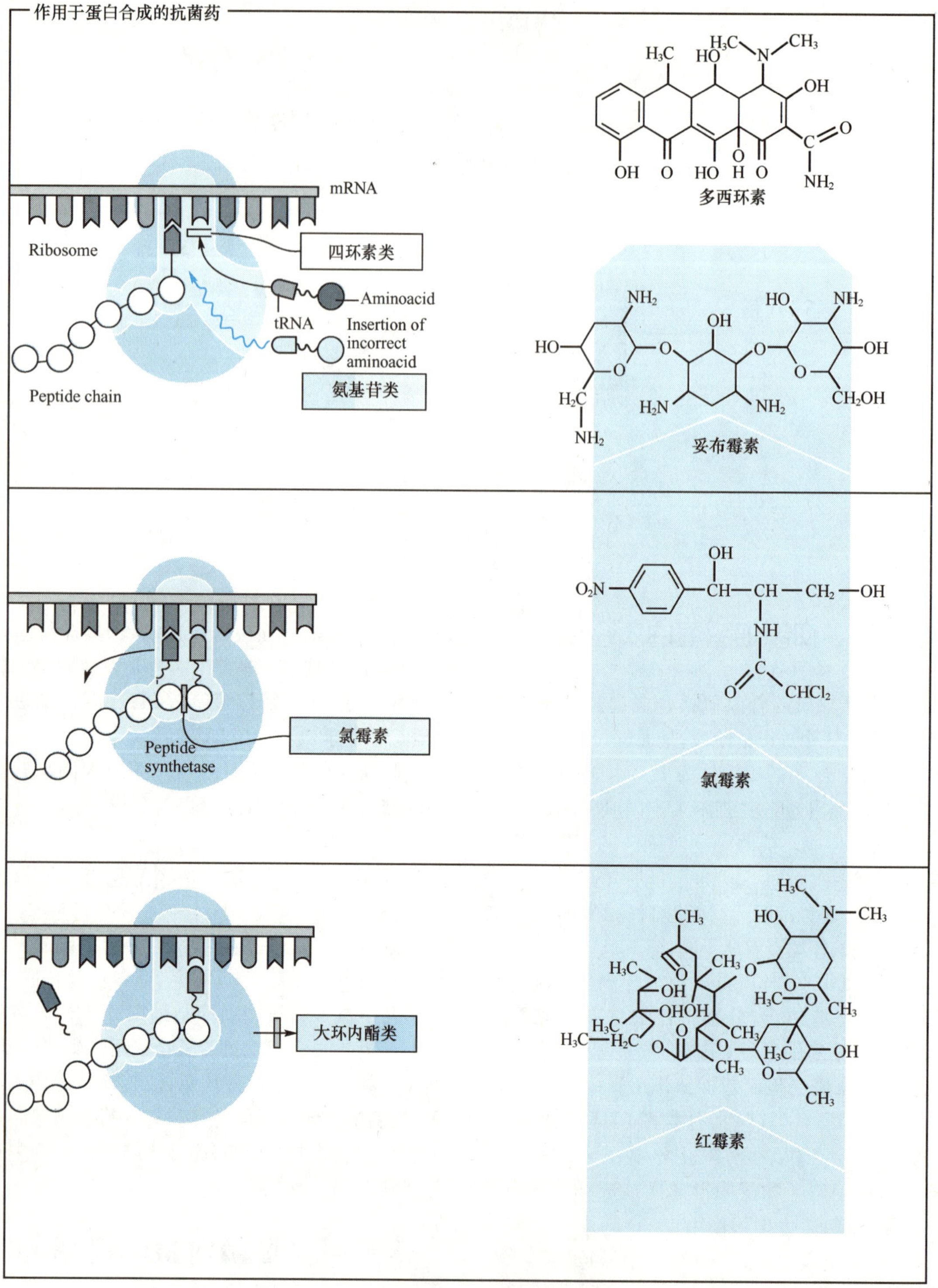

图 30-4 抗菌药物抑制蛋白合成的机制

金黄色葡萄球菌产生的β内酰胺酶能破坏β内酰胺类而发生耐药。若此耐药菌不再与抗菌药物接触，则其获得的耐药性可以消失，但获得性耐药性也可以由质粒将耐药基因转移给染色体成为代代相传的固有耐药性，由于这种耐药性易于传播，故在临床上占有重要地位(图 30-5)。

笔记栏

一、耐药性产生机制

(一) 细菌产生灭活抗菌药物的酶

细菌可通过耐药因子产生灭活酶，使抗菌药物与细菌作用前即被酶破坏而失去抗菌作用。

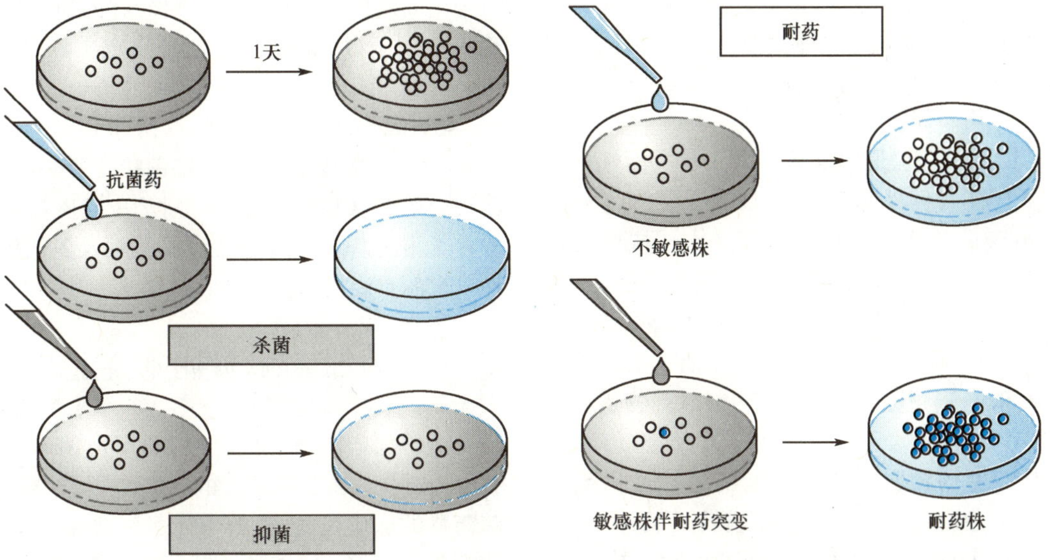

图 30-5　耐药菌株

1. β 内酰胺酶（β lactamase）　细菌对 β 内酰胺类的耐药主要是由于产生 β 内酰胺酶，可以水解 β 内酰胺环而使药物丧失抗菌作用，此酶可由染色体或质粒介导。β 内酰胺酶一般可分为青霉素酶（penicillinases）和头孢菌素酶（cephalosporinases），前者主要水解青霉素类，后者既能水解青霉素类又能水解头孢菌素类。

2. 氨基苷类钝化酶（aminoglycoside modifying enzyme）　氨基苷类可被钝化酶或修饰酶钝化而失去抗菌作用，钝化酶可将氨基苷类修饰，使其不能进入细胞质内作用于核糖体。钝化酶可分为：

（1）乙酰转移酶（acetylase，AAC），将乙酰辅酶 A 的乙酰基转移至氨基苷类的游离—NH_2上。

（2）腺苷转移酶（adenylase，AAD）将腺苷转移至氨基苷类的游离—OH 上，使其腺苷化。

（3）磷酸转移酶（phosphorylase，APH），将磷酸根转移至氨基苷类的游离—OH 上，使其磷酸化。

细菌钝化酶的产生由质粒介导，产钝化酶的细菌往往对氨基苷类显著耐药，而且同一种酶可钝化不同的氨基苷类，同一种氨基苷类又可被多种不同的钝化酶所钝化。

3. 其他灭活抗菌药物的酶　酯酶（esterase），如大肠埃希菌产生的红霉素酯化酶，由质粒介导，能水解红霉素结构中的内酯环，使其丧失抗菌活性，导致细菌对其耐药。氯霉素乙酰转移酶（chloramphenicol acetyl-transferase，CAT）为胞内酶，由质粒或染色体介导，某些金黄色葡萄球菌、表皮葡萄球菌等革兰阳性菌和革兰阴性杆菌可产生此酶，使氯霉素结构中的—OH 乙酰化。核苷酸转移酶（nucleotidyltransferase）由质粒介导，金黄色葡萄球菌产生，可使林可霉素类、大环内酯类等抗生素核苷化、乙酰化或水解而灭活。

（二）抗菌药物作用靶位改变

1. 靶酶的改变　青霉素结合蛋白是细菌细胞壁合成过程中不可缺少的一种酶，亦是 β 内酰胺类的作用靶酶。细菌对 β 内酰胺类的耐药，除产生 β 内酰胺酶破坏抗生素外，还与细菌体内靶酶改变有关。

（1）细菌降低靶酶与抗生素结合的亲和力，如肺炎链球菌对青霉素的高度耐药。

（2）青霉素结合蛋白的生成增加，如肠球菌对 β 内酰胺类的耐药性则是既产生 β 内酰胺酶又增加青霉素结合蛋白的产量，同时还降低青霉素结合蛋白与抗生素的亲和力，形成多种耐药机制。

（3）细菌在与抗生素接触后，产生一种新的靶酶，形成高度的耐药性，如耐甲氧西林金黄色葡萄球菌（methicillin resistant staphylococcus aureus，MRSA）比敏感的金黄色葡萄球菌的青霉素结合蛋白组成多一个青霉素结合蛋白-2α（PBP-2α）。

2. 靶位结构改变　对链霉素耐药的细菌是由于菌体内核糖体 30s 亚基上链霉素作用靶位 P_{10}蛋白质发生了构象变化，使链霉素不能与其结合而发生耐药。对林可霉素和大环内酯类耐药的细菌系核糖体23s亚基发生改变。

（三）抗菌药物通透障碍

1. 细胞壁膜通透屏障作用 革兰阴性杆菌外膜上有多种以OmpF和OmpC蛋白组成的Porin蛋白孔道，β内酰胺类等亲水性抗菌药物可通过此通道而进入菌体，当孔道蛋白丢失，抗菌药物进入菌体明显减少。目前发现除OmpF、OmpC的Porin蛋白以外，还有其他类型的外膜通道蛋白，通道蛋白发生改变可导致药物进入菌体减少。

2. 主动流出系统 细菌的主动流出系统(active efflux pump)，是由内膜转运载体、外膜孔道蛋白和连接两者的辅助蛋白（连接蛋白）组成。这三种蛋白功能必须正常，且相互间组装正确，才能发挥作用。耐药菌能将进入菌体的药物通过主动流出系统泵出其体外，造成耐药，这种耐药性是非特异性的。

（四）细菌代谢途径的改变

金黄色葡萄球菌对磺胺类的耐药，是由于细菌对药物具有拮抗作用的底物——对氨基苯甲酸(PABA)的产量增多所致，其产量可为敏感菌的20倍，亦可能与耐药菌株直接利用外源性叶酸等有关。

二、细菌耐药性的转移方式

1. 突变(mutation) 对抗生素敏感的细菌可以因编码某个蛋白质的基因发生突变，导致蛋白质结构改变，不能与药物结合或结合能力降低。

2. 垂直传递(vertical pass) 耐药性在细菌分裂繁殖过程中传递给子代的过程。

3. 水平转移 耐药性通过转化、转导、结合等方式从供体细胞转移给其他细菌的过程，水平转移在细菌耐药性传递中具有重要意义。

(1) 转化(transformation)：环境中游离的DNA（通常来自其他细菌），渗入到敏感菌的DNA中，使其表达的蛋白质发生改变，从而产生耐药性。

(2) 转导(transduction)：由噬菌体将DNA片断导入细菌体内的过程，如果所导入的DNA中含有耐药基因，则细菌变得耐药。

(3) 接合(conjugation)：通过菌毛或桥接进行细菌间基因传递的过程。可转移的遗传物质称为R因子(R-factor)，由耐药决定质粒(R-determinant plasmid)和耐药转移因子(resistance transfer factor)两部分构成，这两部分也可单独存在，其中耐药转移因子为细菌接合所必需，耐药决定质粒含有耐药基因。耐药决定质粒可含有多个耐药基因，因而接合是耐药性及多重耐药性扩散的重要机制。

三、对细菌耐药性的防治措施

随着抗菌药物的广泛使用，耐药菌越来越多。为避免或减少耐药性的产生，应严格掌握抗菌药物的适应证，合理应用抗菌药物；抗菌药物的给药方案（剂量和疗程）应合理；还要严格控制抗菌药物的局部使用、预防应用和联合应用，避免滥用。同时，医院中应严格执行消毒隔离制度，防止耐药菌的交叉感染，对耐药菌感染的患者应予隔离。对抗菌药物应加强管理，抗菌药物必须凭处方给药。根据细菌耐药性的变迁，有计划地将抗菌药物分期、分批交替使用。

第四节 抗菌药物的合理应用

随着抗菌药物的广泛应用，尤其是滥用，引起了各种不良反应与药源性疾病的发生，如抗菌药物引起的毒性反应、变态反应、二重感染及致病菌的耐药性等。故抗菌药物的临床合理应用颇为重要，应引起高度重视。所谓合理应用是指在明确疾病诊断的指征下选用恰当的抗菌药物，并采用适宜的剂量与疗程，以达到抑制或杀灭病原菌从而控制感染的目的。同时采用相应的综合措施，如增强患者的免疫功能及防止不良反应的发生等，以促进疾病的痊愈或好转。

一、病原菌的确认诊断

对病原菌尽早做出正确诊断，是合理应用抗菌药物的先决条件，在患者应用抗菌药物之前，应及早确定病原菌并进行药敏试验。

二、严格根据适应证选药

严格根据适应证选药，其重要性在于可以防止抗菌药物的不合理应用，如①抗菌药物一般对各种病毒、衣原体、支原体的感染性疾病通常是无治疗作用的，感冒等上呼吸道感染多数是病毒性感染，除非确诊为细菌性或继发性细菌感染外，很少有应用抗菌药物的指征；②除主要供局部应用的抗菌药物外，应尽量避免抗菌药物的皮肤、黏膜的局部应用，因易产生耐药菌或发生变态反应；③除病情严重危急或并发细菌感染者外，对于原因不明的发热患者，易掩盖临床典型的疾病症状和难于检出病原菌而延误正确的诊断及治疗，不宜轻易应用抗菌药物；④应用抗菌药物的剂量要适宜，疗程时间要足够。过小的剂量达不到治疗的目的，且易产生耐药性；剂量过大，不仅是不必要的浪费，有时反而会产生严重的不良反应，疗程的过短容易造成疾病复发或转为慢性感染。

三、根据药效学和药动学相结合的原则选药

有效的抗感染治疗方案的拟订，应建立在药效学和药动学两者相结合的基础上。这是因为抗菌药物的疗效取决于体内细菌感染组织中能否达到有效的药物浓度，通常组织、体液内（除血液）的药物浓度虽与血药浓度呈正相关性关系，但实际往往低于血药浓度，仅是血药浓度的1/10～1/2，因此，为确保感染组织中达到有效抑菌或杀菌的药物浓度，需血药浓度应高于 MIC 值的若干倍才行。

四、抗菌药物的预防性应用

临床预防用药有明确指征的仅为少数情况，不适当的预防用药反可引起病原菌高度耐药的发生和继发感染。因此，预防应用不但必须要有明确的指征，而且仅限于经临床实践证实确实有效的少数情况。如：①苄星青霉素、普鲁卡因青霉素或红霉素常用于风湿性心脏病患儿及常发生链球菌咽炎或风湿热的儿童和成人，以防止风湿热的发作；②预防脑膜炎球菌引起的流行性脑脊髓膜炎，常用磺胺嘧啶等；③抗结核病的预防性用药；④进入疟疾区的预防性用药；⑤风湿性心脏病、先天性心脏病人工瓣膜患者需进行口腔、上呼吸道、尿道及心脏手术前的预防性抗菌用药，⑥预防应用青霉素或阿莫西林于战伤、复杂外伤、闭塞性脉管炎患者需进行截肢手术术后以防止由产气荚膜杆菌引起的气性坏疽；⑦胃肠道，胸腹部手术之前的预防性用药。

五、肝、肾功能不良患者抗菌药物的应用

肝脏是人体对药物进行代谢的最重要的器官，包括抗菌药物的许多药物均经肝脏生物转化而消除其作用或解毒。肝功能不良时，由于肝药酶活性下降，减少了肝脏对药物的代谢和解毒作用；肝病时白蛋白合成减少而蛋白结合率下降，游离药物增加，使药物作用增强或不良反应增加。对有慢性肝病或肝功能减退的患者，应避免应用或禁用主要经肝代谢如磺胺类、哌拉西林、酮康唑等药物，或具有肝肠循环如四环素类、红霉素等药物，以及对肝脏有损害如利福平、异烟肼、林可霉素、两性霉素 B 等药物。

肾脏是最主要的药物排泄器官，肾功不良可造成许多抗菌药物及其代谢产物在体内的蓄积发生毒性等不良反应，因此对有肾功不良患者抗菌药物的应用宜根据肾功减退的轻、中、重程度，分别给予常量的 2/3～1/2、1/2～1/5 和 1/5～1/10。不过，对主要经肾排泄或对肾脏有损害的抗菌药物视具体情况采用不同的应用对策：①氯霉素、磺胺类、四环素宜避免应用；②林可霉素类、两性霉素 B 及青霉素类对中度肾功减退者宜减少剂量；③万古霉素、多黏菌素、头孢菌素类等应按肾功减退程度调整给药剂量或给药间隔时间；④氨基苷类最好能监测血药浓度而制定个体化给药方案。

六、老年人、儿童、孕妇抗菌药物的应用

老年人血浆蛋白尤其是白蛋白含量明显较成年人低，肾脏功能亦随年龄增长而且日益减退，当老年人应用与青壮年同剂量的抗菌药物，往往血药浓度偏高，血浆半衰期也有所延长，引起毒性等不良反应。所以，老年人应用抗菌药物尤其是应用氨基苷类抗生素时宜减少剂量，或根据监测血药浓度调整剂量。

早产儿、新生儿体内酶系尤其是肝药酶发育尚不成熟，肾脏滤过率偏低，血浆蛋白与药物的结合能力也较弱，抗菌药物若依体重折算给药，则往往其血药浓度较年长儿和成人为高，血浆半衰期延长。因此用药时应十分注意，宜按日龄调整给药剂量或给药间隔时间。

孕妇在应用抗菌药物时，应切实注意避免应用

笔记栏

能透过胎盘屏障进入胎儿血液循环的药物，如孕妇应用氨基苷类后有可能损害胎儿的听力。四环素类尤其大剂量静脉滴注可致孕妇肝脏脂肪变性；亦可沉积于胎儿全身骨骼中，使骨骼发育延迟，使乳齿形成异常、黄染、釉质发育不全，故应禁用。

哺乳妇女须接受抗菌药物治疗，如系药物对乳儿能产生不良影响时，则应暂停哺乳，尤其是哺乳妇肾功减退而血药浓度和乳汁中药物浓度增高时更应注意。

七、抗菌药物的联合应用

联合用药的目的是利用药物的协同作用而减少用药剂量和提高疗效，从而减少或降低药物的毒性等不良反应，延迟和减少细菌耐药性的产生。抗菌药物联合用药的结果在体外或动物实验中发生无关、相加、增强和拮抗四种情况，无关指联合用药后的作用强度未超过其中较强的单一药物的作用；相加指联合用药后的作用强度仅是各药作用之和；增强系指联合用药后的作用强度超过各药之和；拮抗为联合用药后的作用互相抵消或减弱。无关、相加现象在体外试验中较为常见，而协同与拮抗较少见。为达到联合用药的目的，需根据各抗菌药物的作用性质进行恰当的配伍。目前，一般将抗菌药物作用按性质分为四种作用类型：一类为细菌繁殖期杀菌药，如β内酰胺类等；二类为细菌静止期杀菌药，如氨基苷类、多黏菌素类等，它们对繁殖期、静止期细菌都有杀菌作用；三类为快速抑菌药，如四环素类、大环内酯类和氯霉素类等；四类为慢效抑菌药，如磺胺类药物等。一、二类抗菌药物联合应用可获得增强作用，如青霉素与链霉素或庆大霉素配伍治疗肠球菌心内膜炎；一、三类药物联合应用，三类抗菌药物因抑制蛋白质合成而使细菌处于静止状态，造成一类抗菌药物的抗菌活性减弱而产生拮抗作用，如青霉素与氯霉素或四环素类抗生素合用；一、四类抗菌药物合用，四类抗菌药物对一类抗菌药物不会产生重要影响而往往产生相加作用，如青霉素与磺胺嘧啶合用治疗流行性脑膜炎可提高疗效。二、三类抗菌药物合用，可产生相加或增强作用，如四环素与链霉素或庆大霉素合用治疗布鲁菌病；三、四类抗菌药物合用，也可获得相加作用。但是这些联合用药的结果，仅是体外或动物实验在特定条件下的观察，与临床实际情况尚不完全相同。实际临床多数细菌感染性疾病仅常用一种抗菌药物就可控制，即使需联合应用，则一般二药配伍已足够。

联合用药较单一用药有更明确指征的少数情况：①未明病原菌的严重细菌性感染，为扩大抗菌范围，可选联合用药，待细菌诊断明确后即调整用药；②单一抗菌药物尚不能控制的严重的或不能有效控制的混合感染，如心肌内膜炎、败血症等；③为防止产生耐药，结核病、慢性骨髓炎等需长期用药治疗；④两性霉素 B 治疗隐球菌脑炎时可合用氟胞嘧啶，以减少两性霉素 B 用量，减轻毒性完成疗程治疗。

（熊文碧　周黎明）

第31章　β内酰胺类抗生素

β内酰胺类(β lactams)抗生素系指化学结构中具有一个β内酰胺环的一大类抗生素(图31-1),包括青霉素类、头孢菌素类、非典型β内酰胺类。另外,β内酰胺酶抑制药虽本身的抗菌作用很弱,但由于其对β内酰胺酶的活性具有抑制作用,可与多种β内酰胺类抗生素配伍用以增强抗菌作用。

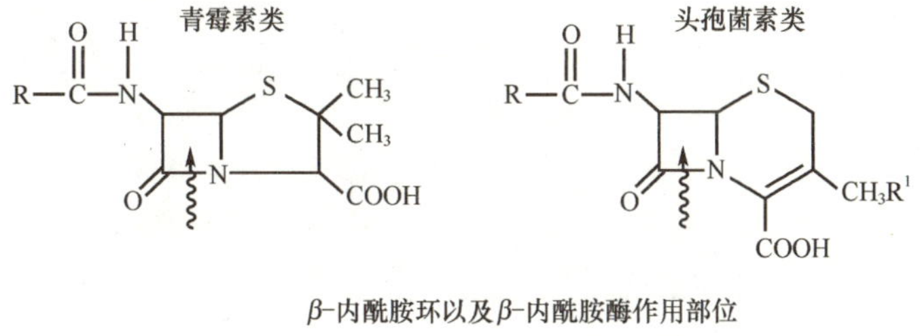

图31-1　青霉素类、头孢菌素类化学结构示意图

第一节　抗菌机制、作用类型及耐药性

【作用机制】

1. 抑制细菌细胞壁黏肽合成　各种β内酰胺类均能与细菌细胞膜上的特殊蛋白结合,称为青霉素结合蛋白(penicillin binding proteins,PBPs),PBPs即是细胞壁黏肽合成中的转肽酶,也是β内酰胺类抗生素的作用靶点。β内酰胺类通过抑制转肽酶的活性,从而抑制细胞壁黏肽交叉连接(图31-2),阻碍细菌细胞壁的合成,使细菌细胞壁缺损,菌体膨胀裂解而死。

PBPs的数量与相对分子质量不同,对β内酰胺类抗生素的敏感性亦有差异,PBPs类型及其生理功能见表31-1。

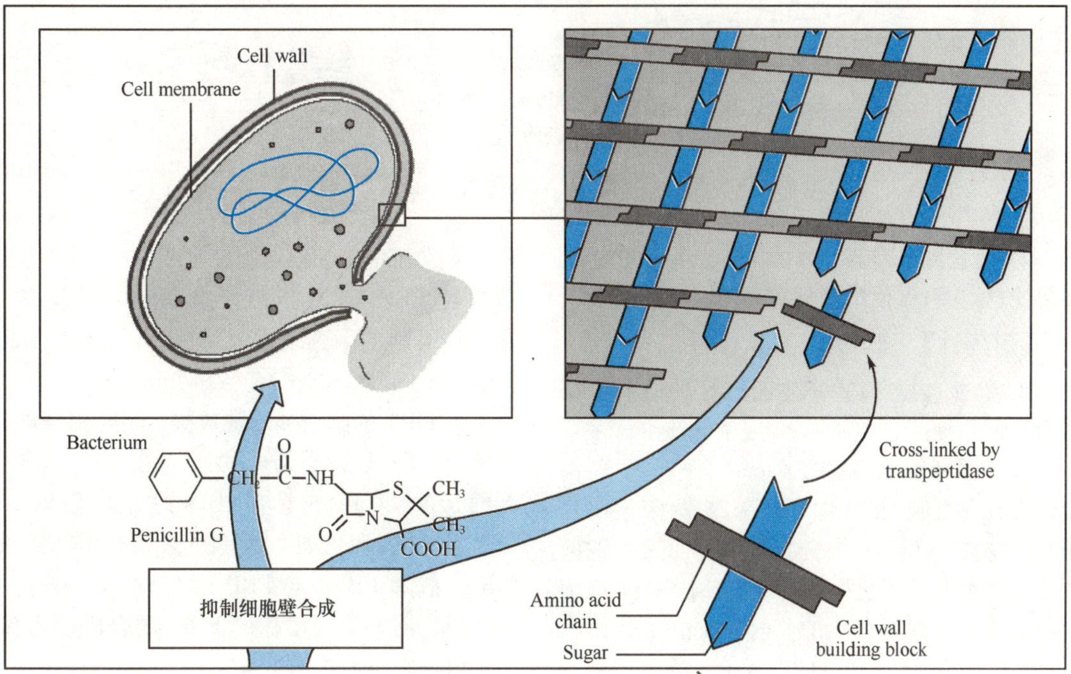

图31-2　细胞壁黏肽交叉连接以及β内酰胺类的作用靶点

表 31-1 PBPs的主要种类、分子大小及主要功能

PBPs	分子大小	功能
革兰阴性菌(大肠埃希菌)		
PBP-1A	90	黏肽转聚糖酶及转肽酶,细胞延伸时延伸肽聚糖链
PBP-1B	87	糖肽合成酶,细胞延伸时延伸肽聚糖链
PBP-2	66	美西林敏感的转肽酶
PBP-3	60	同1A,部分与细菌中隔形成有关
PBP-4	49	D-D-丙氨酸转肽酶主要活性
PBP-5	42	D-D-丙氨酸转肽酶次要活性
PBP-6	40	D-D-丙氨酸转肽酶
革兰阳性菌(金黄色葡萄球菌)		
PBP-1	87	初级糖肽转肽酶
PBP-2	50	转肽酶,在非生长细菌中起作用
PBP-3	75	与中隔形成有关的转肽酶
PBP-3′	70	与中隔形成有关的转肽酶
PBP-4	41	糖肽的二级交叉连结中的羧肽酶和转肽酶

β内酰胺类抗生素必须到达细菌细胞膜与PBPs结合,才能阻止黏肽的交叉连接。各种β内酰胺类抗生素穿透革兰阳性球菌或革兰阴性杆菌细胞壁外的外膜难易程度不同,对β内酰胺酶的稳定性和靶点PBPs结合的亲和力大小也有差异。β内酰胺类抗生素穿透革兰阳性菌和革兰阴性菌及与β内酰胺酶的关系见图31-3。由于哺乳动物细胞无细胞壁,不受β内酰胺类抗生素的影响,故对人体的毒性小。

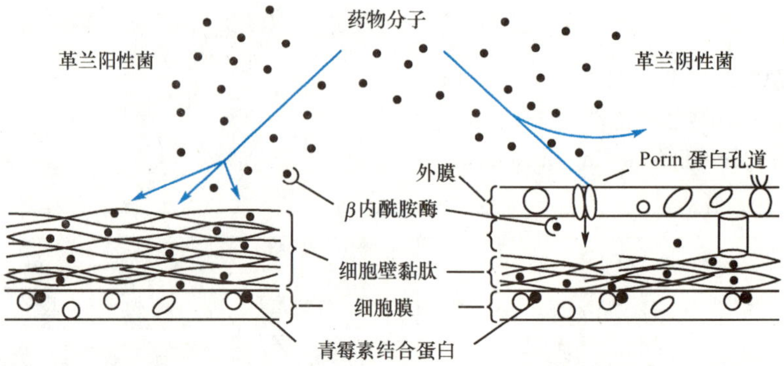

图 31-3 β-内酰胺类在革兰阳性菌和革兰阴性菌的穿透情况及与β-内酰胺酶的关系

2. 促发自溶酶活性 β内酰胺类还能活化细菌的自溶酶,促使细菌裂解,导致细菌死亡。

【耐药性】

细菌对β内酰胺类产生耐药性的机制可概括为下列几种:

1. 产生β内酰胺酶(β lactamase) 耐药菌能产生β内酰胺类酶(青霉素酶、头孢菌素酶),使β内酰胺类水解,β内酰胺环裂开而失去抗菌活性发生耐药。广谱青霉素类和二、三代头孢菌素虽对革兰阴性菌产生的β内酰胺酶稳定而不被其水解裂开,但耐药性的形成恰是其所产生的β内酰胺酶与此类抗生素迅速而又牢固地结合,使抗生素滞留于细菌细胞膜外间隙中,而不能到达靶点(PBPs)发生抗菌作用,此种β内酰胺酶非水解机制的耐药现象又称"牵制机制"(trapping mechanism)。

2. PBPs的组成和功能改变 耐药菌株降低PBPs与β内酰胺类结合的亲和力,甚至可产生新的PBPs,该PBPs具有PBPs的功能,但与β内酰胺类的亲和力低,使其失去抗菌作用。如MRSA在原PBP-2与PBP-3之间产生一种新的PBP-2a。有些耐药菌株的PBPs的合成量增多,使β内酰胺类的作用下降。

3. 细菌体内的β内酰胺类量减少 ①细胞

笔记栏

壁外膜通透性的改变,降低外膜的通透性,β内酰胺类是通过外膜孔道蛋白进入革兰阴性菌体内而发挥抗菌作用的,如果外膜孔道蛋白发生改变,可使药物不易进入靶位。如 OmpF 是β内酰胺类、四环素类、喹诺酮类和氯霉素等药物通过外膜到达靶位的通道,OmpF 的一旦丢失,则表现为对上述药物的多重耐药;②加强主动流出系统。大肠埃希菌、金黄色葡萄球菌、表皮葡萄球菌、铜绿假单胞菌和空肠弯曲杆菌等均有主动流出系统。主动流出系统能使药物流出增加,导致菌体内β内酰胺类量减少而耐药。

4. 其他 细菌缺乏自溶酶,可使β内酰胺类的杀菌作用下降,产生耐药。有的耐药菌株缺乏 PBPs,如肠球菌无 PBPs,故β内酰胺类对它无效。

【药物相互作用】

(1)丙磺舒、阿司匹林、吲哚美辛、保泰松可竞争性抑制β内酰胺类从肾小管的主动分泌,使β内酰胺类的排泄减慢,血药浓度增高,可增强β内酰胺类的作用,并延长作用时间。

(2)红霉素、四环素、氯霉素等抑菌药与β内酰胺类合用时可产生拮抗作用,因β内酰胺类是繁殖期杀菌药,抑菌药使细菌繁殖受阻抑,β内酰胺类作用不能充分发挥,使β内酰胺类的杀菌作用明显受到抑制。

第二节 青霉素类抗生素

一、天然青霉素

青霉素 G(penicillin G)

青霉素于 1929 年由 Fleming 发现,它是由青霉菌的培养液中提取获得,但青霉素培养液中至少含有 F、G、X、K 和双氢 F 等 5 种青霉素。其中以青霉素 G 的性质较稳定,抗菌作用较强,产量高,毒性低,价格低廉,目前仍是治疗敏感菌所致各种感染的首选天然抗生素。

青霉素又名苄青霉素(benzylpenicillin)或青霉素 G,R 侧链为苄基,常用其钠盐或钾盐。青霉素的干燥粉末在室温中保存数年,仍能维持其抗菌活性。但溶于水后极不稳定,易被酸、碱、醇、氧化剂、金属离子分解破坏,且不耐热,在室温中放置 24 小时大部分降解失效,同时可生成具有抗原性的降解产物,故应在临用前配成水溶液。本药剂量以国际单位 U 表示,理论效价,青霉素钠:1670U≈1mg,青霉素钾:1598U≈1mg。

【抗菌作用】

青霉素 G 主要作用于革兰阳性球菌、革兰阴性球菌、嗜血杆菌属、各种致病螺旋体及放线菌。不产β内酰胺酶的葡萄球菌属、A/B 组溶血性链球菌和某些草绿色链球菌对其高度敏感,对肺炎球菌亦具有较高的抗菌活性。不产β内酰胺酶的金黄色葡萄球菌、表皮葡萄球菌及肠球菌属对青霉素一般呈中度敏感。流感杆菌与百日咳杆菌对青霉素有中、高度敏感性。白喉杆菌、炭疽杆菌及厌氧杆菌中的产气荚膜杆菌、破伤风杆菌、难辨梭菌、丙酸杆菌、真杆菌、乳酸杆菌等均对青霉素高度敏感。脑膜炎奈瑟菌、淋病奈瑟菌对青霉素高度敏感,前者耐药株罕见,后者对青霉素敏感的则日益减少。各种螺旋体(梅毒螺旋体、回归热螺旋体、钩端螺旋体、鼠咬热螺旋体)以及大多数牛放线菌对青霉素高度敏感。但本品对支原体属、衣原体属、立克次体无活性。

【体内过程】

青霉素 G 不耐酸,口服吸收很少且不规则,肌内注射吸收迅速而完全。注射 100 万 U 后约 0.5~1.0 小时达血浆高峰浓度(20U/ml),$t_{1/2}$ 约为 0.5~1.0 小时,但个体差异较大。吸收后主要分布于细胞外液,能广泛分布于各种关节腔、浆膜腔、间质液、淋巴液、胎盘、肝、肾、横纹肌、中耳液等;脑脊液中含量较低,但炎症时青霉素的渗入量可提高并达到有效浓度。约 76%的青霉素注射量在 6 小时内随尿排泄,丙磺舒可与青霉素竞争肾小管的分泌排泄,从而提高青霉素的血药浓度,延长作用时间。

【临床应用】

(1)主要用作敏感的革兰阳性球菌、革兰阴性球菌、螺旋体所致感染的首选治疗药,如溶血性链球菌引起的咽炎、扁桃体炎、丹毒、蜂窝组织炎、猩红热、产褥热等;草绿色链球菌引起的心内膜炎;肺炎链球菌引起的大叶肺炎、中耳炎、脑膜炎、菌血症等;脑膜炎奈瑟菌引起的流行性脑脊髓膜炎,但耐药菌株治疗后易复发。淋病奈瑟菌虽耐药较普遍,但对不产酶的菌株,青霉素仍有效。

(2)青霉素还可作为放线菌、梅毒、回归热、钩端螺旋体病以及风心病、先天性心脏病患者进行口腔、胃肠道、生殖道手术前的首选用药。

(3)可与抗毒素配伍应用治疗破伤风以及白喉患者。

【不良反应】

1. 变态反应 青霉素G的变态反应较为常见，发生率约为1%～10%，各种类型的变态反应都可出现，如过敏性休克、溶血性贫血、血清病样反应、药疹、药热、接触性皮炎、间质性皮炎、哮喘发作等。以皮肤过敏（荨麻疹、药疹等）和血清病样反应较多见，但多不严重，停药后可消失。最严重的是过敏性休克，表现为喉头水肿、哮喘、循环衰竭、血压下降、惊厥、昏迷等休克症状，来势迅猛，如抢救不及时可致患者迅速死亡。

青霉素本身及其降解产物（如青霉烯酸、青霉噻唑酸）只是半抗原，与蛋白质结合后才形成全抗原。在体内产生抗体的青霉素抗原决定簇，主要是青霉素分子的β内酰胺环被打开后直接与蛋白质结合的青霉噻唑结合物。它能刺激机体产生IgG、IgM和IgE等抗体，抗原-抗体相互作用，导致上述各种不同过敏反应的发生。

过敏性休克的防治：仔细询问过敏史，有青霉素过敏史者禁用；注射青霉素之前必须做皮肤过敏试验，反应阳性者禁用；避免滥用和局部用药；避免在饥饿时注射青霉素。一旦发生过敏性休克，除一般急救措施外，应立即皮下或肌内注射肾上腺素，严重者应稀释后缓慢静脉注射或滴注，必要时加入糖皮质激素和抗组胺药。

2. 赫氏反应（Herxheimer reaction） 在用青霉素G治疗梅毒螺旋体或钩端螺旋体、鼠咬热、炭疽等感染时，可出现症状加重的现象，表现为全身不适、寒战、高热、咽痛、肌痛、心跳加快等，一般发生于开始治疗后的6～8小时，12～24小时内消失，这种治疗矛盾的现象称为赫氏反应，可能系螺旋体抗原与相应的抗体形成免疫复合物的结果，或与螺旋体释放非内毒素致热原有关。

3. 其他 肌内注射局部可发生周围神经炎，鞘内注射和全身大剂量应用可引起青霉素脑痛。严重感染宜静脉滴注给药，大剂量静脉注射应监测血清离子浓度，以防发生高血钠、高血钾症。

二、半合成青霉素类

青霉素G虽具有杀菌能力强、毒性低的优点，但其抗菌谱较窄，又易被胃酸破坏而不能用作口服，金黄色葡萄球菌也易产生耐药性及引起过敏反应等缺点（图31-4）。1959年开始采用酰胺酶水解羰基侧链，再以化学合成方法接上各种基团，从而得到耐酸、耐酶、广谱、抗铜绿假单胞菌、抗革兰阴性菌等不同特性的多种半合成青霉素。

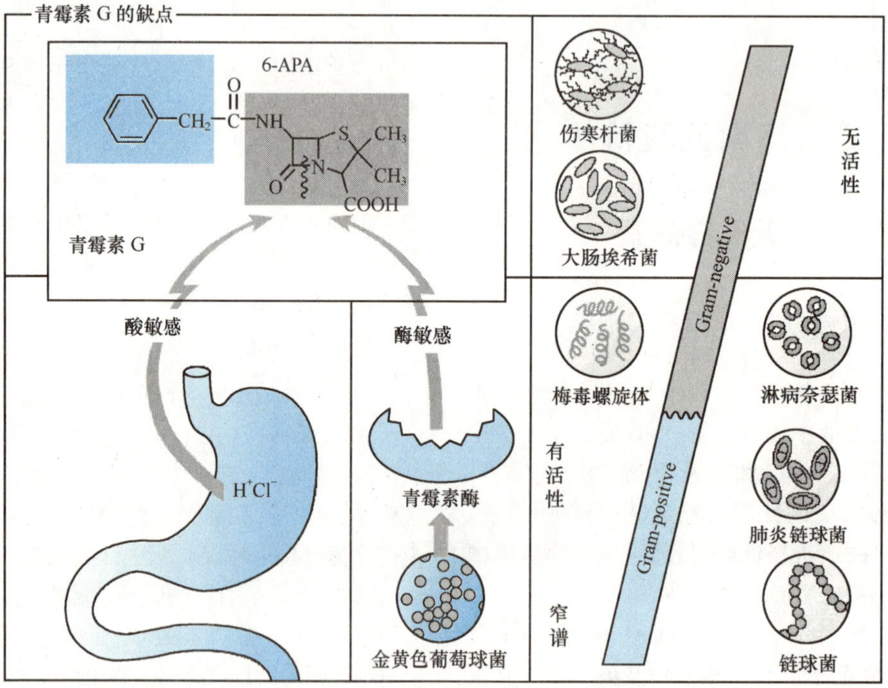

图31-4 青霉素G的缺点

（一）耐酸口服青霉素

青霉素V（penicillin V）、**非奈西林**（phenethicillin）。

本类青霉素属苯氧青霉素类（phenoxymethylpenicillins），它们的抗菌谱与青霉素相同，抗菌作用不及青霉素强。耐酸,可以口服。

(二)耐青霉素酶青霉素类

苯唑西林(oxacillin)、**氯唑西林**(cloxacillin)、**双氯西林**(dicloxacillin)与**氟氯西林**(flucloxacillin)。

本类药物属苯唑青霉素类,是用苯甲异噁唑基团取代青霉素侧链上的苄基而得。通过其空间位障作用保护了β内酰胺环,使其不易被青霉素酶水解。它们共同的特点是耐酶、耐酸。主要用于耐青霉素的金黄色葡萄球菌感染,其中以氯唑西林和双氯西林作用较强。可口服,也可注射给药,主要以原形从肾脏排泄,排泄速度较青霉素慢,有效血药浓度的维持时间较长。不良反应较少,除与青霉素有交叉过敏反应外,少数患者口服后可出现嗳气、恶心、腹胀、腹痛、口干等胃肠道反应。

甲氧西林(methicillin)

甲氧西林对葡萄球菌所产生的β内酰胺酶稳定,故对产青霉素酶的葡萄球菌、绝大多数革兰阳性球菌、奈瑟菌具有抗菌活性,但不及青霉素。对甲氧西林耐药的金黄色葡萄球菌除了可产生青霉素结合蛋白 PBP-2α 而降低其与β内酰胺类亲和力外,其 PBPs 结构还可发生改变或青霉素酶产量增加。这类耐药菌株称之为耐甲氧西林金黄色葡萄球菌(methicillin resistant staphylococcus aureus, MRSA),该菌不单对β内酰胺类,对其他很多抗生素也耐药,为此甲氧西林受到广泛重视。甲氧西林临床仅限用于产青霉素酶的金黄色葡萄球菌所致的败血症、心内膜炎、肺炎、骨髓炎、肝脓肿、皮肤软组织感染等。而对青霉素敏感的金黄色葡萄球菌或各种链球菌感染,仍应选用青霉素。另有奈夫西林(nafcillin, 乙氧萘青霉素)为耐酸耐酶青霉素,临床应用和不良反应与甲氧西林相似。

(三)广谱青霉素类

本类青霉素对革兰阴性和革兰阳性菌均有杀菌作用,耐酸,可以口服,但因不耐酶而对耐药金黄色葡萄球菌无效。

氨苄西林(ampicillin)、**匹氨西林**(pivampicillin)、**海他西林**(hetacillin)。

氨苄西林为青霉素苄基上的氢被氨基取代,易于透过革兰阴性杆菌的细胞外膜而进入细胞内,阻止肽聚糖的合成。故对革兰阴性杆菌有较强的抗菌作用,如对伤寒沙门菌、副伤寒沙门菌、百日咳鲍特菌、大肠埃希菌、痢疾志贺菌等均有较强的抗菌作用,对铜绿假单胞菌无效。对革兰阳性球菌中的溶血性链球菌、肺炎球菌和敏感的金黄色葡萄球菌有较强的抗菌活性。由于不耐酶,故对产酶菌株无效。临床用于治疗敏感菌引起的泌尿道感染、伤寒和其他沙门菌感染、革兰阴性杆菌败血症、菌痢、细菌性脑膜炎、胆道感染、中耳炎等。过敏反应发生率较高,以皮疹最为常见,偶可发生过敏性休克。口服可出现胃肠道反应,大量静脉注射可引起青霉素脑病,部分患者出现转氨酶升高,白色念珠菌的二重感染以及伪膜性肠炎也可偶尔出现。

匹氨西林与海他西林(又名缩酮青霉素),前者是氨苄西林的双酯,后者是氨苄西林的丙酮缩合物,两药口服吸收均较氨苄西林好,在体内迅速水解出氨苄西林而发挥作用,海他西林还可肌内注射和静脉滴注,两药的血药浓度均较相当剂量的氨苄西林高 2~3 倍,它们的体内过程、抗菌谱、抗菌活性与氨苄西林相同,临床应用和不良反应亦大致相似。

阿莫西林(amoxycillin)

阿莫西林为对位羟基氨苄西林,抗菌谱与抗菌活性与氨苄西林相似,对粪肠球菌、沙门菌属及布鲁菌属的作用比氨苄西林强,对志贺菌属的作用弱,其穿透细菌细胞壁的能力较强,通过作用于 PBP-2 而抑制细菌细胞壁黏肽合成,使细菌形成球形体破裂溶解。口服后迅速吸收,2 小时达血药高峰浓度。吸收较为完全,血中浓度约为口服同量氨苄西林的 2.5 倍。$t_{1/2}$ 为 1~1.3 小时。主要用于敏感菌所致的呼吸道、尿路、胆道感染以及伤寒治疗。此外也可用于慢性活动性胃炎和消化性溃疡的治疗。不良反应以恶心、呕吐、腹泻等消化道反应和皮疹为主。少数病人的血清转氨酶升高,偶有嗜酸粒细胞增多和白细胞降低。青霉素过敏者禁用。

(四)抗铜绿假单胞菌广谱青霉素类

此类青霉素类除对铜绿假单胞菌有显著的抗菌活性外,对多数革兰阴性菌也有较好的作用。

羧苄西林(carbenicillin)

羧苄西林具有广谱的抗菌作用,除对铜绿假

单胞菌有显著的抗菌活性外，尚对普通变形杆菌、普罗威登菌和摩氏摩根菌亦具有良好的抗菌作用，且优于氨苄西林，对大肠埃希菌、沙门菌属和志贺菌属等革兰阴性菌的作用亦与氨苄西林相当，对革兰阳性菌的作用较弱。羧苄西林不耐酶，对产青霉素酶的金黄色葡萄球菌无效。临床主要用于治疗铜绿假单胞菌感染及变形杆菌属感染，也可用于某些大肠埃希菌、沙雷菌属、肠杆菌属感染的治疗。其不良反应与其他青霉素相似，皮疹、皮肤瘙痒等约有3%患者发生，少数可出现药热和血清转氨酶升高，大剂量用药可引起心力衰竭。

替卡西林(ticarcillin)

替卡西林口服不吸收，肌内注射1小时达血药高峰浓度。胆汁中浓度为血药浓度的2～3倍，$t_{1/2}$为1.3小时。该药抗菌谱与羧苄西林相同，对铜绿假单胞菌的抗菌活性比羧苄西林强2～4倍，对其他革兰阴性杆菌的抗菌活性比羧苄西林强2～20倍。目前常取代羧苄西林用于铜绿假单胞菌所致的严重感染。

哌拉西林(piperacillin)

哌拉西林是国内广泛应用的酰脲类青霉素，抗菌谱广，尤以对铜绿假单胞菌、大肠埃希菌及肺炎杆菌等革兰阴性菌的抗菌作用较强，明显优于阿莫西林，羧苄西林和呋苄西林。临床主要用于治疗铜绿假单胞菌、大肠埃希菌及其他肠杆菌科细菌感染，不良反应同青霉素G。

(五)抗革兰阴性杆菌青霉素类

美西林(mecillinam)和匹美西林(pivmecillinam)

美西林主要作用于革兰阴性菌，对部分肠杆菌科细菌亦有较强的抗菌作用，对大肠埃希菌的抗菌作用较氨苄西林强数十倍，枸橼酸杆菌、肠杆菌、肺炎杆菌以及沙门菌属、志贺菌属等对其亦敏感，但铜绿假单胞菌、吲哚阳性杆菌、脆弱拟杆菌等对其耐药，表皮葡萄球菌、腐生葡萄球菌等亦多为耐药。匹美西林在体内水解为美西林而发挥作用。美西林和匹美西林主要用于大肠埃希菌和某些敏感菌所致的尿路感染和伤寒的治疗。不良反应发生率甚低，个别患者可出现皮疹、嗜酸粒细胞增多症等，口服匹美西林少数患者可发生恶心、呕吐、腹部不适及腹泻等胃肠道反应。

第三节 头孢菌素类抗生素

1945年意大利Brotzu首先发现了头孢菌素C(cephalosporin C)，具有抗菌谱广和耐青霉素酶的特点，但毒性大、抗菌活性低而没能用于临床。头孢菌素类(cephalosporins)抗生素是将头孢菌素C水解得到母核7-氨基头孢烷酸(7-amino-cephalosporinic acid，7-ACA)接上不同侧链的半合成抗生素。本类抗生素的活性基团也是β-内酰胺环，作用原理与青霉素类相似，主要抑制细菌细胞壁肽聚糖合成，而呈现杀菌作用。具有抗菌谱广、杀菌力强、对β内酰胺酶较稳定以及过敏反应少(在青霉素类、头孢菌素类之间存在交叉过敏反应)等特点。该类药物发展极快，日益受到临床重视。根据头孢菌素类的抗菌谱、对β-内酰胺酶的稳定性、抗革兰阴性杆菌活性的不同、对肾脏的毒性以及临床应用的差异，目前可将头孢菌素类分为四代。

一、第一代头孢菌素

特点为：①对革兰阳性菌包括对青霉素敏感菌及对青霉素耐药的产酶金葡菌的抗菌作用优于第二、三代头孢菌素，对革兰阴性菌的作用较弱，对铜绿假单胞菌和厌氧菌无效；②对青霉素酶稳定，但对革兰阴性菌产生的β内酰胺酶不稳定；③某些品种有不同程度的肾毒性。

第一代头孢菌素常用的口服制剂有**头孢拉定**(cefradine)**头孢氨苄**(cefalexin)**头孢羟氨苄**(cefadroxil)**头孢噻吩**(cefalothin)，常用的注射制剂是**头孢唑啉**(cefazolin)。

第一代头孢菌素口服制剂主要用于治疗肺炎链球菌、化脓性链球菌、产青霉素酶金黄色葡萄球菌(耐甲氧西林金黄色葡萄球菌除外)，其他敏感革兰阳性球菌、淋病奈瑟菌、大肠埃希菌及其他敏感革兰阴性菌引起的轻度、中度感染，包括上呼吸道感染、皮肤软组织感染等。注射制剂头孢唑啉用于治疗敏感菌引起的中度和重度感染。

头孢氨苄(cefalexin)

头孢氨苄在胃肠道几乎完全被吸收，口服1小时后可达血药峰浓度，血浆蛋白结合率为15%，体内分布广泛，在胆汁可达有效浓度，不能进入脑脊液。在体内几乎不被代谢，主要以原形由肾排泄，$t_{1/2}$ 为 1 小时。该药对金黄色葡萄球菌(包括产青霉素酶菌株)、溶血性链球菌、肺炎链球菌作用强，对流感杆菌、变形杆菌、肺炎杆菌等也有抗菌作用。主要用于由敏感菌引起的胆道、呼吸道、尿道和皮肤软组织感染。服药后可见胃肠道反应，过敏体质者慎用。

头孢唑啉(cefazolin)

头孢唑啉不能被胃肠道吸收，需肌内注射或静脉注射。血浆蛋白结合率为 80%。能扩散进入骨髓、腹膜、胸膜和滑膜液中，但不能透入脑脊液中。大部分原形自尿中排泄，少量经胆汁排泄，$t_{1/2}$为 1.8 小时。该药对革兰阳性球菌及产酶金黄色葡萄球菌均有作用。对革兰阴性菌也有作用，其作用在第一代头孢菌素中居首位，但不及二代更不如三代头孢菌素，对 β 内酰胺酶不稳定。临床主要用于治疗由敏感菌所致的各种感染，包括呼吸道感染、泌尿生殖器感染、胆道感染、心内膜炎、腹膜炎，以及骨、关节、皮肤软组织感染等。除出现过敏反应外，少数人可致转氨酶升高，尿素氮升高和蛋白尿。

二、第二代头孢菌素

特点是：①对革兰阳性菌的作用不如第一代头孢菌素，而对革兰阴性菌的抗菌作用明显增强，对奈瑟菌属及厌氧菌均有效，但对铜绿假单胞菌无效；②对多种 β 内酰胺酶较稳定；③肾毒性比第一代头孢菌素低。

较常用的口服品种有**头孢克洛**(cefaclor)、**头孢呋辛酯**(cefuroxime axetil)等，注射用的有**头孢呋辛**(cefuroxime)、**头孢孟多**(cefamandole)等。

头孢呋辛(cefuroxime)与头孢呋辛酯(cefuroxime axetil)

头孢呋辛对金黄色葡萄球菌和革兰阴性杆菌产生的 β 内酰胺酶较稳定，对革兰阳性球菌的抗菌活性与第一代头孢菌素类相仿，大肠埃希菌、奇异变形杆菌、溶血性链球菌、肺炎球菌、草绿色链球菌以及厌氧菌中的消化球菌、消化链球菌和产气荚膜杆菌等对其敏感，对流感杆菌、奈瑟菌属作用甚强。口服吸收迅速而完全，生物利用度达 98%，能分布至体液、组织以及渗入炎性脑脊液中。主要用于敏感细菌所致的呼吸道、腹腔、尿路、皮肤软组织、骨、关节等感染以及败血症的治疗，大剂量还可用于细菌性脑膜炎的治疗，亦可预防性用于胃、胆囊切除以及胸外科、妇科手术后减少感染的发生率。不良反应轻而短暂，以肌内注射轻度疼痛和皮疹为多见。

头孢呋辛酯是头孢呋辛 1-醋酸乙酯，体内水解释放出头孢呋辛而发挥抗菌作用。

头孢孟多(cefamandole)

头孢孟多抗菌谱广，对革兰阳性菌的抗菌活性与第一代头孢菌素类相仿，对革兰阴性菌的作用强于第一代，但对革兰阴性杆菌产生的 β 内酰胺酶稳定性不及头孢呋辛，对第一代头孢菌素耐药的产气杆菌、吲哚阳性变形杆菌、梭状芽孢杆菌属、厌氧球菌等对其敏感，铜绿假单胞菌、肠球菌属、阴沟杆菌、沙雷菌属及脆弱类杆菌等耐药。主要用于敏感菌株所致的呼吸道、皮肤软组织、尿路等感染及败血症、腹膜炎、盆腔炎等的治疗。

头孢克洛(cefaclor)

头孢克洛对金黄色葡萄球菌、肺炎球菌、沙雷菌属、志贺菌属、奇异变形杆菌的抗菌作用较强，对产青霉素酶的金黄色葡萄球菌、表皮葡萄球菌、溶血性链球菌、草绿色链球菌、大肠埃希菌、肺炎杆菌等有抗菌活性，流感杆菌、卡他莫拉菌及淋病奈瑟菌对其亦敏感，但铜绿假单胞菌、多数变形杆菌、不动杆菌属和沙雷菌属对其耐药。主要用于敏感细菌所致的呼吸系统、泌尿系统、生殖系统、皮肤软组织、骨关节以及五官科感染的治疗。

三、第三代头孢菌素

特点是：①对革兰阳性菌的抗菌作用不如第一、二代，而对革兰阴性杆菌有强大抗菌作用，明显超过第一、二代，抗菌谱亦扩大，对铜绿假单胞菌、厌氧菌、消化球菌等有不同程度抗菌作用；②对革兰阴性菌产生的 β 内酰胺酶高度稳定；③组织穿透力强，体内分布广，脑膜有炎症时在脑脊液中能达到有效药物浓度；④对肾脏基本无毒性。

第三代头孢菌素有**头孢噻肟**(cefotaxime)、**头孢曲松**(ceftriaxone)、**头孢他啶**(ceftazidime)、**头孢哌酮**(cefoperazone)、**头孢唑肟**(ceftizoxime)、**头孢克肟**(cefixime)、**头孢布烯**(ceftibuten)等。

第三代头孢菌素适用于重症耐药革兰阴性杆菌感染，包括中性粒细胞减少、免疫功能低下者的重症感染，以及以革兰阴性杆菌为主要致病菌，兼有厌氧菌或革兰阳性菌的混合感染。由于第三代头孢菌素体内分布广，可广泛用于敏感菌引起的呼吸道、胃肠道、胆道、泌尿道、胸腔、腹腔、盆腔、骨关节、皮肤软组织等部位的严重感染以及烧伤、创伤、术后感染、败血症、脓毒血症和脑膜炎等重症感染。

第三代头孢菌素的不良反应有过敏反应、胃肠道反应，偶可引起二重感染。肾功能减退者，应根据肌酐清除率适当调整剂量或延长给药间隔时间。为减少第三代头孢菌素耐药菌的产生，一般感染若可用其他抗菌药物有效控制时，不应首先选用第三代头孢菌素。

头孢噻肟（cefotaxime）

头孢噻肟对革兰阳性菌、革兰阴性菌及部分厌氧菌具有广谱抗菌作用，对多种β内酰胺酶稳定。对肠杆菌科细菌有极强的抗菌活性，溶血链球菌、肺炎球菌、淋病奈瑟菌、流感杆菌等高度敏感，对大肠埃希菌、奇异变形杆菌、克雷伯杆菌、沙门菌属、普通变形杆菌和枸橼酸杆菌属亦有相当的抗菌活性，主要用于敏感菌引起的骨关节感染、皮肤软组织感染、耳部感染以及败血症的治疗。亦可用于婴幼儿脑膜炎的治疗。

头孢曲松（ceftriaxone）

头孢曲松的抗菌谱和抗菌活性与头孢噻肟相似，对流感杆菌、淋病奈瑟菌和脑膜炎奈瑟菌的抗菌活性是第三代头孢菌素中最强。对多种β内酰胺酶稳定。主要用于肠杆菌及不动杆菌属细菌所致的呼吸道、腹腔、肝胆系统、皮肤软组织、盆腔及其他妇科等感染及败血症、脑膜炎、骨髓炎的治疗，尤其对下呼吸道的感染疗效可达75%～100%，另对儿童化脓性脑膜炎可达85%左右的疗效。

头孢他定（ceftazidime）

头孢他定抗菌谱广，对多种β内酰胺酶稳定。对铜绿假单胞菌具有较高的抗菌活性，是目前临床应用的头孢菌素中活性最强者。肺炎球菌、肠杆菌科细菌对其高度敏感，对流感杆菌、百日咳杆菌、脑膜炎奈瑟菌、淋病奈瑟菌也有强的抗菌作用，革兰阳性厌氧菌、肺炎军团菌、梭形杆菌对其敏感。主要用于敏感菌等所致的呼吸道、肝胆系统、腹腔感染、皮肤软组织、盆腔及其他妇科感染及脑膜炎、骨髓炎、败血症等的治疗。

头孢哌酮（cefoperazone）

头孢哌酮对多数β内酰胺酶不稳定，可不同程度地被质粒、染色体介导的β内酰胺酶水解。其抗菌谱和对金黄色葡萄球菌的抗菌作用与头孢噻肟相仿，但较头孢唑啉弱。用于敏感细菌所致的败血症、脑膜炎、心内膜炎以及上、下呼吸道、胆道、泌尿道的感染。

四、第四代头孢菌素

该类头孢菌素有：**头孢吡肟**（cefepime）、**头孢利定**（cefelidin）、**头孢匹罗**（cefpirome）、**头孢克定**（cefclidin）。其特点是：①抗菌谱更广，对革兰阴性菌作用优于第三代，对某些第三代头孢菌素耐药菌有抗菌活性；②对大多数厌氧菌有抗菌活性；③对β内酰胺酶（包括青霉素酶和头孢菌素酶）高度稳定。

头孢匹罗（cefpirome）

头孢匹罗对多种β内酰胺酶稳定，对大肠埃希菌、肺炎杆菌、变形杆菌属、沙雷菌属等肠杆菌科细菌有强大的抗菌作用，且对耐第三代头孢菌素的肠杆菌科中某些菌株仍有作用；多数革兰阳性菌包括产青霉素酶菌株对其也敏感，溶血性链球菌、肺炎球菌对其高度敏感。可分布至肺、肾、前列腺、心、胆汁、痰液以及腹水等，也可透过炎症脑膜进入脑脊液。临床主要用于敏感菌所致的呼吸道、胆道系统、皮肤软组织、尿路、妇科感染以及脑膜炎、腹膜炎、败血症的治疗。

头孢吡肟（cefepime）

头孢吡肟抗菌谱广，对大多数革兰阳性菌和革兰阴性菌，包括某些耐第三代头孢菌素及耐氨基苷类的菌株仍具有抗菌作用，且对革兰阳性菌如金黄色葡萄球菌、溶血性链球菌、肺炎球菌以及化脓性链球菌等的作用优于第三代头孢菌素，对流感杆菌、肺炎杆菌、阴沟杆菌、枸橼酸杆菌的作用亦较第三代头孢菌素强，对肠杆菌科细菌亦有良好的作用，由于其对染色体介导的β内酰胺酶更稳定，故对产这类酶的黏质沙雷菌、普鲁威登菌属、摩根菌属等仍有强的抗菌作用，对铜绿假单胞菌的抗菌

笔记栏

作用与头孢他定相仿或略逊。主要用于敏感菌所致的呼吸道、皮肤软组织、尿路、妇科、骨感染以及败血症的治疗。

第四节 非典型β内酰胺类抗生素

一、头霉素类

头霉素类(cephamycins)是从链霉菌获得的β内酰胺类抗生素,有A、B、C三型,以头霉素C的抗菌作用最强。头霉素的抗菌谱和抗菌活性与头孢菌素相似,但对大多数超广谱β内酰胺酶稳定,以及对厌氧菌尤其是脆弱类杆菌的抗菌作用较第二代头孢菌素强。

头孢西丁(cefoxitin)

头孢西丁抗菌谱广,对质粒和染色体介导的β内酰胺酶高度稳定。革兰阳性球菌如溶血性链球菌、金黄色葡萄球菌、肺炎球菌等对其敏感。革兰阳性厌氧菌对其亦敏感。对吲哚阳性变形杆菌、普罗菲登菌属、肺炎杆菌、奇异变形杆菌、枸橼酸杆菌属、不动杆菌属、沙门菌属、志贺菌属有抗菌活性。用于革兰阴性菌和厌氧菌混合所致的下呼吸道、泌尿生殖道、骨关节、腹腔、盆腔、褥疮和糖尿病足部感染。

头孢美唑(cefmetazole)

头孢美唑是头霉素类抗生素中对β内酰胺酶最稳定者。对大肠埃希菌、奇异变形杆菌、流感杆菌、溶血性链球菌、肺炎球菌的抗菌作用较头孢西丁强2~8倍。对吲哚阳性变形杆菌以及拟杆菌、消化球菌、梭状芽孢菌属等厌氧菌也有较强的抗菌作用。用于敏感菌所致的脑膜炎、心内膜炎、败血症以及呼吸道、胆道、泌尿系统感染。

二、碳青霉烯类

碳青霉烯类(carbapenems)抗生素的抗菌谱广,抗菌活性强,对β内酰胺酶稳定。是临床用于治疗严重感染的抗菌药物。

亚胺培南(imipenem)

亚胺培南是硫霉素(thienamycin)的脒基衍生物,故又称亚胺硫霉素,因硫霉素极易被肾脱氢肽酶降解,故临床使用的是与肾脱氢肽酶抑制药西司他丁(cilastatin)1∶1配伍的制剂,称泰宁或泰能(tienam)。

亚胺培南的抗菌作用强,抗菌谱极广,对多重耐药或产β内酰胺酶菌株亦有良好的抗菌作用。肺炎球菌及其耐青霉素菌株、链球菌属细菌对其很敏感,李斯特菌和芽孢杆菌属亦敏感。阴沟杆菌、黏质沙雷菌、流感杆菌、淋病奈瑟菌、弯曲菌属、嗜肺军团菌属对其敏感。对各类厌氧菌具良好的抗菌活性。亚胺培南口服不耐酸,胃肠道也不吸收,肌内注射的生物利用度约70%~80%,可广泛分布于体内各组织以及体液。主要用于铜绿假单胞菌、肠杆菌科、不动杆菌属等多重耐药菌株的感染,需氧菌和厌氧菌的混合感染以及尚未确定的病原菌的早期感染,如下呼吸道、腹腔、妇科、泌尿生殖系统、骨关节、皮肤软组织等感染以及心内膜炎、败血症。也适用于各种外科手术感染的预防。

三、单环β内酰胺类

单环β内酰胺类(monolactams)抗生素仅有一个β内酰胺环(图31-5),由土壤中多种增殖细菌产生,对革兰阴性菌有较强的抗菌活性,对革兰阳性菌和厌氧菌无抗菌活性,但该类药物不良反应少。

氨曲南(aztreonam)

氨曲南是第一个被应用于临床的单环β内酰胺类抗生素,革兰阳性菌皆对其耐药,对革兰阴性菌作用强,对多种质粒和染色体介导的β内酰胺酶稳定,临床疗效好,不良反应少。临床主要替代第三代头孢菌素以及氨基苷类抗生素,用于敏感革兰阴性菌所致的感染,如肺炎、胸膜炎、下呼吸道、胆道、腹腔、骨关节、皮肤软组织等感染,尤其适用于尿路感染,也可用于败血症、淋病的治疗。毒副作用小而轻微,偶见皮疹、红斑、瘙痒、药物热等过敏反应,亦可发生恶心、呕吐、食欲减退、腹泻等胃肠道反应以及头痛、静脉炎等,为避免出血,使用抗凝血药患者应慎用之。

四、氧头孢烯类

氧头孢烯类(oxacephems)抗生素系头孢菌素母核7-氨基头孢烷酸(7-ACA)1位上的S被

O取代。对拟杆菌属等厌氧菌亦有较强抗菌活性，是广谱抗生素。

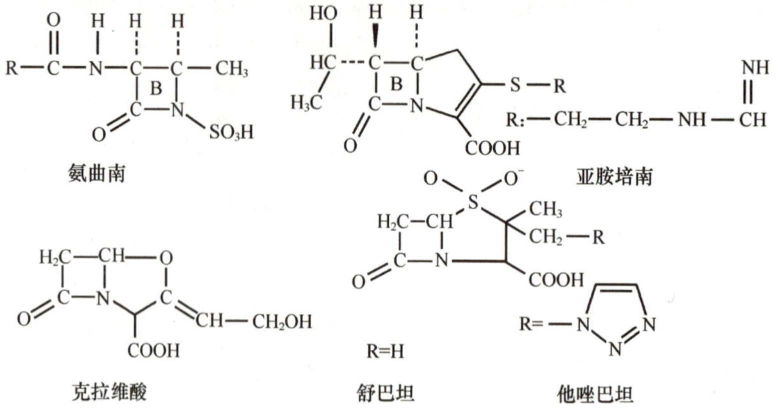

图 31-5 非典型β-内酰胺类抗生素结构

拉氧头孢(latamoxef)

拉氧头孢是半合成的氧头孢烯类抗生素，抗菌谱广，大肠埃希菌、流感杆菌、变形杆菌、沙雷菌属、克雷伯杆菌、枸橼酸杆菌等革兰阴性菌对其高度敏感，对金黄色葡萄球菌、溶血性链球菌亦有较强的抗菌活性，对厌氧菌中的脆弱类杆菌的作用强，另对梭杆菌、丙酸杆菌、消化球菌也有良好的抗菌作用。但对铜绿假单胞菌抗菌作用弱，对肠球菌属无作用。拉氧头孢体内分布广，在痰液、腹水、羊水、脑脊液、尿液以及胆汁中药物浓度高。临床主要用于敏感菌所致的肺炎、气管炎、胸膜炎、腹膜炎以及皮肤软组织、五官、创面部、骨关节等感染。也可用于败血症、菌血症。主要不良反应有皮疹、药物过敏反应。尚有肝肾功能损害、中性粒细胞减少和嗜酸粒细胞增多等。可致出血倾向，故应补充维生素K。

五、β内酰胺酶抑制药

β内酰胺酶抑制药(β lactamase inhibitors)是仅具有弱的抗菌作用的β内酰胺类抗菌药，但能与β内酰胺酶形成稳定的复合物，酶的活性被抑制，与伍用的β内酰胺类抗菌药产生协同作用，使其抗菌谱扩大，抗菌作用增强，增强程度决定于伍用的β内酰胺类抗菌药。

克拉维酸(clavulanic acid)

克拉维酸(棒酸)不仅对金黄色葡萄球菌产生的β内酰胺酶有强大的抑制作用，且对肠杆菌、嗜血杆菌属、淋病奈瑟菌、卡他莫拉菌产生的由质粒介导的酶也有强大的抑制作用，对肺炎杆菌、变形杆菌、脆弱类杆菌产生的由染色体介导的酶具快速抑制作用。

舒巴坦(sulbactam)

舒巴坦是半合成的β内酰胺酶抑制药，性质较克拉维酸稳定，抑酶谱也稍宽但作用较弱，与克拉维酸相似的是对质粒介导的β内酰胺酶有较强的抑制作用。

三唑巴坦(tazobactam)

三唑巴坦(他唑巴坦)是舒巴坦的衍生物，自身抗菌作用较弱，为不可逆竞争性β内酰胺酶抑制药，与克拉维酸、舒巴坦不同的是对铜绿假单胞菌、阴沟杆菌、黏质沙雷菌所产生的染色体介导的β内酰胺酶有一定的抑制作用。

β内酰胺类与β内酰胺酶抑制药组成的复方制剂见表31-2。

表 31-2 与β内酰胺酶抑制药组成的几种复方制剂

复方制剂	口服	静脉注射	适应证
氨苄西林-舒巴坦			产酶金黄色葡萄球菌、流感杆菌、卡他莫拉菌、产酶肠杆菌、厌氧菌所致各种感染。
氨苄西林	250mg	0.5g(钠)	
舒巴坦	125mg	0.24(钠)	

续表

复方制剂	口服	静脉注射	适应证
阿莫西林-克拉维酸钾			产酶金黄色葡萄球菌、流感杆菌、莫拉卡他菌、产酶肠杆菌、厌氧菌所致各种感染。
阿莫西林	250mg;500mg	—	
克拉维酸钾	125mg;125mg	—	
替卡西林钠-克拉维酸钾			产酶肠杆菌科细菌、铜绿假单胞菌及厌氧菌等感染。
替卡西林钠	—	1.5g;3.0g	
克拉维酸钾	—	0.1g;0.2g	
哌拉西林-三唑巴坦钠			产酶金黄色葡萄球菌、铜绿假单胞菌、产酶肠杆菌科细菌、厌氧菌所致各种感染。
哌拉西林	—	4.0g	
三唑巴坦钠	—	0.5g	
头孢哌酮钠-舒巴坦钠			产酶金黄色葡萄菌球、铜绿假单胞菌、产酶肠杆菌科细菌、厌氧菌所致各种感染。
头孢哌酮钠	—	0.5g	
舒巴坦钠	—	0.5g	

注:表中复方制剂含青霉素类者用前均须做皮肤过敏试验

（熊文碧　周黎明）

第 32 章 大环内酯类、林可霉素类及其他多肽类抗生素

第一节 大环内酯类抗生素

常用的大环内酯类可以分成天然和半合成两类。天然大环内酯类包括：①14 元环大环内酯类：**红霉素**；②16 元环大环内酯类：**螺旋霉素**、**乙酰螺旋霉素**(acetylspiramycin)、**麦迪霉素**。

半合成大环内酯类包括：①14 元环大环内酯类：**克拉霉素**(clarithromycin)、**罗红霉素**(roxithromycin)、**地红霉素**(dirithromycin)；②15 元环大环内酯类：**阿奇霉素**(azithromycin)；③16 元环大环内酯类：**罗他霉素**(rokitamycin)、**米欧卡霉素**(miokamycin)、**交沙霉素**(josamycin)。

一、大环内酯类的共性

【药理作用】

大环内酯类主要对革兰阳性菌如葡萄球菌(包括产生β内酰胺酶的葡萄球菌和耐甲氧西林金黄色葡萄球菌)、肺炎链球菌、白喉棒状杆菌等具有良好抗菌活性，对肠球菌亦有中度活性。某些革兰阴性菌如脑膜炎奈瑟菌、淋病奈瑟菌、流感嗜血杆菌、百日咳鲍特菌等也对本品敏感，本类药物对脆弱类杆菌和梭杆菌以外的各种厌氧菌亦具有抗菌作用。此外，对军团菌属、胚胎弯曲杆菌、某些螺旋体、肺炎支原体、立克次体属和衣原体属等亦有抑制作用。各品种中仍以红霉素及其衍生物的抗菌作用为强，但罗红霉素、克拉霉素、阿奇霉素等对支原体属、衣原体属、军团菌等的作用增强，且后两者对流感嗜血杆菌、卡他莫拉菌、淋病奈瑟菌的作用较红霉素强，但对一般肠道革兰阴性杆菌不敏感。

【作用机制】

所有的大环内酯类均能不同程度地抑制细菌的蛋白质合成，属于生长期抑制剂。大环内酯类能与细菌核糖体 50S 亚基结合，阻断转肽酶作用，干扰 mRNA 位移，从而选择性抑制细菌蛋白质的合成(图 32-1)。近来研究表明，大环内酯类能与细菌核糖体的 50S 亚基上的 L_{27} 及 L_{22} 蛋白质结合，在肽链延伸阶段能促使肽酰基-tRNA 从核糖体上较早地解离，从而抑制细菌蛋白质合成。由于细菌与哺乳动物体内的核糖体不同，因而不会对哺乳动物细胞造成损害。

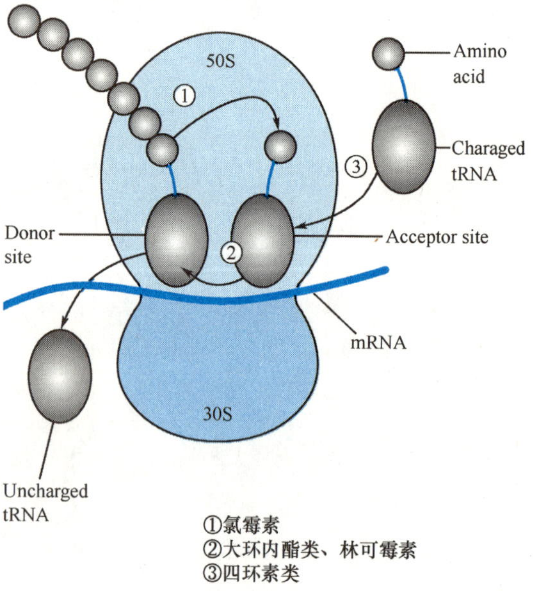

图 32-1 大环内酯类抗生素抗菌作用位点

【耐药性】

细菌对大环内酯类的耐药随着其应用的增多而增加，大环内酯类间存在交叉耐药性。其耐药机制：①靶位改变：位于质粒或染色体上的甲基化酶结构基因可介导合成甲基化酶，使细菌核糖体 50S 亚基的 23srRNA 上的一个腺嘌呤残基甲基化，导致大环内酯类不能与 50S 核糖体亚基的作用位点结合而呈耐药性。这是细菌对大环内酯类产生耐药性的主要原因。②灭活酶的产生：质粒介导的红霉素酯酶和大环内酯 2′-磷酸转移酶产生，通过水解内酯键打开内酯环，使大环内酯类失去抗菌活性。金黄色葡萄球菌产生的酯酶能破坏 14 元环及 16 元环药物，大肠埃希菌产生的酯酶能破坏 14 元环，但不能破坏 16 元

环药物。③主动流出系统：由于耐药基因编码了具有能量依赖性主动外排功能的蛋白质，将大环内酯类外排，使耐药菌细胞内的药物浓度明显降低。此系统在化脓性链球菌及肺炎链球菌对大环内酯类的耐药机制中起了重要作用。

【体内过程】

红霉素易被胃酸破坏，口服吸收少，故临床一般服用其肠溶衣片或酯化产物。红霉素能广泛分布到各种体液和组织，在扁桃体、中耳、肺组织、痰液、胸腹水、前列腺液等中均能达到有效浓度，但不能通过血-脑屏障，脑膜炎症时，仅少量药物进入脑脊液中。大部分在肝内代谢灭活，主要经胆汁排泄，故药物在胆汁中的浓度较高，仅少量由尿排出。

新大环内酯类对胃酸稳定，口服生物利用度高。新大环内酯类组织、体液及细胞内药物浓度高，而且持久，其中以罗红霉素的血药浓度为最高。新大环内酯类血浆 $t_{1/2}$ 较红霉素为长，最长的为阿奇霉素，达 35～48 小时。

【不良反应及注意事项】

1. 消化系统　上腹部疼痛、肝毒性，常用剂量下，肝毒性较小，但酯化红霉素有一定的肝毒性，只适于短期应用。其他药物也有肝毒性反应，主要表现为胆汁淤积、肝酶升高等，一般停药后可恢复。

2. 听觉系统　静脉给药时可发生耳鸣和听觉障碍，停药或减量可恢复。

3. 变态反应　主要表现为药热、药疹、荨麻疹等。

4. 局部刺激　注射给药可引起局部刺激，故本类药物不宜用于肌内注射，静脉滴注可引起静脉炎，静脉滴注时速度不宜过快。

本类药物可抑制茶碱的正常代谢，与茶碱合用时，可使茶碱血药浓度异常升高，引起中毒，甚至死亡。此时，应监测茶碱的血药浓度，以防意外。

二、常用大环内酯类抗生素

红霉素(erythromycin)

红霉素是从链丝菌培养液中分离出来的一种具有 14 元环的大环内酯类抗生素。

红霉素属快速的抑菌剂，在碱性环境时抗菌作用增强。

由于红霉素味苦，口服被胃酸破坏，故临床上一般采用肠溶衣片或酯化物，常用的剂型有红霉素硬酯酸盐、红霉素酯琥珀酸盐、依托红霉素和红霉素乳糖酸盐。红霉素在临床上是治疗军团菌病、百日咳、空肠弯曲菌肠炎和支原体肺炎的首选药。红霉素还常用于治疗厌氧菌引起的口腔感染和肺炎支原体、肺炎衣原体等非典型病原体所致的呼吸系统、泌尿生殖系统感染。红霉素曾广泛用于治疗多种感染，近年来由于胃肠道反应和耐药性，已逐渐被新合成大环内酯类取代。

红霉素与林可霉素和氯霉素合用，因竞争核糖体 50s 亚基的结合位点，使抗菌作用减弱。与氯霉素、盐酸四环素混合于 5%葡萄糖中，能产生沉淀，故不宜与氯霉素、盐酸四环素同时加在 5%葡萄糖中静脉注射。

乙酰螺旋霉素(acetylspiramycin)

乙酰螺旋霉素为螺旋霉素(spiramycin)的乙酰化衍生物，是 16 元环大环内酯类抗生素，抗菌谱与红霉素相似，但抗菌活性较弱。本品耐酸，口服吸收好。经胃肠道吸收后脱去乙酰基转变成抗菌活性强的螺旋霉素，在组织和血中浓度较高，$t_{1/2}$ 较长，有效血药浓度维持时间也较长。用于治疗对青霉素、链霉素、氯霉素、四环素等耐药的细菌引起的咽炎、扁桃体炎、支气管炎、肺炎、丹毒、猩红热、中耳炎、牙周炎、军团菌病、弓形体病和衣原体引起的非淋病奈瑟菌尿道炎。亦用于前列腺切除术患者，以预防金黄色葡萄球菌的继发感染。乙酰螺旋霉素与红霉素有部分交叉耐药性，不良反应与红霉素相似而较轻，有过敏史者禁用。

麦迪霉素(midecamycin)

麦迪霉素的抗菌作用与红霉素相似但稍弱，对葡萄球菌、肺炎链球菌、溶血性链球菌、奈瑟菌属具有良好的抗菌作用，在肝、肺、脾、肾、皮下、软组织、胆汁中浓度高，临床上主要作为红霉素的代用品治疗敏感菌所致的呼吸道、皮肤、软组织、胆道及耳、鼻、喉、口腔等部位的感染。口服可出现口干及胃肠不适、食欲不振、恶心、呕吐、腹泻等胃肠道反应。

罗红霉素(roxithromycin)

罗红霉素抗菌谱与红霉素相似，但耐酸性

好、口服吸收好，生物利用度为70%～80%。广泛分布于体液和组织中，在人体粒细胞和巨噬细胞中浓度高。$t_{1/2}$为8.4～15.5小时。不良反应较红霉素轻，主要表现为胃肠道反应。

克拉霉素(clarithromycin)

克拉霉素抗菌谱基本与红霉素相同，对链球菌、葡萄球菌的作用比红霉素强。此外，对分枝杆菌和某些原虫也有抑制作用。该药体内分布广、细胞内浓度高，主要经尿排泄，$t_{1/2}$为3～7小时。患者对克拉霉素的耐受好，常见的不良反应为轻、中度的消化道反应。

阿奇霉素(azithromycin)

阿奇霉素是唯一用于临床的15元环大环内酯类药物。抗菌谱广，不但对革兰阳性菌有作用，而且对多数革兰阴性菌、厌氧菌及衣原体、支原体、螺旋体也有强大的抗菌作用。抗菌力强，对某些细菌有明显的杀菌作用。口服吸收快、组织分布广，组织中药物浓度高于血药浓度，细胞内浓度也高，但脑脊液中浓度低。经肝代谢失活，主要从胆汁排泄，$t_{1/2}$为35～48小时。临床上用于治疗上、下呼吸道感染，皮肤、软组织感染、泌尿生殖系统及其他性传播疾病有良效。患者对本品耐受性好，最常见的不良反应是轻度或中度的胃肠道反应。

第二节　林可霉素类抗生素

林可霉素(lincomycin)和克林霉素(clindamycin)

林可霉素由链丝菌产生，克林霉素是林可霉素的半合成衍生物。二者抗菌谱相同，但克林霉素抗菌作用更强，口服吸收好，且毒性小。

【药理作用及机制】

克林霉素的抗菌活性较林可霉素强，对革兰阳性菌具有较高抗菌活性，对金黄色葡萄球菌、表皮葡萄球菌、溶血性链球菌、草绿色链球菌和肺炎链球菌具有极强的抗菌作用，部分需氧革兰阴性球菌，如脑膜炎奈瑟菌、淋病奈瑟菌，以及人型支原体和沙眼衣原体对其也敏感。林可霉素的最主要特点是对各类厌氧菌有良好抗菌作用，包括梭状芽孢杆菌属、丙酸杆菌属、双歧杆菌属、类杆菌属、奴卡菌属以及放线菌属，尤其是对产黑素类杆菌、消化球菌、消化链球菌、产气荚膜梭菌以及梭杆菌的作用更为突出。但几乎对所有的革兰阴性杆菌及肺炎支原体无效。

两药的作用机制均与大环内酯类相同，均可结合到细菌核糖体50s亚基上，通过阻断转肽作用和mRNA移位而抑制细菌蛋白质合成。但它们仅与革兰阳性菌的核糖体形成复合物，而不与革兰阴性杆菌的核糖体结合，故对革兰阴性杆菌无抗菌作用。

【耐药性】

近年来，由于该类抗生素的广泛应用，耐药菌株日益增多，两药可呈完全交叉耐药。其耐药机制包括：①细菌摄取药物的能力下降；②由于细菌23srRNA上的一个腺嘌呤残基甲基化，致使50s核糖体亚基对药物的亲和力降低；③红霉素酯酶的存在。由于林可霉素耐药机制与大环内酯类相同，故与大环内酯类存在交叉耐药性。

【体内过程】

林可霉素口服吸收差，易受食物影响，克林霉素口服吸收迅速完全，生物利用度为87%，不受进食影响，血药浓度约为同等剂量的林可霉素的2倍。血浆$t_{1/2}$约为2.9小时。吸收后两药组织分布广，在唾液、痰、关节和大多数组织中均可达有效抗菌浓度，骨组织中浓度约为血中浓度的1/3，骨髓中药物浓度与血中浓度相等，并可透过胎盘，但不能透过正常脑膜。克林霉素可在肝脏代谢成无活性的N-去甲克林霉素，由尿和胆汁排泄。胆汁中浓度可达血药浓度的数倍。

【临床应用】

主要用于厌氧菌，包括脆弱类杆菌、产气荚膜梭菌、放线菌等引起的腹腔和妇科感染。也用于敏感的革兰阳性菌引起的呼吸道、关节、软组织、骨组织和胆道等感染及败血症、心内膜炎等。该类抗生素是治疗金黄色葡萄球菌引起的急慢性骨髓炎及关节感染的首选药。

【不良反应及注意事项】

不良反应以胃肠道反应为主，可引起厌食、恶心、呕吐、腹泻等，以口服时多见，偶可引起肠道菌群失调和由难辨梭状芽孢杆菌引起的假膜性肠炎(pseudomembranous colitis)，此时应停用本类药物，口服给予甲硝唑或万古霉素。偶有皮

笔记栏

疹、药热、血清丙氨酸氨基转氨酶增高、中性粒细胞减少、血小板减少和嗜酸粒细胞增多等。林可霉素大剂量静脉快速滴注可引起血压下降和心电图变化。静脉给药可致血栓性静脉炎。

本类药能与大环内酯类、氯霉素竞争细菌核糖体的结合部位而相互拮抗，故不宜同用。也不宜与吸入性全身麻醉药或神经肌肉阻滞剂合用，以免使骨骼肌瘫痪。

第三节　多肽类抗生素

万古霉素(vancomycin)和去甲万古霉素(norvancomycin)

万古霉素和去甲万古霉素是化学结构相近的糖肽类抗生素，去甲万古霉素较万古霉素少一个甲基，作用略强于万古霉素。

【药理作用及机制】

万古霉素对革兰阳性菌具有强大的抗菌活性，对葡萄球菌(包括耐甲氧西林金黄色葡萄球菌 MRSA)、肠球菌、肺炎链球菌、溶血性与草绿色链球菌高度敏感。对厌氧菌、炭疽杆菌、白喉棒状杆菌、破伤风梭菌也高度敏感。对革兰阴性菌作用弱。

万古霉素的作用机制是能与细菌细胞壁前体肽聚糖末端的丙氨酰丙氨酸形成复合物，干扰甘氨酸五肽的连接，抑制细菌细胞壁的合成。同时对胞质中 RNA 的合成也具有抑制作用。

体外或体内细菌对万古霉素不易产生耐药性。然而，近年来耐万古霉素的肠球菌和凝固酶阴性的葡萄球菌在临床已出现，并有增高趋势，应引起重视。

【体内过程】

万古霉素口服不易吸收。肌内注射可引起强烈疼痛和组织坏死，故只宜静脉给药。蛋白结合率低，约 10%。在体内分布广，可进入多数组织、体液和胎盘，组织中有较高的药物浓度，脑膜有炎症时，药物可部分通过血-脑屏障，达到有效抗菌浓度。药物主要以原型从肾脏排泄，$t_{1/2}$ 为 6～8 小时，肾功能损害者血浆 $t_{1/2}$ 明显延长。

【临床应用】

主要用于耐药金黄色葡萄球菌或对 β 内酰胺类抗生素过敏的严重感染。如葡萄球菌所致的败血症、心内膜炎、骨髓炎、肺部感染等，肠球菌或草绿色链球菌所致的心内膜炎。口服也可应用于由难辨梭状芽孢杆菌及其毒素引起的假膜性肠炎。

【不良反应及注意事项】

万古霉素不良反应多而严重，静脉给药可引起静脉炎，口服可引起呕吐和口腔异味感。偶可引起过敏反应。耳毒性是本品最严重的毒性反应，大剂量、长疗程、老年患者或肾功能不全者易发生听力减退甚至耳聋。万古霉素具有肾毒性，主要损害肾小管，轻者可有蛋白尿、管型尿，重者血尿、少尿、氮质血症甚至肾衰竭。

该药与氨基苷类、多黏菌素、髓袢利尿药合用时，可增加其耳、肾毒性；与抗组胺药、吩噻嗪类药物合用时，可掩盖其耳鸣、眩晕等耳毒性症状；与非去极化肌肉松弛剂合用时，会增加神经肌肉阻断作用；与碱性溶液有配伍禁忌；与重金属接触可产生沉淀。

替考拉宁(teicoplanin)

替考拉宁的抗菌谱及抗菌机制类似于万古霉素，对需氧和厌氧的革兰阳性菌有强大的抗菌作用，对大多数金黄色葡萄球菌的作用还优于万古霉素，对耐药金黄色葡萄球菌亦有强的抗菌作用，对葡萄球菌属和链球菌属呈现快速的杀菌作用，对梭状杆菌属如难辨梭菌、痤疮丙酸杆菌等也有一定作用，但对大多数的溶血葡萄球菌作用差。

主要用于金黄色葡萄球菌及其他革兰阳性菌所致的各种严重感染如心内膜炎、败血症、骨髓炎等，特别适用于不能耐受万古霉素的耳、肾毒性的患者或对 β 内酰胺类抗生素过敏者。口服用于难辨梭菌性肠炎。

本品口服吸收差，一般采用静脉给药，在腹腔、胆汁、肝、胰、黏膜及骨组织中可达有效浓度，基本上全部经肾排泄，$t_{1/2}$ 达 47 小时。不良反应发生率约 6%～13%。注射部位疼痛与皮疹最常见。可见暂时性肝功能异常，耳、肾毒性少见，偶见恶心、呕吐、眩晕、颤抖以及嗜酸粒细胞增多、中性粒细胞减少、血小板减少和包括气管痉挛、药物热等过敏反应发生。与万古霉素间存有交叉过敏反应。

杆菌肽(bacitracin)

杆菌肽对革兰阳性菌尤其对金黄色葡萄球菌和链球菌属具有强大抗菌作用。对产青霉素酶的金黄色葡萄球菌亦具抗菌活性，对脑膜炎奈瑟菌、淋病奈瑟菌等革兰阴性球菌、螺旋体、放线菌等亦具一定作用，革兰阴性杆菌对其耐药。抗菌机制为抑制细菌细胞壁合成中的脱磷酸化过程，而阻碍细胞壁的合成（图 32-3），并对细菌细胞膜也有损伤作用，使胞质内容物外漏，导致细菌死亡，属慢效杀菌药。细菌对其耐药性产生缓慢，故耐药菌株少见。因全身应用可产生严重的肾毒性，目前仅限于局部应用，常用于革兰阳性菌引起的皮肤感染如疖、痈、溃疡等和眼、耳、鼻、喉等感染的局部治疗。

（熊文碧　周黎明）

第 33 章 氨基苷类抗生素

氨基苷类抗生素(aminoglycoside antibiotics)是一类结构上以糖苷键形式把氨基糖与氨基环醇相连接的多阳离子化合物。其大多数在临床上广泛用于需氧革兰阴性菌感染治疗，包括**链霉素**(streptomycin)、**庆大霉素**(gentamicin)、**卡那霉素**(kanamycin)、**阿米卡星**(amikacin)、**妥布霉素**(tobramycin)、**奈替米星**(netilmicin)、**西索米星**(sisomicin)、**新霉素**(neomycin)等。其中，新霉素和卡那霉素由于毒性大，细菌产生耐药频率较高，除偶尔局部使用或口服用于肠道灭菌外，已很少使用。各氨基苷类抗生素的抗菌作用、体内过程和不良反应等非常相似，现共述如下：

一、抗菌作用

氨基苷类抗生素为快速杀菌剂，有突出的抗菌后效应；其抗菌作用强度和持续时间有显著浓度依赖性，但高渗和 pH 降低(如高渗性酸性尿)以及厌氧环境(如化脓病灶)都将显著降低其抗菌作用。他们具有相似的抗菌谱和临床应用，相同抗菌作用原理和类似被细菌耐药的机制。

(一)抗菌谱

氨基苷类抗生素的抗菌谱主要涉及需氧革兰阴性菌，特别是阴性杆菌；其作用明显强于四环素类。对氨基苷类抗生素敏感的细菌包括大肠埃希菌、枸橼酸杆菌、肠杆菌、克雷伯肺炎杆菌、变形杆菌、铜绿假单胞菌等，对沙雷菌属、沙门菌属、肠球菌、金黄色葡萄球菌也有作用，某些氨基苷类抗生素(如链霉素和阿米卡星)对结核杆菌有效。氨基苷类与β内酰胺类抗生素或万古霉素合用对肠球菌、链球菌和葡萄球菌等有显著协同作用；也用于铜绿假单胞菌、肠杆菌、克雷伯菌、沙雷菌等所致的菌血症、烧伤创面感染、骨髓炎、肺炎、腹膜炎、耳炎、泌尿生殖道感染等。

(二)抗菌作用原理

氨基苷类抗生素是敏感菌的蛋白合成不可逆抑制剂。其作用原理以对链霉素的研究最为透彻。后者特异性地与细菌核糖体蛋白 30S 亚基结合，从三个方面抑制蛋白合成(图 33-1)。

(1) 干扰 30S 亚基与 50S 亚基形成始动复合物，抑制蛋白质合成的起始阶段。

(2) 诱导对 mRNA 的错读，使不正确的氨基酸加入到增长的肽链中，最终形成无功能、甚至有毒的蛋白。

(3) 阻止核糖体移位(translocation)，使在肽链延伸中沿 5′—3′方向行进的多个核糖体(polysome)解聚成无功能的单体(monosome)，或者使与 50S 亚基共同形成的始动复合物中的 mRNA 上仅有一个核糖体。

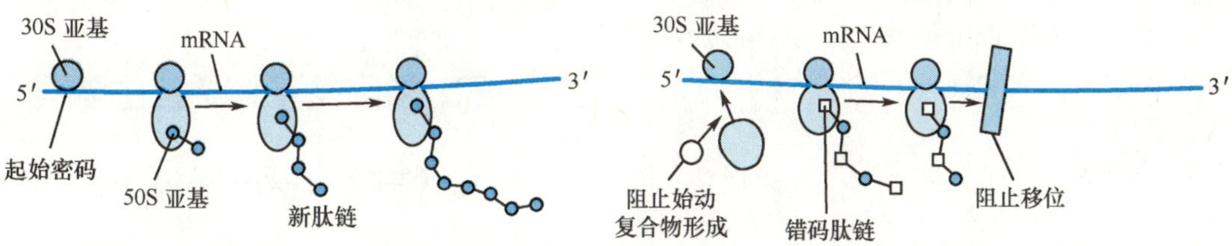

图 33-1　氨基苷类抗生素的作用原理

A. 细菌的蛋白质合成；B. 氨基苷类菌体蛋白合成的影响

(三) 耐药性

鉴于氨基苷类抗生素进入细菌体是一个需氧的主动过程，因此，厌氧菌对其有天然耐药性。细菌获得性对氨基苷类抗生素耐药可通过多种方式完成，包括阻止氨基苷类抗生素进入细胞内，降低靶点对氨基苷类抗生素亲和力和产生灭活氨基苷类抗生素的酶。

(1) 配接(conjugation)和耐药质粒转移方式是临床细菌获得对氨基苷类抗生素耐药的主要

方式。产生由基因编码的修饰酶，如乙酰化酶、腺苷化酶和磷酸化酶；使氨基苷类抗生素结构上的某些羟基和(或)氨基乙酰化、腺苷化及磷酸化而失活。

(2) 细菌体涉及与氨基苷类抗生素转运和电化学梯度维持相关基因突变或膜孔蛋白缺失，导致氨基苷类抗生素难于进入细菌体内产生作用。

(3) 细菌核糖体30S亚基上的氨基苷类抗生素靶点改变或缺失导致耐药。

细菌对氨基苷类抗生素存在一定的交叉耐药性。但是由于各药的化学结构和在30S亚基上的靶点并不完全相同，因此，临床上部分交叉耐药现象并不少见。

二、体内过程

氨基苷类抗生素给药后的体内过程基本相同。口服几乎不从胃肠道吸收，因此在全身感染时必须注射给药。肌内注射吸收迅速，血浆浓度达峰时间30～90分钟。血浆蛋白结合率极低，几乎不进入大多数细胞，也难透过血-脑屏障和血-眼屏障。但炎症时组织和细胞对其通透性有所增加。所有氨基苷类抗生素可在肾皮质和内耳淋巴内蓄积，产生严重的肾毒性和耳毒性。氨基苷类抗生素在体内几乎不被代谢，以原形从肾脏排泄，血浆消除半衰期为2～3小时，肾功能减损时应降低给药剂量。

三、不良反应

氨基苷类抗生素的不良反应主要包括耳毒性、肾毒性、过敏反应和神经-肌肉接头阻断。前两者在肾功能减损、严重脱水和使用时间过长或剂量过大的情况下更容易发生，但也存在个体差异。

1. 耳毒性 包括耳蜗和前庭神经损伤，几乎是不可逆的。链霉素和庆大霉素主要产生明显的前庭损伤，阿米卡星、卡那霉素和新霉素主要产生耳蜗损伤，妥布霉素两者均损伤。有报道妥布霉素、庆大霉素和阿米卡星的耳毒性的发生率大致相当，约为25%；奈替米星的发生率也有10%。耳毒性随剂量和疗程增加而增加；有报道链霉素500mg 1天2次连续4周，前庭毒性发生率高达20%；每天2 g，连续60天，发生率达到75%。与强效利尿药呋塞米等或与脱水药甘露醇等合用，耳毒性增加。氨基苷类抗生素耳毒性与其在内耳液中半衰期显著延长有关；有报道比血浆消除半衰期延长5～6倍，由此损伤内耳毛细胞。也有报道氨基苷类抗生素致耳毒性存在个体差异；线粒体核糖体RNA基因突变是耳毒性个体差异的遗传物质基础。鉴于氨基苷类抗生素可通过胎盘从妊娠妇女血液进入胎儿，引起胎儿耳毒性，孕妇应属禁用之列。

2. 肾毒性 氨基苷类抗生素肾毒性发生率在8%～26%，几乎都是可逆性损伤。发生肾毒性的原因与药物在肾皮质近曲小管蓄积有关。出现肾脏浓缩功能降低，轻度蛋白尿和管形尿，肾小球滤过率降低，但肾小管坏死罕见。与两性霉素、万古霉素、血管紧张素转化酶抑制剂、顺铂、环胞苷和呋塞米等合用肾毒性增加。因链霉素几乎不在肾皮质浓集，故肾毒性较小；新霉素易在肾皮质蓄积，因而毒性大；其他氨基苷类抗生素的报道不一，但均有一定肾毒性。

3. 神经肌肉接头阻滞 为少见的不良反应。通常在经胸腔或腹腔给予大剂量时出现。与全身麻醉药和骨骼肌松弛药合用更易出现。重症肌无力患者是该毒性的敏感个体。毒性机制可能与氨基苷类抗生素抑制接点前膜乙酰胆碱释放和降低突触后膜对乙酰胆碱敏感性有关。静脉给予钙盐或使用胆碱酯酶抑制剂如新斯的明可解除此不良反应。

4. 过敏反应 氨基苷类抗生素引起的过敏反应非常少见。但皮疹、嗜酸粒细胞增多症、发热、血管神经性水肿、剥脱性皮炎和过敏性休克均早有报道。其中，链霉素引起过敏性休克的病例时有发生，庆大霉素也有相关报道，应特别提高警惕。

四、常用氨基苷类抗生素

链霉素(streptomycin)

链霉素是最早发现并用于临床的氨基苷类抗生素，获自灰色链霉菌的代谢产物。半个多世纪的临床应用使许多敏感菌株对链霉素产生了耐药，特别是核糖体相关基因突变所产生的耐药，显示30S亚基上的靶点缺失或靶点对链霉素的亲和力大大降低。因此，目前已很少单用链霉素治疗细菌感染。主要与其他第一线抗结核药合用治疗浸润性肺结核、肠结核、泌尿生殖道结核和淋巴结核等。也与四环素合用治疗鼠疫和土拉菌病。早期链霉素与青霉素 G 组方对肠球菌心内膜炎有良好疗效。虽然此种组方目前在大多数情况下已被庆大霉素替换，但仍有约 15%肠球菌产生质粒编码的修饰酶，后者能灭活庆大霉素、妥布霉素、阿米卡星和奈替卡星，但对链霉素敏感；在这种情况下，仍需要链霉素与青霉素 G 联合使用。

链霉素的耳毒性较轻，主要为前庭损伤；肾毒性也轻微。但链霉素引起的过敏反应，特别是过敏性休克的发生率，比其他氨基苷类抗生素高，因过敏性休克死亡的病例也高，这是需要特别留心的地方。

庆大霉素(gentamicin)

庆大霉素是来自紫色小单胞菌培养液中的多组分抗菌药，我国 1969 年获得并用于治疗铜绿假单胞菌感染的烧伤病人，获得巨大成功。其硫酸盐 2～5μg/ml 能抑制多种葡萄球菌属、大肠埃希菌及其他革兰阴性菌。与 β 内酰胺类合用对铜绿假单胞菌、变形杆菌、肠杆菌、克雷伯菌、沙雷菌和其他革兰阴性杆菌感染有效。目前主要用于革兰阴性杆菌，如铜绿假单胞菌、肠杆菌、沙雷菌、变形杆菌、不动杆菌和克雷伯菌所致的严重感染，如脓毒症和肺炎。可静脉和肌内注射给予。庆大霉素与青霉素 G 合用治疗草绿色链球菌和肠球菌引起的细菌性心内膜炎，与奈夫西林合用治疗葡萄球菌性心内膜炎，但不宜单用于葡萄球菌感染。此外，庆大霉素及其他氨基苷类抗生素也不宜单独用于治疗肺炎，因为炎症性肺组织对氨基苷类抗生素通透性还是较差，且组织内 pH 和氧张力较低，影响其抗菌活性。含 0.1%～0.3%的庆大霉素乳剂、软膏剂及溶液剂用于治疗烧伤和创口皮肤革兰阴性菌感染，也用于静脉插管感染。

链球菌和肠球菌对庆大霉素耐药主要与涉及菌体通透性和转运相关的基因突变，使庆大霉素不能进入菌体内发挥作用。在这种情况下，庆大霉素与抑制细胞壁合成的万古霉素或青霉素类合用，能增加庆大霉素进入菌体内的量，显示强大的协同性杀菌作用。

庆大霉素连续用药 5 天以上，肾毒性的发生率为 5%～25%，症状较轻且可逆；耳毒性主要是前庭功能紊乱，发生率为 1%～5%。庆大霉素引起的过敏反应发生率和强度次与链霉素。

妥布霉素(tobramycin)

妥布霉素的药代动力学、抗菌活性、抗菌谱、耐药性和临床适应证与庆大霉素非常相似。但不同菌株对妥布霉素的敏感性变异较大，因此在确定对妥布霉素的敏感菌株前应参考多家独立实验室的研究结果。妥布霉素对铜绿假单胞菌的作用强于庆大霉素，故常与抗铜绿假单胞菌的 β-内酰胺类抗生素合用治疗铜绿假单胞菌脓毒血症、骨髓炎和肺炎等。妥布霉素对沙雷菌作用不如庆大霉素；对粪肠球菌作用与庆大霉素疗效相似；但肠球菌对妥布霉素耐药，因此妥布霉素与青霉素 G 合用对肠球菌感染疗效较差。虽然许多革兰阴性菌对妥布霉素和庆大霉素有一定交叉耐药性，但敏感菌株两者大体是一致的；因此两药在临床上多数情况下可以交换使用；然而由于庆大霉素的价格相对便宜，多为医生和患者首先选用。妥布霉素以硫酸盐的形式肌内注射或静脉注射；也有眼膏和溶液剂形式供眼科临床使用。

妥布霉素主要引起肾毒性和耳毒性。虽然动物实验显示妥布霉素的毒性作用比庆大霉素低，但临床研究至今未能证明这点。

阿米卡星(amikacin)

阿米卡星是人工半合成的卡拉霉素衍生物，具有卡那霉素的药代动力学特点。肌内注射吸收迅速；7.5mg/kg 一次给予血药峰浓度可达 20μg/ml；相同剂量静脉滴注，在 30 分钟的滴注期间血药峰浓度达 40μg/ml，滴注停止后 30 分钟血药浓度仍在 20μg/ml，12 小时后血药浓度仍在5～10μg/ml 范围，此浓度对多数敏感菌有效。阿米卡星的化学结构对质粒编码的多种氨基苷类抗生素灭活酶稳定，因此在氨基苷类抗生素中具有最广的抗菌谱；对许多在社区和医院出现的需氧革兰阴性菌感染，如大多数沙雷菌株、变形杆菌株、铜绿假单胞菌株有效；对几乎所有克雷伯菌株和肠杆菌株，以及对庆大霉素和妥布霉素耐药的大肠埃希菌也敏感。阿米卡星对结核杆菌和非典型分支杆菌有效，4μg/ml 对 99%的结核杆菌株和非典型分支杆菌有抑制活性，链霉素耐药的结核杆菌也对阿米卡星敏感。但不动杆菌、普罗威登斯菌属、产黄菌属以及除铜绿假单胞菌外的其他假单胞菌对阿米卡星耐药。该药的临床推荐剂量为 15mg/(kg·d)，单剂或分 2

次注射给予。鉴于对庆大霉素和妥布霉素耐药的菌株普遍存在，阿米卡星在临床上具有独特的应用地位。可用于医院性革兰阴性杆菌感染，包括沙雷菌、变形杆菌、铜绿假单胞菌、克雷伯菌、肠球菌等感染。

像其他氨基苷抗生素一样，阿米卡星有明显用药时间和用药剂量依赖性肾毒性和耳毒性。但对后者作用大。

奈替米星(netilmicin)

奈替米星为西索米星的人工半合成衍生物。最早在1983年由美国FDA批准上市。其药代动力学特点和临床使用剂量与庆大霉素和妥布霉素相似。2 mg/kg静脉滴注60分钟期间，峰血浓度可达11μg/ml；肌内注射100 mg后30～60分钟达峰血浓度(12～16μg/ml)；血浆消除半衰期为2～2.5小时。

与阿米卡星一样，大多数质粒编码的氨基苷抗生素修饰酶无法灭活奈替米星。临床主要用于敏感肠杆菌和其他需氧杆菌所引起的严重感染，也用于对庆大霉素耐药的非肠球菌性感染。临床推荐用量为：成人混合的泌尿道感染，1.5～2 mg/kg，每12小时给药1次；其他全身严重感染，4～7mg/(kg·d)，分1次～3次给予。儿童剂量为3～7mg/(kg·d)，分2次或3次使用。有报道，新生儿也可给予，推荐剂量为3.5～5mg/(kg·d)。但新生儿的耳毒性和肾毒性是否因此而增加或加重，有待证实。

奈替米星也有耳毒性、肾毒性、过敏反应和神经-肌肉接头阻断的不良反应。但无论是来自动物实验还是来自人的资料均显示较其他氨基苷类抗生素的发生率低。

卡那霉素(kanamycin)和新霉素(neomycin)

卡那霉素和新霉素均是早期的、经典氨基苷类抗生素，曾经广泛用于临床治疗革兰阴性菌感染性疾病。随着新的抗菌谱更广、抗菌作用更强和不良反应更少的同类药物的问世，两药已基本废弃。

由于卡那霉素和新霉素具有经典氨基苷类抗生素的药代动力学和药效学特点，目前仅偶尔作为辅助治疗药，短时口服用于有肝性脑病发作倾向的病人，以预防脑病的出现。也偶尔局部外用于皮肤和创面的敏感菌感染。

在所有氨基苷类抗生素中，卡那霉素和新霉素不良反应发生频率最高，症状重。除产生耳毒性、肾毒性、神经肌肉接头阻断和过敏反应外，口服给予还可能引起局部菌群失调和超感染。

大观霉素(spectinomycin)

大观霉素不是氨基苷类抗生素。其分子中缺乏氨基糖和糖苷键结构，而仅具有氨基环醇结构。但大观霉素在药动学和药效学方面与氨基苷类抗生素有某些类似，故在这里一并介绍。

大观霉素为菌体蛋白合成抑制剂，对许多革兰阴性菌有效，但作用强度远不如氨基苷类抗生素。其作用原理是与敏感菌核糖体30S亚基结合，干扰菌体蛋白合成的起始阶段，但并不造成核糖体对mRNA的错读，也不阻止核糖体移位。因此，大观霉素不是杀菌剂。细菌对大观霉素产生耐药的方式除出现涉及核糖体16S RNA基因突变外，也涉及质粒介导的腺苷转移酶的表达，造成对大观霉素结构的修饰而失活。

大观霉素口服很难吸收，肌内注射吸收迅速。单剂2 g给予，峰血浓度可达100μg/ml，注射后8小时，血药浓度仍可达15μg/ml；药物与血浆蛋白结合少，给药后48小时药物几乎全部从尿中排出。

大观霉素的唯一临床应用是治疗淋球菌感染。美国疾病预防和控制中心推荐β-内酰胺类抗生素头孢曲松和头孢克肟以及氟喹诺酮类的环丙沙星和氧氟沙星(或者左氧氟沙星)作为治疗无并发症的淋球菌感染一线药。而大观霉素仅被推荐作为淋球菌感染治疗的替换药，用于对一线药不能耐受或有过敏反应者。推荐使用剂量为2 g单剂深部肌内注射。

大观霉素的不良反应较少。主要为注射部位疼痛和皮肤黏膜的过敏反应，如荨麻疹、寒战、发热，以及头晕、恶心和失眠等。

(周岐新)

笔记栏

第 34 章 四环素类及氯霉素抗生素

四环素类和氯霉素类(tetracyclines and chloramphenicol)抗生素是自青霉素 G 和链霉素被用于临床之后于 20 世纪 40 年代后期被发现和用于临床的抗生素。与青霉素 G 和链霉素相比,它们具有抗菌谱广(几乎包罗了青霉素 G 和链霉素的抗菌谱)、服用方便(口服即可治疗全身性细菌感染)、性质稳定、价格便宜、生产工艺简单等优点,因而在 50 和 60 年代广泛用于临床治疗感染性疾病,被俗称为广谱抗生素。此后,由于对四环素耐药的菌株不断产生,以及四环素和氯霉素难以克服的不良反应(影响骨牙发育、二重感染和再生障碍性贫血等)被确认,同时具有抗菌谱广、服用方便和不良反应更小的半合成青霉素类和头孢菌素类等出现,四环素类和氯霉素渐渐淡出临床。

第一节 四环素类

四环素类是一组具有氢化骈四苯基本结构的抗生素,包括天然品**金霉素**(chlortetracycline)、**土霉素**(oxytetracycline)、**四环素**(tetracycline)、**地美环素**(demeclocycline),以及人工半合成的**美他环素**(metacycline)、**多西环素**(doxycycline)和**米诺环素**(minocycline)等(图 34-1)。由于他们的抗菌作用、体内药代动力学、临床应用和不良反应非常相似,这里一并介绍。

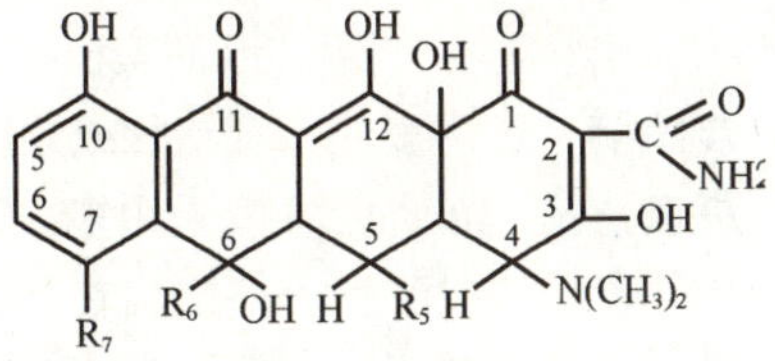

	R_7	R_6	R_5
金霉素	—Cl	$—CH_3$	—H
土霉素	—H	$—CH_3$	—OH
四环素	—H	$—CH_3$	—H
多西环素	—H	$—CH_3$	—OH
米诺环素	$—N(CH_3)_2$	—H	—H
地美环素	—Cl	—H	—H
美他环素	—H	$=CH_2$	—OH

图 34-1 四环素类的化学结构

美他环素和多西环素 6 位碳上无—OH

【抗菌作用】

1. 抗菌谱 四环素类为广谱抑菌剂。早期临床应用时发现除对立克次体、支原体、衣原体、螺旋体、军团菌、尿原体、阿米巴等有效外,对许多厌氧和需氧的革兰阳性和阴性菌均有较好疗效。如肺炎球菌、流感杆菌、葡萄球菌、肠球菌、溶血性链球菌、炭疽杆菌、布鲁菌等。其抗菌谱几乎涵盖了青霉素 G 和链霉素的抗菌谱,但对青霉素 G 和链霉素敏感的细菌,四环素类的作用均不及青霉素 G 和链霉素。四环素类各药抗菌活性基本相当。然而总体而言,人工半合成四环素如多西环素和米诺环素的抗菌作用优于天然品。

2. 抗菌原理 四环素类是细菌蛋白质合成抑制剂,当它们以被动扩散或主动转运的方式进入菌体内后,与细菌核糖体 30S 亚基靶点结合,阻止氨酰基 tRNA 与 mRNA-核糖体复合物上的受点(A 位)结合,干扰 tRNA 携带的氨基酸加入到正在增长的肽链中(图 34-2)。

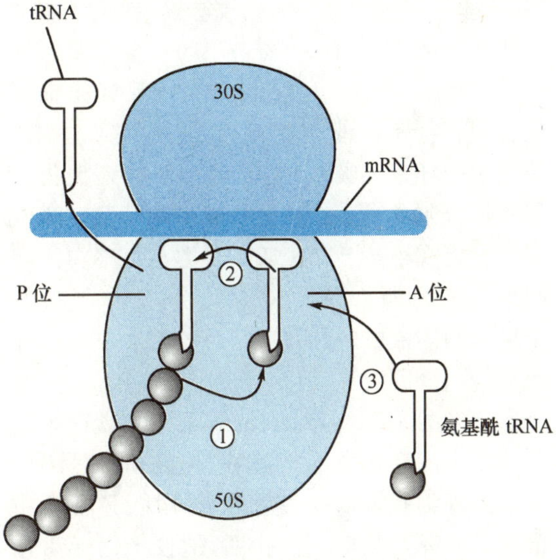

图 34-2 四环素类和氯霉素的抗菌作用原理示意图

①氯霉素与 50S 亚基结合,抑制肽酰基转移酶和它底物之间的反应,由此抑制了新的肽键形成。②大环内酯类和克林霉素作用点,阻止肽酰基 tRNA 由 A 位移到 P 位。③四环素类与 30S 亚基结合,阻止氨酰基 tRNA 与 A 位结合

3. 耐药性 由于四环素类在20世纪50、60和70年代的无节制广泛应用，包括临床应用和作为家禽和家畜饲料添加剂，使细菌，特别是肠道菌对四环素类耐药普遍存在。但耐药程度有很大地区差异。有报道，美国纽约地区10%的肺炎球菌临床分离株对四环素耐药，而同一时期亚洲和太平洋地区40%的肺炎球菌临床分离株对四环素耐药。病原体对四环素类耐药呈渐进式发展，其耐药机制主要包括：①通过主动转运蛋白泵减少四环素类药物内流或者增加其外流，从而降低其在菌体内蓄积；②产生核糖体保护蛋白，后者干扰四环素类药物与30S亚基靶点结合，或者将已与靶点结合的药物取代出来；③产生代谢酶，灭活四环素类。其中质粒编码的外排泵的产生是最重要的耐药机制。

细菌在四环素类之间可产生也可不产生交叉耐药，这取决于产生耐药的机制。如具有以*tetK*基因介导的外排机制的金黄色葡萄球菌对四环素耐药，但对米诺环素仍然敏感。但对由*tetM*基因介导的核糖体保护蛋白机制的耐药则可能是交叉耐药。

【体内过程】

四环素类的药物代谢动力学的差异主要表现在各药口服吸收情况和体内消除情况的不同。口服吸收以多西环素和米诺环素最好（达到95%和100%），四环素、土霉素、地美环素和美他环素次之（达到60%～70%），金霉素吸收最差（约30%左右）。与乳制品、氢氧化铝凝胶、钙制剂、镁制剂、铁制剂、锌制剂和铋制剂同服影响四环素类吸收；这是因为四环素类与二价和三价阳离子形成螯合物而影响吸收。吸收部位主要在小肠上部。四环素类与血浆白蛋白的结合率约为40%～80%。在体内广泛分布于组织和体液中，包括前列腺液、泪液、尿液、唾液、乳汁、滑膜液等，但脑脊液中浓度较低，仅为血药浓度的10%～25%；也能透过胎盘进入胎儿体内。四环素类能在肝脏、脾脏和骨髓中的网状内皮细胞内以及在骨和牙本质、牙釉质中蓄积。四环素类在肝脏代谢，但仅米诺环素接受广泛代谢。主要以比例不同的量经肾脏和胆道排出体外；多西环素大部分从胆汁排泄。胆汁中药物浓度一般为同期血药浓度的2～10倍，存在明显肝肠循环。四环素类的血浆消除半衰期长短各不相同：四环素、土霉素和金霉素约为6～8小时，地美环素和美他环素约为12小时，多西环素和米诺环素约为16～18小时。

【临床应用】

四环素类曾广泛用于多种病原微生物感染性疾病，包括支原体、立克次体、衣原体、螺旋体感染，以及多种革兰阳性和阴性细菌感染。由于耐药菌株的不断出现和泛化、四环素类难以克服的不良反应、其他可替代的疗效卓越而不良反应较轻的抗菌药物涌现，目前除个别四环素类如四环素、多西环素和米诺环素在特殊疾病和特殊情况下使用外，已基本被放弃。

1. 立克次体感染 立克次体感染可引起斑疹伤寒、Q热、恙虫病、鼠伤寒等。四环素类是首选治疗药。多用多西环素和四环素，用药后24小时临床症状明显改善。

2. 支原体肺炎 首选四环素。能缩短热程，减轻咳嗽、全身不适、肺部啰音等症状，改善肺功能和减轻病理损伤。在停止治疗后，临床症状消失，但痰液中支原体可能仍存在一段时间。

3. 衣原体感染 对衣原体感染所致的性病淋巴肉芽肿首选多西环素治疗。100 mg，1天2次，连续21天。被感染的腹股沟淋巴结在用药4天内缩小，淋巴结内包含体和消化体在用药1周内消失。因淋巴肉芽肿性直肠炎所致的直肠部位疼痛减轻，出血和分泌物明显减少。临床症状消失后再复发，可恢复原有剂量并延长治疗时间。对肺炎衣原体感染所致的肺炎、支气管炎或窦炎，以及鹦鹉热选用四环素，疗程通常14天。对衣原体性沙眼可用多西环素100 mg，1天2次，连续14天，或者用四环素250 mg，1天4次，连续14天。对衣原体尿道炎选用多西环素100 mg，1天2次，连续7天。对伴有奈瑟淋球菌感染的子宫内膜炎和附件炎等，除使用头孢西丁治疗淋球菌感染外，还用多西环素治疗。

4. 炭疽病 选用多西环素治疗或预防。

5. 杆菌感染 布鲁菌感染采用多西环素和利福平或链霉素联合治疗。土拉病首选链霉素治疗，四环素类为次选品。霍乱对四环素类总体敏感。采用多西环素300 mg口服能有效减少腹泻量并在8小时内消灭霍乱弧菌。多数痢疾杆菌、沙门菌和肠杆菌对四环素类耐药，已很少使用。

6. 球菌感染 许多葡萄球菌、链球菌和脑膜炎球菌对四环素类耐药，现已基本不用四环素类治疗这些球菌感染性疾病。但某些MRSA和肺炎球菌仍对多西环素和米诺环素敏感。由于米诺环素在唾液和泪液中浓度高，在流行性脑脊髓膜炎流行区，可口服米诺环素预防流脑和阻止其传播。

7. 痤疮　丙酸杆菌在皮脂腺滤泡细胞中代谢脂质形成有刺激作用的游离脂肪酸，产生痤疮。四环素 250 mg，1 天 2 次，抑制丙酸杆菌生长繁殖。

【不良反应】

1. 局部刺激　所有四环素类口服均可产生胃肠道刺激反应，包括上腹部不适、恶心、呕吐、腹泻等。静脉滴注引起静脉炎。

2. 菌群失调和二重感染　长期使用四环素类使正常寄居在人体腔隙器官中的敏感菌被抑制，而不敏感的细菌如变形杆菌、葡萄球菌、耐药大肠埃希菌、铜绿假单胞菌、梭状芽孢杆菌和念珠菌等繁殖起来，出现菌群失调；在机体抵抗力下降的情况下，出现第二次感染性疾病。如霉菌性口腔炎、肠炎、泌尿生殖道炎、肺炎等；难辨梭状芽孢杆菌感染出现伪膜性肠炎。这给临床病人治疗造成极大困难。

3. 影响骨结构和牙　四环素类，尤其四环素，易与沉积在新形成的骨和牙中的钙产生螯合反应，导致骨骼发育畸形或生长抑制。也导致牙发荧光和发黄。为此，怀孕妇女和年龄小于 8 岁的儿童不宜使用四环素类药物。

4. 肝脏损害　孕妇和原有肝脏疾病的病人在大剂量静脉给予四环素类时可损伤肝脏功能。孕妇对四环素诱导的肝脏损伤特别敏感。

5. 肾脏损害　对原有肾功能不足的病人四环素类可加重氮质血症，致肾小管酸中毒和肾脏损伤。四环素类与利尿药合用更易产生肾毒性。多西环素的肾毒性最小。

6. 前庭反应　多西环素 100 mg/d 和米诺环素 200～400 mg/d 出现头昏、眩晕、恶心、呕吐等前庭症状。地美环素的前庭不良反应发生率高达 35%～70%。

7. 过敏反应　主要为皮肤光过敏。各药之间有一定交叉过敏反应。

四环素(tetracycline)

四环素是最早用于临床治疗感染性疾病的天然四环素类产品之一，有强的广谱抑菌作用。其抗菌谱包括多种革兰阳性菌和阴性菌、立克次体、支原体、螺旋体和衣原体。但因耐药菌株的广泛存在和难以克服的不良反应，目前四环素主要用于支原体感染性肺炎，立克次体感染性斑疹伤寒，衣原体性淋巴肉芽肿及布氏杆菌感染等。

四环素口服吸收生物利用度约为 70%，吸收后分布广泛，在肝、肾、肺、前列腺中均可达到有效抑菌浓度，但难透过血-脑屏障，脑中浓度仅为血药浓度的 10%～20%。四环素血浆蛋白结合率 65%，主要经肾脏排泄，少量被肝脏代谢，血浆消除半衰期约为 8 小时。四环素易在骨和牙本质、牙釉质中蓄积，造成骨和牙发育障碍和牙齿黄染。四环素有口服片剂和注射剂，其静脉给予易致静脉炎，孕妇可出现较严重肝损伤。

多西环素(doxycycline)

多西环素亦称强力霉素，为土霉素结构第 6 位脱氧而获得的人工半合成品。本品口服吸收比四环素快而完全，血浆蛋白结合率也高于四环素，体内分布与四环素相似，但组织中浓度，尤其是肺中浓度高，维持时间久；主要经胆道排泄，尿中排泄少量。多西环素的血浆消除半衰期长达 20 小时。该药抗菌谱与四环素相似，但体内外的抗菌作用均强于四环素而略低与米诺环素。多西环素临床主要用于一些敏感的革兰阳性球菌和革兰阴性杆菌所致的呼吸道感染，如上呼吸道炎和肺炎等。也用于霍乱弧菌感染的预防和治疗。多西环素引起的不良反应发生率和严重性均低于四环素。

米诺环素(minocycline)

米诺环素亦为人工半合成的四环素类抗生素。本品口服吸收比四环素快而完全，吸收率几近 100%，但吸收率较易受肠道阳离子浓度的影响。本品 200 mg 口服 1 小时后血药浓度可达 2.19 mg/L，12 小时后血中浓度仍可达 1.25 mg/L。其血浆蛋白结合率约为 80%。米诺环素脂溶性高，容易透过组织和体液，包括血-脑屏障；该药在唾液和泪液中浓度远高于四环素和多西环素；主要在肝脏代谢，由胆道排泄；尿中排泄量仅占用药量的 5%～10%；其血浆消除半衰期可达 17 小时。

米诺环素是四环素类中抗菌作用最强的药物，抗菌谱与四环素相似，但其对敏感菌的抗菌作用一般比四环素强 2～4 倍。临床除可代替四环素用于支原体感染性肺炎，立克次体感染性斑疹伤寒，衣原体性淋巴肉芽肿及布鲁杆菌感染外，也用于敏感菌所致的呼吸道、胆道、软组织感染等。对脑膜炎球菌带菌者也有好的治疗作用。

第二节 氯 霉 素

氯霉素(chloramphenicol)是1948年用于临床的抗生素,为中性、性质稳定的含硝基化合物。1950年发现其在极少数病人中引起严重的再生障碍性贫血这一不良反应。

【抗菌作用】

1. 抗菌谱 氯霉素是菌体蛋白合成抑制剂。对许多革兰需氧菌和厌氧菌有强的广谱抑制作用;包括奈瑟淋球菌、肺炎球菌、流感杆菌、布鲁杆菌、博德特菌、羧状芽孢菌、脆弱拟杆菌、化脓链球菌、大多数大肠埃希菌株、克雷伯菌和伤寒杆菌等,体外抑菌浓度一般在8μg/ml以下。对立克次体和支原体也有强的抑制作用。一般而言,氯霉素对革兰阳性菌和革兰阴性球菌抗菌作用不如青霉素G,对革兰阴性杆菌作用不如氨基苷类抗生素。

2. 抗菌原理 氯霉素通过易化扩散的形式进入细菌体内,可逆性与细菌核糖体50S亚基结合(该位点靠近大环内酯抗生素和克林霉素的结合位点),阻止了含氨酰基tRNA末端的氨基酸与A位(受点)的结合,使肽酰基转移酶和它底物之间的反应不能出现,由此抑制了新的肽键的形成。

对氯霉素敏感的细菌可出现对其低水平的耐药。细菌对氯霉素耐药的方式主要包括由质粒编码的乙酰转移酶表达,后者使氯霉素乙酰化而失去活性。此外,细胞膜通透性相关基因突变使氯霉素不易进入菌体,核糖体相关基因突变使与核糖体靶点结合的亲和力降低也与部分细菌对氯霉素产生耐药有关。

【药代动力学】

氯霉素口服吸收快而完全,口服1g后,2～3小时内峰血浓度达10～13μg/ml。氯霉素琥珀酸盐吸收后在血中被酯酶水解释出氯霉素,但有30%以原形从肾脏排泄。氯霉素穿透力强,体内分布广,尤其脑脊液中浓度几乎与血液中浓度相当,并可在脑中蓄积。氯霉素的血浆蛋白结合率约为50%,主要在肝脏与葡萄糖醛酸结合而代谢灭活。血浆消除半衰期约2.5小时左右。代谢物和大约给药总量10%的原形药从尿中排泄。肾功能不足一般不影响半衰期长短,也毋须调整用药剂量。

【临床应用】

由于氯霉素的严重不良反应,也由于更有效更安全的抗菌药物涌现,该药已几乎被临床废弃使用。但考虑到氯霉素卓越的穿透能力和体内分布特点,以及对某些病原微生物的作用,该药可代替四环素用于治疗立克次体感染引起的斑疹伤寒,也用于对青霉素G耐药或病人对青霉素过敏的脑膜炎球菌或肺炎球菌性脑膜炎治疗,也可用于其他革兰阴性杆菌脑膜炎治疗。氯霉素制剂也偶尔用于眼科局部细菌感染治疗。

【不良反应】

氯霉素最重要的不良反应是对造血系统损伤。原因不明。有认为与抑制哺乳动物细胞线粒体蛋白合成有关。临床主要有两种表现:一是患者出现与使用剂量相关的血细胞减少,包括粒细胞减少、血小板减少和贫血等;此种反应停药后血细胞有恢复正常的希望。二是特发性骨髓再生障碍,发生率大约为3万分之一,发生率虽低,但死亡率高。另一不良反应是早产儿和新生儿出现“灰婴综合征”,这与患儿肝脏功能不全和肾脏功能不足,出现氯霉素中毒有关;有报道,个别服用氯霉素剂量过大的成年患者也可出现类似灰婴综合征的不良反应。少见而不严重的不良反应还有皮肤黏膜过敏反应,胃肠道刺激引起的恶心和呕吐等。

氯霉素是经典的肝脏药物代谢酶抑制剂,可使由药酶代谢的其他药物作用增强和作用时间延长。

(周岐新)

笔记栏

第 35 章　人工合成抗菌药

人工合成抗菌药(synthetic antibacterial drugs)包括磺胺类药物(sulfonamides)、喹诺酮类药物(quinolones)、甲氧苄啶(trimethoprim)及硝基呋喃类药物(nitrofurans)等。其中,以磺胺类药物应用最悠久,以喹诺酮类药物,特别是氟喹诺酮类药物目前最为常用。

第一节　喹诺酮类药物

喹诺酮类药物(quinolones)的发展可分为三个阶段。1962 年在人工合成氯喹时发现其副产品萘啶酸(nalidixic acid)体外对革兰阴性菌,如大肠埃希菌、克雷伯杆菌和某些变形杆菌具有明显的抗菌活性。1963 年萘啶酸作为"尿道消毒剂"引入临床,口服用于急性和慢性泌尿道细菌感染治疗。但因组织和体液中浓度极低,不良反应多和细菌易产生耐药性而停用。1973 年合成吡哌酸(pipemidic acid),该药与萘啶酸相比,虽然在抗菌作用方面有所进步,曾一度口服用于消化道和泌尿道细菌感染,但始终未能克服萘啶酸的缺点,也无法用于全身性细菌感染治疗。20 世纪 70 年代末期和 80 年代,发现在萘啶酸的 C_6 加"F"的化合物抗菌活性明显增强,具有治疗全身感染性疾病的作用。目前临床所使用的喹诺酮类药物几乎都是 C_6 位加"F"的化合物,称为"氟喹诺酮类"(fluoroquinolones)(图 35-1)。当 R_7 为哌嗪环取代时口服生物利用度明显增加。

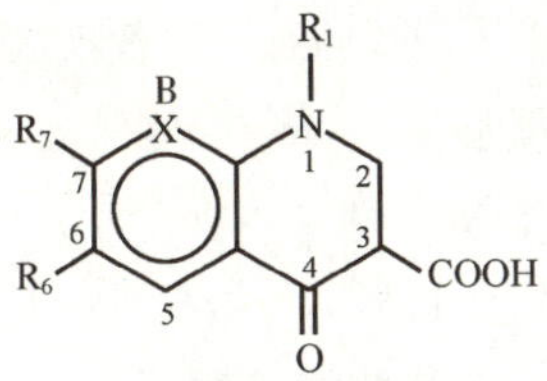

图 35-1　喹诺酮类的基本结构

【抗菌作用】

1. 抗菌谱　喹诺酮类为杀菌剂。早期的喹诺酮类仅对革兰阴性菌作用较强,如大肠埃希菌、沙门菌、痢疾杆菌、肠杆菌和弯曲菌等,MIC_{90} 多为 0.2 μg/ml;但对革兰阳性菌活性有限。新氟喹诺酮类对革兰阳性菌活性较强。因此,以对革兰阴性菌和革兰阳性菌作用强度比对氟喹诺酮类进行分类非常有用。诺氟沙星(norfloxacin)对革兰阴性菌和革兰阳性菌作用最差,强度仅为环丙沙星的 1/4～1/8。环丙沙星(ciprofloxacin)、伊诺沙星(enoxacin)、洛美沙星(lomefloxacin)、左氧氟沙星(levofloxacin)、氧氟沙星(ofloxacin)和培氟沙星(pefloxacin)等对革兰阴性菌作用强,对革兰阳性菌作用中等;对革兰阴性杆菌和球菌如肠杆菌、假单胞菌、奈瑟菌、嗜血杆菌属和弯曲菌属 MICs 为 1～2μg/ml,甚至更低,对 MRSA 一般无效;对链球菌和肠球菌作用也不如葡萄球菌;但加替沙星(gatifloxacin)和莫昔沙星(moxifloxacin)对链球菌作用较好。环丙沙星、氧氟沙星和培氟沙星对细胞内存在的病原菌也有效,如衣原体、支原体和分支杆菌、军团菌和布氏杆菌。吉米沙星(gemifloxacin)和加雷沙星(garenoxacin)对厌氧菌感染也有效。

2. 抗菌机制　喹诺酮类的抗菌作用机制与抑制敏感菌 DNA 的复制和转录有关。细胞在复制和转录时,首先相互连接的 DNA 双股螺旋必须解开以利于复制和转录。但解旋的 DNA 双股在解开点前会过度缠绕,形成所谓的"正超螺旋"状态,为其后的 DNA 复制或转录带来困难。许多革兰阴性菌存在 DNA 回旋酶(DNA gyrase),后者通过对 DNA 双螺旋不断切开(break)和闭合(seal)的催化作用而使解开的 DNA 双股保持"负超螺旋"形式,保证了其后 DNA 的复制和转录(图 35-2)。许多革兰阳性菌中存在的拓扑异构酶Ⅳ具有 DNA 回旋酶的功能,它们都是喹诺酮类的作用靶点。喹诺酮类通过抑制 DNA 回旋酶和拓扑异构酶的活性,干扰了敏感菌 DNA 的复制和转录。喹诺酮类的抗菌作用强度与其同这两个酶的亲和力成正比的事实充分证明了这点。真核细胞存在拓扑异构酶Ⅱ,其功能与拓扑异构酶Ⅳ相似;抗恶性肿瘤药伊托泊苷(etoposide)抑制拓扑异构酶Ⅱ功能而发挥作用。喹诺酮类药物在浓度高达 100～1000μg/ml 对拓扑异构酶Ⅱ也有抑制作用。

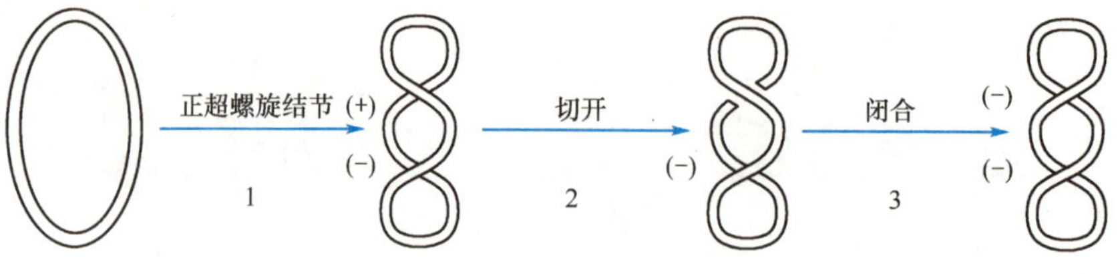

图 35-2 DNA 回旋酶的作用和喹诺酮类药物的作用原理

1. 正超螺旋结节的形成；2 和 3. DNA 回旋酶的酶促切开和闭合 DNA 作用

3. 耐药性 采用氟喹诺酮类药物治疗感染性疾病期间，耐药菌株的发生率约为千万分之一。我国有报道，一个新氟喹诺酮上市，一般2～3 年即有耐药菌株产生。以葡萄球菌、假单胞菌和沙雷菌等最易发生耐药性。其耐药机制主要与编码同氟喹诺酮类反应的靶酶结合域基因出现突变有关，其次与细菌对药物通透性改变有关。各氟喹诺酮药物之间存在一定交叉耐药性。

【体内过程】

除诺氟沙星外，氟喹诺酮类药物口服吸收良好，生物利用度一般为 80%～95%。吸收后经血液循环广泛分布于全身体液和组织，分布容积大。在尿、粪、胆汁、肾、前列腺组织、肺、巨噬细胞和中性粒细胞中药物浓度大于血药浓度。但脑脊液、骨、和前列腺液中浓度低于血药浓度。口服 400 mg 药物后，1～3 小时内诺氟沙星、司氟沙星(sparfloxacin)、伊诺沙星、加替沙星、氧氟沙星、洛美沙星和培氟沙星血药浓度可分别达到 1.0μg/ml、1.4μg/ml、2.0μg/ml、3.4μg/ml、2.9μg/ml、2.8μg/ml 和 3.7μg/ml。食物较少影响药物吸收，但延迟药物的达峰时间。各药与血浆白蛋白结合率较低，一般小于 20%。药物血浆消除半衰期以诺氟沙星和环丙沙星最短，为 4 小时左右；培氟沙星和氟罗沙星(fleroxacin)为 10 小时左右，司氟沙星最长，约 18 小时。大多数药物主要以原形或代谢物形式从尿中排出。莫昔沙星、培氟沙星、氟罗沙星和曲氟沙星(trovafloxacin)主要以非肾途径排出。

【临床应用】

喹诺酮类，尤其氟喹诺酮类具有广的抗菌谱，优越的药代动力学特点，较少与其他类的抗菌药有交叉耐药性等优点。因此，除诺氟沙星而外，已广泛用于临床治疗多种局部和全身感染性疾病。但因为这类药物价格较低、使用方便和适应证广、易于获得，也存在较为严重的滥用现象。

1. 泌尿生殖道感染 泌尿道感染多为革兰阴性菌所致，可以选用多种类型的抗菌药治疗。氟喹诺酮类，包括诺氟沙星在内，因主要从肾脏排泄，在尿中浓度高，对多药耐药菌株，如假单胞菌和大肠埃希菌等引起的感染有效，对细菌性前列腺炎也有良好治疗作用。对淋病奈瑟菌和衣原体所致的尿道炎和宫颈炎等氧氟沙星等可以选用。对于盆腔炎，可用环丙沙星或氧氟沙星与抗厌氧菌药物如克林霉素或甲硝唑合用。

2. 胃肠道感染 对旅行者腹泻和痢疾杆菌感染采用诺氟沙星治疗即有显著疗效。对伤寒和霍乱治疗可选用环丙沙星和(或)氧氟沙星。

3. 呼吸道感染 加替沙星和莫昔沙星治疗肺炎球菌性肺炎与 β 内酰胺类疗效相似。像阿奇霉素一样，环丙沙星和左氧氟沙星也用于非典型肺炎(由支原体、衣原体或军团菌引起)的治疗。对有肺囊纤维化伴铜绿假单胞菌感染病人也可用环丙沙星等药物进行治疗。氟喹诺酮类也口服用于流感杆菌和卡他莫拉菌携带者，以清除痰中病菌。

4. 骨、关节和软组织感染 对金黄色葡萄球菌和革兰阴性杆菌感染的骨髓炎、关节炎，以及严重糖尿病患者的下肢软组织感染，氟喹诺酮类是可供选择的有效治疗药物。

5. 预防感染 鉴于氟喹诺酮类的广谱抗菌特点，一些氟喹诺酮类药物如环丙沙星也用于特定情况下的预防感染。如昏迷状态并进行尿道插管导尿的病人，肿瘤化疗白细胞低下病人等。环丙沙星、阿莫西林和克拉维酸联合是推荐用于化疗致使粒细胞减少病人以预防感染的有效方案。

【不良反应】

氟喹诺酮类的常见不良反应是胃肠道反应，发生率为 3%～17%，病人表现轻度恶心、呕吐、上腹不适等。皮疹也是比较常见的不良反应，且国内外报道的发生率相差较大；皮肤光过敏也有报道，主要发生在使用司氟沙星、氟罗沙星和洛美沙星的病人。神经系统不良反应包括轻度头痛和眩晕，发生率为 0.9%～11%；罕见导致幻觉、谵妄和惊厥。后者多在与茶碱类药物或非甾体类抗炎药合用时发生。此外，幼儿使用氟喹诺酮后可能出现软骨、跟腱和关节炎症或损伤。因

笔记栏

此建议 18 岁以下患者、孕妇和哺乳妇不宜使用本类药物。

常用氟喹诺酮类药物的药代动力学特点见表 35-1。

表 35-1　常用氟喹诺酮类药物的药代动力学特点

药物	血浆消除半衰期(h)	生物利用度(%)	血浆蛋白结合率(%)	峰血浓度(μg/ml)	口服剂量(mg)	主要排泄途径
环丙沙星	3～5	70	<20	2.4	500	肾
伊诺沙星	3～6	80	<20	2.0	400	肾
加替沙星	8	98	<20	3.4	400	肾
左氧氟沙星	6	98	<20	5.7	500	肾
洛美沙星	8	95	<20	2.8	400	肾
莫昔沙星	10	>85	<20	3.1	400	非肾
诺氟沙星	4	35～40	10～15	1.0	400	肾
氧氟沙星	6	95	<20	2.9	400	肾
司氟沙星	18	92	40	1.4	200	肾,肝
培氟沙星	11	95	<30	3.7	400	非肾
氟罗沙星	10	90	25	2.9	200	肾
曲氟沙星	11	88	<20	2.2	200	非肾

诺氟沙星(norfloxacin)

诺氟沙星是较早合成并用于临床的氟喹诺酮药物,体外实验显示对革兰阴性杆菌,如大肠埃希菌、沙门菌属、痢疾杆菌等活性较高。该药口服生物利用度仅为 35%～40%,组织和体液中浓度也不高,主要从尿中排泄。因此,该药目前仅口服用于泌尿道和消化道敏感菌感染,如膀胱炎、菌痢、旅行者腹泻及霍乱的症状控制等;对全身感染并无治疗价值。主要不良反应为胃肠反应、肝功能受损、皮疹和神经系统不良反应,发生率分别为 21%、5.2%、1%和 1.2%。

环丙沙星(ciprofloxacin)

环丙沙星是氟喹诺酮类中抗菌谱最广、抗菌活性最强、使用频率最高,应用最广泛的药物之一。该药不仅对革兰阴性菌,特别是阴性杆菌,如大肠埃希菌、肺炎杆菌、变形杆菌、沙门菌、痢疾杆菌、沙雷菌和铜绿假单胞菌有强的杀菌作用外,对革兰阳性菌如葡萄球菌、肺炎球菌、溶血性链球菌也有较强抑制作用;对某些分支杆菌(如结核杆菌)、支原体、衣原体、军团菌及少数厌氧菌也有效。该药有口服和静脉注射制剂。口服生物利用度接近 70%,血浆消除半衰期约 4.5 小时,体内分布广泛,主要从尿中排泄,部分从胆道排泄。该药广泛用于呼吸道、泌尿生殖道、消化道、腹腔和盆腔,以及软组织、骨与关节的病原菌感染;静脉给予用于大肠埃希菌、铜绿假单胞菌、肠杆菌等引起的败血症。与阿莫西林和克拉维酸组方用于高危易感染病人预防感染。本品不良反应发生类型与诺氟沙星相同,但总不良反应发生率比诺氟沙星低,约为 5%～10%,主要为胃肠道不良反应,但有引起肝功能衰竭和过敏性休克报道。

氧氟沙星(ofloxacin)和左氧氟沙星(levofloxacin)

左氧氟沙星是氧氟沙星的左旋体。两药的抗菌谱相同并与环丙沙星相似,但对球菌的作用稍强于环丙沙星。两药的体内过程、适应证和不良反应也相同,唯抗菌活性后者强于前者。两者口服生物利用度均为 95%左右,蛋白结合率低,分布广泛,主要从尿中排泄,消除半衰期均为 6 小时左右。两药临床适应证与环丙沙星相似,也常用于泌尿生殖道、消化道、呼吸道、软组织等感染治疗。两者不良反应类型与诺氟沙星相同,唯反应发生率较低。

司氟沙星(sparfloxacin,司帕沙星),氟罗沙星(fleroxacin,多氟沙星)和洛美沙星(lomefloxacin)

三药均是萘啶酸 C_8 位加 F 和 C_6 位加甲基哌嗪环的氟喹诺酮类化合物,口服均具有很高的生物利用度(接近 100%),较长的消除半衰期(氟罗沙星和洛美沙星约为 8～10 小时);对革兰阴性菌作用与氧氟沙星相似。司氟沙星对革兰阳性菌、厌氧菌、分支杆菌、衣原体和支原体作用

笔记栏

均大于氧氟沙星和环丙沙星；氟罗沙星和洛美沙星对革兰阳性菌、分支杆菌、衣原体和支原体作用与氧氟沙星类似，但对大多数厌氧菌几乎无效。三药临床用途与氧氟沙星和环丙沙星大致相同，主要用于泌尿生殖道、消化道、呼吸道及软组织、骨和关节细菌感染的治疗。司氟沙星也用于厌氧菌、分支杆菌、衣原体和支原体感染治疗。三者的不良反应除与诺氟沙星类似外，皮肤光过敏是三药的特征性不良反应。

培氟沙星(pefloxacin)

培氟沙星是萘啶酸 C_7 位引入甲基哌嗪环的化合物，具有良好的口服吸收率，高的血药浓度，广泛的体内分布，以心肌中浓度最高，脑脊液中浓度也可达到血液药浓度的60%。主要经肝脏代谢，经尿排出的药物量仅为口服总量的15%左右。血浆消除半衰期约为11小时。抗菌谱和抗菌活性与氧氟沙星相似，对厌氧菌作用弱。临床应用与氧氟沙星和环丙沙星相似。有报道对化脓性脑膜炎，本品静脉滴注，有较好疗效。有报道，本品静脉滴注对化脓性脑膜炎有较好疗效。

莫西沙星(moxifloxacin)

莫西沙星是近年上市的氟喹诺酮类药物。该药除有良好的药物代谢动力学特点和半衰期长外，具备与司氟沙星几乎相同的抗菌作用；特别对革兰阳性细菌，厌氧菌、分支杆菌、衣原体和支原体的作用均强于氧氟沙星，甚至强于司氟沙星。因此临床可用于上述病原菌所致的泌尿生殖道、胃肠道、呼吸道、软组织等治疗。不良反应与诺氟沙星相似，唯不良反应少而轻。

第二节　磺胺类药物

磺胺类药物(sulfonamides)是第一个人工合成并用于全身感染性疾病治疗和预防的药物(1933)。是感染性疾病治疗的第一次历史性突破，极大地降低了因感染性疾病而致人类的致残率和致死率。经过几十年的临床应用，磺胺类药物的缺点被展示无遗，特别是以前对磺胺类药物敏感的许多病原菌对其产生了耐药性。因此，在青霉素和其他天然的和人工半合成的抗生素用于治疗全身和局部感染性疾病之后，磺胺类药物从20世纪60年代后已逐渐淡出临床。

笔记栏

【化学结构】

磺胺类药物是对位氨基苯磺酰氨基的衍生物(图35-3)。其抗菌活性的维持与对位氨基保持游离状态有关。当磺酰氨基上的R为各种化学基团所取代，则产生一系列口服能吸收的磺胺类衍生物。

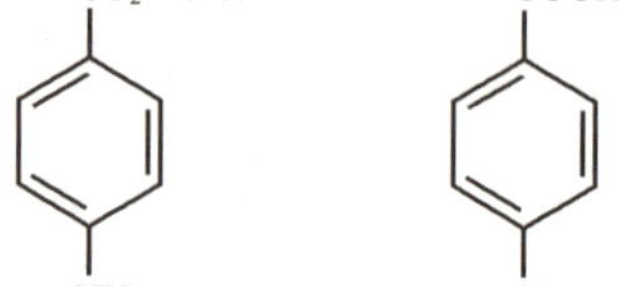

图35-3　磺胺类药物的基本化学结构

【抗菌作用】

1. 抗菌谱　磺胺类药物是广谱抑菌剂。药物史上，许多革兰阳性菌和阴性菌对其均敏感。但目前对磺胺类药物敏感的病原菌已为数不多了。主要包括：化脓性链球菌、肺炎球菌、流感嗜血杆菌、诺卡菌属、放线菌属、肉芽肿鞘杆菌和沙眼衣原体等。对某些菌株，如大肠埃希菌、克雷伯菌、痢疾杆菌、沙门菌和肠杆菌也有一定抑制作用。

2. 抗菌作用原理　在嘌呤碱和嘧啶碱的合成中，需要四氢叶酸转一碳单位。细菌不能利用现成的叶酸以进行嘌呤碱和嘧啶碱的合成，而必须以对氨苯甲酸(PABA)为原料，在二氢蝶酸合成酶的催化下自行合成叶酸。磺胺类药物与PABA结构相似，能与PABA竞争并抑制二氢蝶酸合成酶，干扰二氢蝶酸合成，进而影响二氢叶酸和四氢叶酸合成，最终影响了细菌核酸合成，阻止了细菌的生长繁殖(图35-4)。

3. 耐药性　细菌对磺胺类药物极易产生耐药性。其耐药机制涉及基因突变和耐药质粒的转移。主要耐药形式为：①细菌二氢蝶酸合成酶基因突变，致酶蛋白与磺胺类药物的亲和力降低；②细菌通透性降低或药物外排泵活性增加；③细菌叶酸代谢途径改变；④细菌增加PABA产量。

【体内过程】

根据磺胺类药物体内过程和临床应用特点，一般将其分为三类：肠道易吸收的磺胺类，肠道难吸收的磺胺类和局部应用的磺胺类。

肠道易吸收的磺胺类药物根据血浆半衰期的长短，可分为短效类(如磺胺异噁唑)、中效类(如磺胺嘧啶和磺胺甲噁唑)和长效类(如磺胺多辛)；它

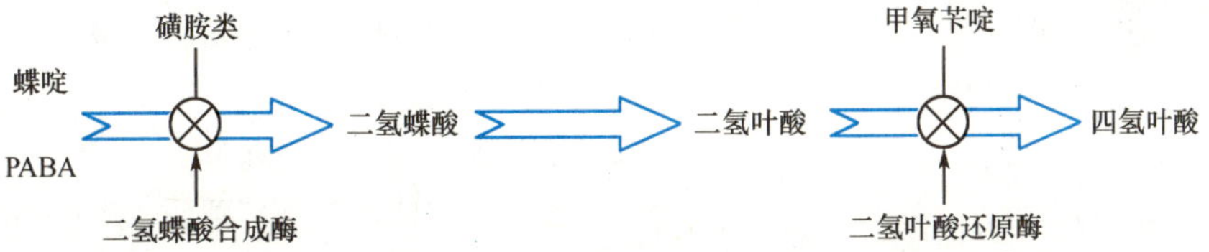

图 35-4　磺胺类药物和甲氧苄啶的作用原理

们口服后吸收快而完全，生物利用度一般在70%～100%之间；血浆白蛋白结合率 20%～95%，以长效磺胺类蛋白结合率最高；体内分布广泛，包括胸腔、腹腔、滑液囊、和脑脊液，浓度最高可达血药浓度的80%，也易透过胎盘进入胎儿；主要经肝脏乙酰化代谢；代谢物和部分原形药主要从肾脏排泄，碱性尿中溶解度增加；长效磺胺类药物经肾脏排泄时可显著被肾小管重吸收。

【临床应用】

磺胺类药物一般不单独用于感染性疾病治疗。因为许多对其敏感的病原菌，如脑膜炎奈瑟菌、肺炎球菌、链球菌、葡萄球菌、淋病奈瑟菌等都产生耐药。目前，磺胺类药物除可用于泌尿道和消化道细菌感染治疗外，也可用于某些病原菌引起的局部和全身的感染。

一、肠道易吸收的磺胺类药物

磺胺异噁唑(sulfisoxazole，SIZ)

本药为短效磺胺类药物。该药口服吸收快而完全，主要分布在细胞外液，脑脊液中浓度仅为血浓度的 30%。血浆蛋白结合率高，肝脏中乙酰化代谢率也高，血浆消除半衰期 6 小时。主要经肾脏排泄。尿中浓度高，主要用于敏感菌引起的泌尿道感染。因尿液中溶解度大，使用时无须加等量碳酸氢钠同服。

磺胺甲噁唑(sulfamethoxazole，SMZ)

本药为中效磺胺类药物。该药血浆蛋白结合率 65%，血浆消除半衰期 11 小时。在肠道的吸收和尿中排泄速度均比 SIZ 慢，尿中溶解度明显低于 SIZ。常把甲氧苄啶与 SMZ 按 1∶5 组方，用于泌尿道和消化道的细菌感染。也可用于呼吸道和全身的轻、中度敏感菌感染。

磺胺嘧啶(sulfadiazine，SD)

本药为中效磺胺类药物，可口服；其钠盐可静脉给予。该药血浆蛋白结合率约为 45%，血浆消除半衰期 16 小时左右，在脑脊液中可达有效抗菌浓度(约为血药浓度的 70%)。除国内仍用于治疗流行性脑膜炎奈瑟菌感染外，也与乙胺嘧啶合用治疗弓形体病。因磺胺嘧啶本身及其乙酰化代谢物尿中溶解度低，应加等量碳酸氢钠一同服用。

磺胺多辛(sulfadoxine，SDM)

本药为长效、口服易吸收的磺胺类药物。该药血浆蛋白结合率高，游离血药浓度低，血浆消除半衰期长达 7～9 天。主要与乙胺嘧啶联合使用，治疗或预防一些病原体感染性疾病，如疟疾和流脑等。

二、口服难吸收的磺胺类药物

柳氮磺吡啶(sulfasalazine，SASP)

为口服难吸收类中尚还在使用的药物。口服后，能在肠道碱性条件下分解生成磺胺吡啶和 5-对氨基水杨酸。后者有显著抗炎和抑制免疫作用，临床主要用于慢性溃疡性结肠炎治疗，能控制急性发作症状和延长缓解期。

三、局部应用的磺胺类药物

磺胺醋酰(sulfacetamide，SA)

常用其钠盐，制成不同浓度的滴眼液，用于治疗沙眼衣原体感染所致的眼结合膜炎等。

甲磺米隆(sulfamylon，SML)

药用其盐酸盐或醋酸盐，对多种革兰阳性和阴性菌均有较强的杀灭作用。主要外用于皮肤创面细菌感染，特别是铜绿假单胞菌感染。其抗菌活性不受感染区 PABA 浓度的影响，但在血中其抗菌活性很快消失。

磺胺嘧啶银(sulfadiazine silver，SD-Ag)

本品不仅有SML类似的抗菌作用，同时对创伤炎性组织创面有收敛作用，对铜绿假单胞菌作用比SML还强。临床也主要外用于烧伤和烫伤创面细菌感染治疗。

【不良反应】

磺胺类药物的主要不良反应为泌尿系统损伤及皮肤和黏膜的过敏反应。个别病人也会出现血液系统异常、中枢和胃肠反应等。

1. 过敏反应 少数服用或接触磺胺类药物的个体可出现过敏反应。主要症状为皮疹、发热、瘙痒等。严重过敏反应表现为剥脱性皮炎。长效磺胺类抗菌药及磺胺类药物局部使用引起过敏反应发生率相对较高。磺胺类抗菌药之间有明显交叉过敏反应。具有磺酰氨基样结构的其他药物，如噻嗪类利尿药、磺酰脲类降血糖药、呋塞米和布美他尼强效利尿药、醋唑磺胺类碳酸酐酶抑制剂以及COX-2抑制剂塞来昔布和罗非昔布等均可能与磺胺类抗菌药有交叉过敏反应。

2. 泌尿系统损伤 磺胺类药物主要以原形或乙酰化形式从肾脏排泄；它们在尿中，尤其在酸性尿中，溶解度降低。除长效磺胺类药物因给药间隔时间长、尿液中浓度低和磺胺异噁唑尿液中溶解度高，不易在尿液中形成结晶外，所有其他口服易吸收的磺胺类药物均易尿路中形成结晶，刺激尿路，出现蛋白尿和血尿，甚至出现尿路结石。脱水病人更易发生。因此，对服用磺胺类药物病人应鼓励多喝水，同时加服与磺胺类药物等量的碳酸氢钠，以碱化尿液增加磺胺类药物的溶解度。

3. 造血系统影响 磺胺类药物对造血系统损伤非常少见。主要有溶血反应、粒细胞减少和再生障碍性贫血等。

4. 其他 个别病人使用磺胺类药物后出现头晕、头痛、疲乏等症状。也可引起胃肠道厌食、恶心、腹痛等。

第三节 其他人工合成抗菌药

甲氧苄啶(trimethoprim，TMP)和复方SMZ

笔记栏

20世纪60年代，当磺胺类抗菌药因耐药菌株的不断产生而面临应用困境的时候，甲氧苄啶诞生。因其阻断细菌叶酸合成的原理与磺胺类不同，两药联合应用具有显著的抗菌协同作用。甲氧苄啶与其他抗菌药物合用也显示抗菌增效作用。这使磺胺类抗菌药淡出市场的步伐减缓。

【抗菌作用】

甲氧苄啶的体外抗菌谱与磺胺嘧啶和磺胺甲噁唑相似，但抗菌效价强度比前两者大20倍以上。抗菌谱包括许多革兰阳性菌和革兰阴性菌。但单独使用时，细菌易产生耐药性。甲氧苄啶与SMZ以1∶5比例组成的复方制剂，对许多病原菌有抑制或杀灭作用。包括衣原体和脑膜炎奈瑟菌；肺炎球菌也对其敏感，但易发生耐药；约50%～95%的金黄色葡萄球菌、表皮葡萄球菌、大肠埃希菌、化脓性链球菌、奇异变形杆菌、摩根变形杆菌、雷极变形杆菌、肠杆菌、沙门菌、痢疾杆菌、类鼻疽假单胞菌、沙雷菌和产碱杆菌等对TMP和SMZ混合制剂敏感。克雷伯菌、布氏杆菌、溶血巴斯德菌、假结节耶尔森菌、小肠和结肠炎 耶尔森菌和星形诺卡菌也对其敏感。

甲氧苄啶的抗菌作用原理与抑制细菌二氢叶酸还原酶活性有关，使二氢叶酸不能还原成四氢叶酸，最终干扰了需要四氢叶酸转一碳单位的嘌呤和嘧啶合成(图35-4)。甲氧苄啶对细菌二氢叶酸还原酶的选择性抑制强度比对哺乳动物细胞的二氢叶酸还原酶强5万倍，因此，常规剂量对人的二氢叶酸还原酶活性几无影响。

细菌对甲氧苄啶易产生耐药性，特别是铜绿假单胞菌、肺炎球菌、脆弱杆菌、肠球菌等。耐药菌株对甲氧苄啶的通透性降低，或者菌株生成二氢叶酸还原酶的量增加以及酶的基因突变，使酶与甲氧苄啶的亲和力减低。一般认为对甲氧苄啶耐药是由质粒和(或)转座子(transposon)介导。

【体内过程】

甲氧苄啶口服易吸收，广泛分布于全身各组织和体液中，包括脑脊液。其分布容积比SMZ大，血浆蛋白结合率约为65%，消除半衰期为11小时。大部分从尿中排泄。当肌酐廓清率为15～30ml/min时，剂量应减半。当TMP与SMZ以1∶5的比例混合给予时，两药血浆峰值浓度比为1∶20，与两药在体外合用的最佳搭配浓度相当。

【临床应用】

TMP在临床上一般不单独使用，多与SMZ以80mg∶400mg组成复方制剂(称为复方新诺明)使用。因为两药的血浆消除半衰期相近，能双重阻断细菌叶酸合成，使抗菌谱也扩大，抗菌作用增强几十倍，甚至出现杀菌效应。

TMP160 mg与SMZ800 mg合用，1天2次对泌尿道和前列腺感染非常有效。有报道，TMP80 mg与SMZ400 mg合用于女性病人，每周3次，能有效预防由肠球菌、痢疾杆菌和沙门菌引起的反复性泌尿道感染。TMP160～240 mg与SMZ800～1200 mg合用，能有效改善慢性支气管炎症状；对卡氏孢子虫引起的肺炎、对流感嗜血杆菌或肺炎球菌引起的小儿中耳炎及成人上颌窦炎也有效。尽管胃肠道细菌对TMP＋SMZ制剂易产生耐药性。但也可作为二线药治疗肠炎和痢疾，高剂量也用于沙门菌带菌者和伤寒症治疗。

【不良反应】

本品过量可出现叶酸缺乏的不良反应，产生巨幼红细胞性贫血等。与SMZ组方的制剂主要不良反应与磺胺类药物类似。

硝基呋喃妥因(nitrofurantoin)和呋喃唑酮(furazolidone)

两者均为硝基呋喃类(nitrofurans)药物。1944年被发现有强的抗菌作用。由于这类药物有限的抗菌作用，较多而严重的不良反应，目前已很少使用。

硝基呋喃妥因口服吸收快而完全，但消除快，血中达不到有效抗菌浓度。消除半衰期不到1小时。该药口服剂量的40%以原形从尿中排泄。使用常用剂量，尿中药物浓度可达200μg/ml，已完全达到抑菌、甚至杀菌浓度。因此，硝基呋喃妥因仅作为二线药，口服用于敏感菌引起的泌尿道感染治疗，如大肠埃希菌和肠球菌。对贾第鞭毛虫和滴虫感染也有治疗作用。

本品抗菌原理尚未明了。发现该药能被细菌还原成活性中间体，进而损伤敏感菌的DNA功能。

主要不良反应包括发生频率高的胃肠反应，如厌食、恶心、呕吐；过敏反应如皮疹和发热；神经系统不良反应包括头痛、眩晕、疲乏、肌痛等；先天性6-磷酸葡萄糖脱氢酶缺乏者可出现溶血性贫血等。

呋喃唑酮口服不易吸收，主要在肠道发挥局部抗菌作用。如由沙门菌和痢疾杆菌引起的肠炎和痢疾。

（周岐新）

第 36 章　抗真菌药及抗病毒药

第一节　抗 真 菌 药

抗真菌药(antifungal agents)为一类能抑制真菌生长、繁殖或杀灭真菌的药物。临床上主要用于治疗各种真菌引起的感染。

真菌(fungus)种类繁多,但对人有致病作用的真菌为数不多。临床所见的真菌感染可分为两类,即浅部真菌感染和深部真菌感染。浅部真菌感染主要由表皮癣菌属、小孢子菌属及毛癣菌属引起,它们一般侵犯皮肤、黏膜、指(趾)甲及毛发,引起各种癣病,发病率高,但危害小。深部真菌感染主要由念球菌属、隐球菌属、芽生菌属、球孢子菌属、组织胞浆菌属、地丝菌属及孢子丝菌属引起,它们除侵犯皮肤、黏膜外,也可侵犯深部各组织及内脏器官,发病率虽低,但危害大,病死率高。深部真菌感染的发生常与滥用广谱抗生素后引起菌群失调或大量使用免疫抑制剂,致机体抵抗力下降等有关。

临床常用的抗真菌药物可分为抗真菌抗生素类及人工合成抗真菌药两大类。

一、抗真菌抗生素类

抗真菌抗生素主要有多烯类抗生素(包括**两性霉素 B**,**制霉菌素**等抗生素)及灰黄霉素。灰黄霉素因毒性较大,临床现已少用。

两性霉素 B (amphotericin B)

【体内过程】

口服及肌内注射均难吸收,常静脉滴注给药。其与血浆蛋白结合率可高达 90%～95%,不易进入脑脊液、玻璃体及羊水。主要经肝脏代谢后随尿缓慢排泄,尿中原形药物约为 5%。

【药理作用及作用机制】

两性霉素 B 为广谱抗真菌药,几乎对所有真菌均有抗菌作用。尤其对多种深部真菌,如念珠菌、隐球菌、芽生菌、组织胞浆菌、粗球孢子菌等抗菌作用较强。低浓度时抑菌,高浓度时杀菌。其作用机制为选择性与真菌细胞膜中的麦角固醇结合,增加真菌胞膜的通透性,致胞内重要物质,如氨基酸、电解质等流失,正常代谢无法维持,生长停止或死亡。因细菌细胞膜不含固醇,故不受其影响。人及其他哺乳动物的肾小管上皮细胞及红细胞的细胞膜中也含有固醇,故也会受其影响而引起肾损害及溶血等毒性反应。但因本类药对真菌细胞膜中的麦角固醇亲和力大于对哺乳动物细胞膜中固醇的亲和力,故其对真菌的选择性较高。

敏感真菌对其很少耐药。其耐药机制与真菌细胞膜中麦角固醇含量减少有关。

【临床应用】

适用于各种深部真菌感染,且常为首选治疗药。全身性感染应静脉滴注给药;脑膜炎时,需加鞘内注射;肠道感染可口服给药;体表真菌感染可局部用药。

【不良反应与用药注意】

1. 局部刺激　口服可致恶心、呕吐、食欲不振、腹泻等胃肠道反应;静脉滴注可致血栓性静脉炎;鞘内注射可致背痛、下肢痛、颈项强直,甚至下肢截瘫等。

2. 静脉滴注反应　静脉滴注时可出现寒战、高热、恶心、呕吐、血压下降、眩晕等。事先给予非甾体抗炎药、H_1 受体阻断药及糖皮质激素可减轻寒战、发热等反应。

3. 血液系统损害　可致溶血性贫血、粒细胞减少及血小板减少,也可引起低血钾、低血镁等。

4. 肾损害　可致血尿、蛋白尿、管型尿及血中尿素氮、肌酐升高。

5. 肝损害　可致肝功能异常。

6. 心血管反应　静脉滴注液浓度过高或静脉滴注速度过快可致心动过速、甚至心室颤动或心跳骤停。

故全身用药期间应定期检查血、尿常规,肝功能、肾功能,心电图等。

表 36-1　常用多烯类抗生素的特点

药　物	主要特点
两性霉素 B (amphotericin B)	相对毒性较小，除可供外用及口服外，也可供静脉滴注及鞘内注射，是治疗全身性严重深部真菌感染的首选药物之一
制霉菌素 (nystatin)	毒性较大，不可全身应用，只宜口服或局部用药。兼能抑制滴虫，故还可用于滴虫性阴道炎

二、人工合成抗真菌药

人工合成抗真菌药根据化学结构可分为：唑类、丙烯胺类和嘧啶类。

(一) 唑类(azoles)

唑类抗真菌药可进一步分成咪唑类(包括酮康唑、咪康唑、益康唑、克霉唑、联苯苄唑等)和三唑类(包括伊曲康唑、氟康唑、伏立康唑等)。是目前临床上最常用的一类抗真菌药物(表 36-2)。

【体内过程】

咪唑类药物中的酮康唑及三唑类药物口服吸收均好，其余咪唑类药物口服吸收差。吸收后的药物与血浆蛋白的结合率因药而异，一般组织分布广，可透过胎盘，而难透过血-脑屏障，但氟康唑在脑脊液中的浓度可达血药浓度的 50%～60%。多数药物主要经肝脏代谢后随胆汁及尿排泄。而氟康唑则极少经肝脏代谢，其在尿中的原形药物可达给药量的 80%以上。

【药理作用及作用机制】

唑类抗真菌药为广谱抗真菌药，对浅部真菌及深部真菌均有强大抗菌作用。其抗真菌的作用机制主要是唑类药物能与合成麦角固醇所需的 14-脱甲基酶系统中的细胞色素 P450 结合，并抑制细胞色素 P450 的功能，使依赖细胞色素 P450 的 14-脱甲基酶受抑制，导致麦角固醇合成受阻。真菌细胞膜在缺少麦角固醇时，其流动性下降，致使与膜结合的某些蛋白酶活性降低，菌体生长受抑制。同时因麦角固醇合成受阻，也使合成麦角固醇的前体物 24-甲烯二氢羊毛固醇堆积，从而抑制真菌细胞膜内脱氢酶的活性，使膜中饱和脂肪酸含量增加，导致真菌细胞膜受损，通透性增加，胞内容物流失，从而产生抗真菌作用。

三唑类药物比咪唑类药物对真菌细胞色素 P450 的亲和力高而对人体的细胞色素 P450 亲和力低，故其抗真菌作用更强，而毒性更低。

表 36-2　常用唑类抗真菌药的特点

类别	药物	主要特点	主要不良反应
咪唑类	酮康唑 (ketoconazole)	口服易吸收，但需足够的胃酸，故食物、抗酸药、抑制胃酸分泌药可妨碍其吸收。可用于真菌引起的全身或局部感染。可抑制睾酮及肾上腺皮质激素的合成	口服不良反应多。常见胃肠反应、过敏反应及神经系统反应；偶致肝毒性及男性乳房发育
	咪康唑 (miconazole)	口服难吸收。主要供局部应用	局部应用无明显不良反应
	益康唑 (econazole)	同上	同上
	克霉唑 (clotrimazole)	同上，但抗真菌作用较弱	同上
	联苯苄唑 (bifonazole)	口服难吸收，在真皮内活性持续时间长。抗真菌力强于其他咪唑类。主要供局部应用	可致用药局部出现皮炎、脱皮及皮肤龟裂
三唑类	伊曲康唑 (itraconazole)	抗真菌活性强于酮康唑 5～100 倍，是治疗组织胞浆菌及芽生菌感染的首选药。不抑制睾酮合成，肝毒性小于酮康唑	发生率低。可致胃肠反应、头痛、头昏、低血钾、高血压、水肿及皮肤瘙痒等
	氟康唑 (fluconazole)	在脑脊液中浓度较高。抗真菌作用强于酮康唑 5～20 倍，是治疗艾滋病人隐球菌性脑膜炎的首选药，与氟胞嘧啶合用可增效	发生率低。可致胃肠反应、皮疹、胎儿缺陷等。孕妇禁用
	伏立康唑 (voriconazole)	可口服和静脉给药。抗真菌活性大于氟康唑 10～500 倍，对耐氟康唑及两性霉素 B 的深部真菌仍有效	发生率低。主要为胃肠反应。病人耐受性好

笔记栏

(二) 丙烯胺类 (acylamide)

本类包括萘替芬和特比萘芬两个药,因后者是对前者进行结构改造后得到的,抗菌活性更高、毒性更低且口服有效,已取代了前者,在临床上常用。

特比萘芬 (terbinafine)

【体内过程】

口服易吸收,生物利用度为 70%。血浆蛋白结合率为 99%,在皮肤、毛囊及毛发、甲板中能长时间维持较高浓度。主要经肝脏代谢后随尿排出,半衰期约 100 小时。

【药理作用与作用机制】

本品为广谱抗真菌药,对浅部真菌及深部真菌均有效,其中对皮癣菌和曲霉菌的作用强于唑类和灰黄霉素。

本品能抑制真菌合成麦角固醇的关键酶——鲨烯环氧酶,阻止真菌合成麦角固醇。从而增加真菌细胞膜的通透性,致胞内容物外漏,产生抗真菌作用。

【临床应用】

口服或局部外用治疗真菌引起的表浅部位感染;对深部真菌感染,应与唑类或两性霉素 B 合用,常可获得良效。

【不良反应】

一般较轻微,常见胃肠道反应,如恶心、腹胀、食欲不振等。偶致肝炎及皮疹。

(三) 嘧啶类(miazines)

5-氟胞嘧啶 (flucytosine)

【体内过程】

口服吸收快而完全。分布广,易透过血-脑屏障。主要以原形经肾排出,尿中原形药物可达 80%~90%,半衰期为 3~6 小时,肾功不良时其半衰期将延长。

【药理作用与作用机制】

本品只对深部真菌,尤其是隐球菌及念珠菌有较强作用。其抗菌谱、抗菌力均比不上两性霉素 B。

本品的抗真菌作用机制为在真菌细胞的胞嘧啶渗透酶的作用下被摄入真菌细胞内,并在真菌细胞内受嘧啶脱氨酶作用,脱去氨基而转化为有活性的 5-氟尿嘧啶。因 5-氟尿嘧啶与尿嘧啶结构相似,故可以伪核苷酸形式取代尿嘧啶参与真菌核酸(DNA 和 RNA)的合成代谢,从而抑制真菌合成核酸。人体因缺乏嘧啶脱氨酶,不能将本品转化为 5-氟尿嘧啶,故本品对人体细胞影响小。

【临床应用】

主要用于全身性深部真菌感染。本品单用易产生耐药性,常与两性霉素 B 或唑类抗真菌药合用,可产生协同抗真菌作用。

【不良反应与用药注意】

1. 胃肠反应　可致恶心、呕吐、腹痛、腹泻等。
2. 过敏反应　偶致皮疹等。
3. 骨髓抑制　可引起白细胞减少、血小板减少、贫血等。
4. 肝损害　可致转氨酶升高。
5. 肾损害　老年、肾功不良者应减量。
6. 致畸　动物实验表明本品有致畸作用,故孕妇、哺乳妇应避免使用。

第二节　抗病毒药

病毒(virus)是一类无完整细胞结构,主要由核酸和蛋白质外壳所组成的简单微生物。国际病毒分类系统一般把病毒分为 DNA 病毒、RNA 病毒、DNA 和 RNA 逆转录病毒三大类。病毒没有自己的代谢系统,它只能侵入宿主细胞,借助于宿主细胞的代谢系统、能量、营养物质进行增殖。其侵入与增殖过程主要包括:吸附(absorption)、穿透(penetration)、脱壳(uncoating)、生物合成(biosynthesis)、组装(packaging)、成熟与释放(releasing)等几个环节。

病毒感染性疾病极为常见,占临床传染性疾病的 75%。虽然大多数病毒性疾病均为自限性疾病,但严重的病毒感染威胁着人类的生命与健康。

常用抗病毒药(antiviral agents)主要通过下列机制产生抗病毒作用:①阻止病毒吸附;②阻止病毒穿入与脱壳;③阻止病毒的生物合成;④增强宿主抗病毒能力等。目前仍缺乏理想的抗病毒药物,现有的抗病毒药只能抑制病毒增殖,并不能有效杀灭病毒。因此研究和开发高效、低毒的抗病毒药仍是我们的一项艰巨任务。

笔记栏

一、抗 HIV 药

HIV(human immunodeficiency virus,人类免疫缺陷病毒)属 RNA 逆转录病毒,分为 HIV-1 和 HIV-2 两型。HIV 的特点是:病毒体内有反转录酶(reverse transcriptase,依赖 RNA 的 DNA 多聚酶)。当 HIV 侵入宿主细胞后,可以病毒 RNA 为模板,在反转录酶作用下合成互补的双螺旋 DNA,然后在 HIV 整合酶作用下将病毒 DNA 整合到宿主细胞基因中。此时,病毒 DNA 可被转录和翻译成大分子非功能性多肽,此大分子非功能性多肽再经 HIV 蛋白酶水解后形成小分子功能性蛋白质。

HIV 侵入人体主要抑制人体免疫功能,最终因免疫缺陷而致人死于各种严重感染。感染 HIV 主要引起艾滋病(AIDS)。目前治疗 HIV 感染的药物主要有三类:

(一) 核苷反转录酶抑制剂(nucleoside reverse transcriptase inhibitors, NRTIs)

该类药物包括嘧啶衍生物如齐多夫定(zidovudine)、拉米夫定(lamivudine)、扎西他滨(zalcitabine)、司他夫定(stavudine)等和嘌呤衍生物如去羟肌苷(didanosine),均为天然核苷类的人工合成品(表 36-3)。

【药理作用】

本类药物均为核苷类似物,进入机体后,可被宿主细胞中的核苷酸激酶磷酸化而生成有活性的三磷酸代谢物。此活性代谢物以假底物的形式竞争性抑制病毒反转录酶,阻碍病毒 RNA 被反转录成 DNA;此外本类药物也可作为伪核苷酸插入到病毒 DNA 中,从而终止病毒 DNA 的延伸,抑制 HIV 复制。

本类药也可抑制宿主细胞的 DNA 多聚酶,故有一定的细胞毒性。

病毒可通过使编码反转录酶的基因发生突变而获得耐药性。联合用药是避免耐药性产生的主要方法。

【临床应用】

对 AIDS 的治疗推荐"鸡尾酒疗法",即至少选用 3 个抗 HIV 药(常用 2 个核苷反转录酶抑制药+1 个蛋白酶抑制药或 1 个非核苷反转录酶抑制药)组成联合用药方案,如齐多夫定+拉米夫定+英地那韦。这种疗法既可显著提高疗效,又可延缓 HIV 耐药性的产生,还可减轻药物不良反应。

表 36-3　常用核苷反转录酶抑制剂的特点

药　物	主要药理特点	主要不良反应
齐多夫定 zidovudine	为脱氧胸苷类似物。是第一个上市的抗 HIV 药,也是目前治疗 AIDS 的首选药。可口服或静脉注射,分布广,易透过血-脑屏障	贫血与中性粒细胞减少;其他:头痛、恶心、呕吐、肌痛等
拉米夫定 lamivudine	为胞苷类似物。对 HIV 和 HBV 均有抗病毒活性,尤其对耐齐多夫定的 HIV 也有效。口服生物利用度高,体内分布广,主要以原形经肾排泄,在感染了 HIV 或 HBV 的细胞中半衰期长达 11～19 小时	同上而较轻,其中较少出现中性粒细胞减少
扎西他滨 zalcitabine	为脱氧胞苷类似物。抗 HIV 作用弱于齐多夫定。口服吸收好,脑脊液中药物浓度较低,主要经肾排泄,细胞内半衰期约 10 小时	剂量依赖性外周神经炎,也可引起胰腺炎,但发生率低于去羟肌苷
司他夫定 stavudine	为脱氧胸苷类似物。因齐多夫定可降低本品在体内的磷酸化,从而降低本品的作用,故不可与齐多夫定合用,但可用于不能耐受齐多夫定或齐多夫定治疗失败者。口服吸收好,脑脊液中药物浓度可达血药浓度的 55%,主经肾排泄,胞内半衰期为 3.5 小时	外周神经炎、胰腺炎、关节痛、转氨酶升高等
去羟肌苷 didanosine	为脱氧腺苷类似物。也可作为治疗严重 HIV 的首选药。适用于不能耐受齐多夫定或齐多夫定治疗失败者。口服吸收可受食物干扰,更昔洛韦可促进其吸收,但本品可降低更昔洛韦的吸收,脑脊液中药物浓度为血药浓度的 20%,主经肾排泄,胞内 $t_{1/2}$ 可达 12～24 小时	发生率较高,包括外周神经炎、胰腺炎、腹泻、肝炎、心肌炎、消化道反应、中枢神经反应等

笔记栏

（二）非核苷反转录酶抑制剂(non-nucleoside reverse transcriptase inhibitors, NNRTIs)

本类药物中常用的有地拉韦定(dilavirdine)、奈韦拉平(nevirapine)、依法韦伦(efavirenz)。

【药理作用】

本类药物不是核苷类似物，它们进入机体后可直接与反转录酶的活性中心结合，从而抑制反转录酶，阻止病毒RNA被反转录为DNA，发挥其抗HIV作用。

因本类药与反转录酶的结合部位不同于核苷反转录酶抑制剂，故与之联合应用或与蛋白酶抑制药联合应用均可产生协同作用。

因本类药单独使用HIV可迅速产生耐药性，故本类药一般不单独用于治疗AIDS。

【体内过程】

本类药物均可口服，且生物利用度一般较高。体内分布较广。主经CYP3A代谢成羟基化代谢物后随尿排泄。

【临床应用】

常与核苷反转录酶抑制药及蛋白酶抑制药联合用于治疗AIDS。

【不良反应】

1. 过敏反应　以皮疹最常见，轻者可继续用药，重者需立即停药；还可引起药热。

2. 其他　可见恶心、腹泻、头痛、疲劳、嗜睡等。

（三）蛋白酶抑制药(protease inhibitors, PIs)

本类药物常用的有沙喹那韦(saquinavir)、利托那韦(ritonavir)、英地那韦(indinavir)及奈非那韦(nelfinavir)等。

由HIV的*gag*基因编码的是一种大分子无功能多肽，由此多肽组装成的病毒颗粒是无感染力的不成熟的HIV病毒颗粒。HIV蛋白酶可把这种大分子多肽水解成小分子功能蛋白，从而使无感染力的不成熟的HIV病毒颗粒转变为成熟的有感染力的病毒颗粒。

蛋白酶抑制剂就是通过抑制HIV蛋白酶活性，从而阻止成熟的有感染力的病毒颗粒形成而发挥其抗HIV作用。

本类药物多为大分子聚合物，口服生物利用度低，在血中与血浆蛋白结合后难入细胞。

本类药因价格较贵，不良反应较明显，且易产生耐药性，故目前临床推广使用尚有难度。

二、抗疱疹病毒药

对人类致病的疱疹病毒主要有下列几种：单纯疱疹病毒Ⅰ型(HSV-Ⅰ)，可引起口唇疱疹、口腔溃疡和疱疹性角膜炎；单纯疱疹病毒Ⅱ型(HSV-Ⅱ)，可引起外生殖器及腰部以下皮肤疱疹及宫颈癌；水痘-带状疱疹病毒(VZV)，可引起水痘和带状疱疹；巨细胞病毒(CMV)，可引起新生儿病毒血症及畸胎；爱泼斯坦-巴尔病毒(EB病毒)，可引起传染性单核细胞增多症及鼻咽癌。

阿昔洛韦(aciclovir)

【体内过程】

阿昔洛韦(无环鸟苷)口服吸收少，生物利用度约15%～30%，静脉给药可提高血药浓度。血浆蛋白结合率约9%～23%，易透过生物膜，全身分布，在脑脊液中药物浓度可达血药浓度的50%。主要以原形经肾排泄，$t_{1/2}$为2.5小时。

【药理作用】

本品为鸟苷类似物。进入被病毒感染的宿主细胞后，可经病毒的胸苷激酶及宿主细胞的激酶共同催化形成有活性的阿昔洛韦三磷酸。此活性物可抑制病毒DNA多聚酶，并以伪核苷酸形式掺入到病毒正在合成的DNA中，而终止病毒DNA的合成。

本品抗疱疹病毒谱较广，对HSV-Ⅰ、HSV-Ⅱ、VZV及EB病毒均有较强作用，而对CMV活性较低(因CMV无胸苷激酶)。

病毒可通过编码胸苷激酶及DNA多聚酶的基因突变而产生耐药性。

【临床应用】

本品是治疗HSV感染的首选药。对HSV脑炎病人需静脉给药。对各种原因引起的免疫功能低下者，本品可预防HSV及VZV感染。也可与其他抗病毒药合用于乙型肝炎。

【不良反应】

1. 局部刺激　口服可致恶心、呕吐、腹泻等；静脉注射可致静脉炎；外用可致局部刺痛、灼热或红斑。

2. 肾损害　少数病人可出现可逆性肾损害，而大剂量或快速静脉注射可引起严重急性肾损害。

3. 肝损害　偶可引起肝功能异常、转氨酶升高等。

4. 血液造血系损害　贫血、白细胞减少等。

5. 其他　免疫功能受损者，偶可出现昏睡、意识模糊、幻觉、震颤及昏迷等。

其他常用抗疱疹病毒药见表 36-4。

表 36-4　其他常用抗疱疹病毒药的特点

药　物	主要药理特点	主要不良反应
伐昔洛韦 valaciclovir	为阿昔洛韦的前药。口服易吸收，血药浓度为阿昔洛韦的 5 倍，在体内迅速转化为阿昔洛韦而产生作用	毒性较大，可抑制骨髓，并有潜在致癌作用
更昔洛韦 ganciclovir	抗CMV 作用强于阿昔洛韦。口服吸收差，多用静脉给药，在 CMV 感染细胞中浓度高于阿昔洛韦，且停留时间可长达 18～24 小时，主要以原形经肾排泄。主要用于治疗免疫功能低下者出现的 CMV 感染，为首选药。也可局部用于治疗 HSV 及 CMV 引起的眼部感染	全身用药有致突变作用及生殖毒性。16 岁以下儿童禁用。可有局部刺激作用
喷昔洛韦 penciclovir	对HSV、VZV、EB 和鸭肝炎病毒均有抑制作用，对 CMV 作用较弱。在病毒感染的细胞中 $t_{1/2}$ 长于阿昔洛韦。主要用于治疗唇疱疹（局部应用）	口服未见致畸、致突变作用，但高剂量有致癌作用。也有生殖毒性
泛昔洛韦 famciclovir	为喷昔洛韦的前药。口服吸收快，并在体内转化为喷昔洛韦而发挥作用	主要为肾毒性，可致急性肾功能衰竭；电解质紊乱（低钾、低钙或高钙、低镁、低磷酸盐或高磷酸盐血症）；偶见疲劳、头痛、痉挛、恶心、贫血、中性粒细胞减少、皮疹、口腔和阴茎溃疡等
膦甲酸钠 foscarnet sodium	为焦磷酸盐衍生物。可直接抑制疱疹病毒的 DNA 多聚酶、流感病毒的 RNA 多聚酶及 HIV 的逆转录酶。因其口服吸收差且胃肠刺激性强，故常静脉给药，血浆蛋白结合率为 14%～17%，骨中可沉积给药量的 10%～30%，脑脊液中药物浓度可达血药浓度的 43%～67%，主以原形经肾排泄，血浆消除 $t_{1/2}$ 约 4.5～6.8 小时。可用于治疗 CMV 及 HSV 感染	全身用药可致骨髓抑制、脱发，并有致畸和致癌危险。局部用可致局部疼痛、瘙痒、水肿等
碘苷 idoxuridine	为胸苷类似物。在体内经磷酸化后能与脱氧尿苷竞争性抑制磷酸化酶及 DNA 多聚酶。仅可局部用于治疗 HSV 及 VZV 引起的角膜炎和结膜炎	全身用药对动物有致畸、致癌作用，也可引起胃肠反应、白细胞和血小板减少、神经系统反应、转氨酶及血胆红素升高
阿糖腺苷 vidarabine	为嘌呤核苷类似物。对 HSV、VZV、CMV 均有抑制作用。静脉滴注可用于治疗 HSV 性脑炎和新生儿 HSV 感染，现已被毒性较小的阿昔洛韦取代，局部可用于治疗 HSV 性角膜炎	胃肠反应（恶心、呕吐、腹痛、腹泻等）；神经系统反应（眩晕）；骨髓抑制；致畸，孕妇忌用

三、抗流感病毒药

流感病毒为一种 RNA 病毒，一般分为甲、乙、丙三型，是引起流感的病原体。目前临床上使用的抗流感病毒药主要有：

利巴韦林（ribavirin）

【药理作用】

利巴韦林（三唑核苷，病毒唑）为鸟苷类似物。进入被病毒感染的宿主细胞后，可被腺苷激酶磷酸化，转化为一磷酸利巴韦林和三磷酸利巴韦林。一磷酸利巴韦林能有效抑制一磷酸肌苷脱氢酶，抑制一磷酸鸟苷的合成，从而阻断病毒核酸的合成；三磷酸利巴韦林则能选择性抑制某些病毒的 RNA 聚合酶、一磷酸鸟苷转移酶和 N^7-甲基转移酶，从而干扰 mRNA 的合成。因而利巴韦林对 RNA 和 DNA 病毒均有抑制作用。

利巴韦林具有广谱的抗病毒作用，对甲型、乙型流感病毒有较强抑制作用；对呼吸道合胞病毒、副流感病毒、麻疹病毒、甲型和丙型肝炎病毒等也有抑制作用；对腺病毒和疱疹病毒作用较弱。

【体内过程】

利巴韦林可采用口服、吸入或静脉给药，口服吸收快，生物利用度为45%。

【临床应用】

利巴韦林气雾吸入可用于治疗婴幼儿及儿童感染呼吸道合胞病毒引起的支气管炎及肺炎，也可用于治疗甲型或乙型流感病毒引起的感染；口服或与干扰素合用可治疗丙型肝炎；静脉给药可治疗流行性出血热或麻疹并发肺炎。

【不良反应】

(1) 气雾剂对结膜和呼吸道可产生刺激作用。

(2) 口服或静脉注射可致腹泻、头痛；久用可致白细胞减少及贫血。

金刚烷胺(amantadine)

【药理作用】

1. 抗病毒作用 金刚烷胺对甲型流感病毒有特异性抑制作用。其作用机制是：金刚烷胺能与病毒包膜蛋白 M_2 结合，阻断其离子通道功能，从而阻止病毒的穿入与脱壳，并抑制病毒复制后期病毒体的装配与释放。

2. 抗帕金森病作用 详见本书 第12章第一节。

【体内过程】

本品口服吸收良好，体内分布较广，在唾液等分泌物中可达较高浓度；主要以原形经肾排泄，$t_{1/2}$约为12～18小时。

【临床应用】

(1) 防治甲型流感。

(2) 治疗帕金森病。

【不良反应】

1. 消化系统反应 厌食、恶心等。

2. 神经系统反应 头痛、眩晕、失眠、共济失调等。

同类药尚有**金刚乙胺**(rimantadine)，其抗病毒谱较广，抗病毒力较强，而中枢神经不良反应较少。

四、抗肝炎病毒药

笔记栏

肝炎病毒包括甲、乙、丙、丁、戊等型，我国以乙型肝炎病毒感染率最高。对病毒性肝炎目前尚无特效治疗药物。临床上可用**干扰素**与**利巴韦林**合用来治疗慢性病毒性肝炎和急性丙型肝炎。

干扰素(interferon，IFN)

【来源与化学】

干扰素是机体细胞受病毒感染或受干扰素诱导剂作用后产生的一类糖蛋白，可分为Ⅰ型(包括IFN-α和IFN-β两种)和Ⅱ型(主要是IFN-γ)两类。由人体白细胞产生的IFN为α型，由纤维母细胞产生的IFN为β型，由T淋巴细胞产生的IFN为γ型。药用干扰素可从细胞中提取，也可通过基因工程生产。

【药理作用】

干扰素具有广泛的抗病毒作用、调节免疫作用和抗肿瘤作用。

干扰素能与机体细胞的干扰素受体(IFNR)结合，通过信号转导调节细胞基因表达。增强淋巴细胞表面组织相溶性抗原、β_2-微球蛋白、IgG受体的表达，调节多种免疫反应；增强单核-吞噬细胞系统的吞噬功能，增强机体对免疫复合物的清除，增强抗体依赖性细胞介导的细胞毒作用，增加IL-2受体表达，并协同TNF、IL-1、IL-2抑制和杀灭肿瘤细胞；诱导表达2′-,5′-寡聚腺苷酸合成酶，促进ATP聚合物形成，激活核酸酶K，促进病毒mRNA的降解，抑制病毒复制。

【体内过程】

干扰素口服无效，需静脉给药。

【临床应用】

1. 病毒感染 常与利巴韦林合用于治疗各种病毒感染，如病毒性肝炎、尖锐湿疣、带状疱疹、流行性腮腺炎、乙型脑炎、流感等。

2. 肿瘤 可辅助治疗多发性骨髓瘤、慢性淋巴细胞性白血病、慢性粒细胞性白血病、恶性黑色素瘤、肝癌等。

【不良反应】

1. 发热 治疗第一针常出现高热现象。以后逐渐减轻或消失。

2. 感冒样综合征 多在注射后2～4小时出现。有发热、寒战、乏力、肝区痛、背痛和消化系统症状，如恶心、食欲不振、腹泻及呕吐。治疗2～3次后逐渐减轻。对感冒样综合征可于注射后2小时，给对乙酰氨基酚等解热镇痛剂，对症处理，不必停药；或将注射时间安排在晚上。

3. 骨髓抑制　出现白细胞及血小板减少，一般停药后可自行恢复。治疗过程中白细胞及血小板持续下降时，要严密观察血象变化。当白细胞计数$<3.0\times10^9/L$或中性粒细胞计数$<1.5\times10^9/L$，或血小板计数$<40\times10^9/L$时，需停药，并严密观察，对症治疗，注意出血倾向。血象恢复后可重新恢复治疗，但需密切观察。

4. 神经系统症状　如失眠、焦虑、抑郁、兴奋、易怒、精神病。出现抑郁及精神病症状应停药。

5. 少见的副反应有　癫痫、肾病综合征、间质性肺炎和心律失常等。出现这些疾病和症状时，应停药观察。

6. 诱发自身免疫性疾病　如甲状腺炎、血小板减少性紫癜、溶血性贫血、风湿性关节炎、红斑狼疮综合征、血管炎综合征和 1 型糖尿病等，停药可减轻。

其他抗肝炎病毒效果较好的药物尚有**利巴韦林**、**拉米夫定**等。

（辛志伟）

第 37 章 抗结核病药与抗麻风病药

第一节 抗结核病药

结核病(tuberculosis)是由结核分枝杆菌(*Mycobacterium tuberculosis*)感染引起的一种慢性传染性疾病。结核杆菌可侵及机体多种组织或器官引起相应的结核病,如肺结核、骨结核、淋巴结结核等,其中以肺结核最为多见。

抗结核病药(antituberculosis drugs)一般可根据其疗效和不良反应等分为第一线药物和第二线药物两大类。目前第一线药物主要包括**异烟肼**、**利福平**、**乙胺丁醇**、**吡嗪酰胺**、**链霉素**等;第二线药物包括**对氨基水杨酸**、**乙硫异烟胺**、**氨硫脲**、**卡那霉素**、**环丝氨酸**等。第二线药物一般只用于结核杆菌对第一线药物耐药或病人不能耐受第一线药物时作为替换药使用。此外近年也发现了一些较有价值的新一代抗结核病药,如利福霉素类中的**利福定**、**利福喷汀**;氟喹诺酮类中的**氧氟沙星**、**环丙沙星**、**司帕沙星**;半合成大环内酯类中的**罗红霉素**、**克拉霉素**、**阿奇霉素**;β内酰胺类中的**奥格门汀**;吩嗪类中的**氯法齐明**等,可称为新型抗结核病药,此类药的临床价值还需临床进一步考察才能作出判定。

一、第一线抗结核病药物

异烟肼(isoniazid, INH)

【药理作用】

异烟肼(雷米封)能选择性抑制或杀灭结核分枝杆菌,对繁殖期结核杆菌具有强大杀灭作用,对静止期结核杆菌仅表现为抑制作用,对其他病原体无效。

异烟肼抗结核的作用机制至今尚未完全清楚,一般认为可能与下列机制有关:①抑制结核分枝杆菌细胞壁所特有的重要成分——分枝菌酸(mycolic acid)的生物合成,使结核杆菌细胞壁结构不完整,而引起细菌死亡;②抑制结核菌DNA合成;③抑制结核菌的某些酶,干扰其糖代谢,引起细菌死亡。

结核杆菌对异烟肼容易产生耐药性。其耐药机制可能是:①与分枝菌酸合成有关的基因突变;②改变胞膜对药物的通透性,使胞内药物浓度降低。

【体内过程】

口服吸收快而完全,生物利用度可达90%,T_{max}约1~2小时。与血浆蛋白结合率低于10%,组织穿透力强,可进入各种结核病灶(如干酪样坏死组织、厚壁空洞)中,也可进入巨噬细胞内,还可透过胎盘进入胎儿循环中,在胸水、腹水、关节腔、淋巴结等体液和组织中分布较多,在脑脊液中的药物浓度与血药浓度相当。异烟肼主要经肝脏乙酰化代谢,转化为乙酰异烟肼,此代谢物还可进一步代谢为有肝毒性的酰化剂,造成肝损害。人类受遗传因素影响,对异烟肼的代谢速度因人而异,一般可分为快代谢型及慢代谢型两种(详见表37-1)。若每日给药,则两种代谢型在疗效及不良反应上无显著差异,但若采用每周一次的间歇给药,则慢代谢型疗效好于快代谢型,在不良反应上,快代谢型较易出现肝毒性,而慢代谢型较易出现神经系统反应。

表 37-1 对异烟肼的两种代谢型比较

比较项目	快代谢型	慢代谢型
在我国的人群分布(%)	50	26
$t_{1/2}$(h)	1.1	3.1
血中原形异烟肼浓度	低	高
血中乙酰异烟肼浓度	高	低
较易发生的不良反应	肝毒性	神经系统反应

【临床应用】

异烟肼是防治各型结核病的首选药物。早期轻症肺结核及预防用药时可单用;规范化治疗各种结核病时必须与其他药联用;对重症病人,如粟粒性结核及结核性脑膜炎时应加大用量,并延长疗程,必要时也可注射给药。

【不良反应】

1. 神经系统反应 异烟肼可引起中枢神经

系统的反应，如头晕、头痛、兴奋、失眠等，也可引起外周神经炎的症状，如四肢麻木、肌肉震颤、步态不稳等。出现此不良反应的原因是异烟肼结构与维生素 B_6 相似，可竞争性阻碍机体对维生素 B_6 的利用或促进维生素 B_6 的排泄，使体内维生素 B_6 缺乏，而致中枢抑制性神经递质 γ-氨基丁酸（GABA）合成减少，中枢兴奋性增加。因此使用大剂量异烟肼时应加用维生素 B_6，以减少此不良反应。有癫痫病病史及精神病病史者应慎用。

2. 肝毒性　异烟肼在体内经乙酰化代谢后可形成有肝毒性的代谢物，故可引起肝细胞损伤，表现为转氨酶升高、黄疸、肝小叶坏死等。尤其多见于嗜酒者、快代谢型病人及合用利福平时，因此使用异烟肼期间应定期检查肝功能，肝病患者应慎用。

3. 其他　偶见发热、皮疹等过敏反应；也可引起胃肠道反应和粒细胞减少、血小板减少及溶血性贫血等。

【药物相互作用】

异烟肼为肝药酶抑制剂，可降低肝脏对香豆素类抗凝血药、苯妥英钠、拟交感胺类等药物的代谢速度，合用时应注意调整剂量。

利福平（rifampicin，RFP）

【药理作用】

利福平为利福霉素类抗生素，具有广谱抗菌作用：①对分枝杆菌如结核杆菌、麻风杆菌及非典型分枝杆菌有强大抗菌作用，其抗结核作用与异烟肼相当；②对多数细菌包括革兰阳性菌和革兰阴性菌有显著抗菌作用，但对革兰阳性菌作用弱于四环素类，对革兰阴性菌作用弱于氯霉素；③对衣原体及某些病毒有一定抑制作用。

其作用机制主要是抑制病原体依赖 DNA 的 RNA 多聚酶，从而抑制病原体 RNA 的合成。由于人和动物细胞的 RNA 多聚酶对利福平不敏感，故其对病原体有较高的选择性。

病原体对利福平易产生耐药性，但利福平与其他抗生素无交叉耐药性。其耐药机制与细菌 RNA 多聚酶的基因突变有关。

【体内过程】

口服易吸收，但食物、巴比妥类药物及对氨基水杨酸可妨碍其吸收，故宜空腹口服。血浆蛋白结合率为 89%，组织穿透力强，可渗入各组织及体液中，易进入各种结核病灶，也可进入巨噬细胞中，在脑脊液中的药物浓度可达血药浓度的 20%。主要经肝脱乙酰基代谢，其代谢物去乙酰基利福平仍有一定抗菌活性，主要经胆汁随粪便排泄，在胆汁中药物浓度较高。利福平及其代谢物可使痰液、唾液、汗液及粪尿红染。因其有药酶诱导作用，可加速自身及多种合用药物的代谢，故联合用药时，应注意调整药物剂量。

【临床应用】

1. 结核病　利福平可与异烟肼、乙胺丁醇、吡嗪酰胺等合用治疗各型结核病。

2. 麻风病　用于治疗瘤型或边缘型麻风病，疗效好，显效快，是重要的抗麻风病药。

3. 细菌感染　可用于治疗对其他抗菌药物耐药的多种细菌感染。

4. 眼科感染　利福平滴眼液可用于治疗沙眼及结膜炎。

【不良反应】

1. 肝损害　利福平可引起转氨酶升高、肝肿大及黄疸等，尤其对原有肝病者、嗜酒者及与异烟肼合用时，可致严重的肝损害。

2. 消化道反应　较常引起恶心、呕吐、腹痛、腹泻等胃肠刺激症状。

3. 过敏反应　偶见皮疹、药热、白细胞减少、贫血、溶血等。

4. 流感样综合征　大量间歇使用本品，可出现流感样综合征，表现为寒战、发热、头痛、肌肉痛等。应避免间歇用药。

5. 致畸作用　动物实验表明，利福平有致畸作用，故孕妇尤其是妊娠 3 月内的孕妇应禁用。

乙胺丁醇（ethambutol，EMB）

【药理作用】

乙胺丁醇对细胞内、外的繁殖期结核杆菌有较强的选择性抑制作用，而对其他病原体几无作用。其作用机制为与二价金属离子 Mg^{2+} 结合，干扰结核杆菌的 RNA 合成。此外，乙胺丁醇还能抑制分枝杆菌的阿拉伯糖基转移酶（arabinosyl transferase），阻止分枝杆菌细胞壁的一种基本成分——阿拉伯聚糖（arabinoglycan）的聚合反应，从而抑制其细胞壁的合成。

本品与其他抗结核病药无交叉耐药性。单用可缓慢产生耐药性。

【体内过程】

口服吸收快而较完全(75%～80%)，T_{max}约为2～4小时。可广泛分布于全身组织及体液，脑膜炎时可在脑脊液中达到有效浓度(大约为血药浓度的4%～64%)。本品约20%随粪便排出，约50%以原形经尿排出，$t_{1/2}$约3～4小时。

【临床应用】

本品主要与利福平、异烟肼等联合用于各型结核(包括初治与复治病人)的早期强化治疗阶段。尤其适用于经异烟肼和链霉素治疗失败的病人。现已作为第一线药物应用。

【不良反应】

1. 球后视神经炎 为本品严重的毒性反应，表现为弱视、红绿色盲和视野缩小。此反应有剂量依赖性，当剂量超过每天25mg/kg，且持续数月时较易发生，而小于每天15mg/kg时却极少发生。故宜使用小剂量，并定期进行眼科检查，一旦发现问题，及时停药并加服维生素B_6，有望恢复。年幼有色觉障碍者慎用。

2. 其他 本品也可引起过敏反应、胃肠反应和高尿酸血症。

链霉素(streptomycin)

链霉素为氨基苷类抗生素，是临床上使用的第一个抗结核病药。在体内对结核杆菌只产生较强的抑制作用，其抗结核作用仅次于异烟肼和利福平。因其极性大，只分布于细胞外液，不能进入巨噬细胞、厚壁空洞及干酪样坏死组织内，也难透过血-脑屏障。结核杆菌对之易产生耐药性，且本品耳毒性较大，故临床上只限于与其他药合用于早期结核病人的强化治疗，并应严格控制疗程和疗程总量。

吡嗪酰胺(pyrazinamide，PZA)

口服吸收好，体内分布广，可进入巨噬细胞及结核杆菌内，并被结核杆菌内的吡嗪酰胺酶转化为有活性的吡嗪酸而发挥抗菌作用。其抗结核作用较弱，仅强于对氨基水杨酸和环丝氨酸，其抗菌作用靶点及机制均不清楚。结核杆菌对之易产生耐药性，其耐药机制与吡嗪酰胺酶基因突变有关。本品的突出特点是在细胞内和偏酸性(pH 5～7)的环境中抗菌活性可明显增强，此有利于本品消灭残存于巨噬细胞内的结核杆菌，从而减少停药后的复发。因此本品现已成为抗结核治疗联合用药方案中的重要药物之一。吡嗪酰胺长期大量使用可出现严重的肝损害，表现为转氨酶升高、黄疸、肝细胞坏死等，现主张在联合使用本药时，采用小剂量、短疗程，并注意定期检查肝功能，肝功不良者慎用。本品也可引起高尿酸血症、胃肠反应、过敏反应等。

笔记栏

二、第二线抗结核病药物

对氨基水杨酸钠(sodium para-aminosalicylate)

口服吸收好，体内分布广，但不易进入巨噬细胞及脑脊液，主要经肝代谢为乙酰化物后随尿排泄。本品只对巨噬细胞外的结核杆菌有较弱的抑制作用，对其他病原体无作用。其抗结核作用的机制主要是竞争性抑制二氢叶酸合成酶。结核杆菌也可对本品缓慢产生耐药性，但本品与其他抗结核药(利福平除外，因可影响利福平的吸收)合用，可明显延缓耐药性的产生。主要不良反应包括胃肠道反应，过敏反应，肝、肾损害等。

其他第二线抗结核病药物还有：**乙硫异烟胺**(ethionamide)、**丙硫异烟胺**(prothionamide)、**氨硫脲**(thioacetazone)、**紫霉素**(viomycin)、**卷曲霉素**(capreomycin)、**环丝氨酸**(cycloserine)等。

第二节 抗麻风病药

麻风病(lepriasis)是由麻风分枝杆菌(*mycobacterium leprae*)感染引起的慢性传染病。麻风杆菌是在细胞内生长，且生长速度很慢的细菌，它侵害皮肤、外周神经、鼻子和其他黏膜和眼睛。麻风病从感染到发病一般历经2～10年，也可能长达20年。目前使用的抗麻风病药(antileprotic agents)主要包括砜类(sulfones)、吩嗪类(phenazines)、利福霉素类及半合成大环内酯类。

一、砜 类

氨苯砜(dapsone，DDS)

【药理作用】

氨苯砜是治疗麻风病的首选药物。其抗菌谱及抗菌作用机制均与磺胺类相似，也是通过与对氨基苯甲酸(PABA)竞争抑制细菌二氢叶酸合成酶，干扰细菌叶酸合成而产生作用。麻风杆菌对氨苯砜易产生耐药性。

【体内过程】

口服吸收快而完全，T_{max} 约为 4～8 小时。体内分布广，以肝、肾、肌肉及皮肤等组织浓度较高，而皮肤病损部位的药物浓度又远高于正常皮肤。本品可在肝中经乙酰化代谢，慢代谢型者不良反应较多，最后经胆汁及尿排泄，因经胆汁排泄部分可形成“肝肠循环”，故其 $t_{1/2}$ 可达 24～48 小时。宜采用周期性间歇给药方案，以防蓄积中毒。

【临床应用】

本品常与利福平联合用于治疗各型麻风病，既可增强疗效，又可延缓耐药性的产生。一般从小剂量开始，渐加至最适剂量，并持续 1～3 年。也可与 TMP 合用于治疗卡氏肺孢子虫感染等。

【不良反应】

主要是引起溶血及发绀；也可引起肝损害、胃肠反应、过敏反应（与磺胺类、呋塞米、噻嗪类、磺酰脲类以及碳酸酐酶抑制药可发生交叉过敏）等；增量太快或剂量过大，还可引起高热、剥脱性皮炎、淋巴结肿大、蛋白尿等“氨苯砜综合征”，一旦出现应停药，并积极处理。

同类药尚有**苯丙砜**（solasulfone）和**醋氨苯砜**（acedapsone），两者均需在体内转化为氨苯砜或乙酰氨苯砜后才有活性。前者口服吸收较少，后者口服不吸收，只能注射给药。

二、吩 嗪 类

氯法齐明（clofazimine）

口服吸收率约 50%～70%。分布广，但难透过血-脑屏障。主要随粪便排泄。因其可蓄积于单核-吞噬细胞系统和皮肤，并缓慢释放入血，故其 $t_{1/2}$ 可长达 2 月。

本品对麻风杆菌有较弱抗菌作用，其作用机制不详，可能与本品能与细菌 DNA 结合有关。本品也有抗炎作用，可阻止麻风反应中结节性红斑的形成。临床上主要作为氨苯砜的替代品，用于对氨苯砜耐药或不宜用氨苯砜的病人。

本品的主要不良反应为皮肤色素沉着和胃肠道反应。

三、其 他 药 物

沙利度胺（thalidomide）

沙利度胺（反应停）于 1957 作为一种镇静药上市，主要用于治疗失眠和妊娠反应，但上市不久，就发现本品有显著致畸作用，可引起胎儿出现“海豹畸形”，因此被立即叫停。1965 年，一位以色列医生意外发现，沙利度胺可以有效减轻麻风病患者的皮肤症状，从而这个几乎消失的药物又引起了人们注意。1998 年，美国 FDA 正式批准其用于麻风病、皮肤结节性红斑（ENL）的治疗。

沙利度胺并无抗麻风杆菌作用，但有较强的免疫抑制作用，可显著抑制麻风杆菌裂解产物引起的结节性红斑、发热等麻风反应。对各型麻风病治疗过程中出现的麻风反应均有一定疗效，但对结核样麻风病的麻风反应效果稍差。其抑制免疫的作用机制可能与 T 细胞有关，也能抑制人单核细胞生成肿瘤坏死因子-α（TNF-α）。临床常与其他抗麻风病药合用，以预防和缓解麻风反应。

沙利度胺及其代谢物有强烈致畸作用，故孕妇或有生育计划的妇女禁用。此外，尚可引起口干、食欲不振、头昏、嗜睡、白细胞减少、中毒性神经炎等。

利福平抗麻风杆菌作用较强，且显效较氨苯砜快，毒性较小，常与氨苯砜合用于各型麻风病人。

大环内酯类中的**罗红霉素**、**克拉霉素**也有抗麻风杆菌作用，不良反应轻，病人耐受性好。

（辛志伟）

第38章 抗寄生虫病药

人体寄生虫病是由人体寄生虫感染引起的疾病。人体常见的寄生虫分原虫及蠕虫两大门类（表38-1）。

表38-1 常见人体寄生虫

类别		寄生虫
原虫	根足虫	阿米巴原虫
	鞭毛虫	利什曼原虫、阴道毛滴虫、贾第鞭毛虫
	孢子虫	疟原虫、卡氏肺孢子虫、纤毛虫等
蠕虫	吸虫	血吸虫、肝吸虫、肺吸虫、姜片虫等
	绦虫	猪肉绦虫、牛肉绦虫、棘球绦虫等
	线虫	钩虫、蛲虫、鞭虫、旋毛虫、粪类圆线虫、丝虫等。

较常见的人体寄生虫病主要有：疟疾、阿米巴病、血吸虫病、肠线虫病等。抗寄生虫病药根据其主要作用和用途可分为：抗疟药（antimalarial drugs）、抗阿米巴病药（antiamebic drugs）、抗血吸虫病药（antischistosomal agents）、抗肠蠕虫病药（drugs for intestinal helminthiasis）等几大类。

第一节 抗疟药

疟疾（malaria）是由雌性按蚊将疟原虫传播给人而引起的一种寄生虫病。临床上主要表现为周期性寒战、发热、继而大汗后退热，并可有肝脾肿大及贫血。

寄生人体的疟原虫包括间日疟、三日疟、恶性疟和卵形疟4种，其中以间日疟和恶性疟较多见，三日疟少见，卵形疟罕见。疟原虫的生活史包括在按蚊体内的有性增殖阶段和在人体内的无性增殖阶段（图38-1）。

1. 人体内的无性增殖阶段

（1）红细胞外期：带有疟原虫的按蚊在吸血时，其唾液中的子孢子可随唾液进入人体，并随血流侵入肝细胞，并在肝细胞中发育成裂殖体，裂殖体成熟后，胀破肝细胞，释放出裂殖子。所释出的裂殖子部分被吞噬细胞消灭，部分侵入血中的红细胞进行红内期裂殖体增殖。现认为间日疟与卵形疟的子孢子在遗传学上可分为速发型和迟发型，这两型子孢子同时侵入肝细胞，速发型首先完成裂殖体（原发性红细胞外期裂殖体）增殖，释放出裂殖子，引起疟疾初发；迟发型子孢子则视种株不同而经过或长或短的休眠期后再发育成裂殖体（继发性红细胞外期裂殖体），释放入血引起疟疾复发。

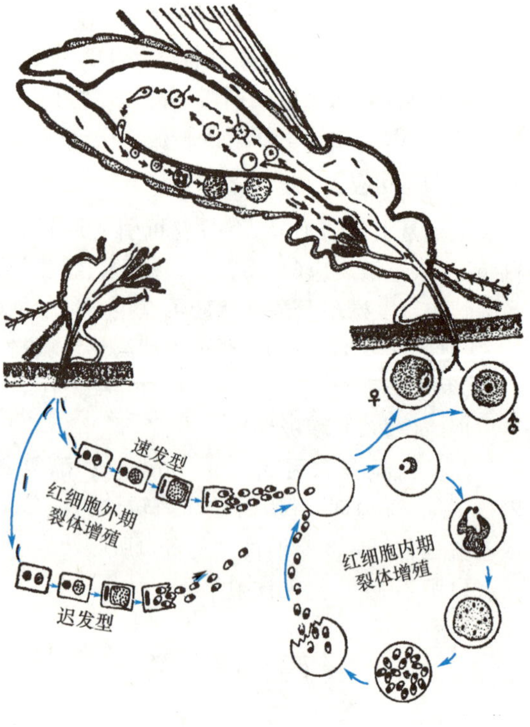

图38-1 疟原虫生活史

（2）红细胞内期：经红细胞外期裂殖体增殖后释出的裂殖子，侵入红细胞后，在红细胞内增殖发育成红细胞内期裂殖体，然后胀破红细胞，释出裂殖子。释出的裂殖子部分被吞噬细胞吞噬，部分又侵入新的红细胞进行下一周期的裂殖体增殖。不同疟原虫在红细胞内的增殖周期不同，间日疟、恶性疟、卵形疟为48小时，三日疟为72小时。红细胞内期的裂殖体经几个周期增殖后，部分裂殖子可发育成配子体（包括雌、雄两种配子体），这些配子体可在血中存活30～60天。在此期间若被按蚊叮咬则有机会进入按蚊体内进行有性增殖，否则将趋于变性而被吞噬细胞消灭。

2. 蚊体内的有性增殖阶段 按蚊叮咬疟疾病人时，病人体内的雌、雄配子体可进入按蚊胃中，并分别发育成雌、雄配子，此两种配子结合即形成合子，合子穿过胃壁在弹性纤维膜下发育成熟，成熟的合子破裂释出子孢子。这些子孢子随蚊的血液淋巴流动，最后集中于唾液腺中。当受感染的按蚊再叮咬人时，子孢子将随唾液而侵入人体。

因疟原虫生活史复杂，不同的药物只对不同发育周期中的疟原虫起作用，故常用抗疟药根据其主要作用和用途可分为：主要控制症状的药物、主要控制复发与传播的药物、主要用于病因性预防的药物三大类。

一、主要控制症状的药物

氯喹（chloroquine）

【药理作用与临床应用】

1. 抗疟作用 氯喹能杀灭间日疟、三日疟、卵形疟和敏感之恶性疟的红细胞内期裂殖体，有效控制疟疾症状，其特点为：显效快，作用强而持久。一般在用药后24～48小时内临床症状消失，48～72小时后血中便查不到疟原虫。故为目前控制各型疟疾症状的首选药。因其强效的杀红细胞内期裂殖体作用，可减少配子体的生成，加之对间日疟、三日疟及卵形疟的配子体也有杀灭作用，故有一定阻止各型疟原虫传播的作用。

目前认为氯喹的抗疟作用机制是：①以其分子中的喹啉环与疟原虫DNA中的鸟嘌呤、胞嘧啶结合，插入DNA双螺旋之中，并形成交叉联接，阻止DNA的复制与转录，从而抑制疟原虫增殖；②浓集于疟原虫体内，使其胞内pH升高，降低其蛋白酶活性，使疟原虫分解利用血红蛋白的能力下降，导致其出现氨基酸饥饿；③抑制血红蛋白聚合酶，阻止血红素转化为疟色素，堆积的血红蛋白损害疟原虫细胞膜。

2. 抗阿米巴原虫作用 氯喹对阿米巴滋养体有强大杀灭作用，但因其在肠壁分布较少，故对阿米巴痢疾无效，只可用于治疗对甲硝唑耐药的肠外阿米巴病。

3. 抑制免疫作用 大剂量氯喹可抑制免疫反应，临床可用于治疗类风湿性关节炎、系统性红斑狼疮等自身免疫性疾病。

【体内过程】

口服吸收快而完全，T_{max}约3～5小时。体内分布广，其中在红细胞中的药物浓度为血浆药物浓度的10～20倍，在受疟原虫感染的红细胞中药物浓度是正常红细胞中药物浓度的25倍，在肝、脾、肺、肾等组织中的药物浓度约为血浆药物浓度的200～700倍。主要经肝代谢后缓慢随尿排出，尿中约有10%～25%的原形药物，$t_{1/2}$为50小时。

【不良反应】

用于治疗疟疾时因用量少，疗程短，不良反应较少。常见的是轻度头晕、头痛、胃肠不适、荨麻疹等，一般在停药后很快消失。用于治疗自身免疫性疾病时，因用量较大，且疗程较长，可引起视力模糊、心血管反应、白细胞减少、心律失常、肝肾损害等。葡萄糖-6-磷酸脱氢酶（G-6-PD）缺乏患者可产生溶血和精神症状。有致畸作用，孕妇忌用。

其他主要控制症状的抗疟药见表38-2。

表38-2 其他主要控制症状的抗疟药

药　物	主要药理特性
奎宁 quinine	能与疟原虫DNA结合，抑制其转录。对红内期疟原虫作用较弱，但兼有解热镇痛、抑制心肌、兴奋子宫作用。与氯喹无交叉耐药性。主要用于治疗耐氯喹之恶性疟，静脉滴注也可用于脑型疟。口服吸收快而完全，分布广，主要经肝氧化分解而失效，消除速度较快。不良反应多而较重，包括金鸡纳反应（恶心、呕吐、头痛、头晕、耳鸣、听力下降等）、血压下降、心律失常、谵妄、昏迷；少数恶性疟病人用药后可出现急性溶血，可致死
青蒿素 artemisinin	我国研制的新型抗疟药。能快速杀灭各型疟原虫之红内期裂殖体。作用机制可能与本品经血红素或Fe^{2+}催化生成自由基，破坏疟原虫的生物膜有关。主用于治疗耐氯喹及多药耐药的恶性疟及脑型疟，与磺胺多辛和乙胺嘧啶合用可延缓耐药性的产生；与伯氨喹合用可降低复发率。口服吸收快而完全，因首关效应，血药浓度较低；分布广，易透过血-脑屏障；体内代谢快，作用维持时间短。不良反应较少，可有胃肠反应，偶见四肢麻木及心动过速

续表

药　　物	主要药理特性
蒿甲醚 artemether 与青蒿琥酯 artesunate	分别为青蒿素的脂溶性及水溶性衍生物。抗疟作用强于青蒿素，而近期复发率低于青蒿素。不良反应同青蒿素而较轻
咯萘啶 malaridine	可杀灭红内期的各型疟原虫，与氯喹无交叉耐药性。可用于治疗脑型疟及耐氯喹的恶性疟。不良反应少而轻，主要有胃肠反应和神经系统症状
甲氟喹 mefloquine	能有效杀灭红内期各型疟原虫，对耐其他药的疟原虫也有效，但起效较慢，作用持久（$t_{1/2}$约30d）。主要用于疟疾症状的抑制性预防和治疗耐多药的虫株感染。常见不良反应有胃肠反应及神经系症状。孕妇、2岁以下小儿及有神经精神病史者禁用
本芴醇 benflumetol	主要杀灭红内期疟原虫，对耐氯喹及耐多药的恶性疟效果较好。临床主用于治疗耐氯喹及耐多药的恶性疟。口服吸收慢，体内分布广，消除慢（$t_{1/2}$为24～72小时）。不良反应少，偶见心电图Q—T间期一过性延长

二、主要用于控制复发和传播的药物

伯氨喹（primaquine）

【药理作用与临床应用】

伯氨喹能有效杀灭红外期的良性疟原虫休眠子（继发性红外期裂殖体）及各型疟原虫的配子体，是控制良性疟复发及各型疟原虫传播的首选药。对红内期的良性疟原虫亦有较弱作用。其抗疟作用机制可能是：①损伤疟原虫的线粒体，引起线粒体肿胀，出现空泡，从而抑制线粒体的氧化作用；②伯氨喹在体内的代谢产物6-羟衍生物能促进氧自由基产生，使还原型谷胱甘肽（GSH）转变成氧化型谷胱甘肽（GSSH），而后者还原时需大量消耗还原型辅酶Ⅱ（NADPⅡ），从而引起疟原虫因缺乏还原型辅酶Ⅱ，而出现糖代谢障碍。疟原虫对伯氨喹很少耐药。临床上常与氯喹或其他主要控制症状的抗疟药合用，以根治良性疟和阻止各型疟的传播。

【体内过程】

口服吸收快而完全，T_{max}为1～2小时。主要分布于肝，其次为肺、脑、心等。主要经体内代谢后随尿排出，尿中原形药物仅1%，$t_{1/2}$为3～7小时，故消除快，需每日多次给药，才能维持有效血药浓度。

【不良反应】

伯氨喹毒性较大，治疗量可引起疲倦、头晕等神经系症状和恶心、呕吐、腹痛等消化系统症状；少数人可出现药热、粒细胞减少等较严重的过敏反应；先天性葡萄糖-6-磷酸脱氢酶（G-6-PD）缺乏病人，可出现高铁血红蛋白血症及急性溶血。其原因是这些病人因缺乏G-6-PD，不能将氧化型辅酶Ⅱ转化成还原型辅酶Ⅱ，而还原型辅酶Ⅱ则能促进氧化型谷胱甘肽还原成还原型谷胱甘肽，致病人体内缺乏足量的还原型谷胱甘肽。还原型谷胱甘肽对红细胞膜、血红蛋白及红细胞内其他含巯基酶具有保护作用。体内缺乏足够的还原型谷胱甘肽，就不能防止伯氨喹的氧化代谢产物造成的红细胞氧化损害，故可出现因红细胞膜被破坏引起的溶血和因高铁血红蛋白不能被还原成正铁血红蛋白而出现的高铁血红蛋白血症。

三、主要用于病因性预防的药物

乙胺嘧啶（pyrimethamine）

【药理作用与临床应用】

乙胺嘧啶对间日疟和恶性疟有如下作用：①抑制原发性红外期裂殖体；②抑制各型疟原虫未成熟的红内期裂殖体；③含药血进入蚊体内可阻止子孢子增殖。因此，乙胺嘧啶既有较好的病因性预防作用，也有较弱而慢的控制疟疾症状作用，还有阻止传播的作用。其作用机制是抑制疟原虫的二氢叶酸还原酶，阻止二氢叶酸转变成四氢叶酸，从而影响疟原虫的核酸合成。如与磺胺类及砜类药物（能抑制二氢叶酸合成酶）合用，可双重阻断疟原虫叶酸的合成，既可增强疗效，也可减少耐药性的产生。临床上主要用作病因性预防用药，1次服药，预防作用可持续1周以上。

【体内过程】

口服吸收慢而完全，T_{max}约为6小时。主要分布于红细胞、白细胞及肝、脾、肺等组织中。主要以原形经肾排泄，也可经乳腺及肠道排泄，因其排泄缓慢，故$t_{1/2}$可长达80～100小时。

【不良反应】

乙胺嘧啶毒性较低，长期大量使用可引起叶酸缺乏症，出现巨幼红细胞贫血或白细胞减少，停药后可自行恢复。因本品有香甜味，可被小孩误作糖果大量食用，而引起急性中毒，表现为恶心、呕吐、胃部烧灼感、心悸、烦躁等，重者出现发绀、眩晕、抽搐、惊厥、昏迷甚至死亡。防治措施主要包括：①加强对药品的保管；②出现中毒立即洗胃，输液及对症处理。

第二节　抗阿米巴病药

阿米巴病(amebiasis)是由溶组织阿米巴原虫感染引起的寄生虫性疾病。

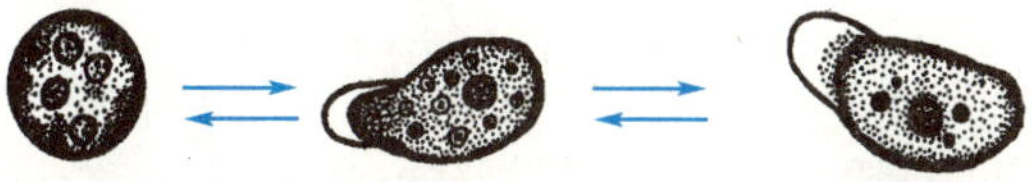

图 38-2　阿米巴原虫生活史

阿米巴原虫生活史较简单(见图 38-2)，阿米巴包囊是感染体，可随食物进入人体，在小肠下段脱囊而成为小滋养体，并定居于回盲部及结肠。在肠腔内以肠黏液、细菌及已消化的食物为食。肠腔内的某些细菌可与阿米巴原虫形成共生关系，这些细菌对阿米巴原虫有如下作用：①作为阿米巴原虫的食物；②为阿米巴原虫提供某些生长因子或代谢酶；③为阿米巴原虫提供适宜的生活环境，如适宜的 pH、相对厌氧的环境等。因此，抑制或杀灭肠腔内的这些阿米巴原虫的共生菌可间接抑制或杀灭阿米巴小滋养体。肠腔内的小滋养体即可随肠内容物下移，并在下移过程中因肠内环境改变而逐渐发育成包囊，并随粪便排出体外；也可在肠壁受损时借机侵入肠壁，发育成大滋养体。肠壁中的大滋养体一方面可随血流而侵入肠外组织及器官，也可随肠壁坏死组织的脱落而掉入肠腔，再转变成小滋养体。

阿米巴病一般分为肠内阿米巴病，如急、慢性阿米巴痢疾及带虫者和肠外阿米巴病，如阿米巴肝炎、阿米巴肝脓肿等两类。

抗阿米巴病药的分类：

1. 抗肠内外阿米巴病药　甲硝唑、替硝唑及依米丁等。

2. 抗肠内阿米巴病药　二氯尼特、卤化喹啉类(喹碘方、氯碘喹啉、双碘喹啉)、巴龙霉素等。

3. 抗肠外阿米巴病药　氯喹。

一、抗肠内外阿米巴病药

甲硝唑(metronidazole)

【药理作用与临床应用】

甲硝唑(灭滴灵)分子中的硝基可在厌氧菌及敏感的原生动物内被还原成有细胞毒作用的还原物，从而产生下述作用。

1. 抗阿米巴作用　对阿米巴滋养体有强大的杀灭作用，但因其在肠腔内浓度低，不能有效杀灭肠腔内的小滋养体及包囊，故只适于治疗急性阿米巴痢疾及肠外阿米巴病，为目前的首选药。与二氯尼特等抗肠内阿米巴病药合用，可提高疗效，减少复发，达到根治效果。

2. 抗滴虫作用　对阴道及尿道中的阴道滴虫有强大的直接杀灭作用，而对阴道内正常菌群几无影响，是目前临床上治疗男女泌尿生殖道阴道滴虫感染的首选药。对已婚夫妇无论何方感染均应双方同时用药，以防交互感染，从而达到根治效果。

3. 抗贾第鞭毛虫作用　对贾第鞭毛虫有较强作用，是目前治疗贾第鞭毛虫感染最有效的药物。

4. 抗厌氧菌作用　对除革兰阳性无芽孢杆菌外的各种厌氧菌均有较强杀灭作用，而革兰阳性无芽孢杆菌则对其耐药。甲硝唑是目前常用的抗厌氧菌药物，也是世界卫生组织(WHO)推荐的抗厌氧菌基本药物。常用于治疗各种厌氧菌引起的感染，对厌氧菌和需氧菌引起的混合感染，宜与其他抗菌药物合用。

【体内过程】

口服吸收快而完全，T_{max} 为 1 小时，生物利用度可达 95%以上。血浆蛋白结合率为 20%，可广泛分布于全身组织及体液中，包括唾液、乳汁、精液、阴道分泌物，也可透过胎盘及血-脑屏障，并在脑脊液中达到有效浓度。主要经肝代谢后随尿排出，也可经乳汁排泄。

【不良反应】

1. 胃肠反应　恶心、口干、口腔金属味、食欲下降、腹痛、腹泻等。

2. 过敏反应　偶致皮疹、白细胞暂时性减少等，血液病患者应禁用。

3. 神经系统症状 头昏、眩晕，极少数病人可出现肢体麻木、感觉异常、共济失调、惊厥等，一旦出现应即停药，因神经系统不良反应不易消失。有器质性神经系统疾病者应禁用。

4. 干扰乙醇代谢 甲硝唑可抑制乙醛脱氢酶，故服药期间饮酒，易致高乙醛血症，表现为恶心、呕吐、腹痛、腹泻及头痛等，用药期间应禁酒。

5. 致畸作用 孕妇，尤其是妊娠3个月内的孕妇应禁用。

其他抗肠内外阿米巴病药见表38-3。

表 38-3 其他抗肠内外阿米巴病药

药 物	主要药理特点
替硝唑 tinidazole	为甲硝唑的同类药。作用和用途与甲硝唑相似，而毒性较小，半衰期较长
依米丁 emetine	能直接杀灭肠壁及肠外组织的阿米巴滋养体，其作用机制是抑制阿米巴滋养体中核蛋白体肽酰基tRNA的移位反应，从而抑制其蛋白质的合成。反复用药易产生蓄积中毒，且毒性较大（胃肠反应、心脏毒性、神经系统反应、局部刺激等）。故一般仅用于耐甲硝唑或不宜用甲硝唑患者
去氢依米丁 dehydroemetine	与依米丁相似而毒性略低

二、抗肠内阿米巴病药

本类药物共同的特点是：①口服后可在肠腔内达到有效浓度。②能通过杀灭肠道内的阿米巴原虫共生菌而对阿米巴小滋养体产生间接抑制作用，或直接杀灭肠道内的阿米巴小滋养体或包囊，从而肃清肠内阿米巴原虫。③单用一般只适于治疗无症状的带虫者或轻度的阿米巴痢疾，而与甲硝唑等抗肠内外阿米巴病药合用，则可根治各种阿米巴病。

二氯尼特(diloxanide)

口服吸收快，未吸收部分在肠腔内可达有效浓度，吸收部分可全身分布。二氯尼特可直接杀灭肠腔内小滋养体及包囊，是目前最有效的杀包囊药。单用对治疗无症状的排包囊者效果良好；与甲硝唑合用于各种阿米巴病，可较好地控制复发。

不良反应轻微，偶见恶心、呕吐、腹泻等胃肠反应及瘙痒、荨麻疹等过敏反应。

其他抗肠外阿米巴病药见表38-4。

表 38-4 其他抗肠外阿米巴病药

药 物	主要药理特点
喹碘方 chiniofon 氯碘羟喹啉 clioquinol 双碘喹啉 diiodohydroxyquinoline	均为卤化喹啉类。口服吸收少，肠腔内浓度高。对肠腔内阿米巴小滋养体既有直接杀灭作用，也能抑制其共生菌而产生间接抑制作用。用途同二氯尼特。因其长期大量使用可引起亚急性脊髓-视神经病变，故应用受限
巴龙霉素 paromomycin	为氨基苷类抗生素。口服难吸收，肠腔内浓度高。对肠腔内阿米巴小滋养体既有直接杀灭作用，也能抑制其共生菌而产生间接抑制作用。其作用机制与抑制病原体蛋白质合成有关。用途同二氯尼特，也可用于阿米巴肠炎及阿米巴痢疾。不良反应轻微

三、抗肠外阿米巴病药

氯喹(chloroquine)

虽为抗疟药，但也有杀灭阿米巴滋养体作用。因其在肝、肾、脾等肠外组织分布浓度高，而在肠壁及肠腔内浓度低，故只对肠外阿米巴病有效。一般主用于对甲硝唑耐药或有禁忌的肠外阿米巴病的治疗。为减少复发，仍应与其他具有抗肠外阿米巴病作用的药物合用。

笔记栏

第三节 抗血吸虫病药

血吸虫病(schistosomiasis)是由血吸虫尾蚴感染人体而引起的寄生虫病。常见血吸虫主要有日本血吸虫、曼氏血吸虫及埃及血吸虫，我国主要流行的是日本血吸虫。

血吸虫的生活史较复杂（见图38-3），需要人及钉螺两种宿主，其中钉螺为中间宿主，人为终末宿主。血吸虫的虫卵入水后在适当温度下可孵化为毛蚴(miracidia),毛蚴钻入钉螺,在钉螺中发育成尾蚴,尾蚴离开钉螺进入水中,使水变成含有尾蚴的“疫水”,当人、畜接触这种含有尾蚴的“疫水”时,尾蚴可经皮肤迅速侵入人体,在侵入人体时脱尾而变成童虫,童虫经淋巴管入血,随血液循环进入门静脉,并发育为成虫。成虫逆门静脉血流至肠系膜下血管处定居产卵,其虫卵既可随血流至肝、脑、肠等组织,引起相应组织损害,也可随坏死肠壁组织落入肠腔,最后随粪便排出体外。

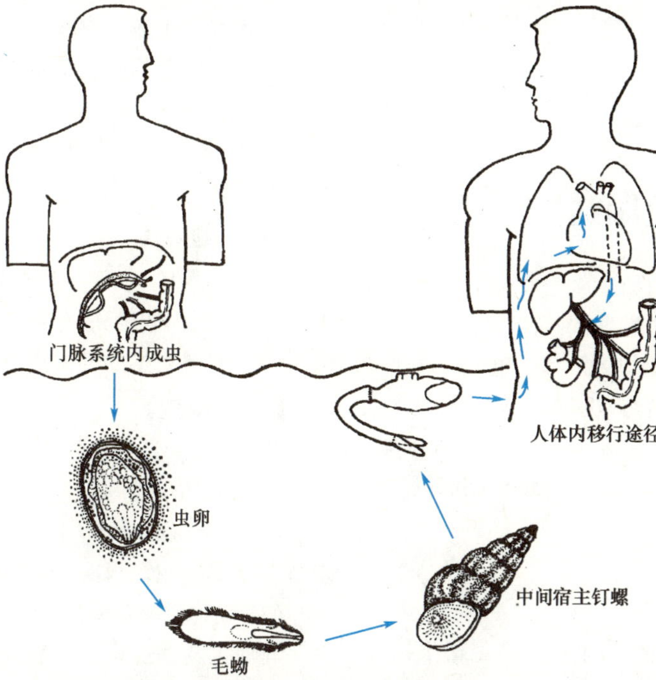

图 38-3 血吸虫生活史

常见血吸虫病包括急性血吸虫病、慢性血吸虫病和晚期血吸虫病。治疗血吸虫病的药物包括锑剂和非锑剂两类。锑剂(如酒石酸锑钾、没食子酸锑钠等)虽有很好的抗血吸虫效果,但因毒性大,疗程长,且需静脉给药等缺点,现已被非锑剂所取代,而非锑剂包括吡喹酮、六氯对二甲苯、呋喃丙胺、硝硫氰胺等。其中吡喹酮具有高效、低毒、疗程短、可口服等优点,是目前治疗血吸虫病的首选药物。其他药物一般只用于不宜用吡喹酮的病人。

吡喹酮(praziquantel)

【药理作用与临床应用】

吡喹酮为广谱抗蠕虫药,其作用和用途包括:

1. 抗血吸虫作用 吡喹酮对日本血吸虫、曼氏血吸虫、埃及血吸虫均有强大杀灭作用,其对成虫作用大于童虫,对雌虫作用大于雄虫。是目前治疗各型血吸虫病的首选药。

其抗血吸虫的作用机制可能是:①激活虫体细胞膜上的 Ca^{2+} 通道,促进 Ca^{2+} 内流,使细胞内 Ca^{2+} 增加,虫体产生痉挛性麻痹,失去吸附血管壁的能力,随门脉血而发生“肝移”,并在肝中被免疫细胞杀灭;②吡喹酮也可损害虫体皮质,引起虫体皮质肿胀、产生空泡、糜烂破溃,从而暴露出抗原,有利人体免疫系统对其产生攻击,杀灭虫体。

2. 抗其他吸虫作用 吡喹酮对肺吸虫、肝吸虫、姜片虫等吸虫也有显著杀灭作用,也是治疗上述吸虫感染的重要药物。

3. 抗绦虫作用 吡喹酮对猪肉绦虫、牛肉绦虫、裂头绦虫、短膜壳绦虫、棘球绦虫等多种绦虫的成虫及其蚴虫均有强大杀灭作用,也可作为治疗各种绦虫病的首选药物。对绦虫的蚴虫引起的囊虫病效果良好,可作为首选药,对包虫病也有较好疗效。

【体内过程】

口服易吸收,T_{max} 约为 2 小时,但首过效应较强,故门脉血中药物浓度比外周血中药物浓度高 10 倍。体内分布广,其中脑中药物浓度为血药浓度的15%~20%,乳汁中药物浓度为血药浓度的25%。主要经肝代谢失活后随尿、胆汁等排泄,$t_{1/2}$ 为 0.5~2 小时。晚期血吸虫病人,因肝功受损,$t_{1/2}$ 可明显延长。

【不良反应】

吡喹酮不良反应虽多,但较轻微,主要有:

1. 神经系统反应 头痛、头晕、乏力、失眠、出汗、多梦、耳鸣、视力模糊、步态不稳、肌肉颤动、四肢酸痛等，偶可诱发癫痫及精神失常。

2. 消化系统反应 恶心、呕吐、腹胀、腹泻、食欲下降、肝区疼痛等。

3. 心血管系统反应 胸闷、心悸，少数病人可出现心电图异常等，严重肝功不良者，可出现严重心脏毒性，应慎用。

4. 过敏反应 皮疹、低热、荨麻疹等，可能与虫体死亡后释出异体蛋白有关。

第四节 抗肠蠕虫病药

寄生于人类肠道的蠕虫主要包括：①线虫：蛔虫、钩虫、蛲虫、鞭虫、粪类圆线虫等；②绦虫：猪肉绦虫、牛肉绦虫等；③吸虫：姜片虫等。目前临床上使用的抗肠蠕虫药（也称驱肠虫药）多为广谱抗蠕虫药。这些药主要通过干扰虫体运动或（和）干扰虫体代谢而发挥杀虫或（和）驱虫作用。

甲苯达唑（mebendazole）

甲苯达唑（甲苯咪唑）为苯并咪唑类衍生物。

【药理作用与临床应用】

甲苯达唑通过①抑制虫体延胡索酸酶，减少葡萄糖的转运，致虫体糖原耗竭，并使氧化磷酸化脱偶联，减少ATP的生成；②与虫体微管蛋白结合，阻碍微管的形成，从而抑制虫体分泌颗粒的转运和其他细胞器的运动而产生作用。其对蛔虫、钩虫、蛲虫、鞭虫、绦虫均有较好驱杀作用，对蛔虫、钩虫、鞭虫的虫卵及幼虫也有抑制或杀灭作用，但对粪类圆线虫作用较差。临床可用于治疗上述蠕虫单独或混合引起的感染。

【体内过程】

口服吸收少，仅5%～6%，脂类食物可增加其吸收。因其肠内浓度高，有利驱杀肠道内寄生的蠕虫，但对肠道外寄生的蠕虫作用不及阿苯达唑。

【不良反应】

(1) 偶致恶心、腹部不适、腹泻、头昏、嗜睡、皮肤瘙痒等，可不处理。

(2) 可刺激蛔虫游走，引起吐蛔，故不宜用于2岁以下幼儿。

(3) 动物实验发现有致畸作用，故孕妇忌用。

其他抗肠蠕虫病药见表38-5。

表38-5 其他抗肠蠕虫病药

药　物	主要药理作用及用途	主要不良反应
阿苯达唑（albendazole，肠虫清）	为甲苯达唑的同类药。口服吸收好于甲苯达唑，吸收后在体内转变为有抗虫活性的阿苯达唑砜及阿苯达唑亚砜而杀灭组织内寄生的蠕虫（囊虫、包虫、旋毛虫、肝吸虫、肺吸虫等），未吸收部分杀灭肠内蠕虫（蛔虫、钩虫、蛲虫、鞭虫、粪类圆线虫、绦虫）。抗虫机制同甲苯达唑，用于治疗上述寄生虫单独或混合引起的感染	常见头晕、乏力、嗜睡、口干、食欲不振、恶心、腹痛、腹泻等，也有致畸作用，孕妇及2岁以下儿童禁用
左旋咪唑（levamisole）	可通过抑制虫体琥珀酸脱氢酶，阻止延胡索酸还原成琥珀酸而减少虫体ATP的生成发挥作用。对蛔虫、钩虫、蛲虫均有显著作用，也有免疫调节作用。主用于治疗蛔虫、钩虫单独或混合引起的感染，也可用于辅助治疗类风湿性关节炎、红斑狼疮及肿瘤	可见恶心、呕吐、腹痛、头晕、乏力、失眠及皮疹等，偶致流感样症状、可逆性白细胞和血小板减少、光敏反应。孕妇及肝、肾功不良者禁用
噻嘧啶（pyrantel）	通过抑制虫体胆碱酯酶，兴奋虫体肌肉，而致虫体痉挛性麻痹。对蛔虫、钩虫、蛲虫均有较强作用，可用于上述三种寄生虫单独或混合引起的感染，常与奥克太尔合用（可提高疗效），但不可与哌嗪合用（可产生拮抗作用）	偶致发热、头痛、腹部不适、皮疹及转氨酶升高。孕妇、2岁以下儿童及肝功不良者禁用
哌嗪（piperazine）	通过激动GABA受体，促进Cl^-内流，引起虫体肌细胞膜出现超极化，虫体肌肉麻痹而产生驱虫作用。对蛔虫、蛲虫作用较好。因其不兴奋虫体，临床主要用于治疗蛔虫引起的不完全性肠梗阻及早期胆道蛔虫症（忌与噻嘧啶合用）	可致恶心、呕吐、上腹不适、腹泻等胃肠症状及嗜睡、眩晕、眼球震颤、共济失调、肌肉痉挛等神经系统症状。孕妇，肝、肾功不良及有神经系统疾病者禁用

续表

药　物	主要药理作用及用途	主要不良反应
奥克太尔 (oxantel)	对鞭虫有较好作用，对蛔虫、钩虫作用较弱，与噻嘧啶合用则对钩虫、蛔虫、鞭虫单独或混合引起的感染有较好疗效。	主要是恶心、呕吐等胃肠反应，偶致心电图异常，心脏病人忌用。
氯硝柳胺 (niclosamide，灭绦灵)	通过抑制虫体氧化磷酸化过程，减少 ATP 生成发挥作用。对多种绦虫的成虫有杀灭作用，但对虫卵及幼虫无效。也可杀灭钉螺及血吸虫尾蚴。主要用于治疗绦虫病及预防血吸虫传播。	可致恶心、呕吐、腹痛、头晕、胸闷、发热、瘙痒等，也有致囊虫病的危险。用药后宜给硫酸镁泻下，促使虫卵尽快排出。

第五节　其他抗寄生虫病药

一、抗滴虫病药

滴虫病是由阴道毛滴虫引起的寄生虫病，常见的为滴虫性阴道炎和滴虫性尿道炎。目前治疗滴虫病的首选药物是甲硝唑，对耐甲硝唑者可用下列药物治疗。

乙酰胂胺(acetarsol)

本药为五价胂剂。对阴道滴虫有直接杀灭作用，但因毒性大，只能阴道局部给药，用于治疗滴虫性阴道炎。因有局部刺激作用，用药后可致阴道分泌物增加或产生皮疹。

曲古霉素(trichomycin)

本药为多烯类抗生素。对阴道及肠道滴虫和真菌(如白色念珠菌及毛癣菌)均有杀灭作用，但对细菌无效。口服吸收少，主要做局部应用，用于治疗滴虫性或(和)霉菌性阴道炎。因局部刺激作用，可致局部烧灼感及白带增加。

二、抗丝虫病药

我国流行的丝虫病主要由斑氏丝虫和马来丝虫经蚊体介导感染人而引起，成虫寄生于人体淋巴系统，而成虫产生的微丝蚴则可进入血液循环。寄生的丝虫除引起发作性发热外也可引起淋巴系统出现炎症或阻塞。

目前治疗丝虫病的药物主要有：

乙胺嗪(diethylcarbamazine)

乙胺嗪(海群生)口服吸收快，体内分布广，主要经体内代谢后随尿排泄，尿中原形药物约为10%～20%，$t_{1/2}$约 8 小时，酸性尿可促其排泄。

乙胺嗪仅对各种丝虫的微丝蚴和成虫有较好杀灭作用，其中对马来丝虫作用强于斑氏丝虫，对微丝蚴作用强于成虫。其作用机制可能是：①使虫体肌肉发生超极化，失去运动能力而发生“肝移”；②破坏虫体的膜结构，使其抗原暴露，从而在宿主免疫系统的参与下将其杀灭。

常见不良反应主要是：①胃肠反应：恶心、呕吐、食欲不振等；②神经系统症状：头昏、头痛、乏力等；③异体蛋白过敏反应：当大量微丝蚴被杀灭时，可释放出大量异体蛋白引发过敏反应，表现为皮疹、瘙痒、血管神经性水肿、支气管痉挛、淋巴结肿大、发热等，加用糖皮质激素可缓解之。

伊维菌素(ivermectin)

本药为半合成大环内酯类抗生素。其药理作用包括：①抗丝虫作用：对丝虫的微丝蚴有强、慢而持久的杀灭作用，但对成虫无效，因而不能根治丝虫病。其作用机制是促进虫体神经突触前膜释放 GABA 并促进 GABA 与突触后膜受体结合，从而使虫体麻痹。②抗其他寄生虫作用：对蛔虫、蛲虫、鞭虫也有一定作用。③杀昆虫作用：在低浓度时即有较好的杀蜱、螨作用。

伊维菌素不良反应较少，主要是杀灭微丝蚴后，因异体蛋白释放，可引起与乙胺嗪相似的异体蛋白过敏反应。

三、抗黑热病药

黑热病是经白蛉介导感染杜氏利什曼原虫(也称黑热病原虫)引起的一种慢性寄生虫病。在我国主要流行于长江以北地区，但现已基本被消灭。治疗黑热病的药物主要有：

葡萄糖酸锑钠（sodium stibogluconate）

葡萄糖酸锑钠为五价锑剂，是治疗黑热病的首选药物。本品在体外无活性，需在体内被还原成三价锑后，通过干扰利什曼原虫的糖代谢，而抑制虫体的活动和繁殖，最后在免疫系统的协同下将其杀灭。

葡萄糖酸锑钠的主要不良反应有：①消化道反应：恶心、呕吐、腹泻等；②呼吸系统反应：咳嗽；③血液系统反应：偶见白细胞减少；④心脏毒性：大量久用可损害心肌，引起心电图变化、心律失常，甚至突然死亡。故肺炎、肺结核、严重心肝肾疾病者禁用。

喷他咪（pentamidine）

通过干扰原虫 DNA 及 RNA 合成而对利什曼原虫产生直接杀灭作用，但疗效不及葡萄糖酸锑钠。此外，对锥虫也有杀灭作用。临床主要用于经锑剂治疗无效或不宜用锑剂的黑热病患者，也可用于治疗锥虫病。因本品口服不易吸收，故常注射给药。

主要不良反应有：①局部刺激：注射部位出现硬结和血肿；②过敏反应：可见荨麻疹，偶见白细胞和血小板减少；③心血管反应：心悸、血压下降、面部潮红等；④影响糖代谢：用药早期可出现低血糖，而后期又可诱发糖尿病；⑤其他：头痛、胸痛、恶心、出汗等。

（辛志伟）

第39章 抗恶性肿瘤药物

恶性肿瘤是严重危害人类健康的常见病、多发病。虽然有手术切除、放射治疗等方法，但应用传统细胞毒类抗肿瘤药物进行化疗在肿瘤的综合治疗中仍占有重要地位。近十余年来，随着肿瘤分子生物学和肿瘤药理学以及生物技术的不断发展，抗肿瘤药正从传统的细胞毒作用向针对机制的多环节作用的方向发展，生物反应调节药、单克隆抗体、细胞分化诱导剂、细胞凋亡诱导剂、新生血管生成抑制剂及肿瘤治疗基因药物等不断进入临床试验后上市。

第一节 概 述

一、抗恶性肿瘤药分类

常用的抗肿瘤药常采用以下三种分类方式：

（一）按药物对肿瘤细胞周期的作用分类

1. 细胞周期非特异性药物（cell cycle non-specific agents，CCNSA） 直接破坏DNA结构，影响DNA的复制或转录功能的药物。如烷化剂、抗肿瘤抗生素等，能杀灭处于增殖细胞群中各期细胞，甚至包括G_0期细胞。此类药物对恶性肿瘤细胞的作用较强，能迅速杀死肿瘤细胞。

2. 细胞周期特异性药物（cell cycle specific agents，CCSA） 仅对增殖周期中的某一期有较强的作用，对G_0期细胞无效。如作用于S期的抗代谢药物和作用于M期的长春碱类药物等。

（二）按药物来源和化学性质不同分类

1. 烷化剂 氮芥、噻替哌、环磷酰胺等。

2. 抗代谢药 氟尿嘧啶、巯嘌呤、甲氨蝶呤、阿糖胞苷等。

3. 激素类药 糖皮质激素、雌激素、雄激素等激素及其拮抗剂。

4. 抗肿瘤植物药 长春新碱、喜树碱、鬼臼毒素衍生物等。

5. 抗肿瘤抗生素 博来霉素、多柔比星、柔红霉素、放线菌素等。

6. 铂类配合物 顺铂等。

（三）按药物作用机制分类

1. 影响核酸生物合成药物 甲氨蝶呤、氟尿嘧啶、巯嘌呤、羟基脲、阿糖胞苷等。

2. 影响DNA结构和功能药物 氮芥、环磷酰胺、噻替哌、白消安、博来霉素等。

3. 干扰转录过程和阻止RNA合成的药物 放线菌素、多柔比星、柔红霉素等。

4. 抑制蛋白质合成与功能的药物 长春新碱、长春碱、紫杉醇、三尖杉酯碱等。

5. 影响激素平衡的药物 地塞米松、他莫昔芬、氨鲁米特、甲羟孕酮等。

二、抗肿瘤药物的基本作用

（一）细胞增殖动力学

细胞增殖动力学是研究细胞群体增殖、分化、丢失和死亡等变化规律的科学。研究肿瘤细胞动力学可对抗肿瘤药基本作用及抗肿瘤药治疗方案提供理论依据。肿瘤细胞群是由增殖细胞群和非增殖细胞群两部分组成的（图39-1）。

1. 增殖细胞群 指增殖周期中的细胞，能不断按指数分裂繁殖。此阶段细胞生化代谢活跃，对药物敏感。细胞增殖周期可分为间期及分裂期。间期又分为DNA合成前期（G_1期）、DNA合成期（S期）、DNA合成后期（G_2期）。有丝分裂期（M期）可分为前期、中期、后期和末期。

2. 非增殖细胞群 包括静止期细胞、无增殖能力细胞和死亡细胞等三部分。静止期细胞（G_0细胞）：指暂时不增殖的后备细胞。当增殖周期中的细胞被药物杀灭后，静止期的细胞即可进入增殖周期补充增殖细胞群的细胞。G_0期的细胞对药物不敏感，是肿瘤复发的根源。无增殖力细胞在肿瘤组织中数量少，在治疗中也无意义。

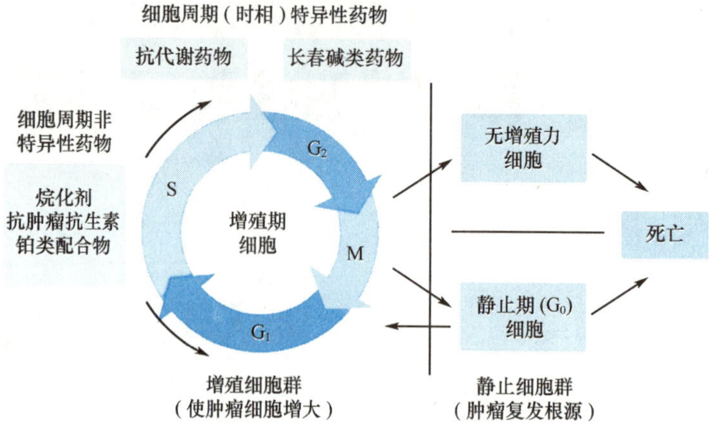

图 39-1 细胞增殖周期与抗肿瘤药作用示意图

（二）抗肿瘤药基本作用

1. 直接抑制或杀灭肿瘤细胞作用

（1）细胞周期特异性作用：抗肿瘤药物只对增殖细胞群中的某一期细胞有较强的抑制作用。如甲氨蝶呤主要作用于 S 期，抑制肿瘤细胞 DNA 合成；长春碱、紫杉醇作用于 M 期，抑制肿瘤细胞的有丝分裂。

（2）细胞周期非特异性作用：抗肿瘤药物对增殖细胞群中的各期细胞均有作用，对处于非增殖细胞群的细胞也有一定作用。如环磷酰胺、噻替哌等烷化剂及多柔比星等抗肿瘤抗生素。但他们对肿瘤细胞的作用呈不同程度的细胞增殖依赖性。

2. 诱导肿瘤细胞分化 肿瘤是一种细胞分化异常的疾病，使用化学诱导剂可诱导肿瘤细胞分化为正常的细胞或接近正常的细胞。如全反式维甲酸。

3. 促使肿瘤细胞凋亡 细胞凋亡是一种主动的、由基因介导的细胞程序性死亡过程。如三氧化二砷（As_2O_3）可诱导肿瘤细胞凋亡。

三、抗肿瘤药物的主要不良反应

大多数抗肿瘤药物的治疗指数较小，选择性较差，对某些正常的组织细胞尤其是增殖更新较快的组织细胞如骨髓、胃肠黏膜上皮、淋巴组织、毛囊和生殖细胞等产生不同程度的损害。在治疗剂量时即易引起不良反应，主要有：

1. 骨髓抑制 除博来霉素、门冬酰胺酶及糖皮质激素无骨髓抑制外，大多数抗恶性肿瘤药物均有不同程度的骨髓抑制。最常见的骨髓抑制表现为外周血细胞数减少，白细胞、血小板减少。

2. 胃肠道反应 几乎所有的抗肿瘤药都可引起胃肠道反应，表现为：食欲缺乏、恶心、呕吐、胃炎、胃肠溃疡、口腔溃疡等。

3. 毛囊毒性 大多数抗肿瘤药对毛囊上皮细胞都有不同程度的损伤，导致脱发。特别是环磷酰胺、氟尿嘧啶、长春新碱、多柔比星、丝裂霉素等，脱发常出现于给药后 1～2 周，1～2 个月后脱发最明显，停止化疗期后头发仍可再生。

4. 肾毒性及膀胱反应 大剂量环磷酰胺可引起急性出血性膀胱炎。顺铂由肾小管分泌，可损害近曲小管和远曲小管。大剂量甲氨蝶呤可直接损伤肾小管上皮细胞，表现为急性或慢性的血尿素氮升高，血清肌酐及肌酐酸升高。

5. 肺毒性 大剂量长期使用博来霉素、甲氨蝶呤和亚硝基脲类等可引起肺纤维化，表现为干咳、呼吸困难，严重者可导致死亡。

6. 心肌毒性 多柔比星、丝裂霉素、顺铂及环磷酰胺有心肌毒性，表现为心肌损伤、心肌炎、心肌缺血、心电图改变或充血性心功能不全等，与药物蓄积、患者年龄及心脏疾病有关。

7. 肝毒性 肝是抗肿瘤药物代谢的主要器官，环磷酰胺、长春新碱、氟尿嘧啶、阿糖胞苷、甲氨蝶呤、多柔比星等可引起肝脏损害，表现为门冬氨酸转氨酶升高，脂肪变性及肝炎。

8. 神经毒性及耳毒性 长春新碱、紫杉醇及顺铂易引起外周神经病变，表现为手足麻木、腱反射消失及末梢神经障碍等；顺铂有耳毒性，可致耳聋。

9. 免疫抑制 抗肿瘤药对机体的免疫功能都有不同程度的抑制，这也是患者易于感染的重要原因。

笔记栏

10. 致突变、致畸及致癌　由于多数抗肿瘤药通过损伤 DNA 结构，干扰 DNA 复制等发挥作用，可导致基因改变。如发生于胚胎生长细胞可致畸；发生于一般组织细胞可致癌。

第二节　常用抗肿瘤药物

一、影响核酸生物合成的药物

影响核酸生物合成的药物又称抗代谢药。本类药物化学结构类似于核酸代谢的必需物质，是模拟正常代谢物质，如叶酸、嘌呤、嘧啶等的化学结构所合成的类似物，可以通过特异性拮抗作用，干扰核酸的代谢，阻止细胞的分裂和增殖。主要作用于 S 期细胞，属细胞周期特异性药物。

甲氨蝶呤(methotrexate，MTX)

甲氨蝶呤为二氢叶酸还原酶抑制剂，化学结构与叶酸相似。MTX 对二氢叶酸还原酶具有强大而持久的竞争性抑制作用，阻断二氢叶酸还原成四氢叶酸，从而使 5,10-甲酰四氢叶酸产生不足，脱氧胸苷酸(dTMP)合成受阻，DNA 合成障碍；MTX 也可阻止嘌呤核苷酸的合成，从而影响 RNA 和蛋白质的合成。

MTX 为联合化疗方案中常用的细胞周期特异性药物，临床主要与其他化疗药物联合用于治疗急性淋巴细胞白血病尤其是儿童患者；恶性淋巴瘤、绒毛膜上皮癌、乳腺癌、头颈部癌。鞘内注射可用于预防和治疗脑膜白血病以及恶性淋巴瘤的神经侵犯。常见不良反应有胃肠道反应和骨髓抑制。长期大量用药可致肝、肾及肺间质损害。多数不良反应可以应用甲酰四氢叶酸预防或逆转。

氟尿嘧啶(fluorouracil，5-FU)

氟尿嘧啶是尿嘧啶 5 位上的氢被氟取代的衍生物，本身并无活性，需在细胞内代谢成 5-氟尿嘧啶脱氧胸苷酸和 5-氟尿嘧啶核苷才有抗肿瘤活性。前者能抑制脱氧胸苷酸合成酶，阻止脱氧尿苷酸(dUMP)转变为脱氧胸苷酸(dTMP)，从而影响 DNA 的合成。后者以伪代谢产物形式掺入 RNA 中干扰 mRNA 转录及功能蛋白质的合成。有鉴于此，5-FU 主要作用于于 S 期的肿瘤细胞，对周期中各时相的其他细胞也有作用。5-FU 口服吸收不规则，需采用静脉给药。5-FU 对消化系统肿瘤，如食管癌、胃癌、结肠和直肠癌、胰腺癌、肝癌等，以及乳腺癌有较好治疗效果；对女性生殖系统肿瘤，如宫颈癌、卵巢癌、绒毛膜上皮癌也有效；也用于膀胱癌和头颈部肿瘤治疗。主要毒性是对正常更新型细胞增殖的抑制，如骨髓造血细胞、消化道上皮细胞和毛囊细胞。患者出现恶心、口腔炎、吞咽困难、血性腹泻、脱发和粒细胞及血小板减少等。个别患者可出现肝脏和肾脏损害。

羟基脲(hydroxycarbamide，HU)

羟基脲为核苷酸还原酶抑制剂，阻止胞苷酸转变为脱氧胞苷酸，从而抑制 DNA 的合成。主要作用于 S 期细胞。临床主要用于治疗慢性粒细胞白血病，对黑色素瘤、肾癌、头颈部癌有一定疗效。不良反应主要为骨髓抑制，可致白细胞和血小板减少，停药后 1～2 周可恢复；有时出现胃肠道反应，尚有致睾丸萎缩和致畸胎的报道；偶有中枢神经系统症状和脱发。

阿糖胞苷(cytarabine，Ara-C)

阿糖胞苷在体内经脱氧胞苷激酶催化为二磷酸或三磷酸胞苷(Ara-CDP 或 Ara-CTP)，后者通过抑制 DNA 多聚酶的活性而影响 DNA 合成，也可掺入 DNA 中干扰其复制，使细胞死亡。此外还阻断胞嘧啶核苷酸还原成脱氧胞嘧啶核苷酸，属于 S 期周期特异性药物。主要适用于成人急性粒细胞或单核细胞白血病。对急性非淋巴细胞性白血病也有较好效果。不良反应有：骨髓抑制、恶心、呕吐，肝肾功能损害、口腔发或溃疡、血栓性静脉炎、发热，偶见腹痛、食欲缺乏。

巯嘌呤(mercaptopurine，6-MP)

巯嘌呤是嘌呤核苷酸合成的抑制剂。化学结构与次黄嘌呤相似，因而能竞争性抑制次黄嘌呤转变为腺苷酸和鸟苷酸，干扰嘌呤代谢，阻碍 DNA 合成。对 S 期作用最显著，对 G_1 期有延缓作用。干扰嘌呤核苷酸合成的起始阶段；抑制次黄嘌呤核苷酸转为腺嘌呤核苷酸及次黄嘌呤核苷酸转为黄嘌呤核苷酸、鸟嘌呤核苷酸的过程。适用于绒毛膜上皮癌，恶性葡萄胎，急性淋巴细胞白血病及急性非淋巴细胞白血病。也可以用于自身免疫性疾病的治疗。不良反应主要是胃肠反应和骨髓抑制，少数患者可出现黄疸和肝功能损害。

二、影响 DNA 结构和功能的药物

本类药物分别通过破坏 DNA 结构或抑制拓扑异构酶活性，从而影响 DNA 的结构和功能。常用药物包括：①DNA 交联剂如氮芥、环磷酰胺等烷化剂；②破坏 DNA 的铂类配合物（platinum coordination complexes）如顺铂；③破坏 DNA 的抗生素如丝裂霉素和博来霉素；④拓扑异构酶（topoisomerase）抑制剂如喜树碱类和鬼臼毒素衍生物。

（一）烷化剂

烷化剂（alkylating agents）又称烃化剂，属于细胞周期非特异性药物，是一类化学性质很活泼的化合物。它们具有活泼的烷化基团可与细胞的 DNA、RNA 或蛋白质分子上的氨基、巯基、羧基、羟基发生烷化反应，以烷基取代上述基团的氢原子，常可形成交叉联结或引起脱嘌呤作用，使 DNA 链断裂，或在 DNA 复制时，出现碱基配对错码，导致 DNA 结构和功能的损害，甚至细胞死亡。

环磷酰胺（cyclophosphamide，CTX）

环磷酰胺为常用的烷化剂。CTX 体外无活性，进入体内后经肝微粒体 CYP450 酶系统的作用下分别转化为磷酰胺氮芥和异磷酰胺氮芥才能发挥细胞毒作用。CTX 对各期肿瘤细胞均有杀伤作用，属周期非特异性药物。CTX 抗瘤谱广，对恶性淋巴瘤、急性或慢性淋巴细胞白血病、多发性骨髓瘤有较好的疗效，对乳腺癌、睾丸肿瘤、卵巢癌、肺癌、头颈部鳞癌、鼻咽癌、神经母细胞瘤、横纹肌肉瘤及骨肉瘤均有一定的疗效。本药还有免疫抑制作用，作为免疫抑制剂用于某些自身免疫性疾病及器官移植排斥反应等。常见的不良反应有骨髓抑制：白细胞减少较血小板减少为常见；胃肠道反应：包括食欲减退、恶心及呕吐；大剂量使用可致出血性膀胱炎，表现为膀胱刺激症状、少尿、血尿及蛋白尿。后者可采用多饮水或同时服用巯乙磺酸钠来预防。

氮芥（chlormethine，nitrogen mustard，HN_2）

氮芥是最早用于临床的双功能基团烷化剂。其作用机制是氮芥可与鸟嘌呤第 7 位氮呈共价结合，产生 DNA 的双链内交叉联结或 DNA 的同链内不同碱基的交叉联结，阻止 DNA 复制，造成细胞损伤或死亡。对肿瘤细胞的 G_1 期和 M 期杀伤作用最强，大剂量时对各期细胞均有杀伤作用，属细胞周期非特异性药物。目前主要用于霍奇金病、非霍奇金淋巴瘤等。由于 HN_2 具有高效、速效的特点，尤其适用于纵隔压迫症状明显的恶性淋巴瘤病人。不良反应主要为明显的胃肠道反应和骨髓抑制。

噻替哌（thiotepa，thiophosphoramide，TSPA）

噻替哌结构中含三个乙撑亚胺基，性质非常活泼，具有较强的细胞毒作用，抗肿瘤机制类似氮芥，特点为选择性高，抗瘤谱广，局部刺激性小。为细胞周期非特异性药物，主要用于治疗乳腺癌、卵巢癌、肝癌、恶性黑色素瘤和膀胱癌等。主要不良反应为骨髓抑制，可有食欲减退、恶心及呕吐等胃肠反应。

白消安（busulfan）

白消安（马利兰，myleran）属双甲基磺酸酯类的双功能烷化剂，为细胞周期非特异性药物。进入人体内磺酸酯基团的环状结构打开，通过与细胞的 DNA 内鸟嘌呤起烷化作用而破坏 DNA 的结构与功能。对骨髓有选择性抑制作用，能明显抑制粒细胞的生成。主要适用于慢性粒细胞白血病的慢性期。主要不良反应为骨髓抑制，常见为粒细胞减少，血小板减少；长期服用或用药量过大可致肺纤维化；可有皮肤色素沉着，高尿酸血症及性功能减退，男性乳房女性化，睾丸萎缩，女性月经不调等。

卡莫司汀（carmustine）

卡莫司汀（氯乙亚硝脲，卡氮芥，BCND）为亚硝脲类烷化剂。对 DNA、RNA 和蛋白质均有烷化作用。属细胞周期非特异药物，对增殖期细胞各期都有作用，对静止期细胞也有作用。由于药脂溶性高，能够通过血-脑屏障，故对脑瘤（恶性胶质细胞瘤、脑干胶质瘤、神经管细胞瘤、星形胶质细胞瘤、室管膜瘤）、脑转移瘤和脑膜白血病有效，对恶性淋巴瘤、多发性骨髓瘤、恶性黑色素瘤也有一定疗效。主要不良反应有骨髓抑制、胃肠道反应及肺部毒性等。

（二）破坏 DNA 的铂类配合物

顺铂（cisplatin，DDP）

顺铂为第一代铂类化合物。是二价铂与两个氯原子和两个氨基结合的重金属化合物。主要作用靶点为 DNA，二价铂与 DNA 链上的碱基形成交叉联结，破坏 DNA 的结构和功能。属细胞周期非特异性药。顺铂具有抗瘤谱广、对乏氧肿瘤细胞有效的特点。对非精原细胞性睾丸瘤有特效、对其他实体瘤如头颈部鳞状细胞癌、卵巢癌、前列腺癌、膀胱癌、淋巴肉瘤及肺癌有较好疗效，为联合化疗常使用的药物。主要不良反应有消化道反应、骨髓抑制、神经毒性表现为外周神经障碍和耳毒性；大剂量久用可致严重而持久的肾毒性。

卡铂（carboplatin，CBP）

卡铂也称碳铂，为第二代铂类化合物。作用与顺铂相似，并存在交叉耐药。抗肿瘤活性较顺铂强，用于治疗小细胞肺癌、头颈部癌、卵巢癌、睾丸癌等。主要不良反应为骨髓抑制，对消化道、肾及耳毒性比顺铂低。

（三）拓扑异构酶抑制剂

喜树碱类

喜树碱（camptothecine，CPT）是从我国特有的植物喜树的果实和根皮中提取的一种生物碱。羟基喜树碱（hydroxycamptothecine，HCPT）为喜树碱羟基衍生物。

喜树碱类特异性抑制 DNA 拓扑异构酶 I（DNA-topoisomerase I，TOPO-I）的活性，从而破坏 DNA 结构，并抑制 DNA 的合成。属细胞周期非特异性药物，对 S 期作用强于 G_1 和 G_2 期。喜树碱类对胃癌、食管癌、结肠癌、直肠癌、肝癌、急性白血病和慢性粒细胞白血病、绒毛膜上皮癌、膀胱癌等均有一定疗效。本类药物不良反应较大，主要有泌尿系统刺激症状（血尿、尿频、尿急），胃肠道反应；骨髓抑制，少数患者出现脱发。羟基喜树碱比喜树碱作用更强、不良反应更小。

鬼臼毒素衍生物

依托泊苷（etoposide，鬼臼乙叉苷，VP16）和替尼泊苷（teniposide，鬼臼噻吩苷，VM-26）为鬼臼毒素（podophyllotoxin）的半合成衍生物。通过与 DNA 拓扑异构酶Ⅱ结合干扰 DNA 拓朴异构酶Ⅱ（DNA topoisomeraseⅡ）的功能，使断裂的 DNA 双链不能重新连接，致使受损的 DNA 不能修复。属细胞周期非特异性抗肿瘤药物。作用于 S 期和 G_2 期。主要用于治疗小细胞肺癌，也用于恶性淋巴瘤、睾丸肿瘤的治疗。不良反应有骨髓抑制及消化道反应等。

（四）破坏 DNA 的抗生素类

丝裂霉素（mitomycin C）

丝裂霉素（自力霉素，MMC）为细胞周期非特异性药物。对肿瘤细胞的 G_1 期、特别是晚 G_1 期及早 S 期最敏感。静脉给药，在体内转化为活性分子，具有烷化作用，可与 DNA 发生交叉联结，也能使部分 DNA 链断裂，抑制 DNA 合成，对 RNA 及蛋白合成也有一定的抑制作用。抗瘤谱广，与博来霉素、长春新碱合用治疗子宫颈癌，与多柔比星、5-FU 合用治疗胃癌、胰腺癌、肺癌，还可用于乳腺癌、慢性粒细胞性白血病、恶性淋巴瘤等。不良反应主要为骨髓抑制，可致白细胞及血小板减少；胃肠道反应，恶心、呕吐；对局部组织有较强的刺激性，若药液漏出血管外，可引起局部疼痛、坏死和溃疡。

博来霉素（bleomycin，BLM）

博来霉素为含多种糖肽的复合抗生素，主要成分为 A2。平阳霉素（pingyangmycin，争光霉素，PYM）则为单一组分 A5。其作用机制为与铜或铁离子络合，产生氧自由基，使 DNA 单链断裂，阻止 DNA 的复制，干扰细胞分裂繁殖。BLM 对 G_2 期细胞杀伤作用最强，属细胞周期非特异性药物。主要用于鳞状上皮癌和淋巴瘤的治疗。不良反应有发热、脱发等。肺毒性是最严重的不良反应，可引起间质性肺炎或肺纤维化，若出现肺部症状者，应立即停药并给予肾上腺皮质激素。

三、干扰转录过程和阻止 RNA 合成的药物

本类药物可嵌入 DNA 碱基对之间，干扰转录过程，阻止 mRNA 的合成，属于 DNA 嵌入剂。如多柔比星等抗生素和放线菌素 D。

笔记栏

多柔比星(doxorubicin，ADM)

多柔比星(adriamycin，阿霉素)为蒽环类抗生素，能非特异性嵌入DNA碱基对之间，与DNA结合形成复合物，影响DNA复制和RNA合成。多柔比星属细胞周期非特异性药物。ADM的特点为：①抗瘤谱广，疗效高，主要用于急性淋巴细胞白血病和急性粒细胞白血病，也用于乳腺癌、卵巢癌、胃癌、肺癌、膀胱癌、头颈部癌等实体癌。②毒性较低，化疗指数高，不良反应有骨髓抑制、胃肠道反应和口腔溃疡；可发生心脏毒性，表现为心动过缓，包括室上性心动过缓和心电图改变，可引起心肌退行性病变和心肌间质水肿，对已有心功能损害的患者需监测心功能，一旦心功能下降，立即停药。

柔红霉素(daunomycin)

柔红霉素(daunorubcin，rubidomycin，柔毛霉素，红比霉素，正定霉素)抗瘤谱较广，抗恶性肿瘤作用和机制与多柔比星相同，为细胞周期非特异性药物。临床主要用于对常用抗肿瘤药耐药的急性淋巴细胞或粒细胞白血病。对淋巴肉瘤、骨肉瘤、骨骼肌肉瘤及绒癌等也有一定疗效。

放线菌素(dactinomycin)

放线菌素D(更生霉素，DACT)为多肽类抗恶性肿瘤抗生素。作用机制为放线菌素D能嵌合于DNA双螺旋中相邻的鸟嘌呤和胞嘧啶碱基(G-C)之间，与DNA形成复合体，阻碍RNA多聚酶的功能，抑制mRNA合成，干扰细胞的转录过程。为细胞周期非特异性药物，以G_1期尤为敏感，阻碍G_1期细胞进入S期。特点为抗瘤谱较窄，对霍奇金病、绒毛膜上皮癌及神经母细胞瘤疗效突出；对睾丸癌、儿童肾母细胞瘤和横纹肌肉瘤亦有效。不良反应常见有胃肠道反应、骨髓抑制，血小板及粒细胞减少；口腔溃疡、脱发等。

四、抑制蛋白质合成与功能的药物

这类药物通过干扰肿瘤细胞核蛋白体的功能、氨基酸的供应或微管蛋白聚合，从而抑制肿瘤细胞的增殖和分裂。包括：①微管蛋白活性抑制剂；②干扰核蛋白体功能的药物；③影响氨基酸供应的药物。

笔记栏

(一) 微管蛋白活性抑制剂

紫杉醇类

紫杉醇(paclitaxel，taxol)是由短叶紫杉或我国红豆杉的树皮中提取的有效成分。紫杉特尔(taxotere，docetaxel)为人工半合成品，基本结构与紫杉醇相似，水溶性较高。

本类药物化学结构新颖，作用机制独特，对耐药肿瘤细胞有效，是近年受到广泛重视的新型抗微管药物。其作用特点为：①不影响DNA和RNA合成。②选择性促进微管蛋白聚合并抑制其解聚，从而使纺锤体失去正常功能，抑制细胞有丝分裂。紫杉醇具有显著的放射增敏作用，可能是使细胞的周期终止于对放疗敏感的G_2和M期。常用于卵巢癌和乳腺癌的一线和二线治疗。也可用于头颈癌、食管癌、精原细胞瘤、复发非何金氏淋巴瘤等的治疗。不良反应主要包括过敏反应，多数为1型变态反应，表现为支气管痉挛性呼吸困难，荨麻疹和低血压；骨髓抑制，表现为中性粒细胞减少；神经毒性、心血管毒性及肠道反应。

长春碱类

长春碱类化合物是从夹竹桃科植物长春花(*Catharanthus Foseus*)中提取的生物碱。自证实此类化合物具有抗肿瘤活性以来，现已正式用于临床的有长春碱(vinblastine，VLB)、长春新碱(vincristine，VCR)、长春地辛(vindesine，VDS)及长春瑞滨(vinorelbine，NVB)。该类药物主要抑制微管蛋白的聚合，而妨碍纺锤体微管的形成，使有丝分裂停止于中期。也可作用于细胞膜，干扰细胞膜对氨基酸的转运，使蛋白质合成受抑制，亦可抑制RNA合成。长春碱抗瘤谱较广，属细胞周期特异性药物，主要作用于M期细胞。VLB对恶性淋巴瘤、睾丸肿瘤、绒毛膜癌疗效较好，对肺癌、乳腺癌、卵巢癌、皮肤癌、肾母细胞瘤及单核细胞白血病也有一定疗效。VCR对急性白血病，尤其是儿童急性白血病，对急性淋巴细胞白血病疗效显著；也可用于恶性淋巴瘤、生殖细胞肿瘤、小细胞肺癌、尤文肉瘤、肾母细胞瘤、神经母细胞瘤等。VDS主要用于治疗小细胞肺癌、恶性淋巴瘤、乳腺癌、食管癌及恶性黑色素瘤等。NVB主要用于非小细胞肺癌、转移性乳腺癌以及难治性淋巴瘤、卵巢癌、头颈部肿瘤。长春碱类毒性反应主要包括骨髓抑制、神经毒性、消化道反应、脱发以及注射局部刺激等。VCR外周神经系统毒性较大，表现为指、趾麻木，肌无力，腱反射抑制，外周神经炎。

（二）干扰核糖体功能的药物

三尖杉生物碱类

三尖杉酯碱（harringtonine）和高三尖杉酯碱（homoharringtonine）是从三尖杉属植物的枝、叶和树皮中提取的生物碱。能抑制真核细胞蛋白质的合成，使其多聚核糖体解聚，从而干扰蛋白核糖体的功能。对细胞DNA的合成也有抑制作用。属细胞周期非特异性药物，但对S期细胞作用更明显。适用于各型急性非淋巴细胞白血病的诱导缓解期及继续治疗阶段，尤其对急性早幼粒细胞性白血病、急性单核细胞性白血病、急性粒细胞性白血病疗效更佳，对骨髓增生异常综合征、慢性粒细胞性白血病及真性红细胞增多症等亦有一定疗效。不良反应包括骨髓抑制、心脏毒性、消化道反应、脱发等。

五、调节体内激素平衡药

1896年英格兰外科医师Beatson观察到卵巢切除能导致转移性乳腺癌的消退。此后，激素与肿瘤生长的关系开始受到重视。由于某些肿瘤如乳腺癌、前列腺癌、卵巢癌、睾丸肿瘤、子宫内膜癌等与激素失调有关，因此应用某些激素或拮抗药来改变激素平衡失调状态，达到抑制依赖激素生长的肿瘤细胞的增殖，而且没有骨髓抑制等不良反应，但激素使用不当也会对机体产生不良影响。

糖皮质激素类（glucocorticoids）

临床上常用的有泼尼松（prednisone）、泼尼松龙（prednisolone）等。作用机制为糖皮质激素类药物能抑制淋巴组织，使淋巴细胞溶解。临床应用于急性淋巴细胞白血病和恶性淋巴瘤有较好疗效。作用快但不持久，易产生耐药性。对慢性淋巴细胞白血病，除减少淋巴细胞数外，尚可降低或缓解血液系统并发症（自身免疫性溶血和血小板减少症）。对其他肿瘤无效，仅在肿瘤引起发热不退、毒血症状明显时，少量短期应用以改善症状。

雌激素类

临床上常用的是己烯雌酚（diethylstilbestrol）。作用机制为通过抑制下丘脑及垂体，减少促间质细胞激素的分泌，从而减少睾丸间质细胞和肾上腺皮质的雄激素分泌，尚可直接对抗雄激素对前列腺癌组织生长的促进作用；所以己烯雌酚对前列腺癌有效。己烯雌酚还用于绝经5年以上的乳腺癌患者的治疗。

雄激素类

临床常用抗肿瘤治疗的雄激素如丙酸睾酮（testosterone propionate）、氟甲睾酮（fluoxymesterone）和庚酸睾酮（testosterone heptanoate），可抑制垂体前叶促卵泡激素的分泌，使卵巢合成和分泌雌激素减少，也可对抗雌激素的作用和对抗催乳素对乳腺癌细胞的促进作用。可用于晚期乳腺癌或乳腺癌转移者，疗效较好。雄激素还能促进蛋白质合成，可改善晚期患者的一般症状。

他莫昔芬

他莫昔芬（tamoxifen，TAM，三苯氧胺）为合成雌激素竞争性拮抗剂。能阻断雌激素对乳腺癌的促进作用，抑制乳腺癌生长，用于治疗乳腺癌，与雄激素的疗效同，但无雄激素的男性化副作用。

第三节　抗肿瘤药应用原则

抗肿瘤药主要用于三种情况：①治疗全身性肿瘤和晚期肿瘤，如白血病、多发性骨髓瘤、转移扩散的肿瘤及亚临床微小恶性肿瘤灶；②肿瘤手术及放射治疗的辅助化疗；③肿瘤手术前的辅助化疗。无论用于哪种情况，都应注意多药联合用药，并掌握以下原则。

1. 依据细胞增殖动力学规律　增长缓慢的实体瘤，一般处于G_0期的细胞较多，可先用周期非特异性药物，杀灭增殖期及G_0期细胞，使其余细胞进入增殖周期，再用周期特异性药物杀灭。对于快速生长的肿瘤如急性白血病，则先用周期特异性药物杀灭S期或M期细胞，再用周期非特异性药物杀灭其他各期细胞。

2. 依据抗肿瘤药的作用机制　不同作用机制的药物联合应用，一般都可增强疗效。①序贯抑制：用两种以上药物作用于肿瘤细胞同一代谢途径的前后两个阶段，可提高疗效。如羟基脲与阿糖胞苷先后使用，前者抑制核苷酸还原酶，后者抑制DNA多聚酶，从而阻止DNA的生物合成。②同时抑制：用两种以上药物同时阻断肿瘤细胞同一代谢的不同途径。如阿糖胞苷和巯嘌呤，前者抑制DNA多聚酶，后者抑制嘌呤核苷酸合成，从而共同抑制DNA合成。③互补抑制：将抑制核酸合成的药物与直接损伤生物大分子的药物配合，既阻断DNA合成，又阻止DNA的修复。如多柔比星与环磷酰胺的合用。

3. 依据抗肿瘤药物的毒性 不同的抗肿瘤药物有不同的毒性，多数抗肿瘤药物均有骨髓抑制的作用，而激素类药物、长春碱类及博来霉素无此方面的毒性或作用轻，与此类药物合用，则可减少毒性，提高疗效。

4. 依据抗肿瘤药物抗瘤谱 如胃肠道腺癌宜用氟尿嘧啶、噻替哌、环磷酰胺等，慢性粒细胞白血病首选白消安，而肉瘤则选用环磷酰胺、顺铂等较好。

5. 恢复和提高机体免疫力 停用抗肿瘤药物治疗的间期，宜用生物反应调节剂或免疫功能调节剂，既可提高机体的免疫功能，还可恢复骨髓的造血功能。

（谢文利）

笔记栏

第40章 解毒药

解毒药是指能排除或中和毒物，对抗毒性作用，减弱毒性反应，解除或减轻中毒症状，降低中毒死亡，以治疗中毒为目的的药物。解毒药按其适用的范围，可分为一般解毒药和特殊解毒药两类。前者适用范围广泛，但专一性低，疗效较差，如药用炭、淀粉、鞣酸、高锰酸钾、弱酸或弱碱等药物，通过吸附、保护、沉淀、氧化、中和等物理和化学作用发挥解毒作用；后者对毒物的解毒作用具有高度专一性，包括对症性解毒药及对因性解毒药，在中毒急救中具有重要意义。

第一节　金属类中毒解救药

铅、汞等重金属和砷、锑等类金属中的金属离子进入机体后，可与组织细胞中某些酶活性中心或其他活性成分的—NH_2、—SH、—COOH等基团结合，导致这些酶失活，引发人体中毒。例如：

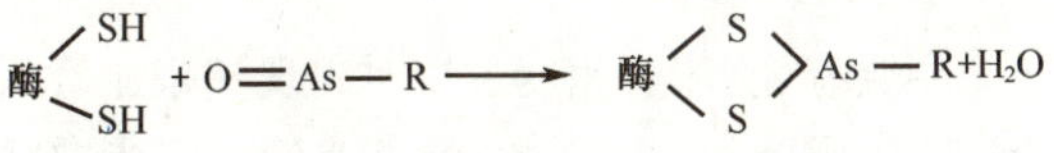

（巯基酶）（砷化物）（酶失活）

金属类中毒解救药物多为金属络合剂，能与体内的金属或类金属离子结合成稳定的络合物，从而改变原来金属的特性，生成低毒或无毒的可溶性化合物被排出体外。凡能与金属、类金属络合成稳定而可溶的络合物，并使之失去毒性的药物称为金属中毒解毒药。

二巯丁二钠（sodium dimercaptosuccinate，Na-DMS）

二巯丁二钠系我国创制的解毒药，水溶液不稳定，易水解，久置有较大毒性，必须临用前配制。

【药理作用】

二巯丁二钠含有两个活泼的巯基，与金属离子有较强的亲和力，能夺取与巯基酶结合的金属离子，生成不易解离的无毒性环状化合物，由尿排出体外，从而保护和恢复酶活性。二巯丁二钠作用与二巯基丙醇相似，对锑剂的解毒作用较二巯基丙醇强，且毒性较低。

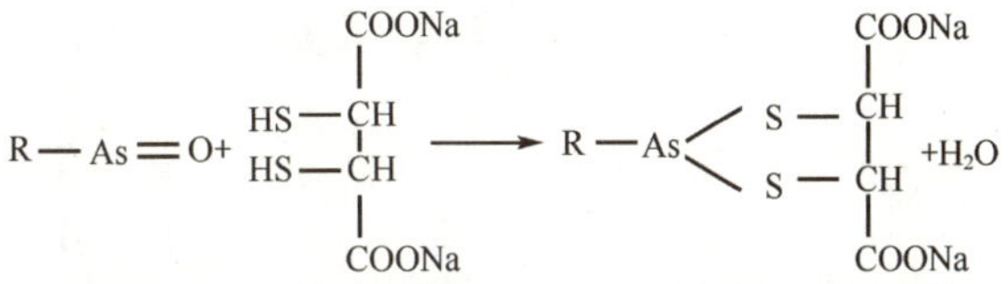

（砷化物）（二巯丁二钠）（无毒性环状化合物）

【临床用途】

对锑、汞、铅、砷等中毒均有显著效果，对酒石酸锑的排毒效果较二巯基丙醇强10倍，且毒性小，但排汞效果不及二巯基丙磺酸钠，对铜、钴、镍等也有效。对肝豆状核变性病有驱铜及减轻症状的效果。该药宜早期应用，反复应用，以防病情反复。

二巯丁二酸钠为充氮安瓿内的白色粉末状结晶，呈无色或微红色，水溶液如呈土黄色或混浊时忌用。临用时配成10%溶液，静脉缓慢注射，急性中毒每日3～4g，分次注射，3～5天后酌减。亦可口服N-巯基丁二酸片剂1.5g/天。

【不良反应】

静脉注射后可出现轻度头晕、四肢无力、恶心、腹痛；另有口臭、咽喉干燥、胸闷、胃纳减退、蛋白尿、管型尿等不良反应。减慢注射速度，会减轻不良反应。

二巯基丙醇（dimercaprol）

【药理作用】

能与金属或类金属离子形成稳定结合物，从而防止金属或类金属中毒；并可夺取已与酶结合的离子，使酶复活，达到解毒目的。

【临床用途】

主要用于砷、汞盐中毒；对锑中毒效果不一，铅中毒效果差；对铋、铬、镍等中毒也有效，应及早并反复给药。

【不良反应】

常有恶心、呕吐、头痛、腹痛、四肢麻木、心动过速、惊厥、血压升高等。

其他金属中毒解救药见表40-1。

表 40-1 常用金属中毒解救药

解毒药	解毒谱	作用及特点	不良反应
依地酸钙钠	铅、镉、锰、铬、铜、镍	与金属离子结合形成可溶而稳定的络合物，排出体外	头晕、恶心、发热、寒战、皮炎等
青霉胺	汞、镍、铜、锌、镉、铅	与金属离子结合形成可溶而稳定的络合物，尤其用于肝豆状核变性时，可促进组织中沉积铜的排出	恶心、呕吐、发热、白细胞减少等
去铁胺	铁	与Fe^{3+}螯合成稳定无毒的螯合物，从尿和胆汁排出	胃肠道刺激症状、低血压、心悸、惊厥、休克等
二巯丙磺钠	砷、汞、铋、铬、锑、铜	作用同二巯丁二钠	恶心、头晕、心悸、口唇发麻等，个别病人有过敏反应
巯乙胺	铅、X线、放射线	解除金属离子对体内细胞酶系统的损伤作用，能与金属离子结合，还具有抗氧化性能	恶心、呕吐、嗜睡、呼吸抑制、白细胞减少等
喷替酸钙钠	铀、锶、钇、锌、钴、铬	作用同依地酸钙钠	皮炎、轻度头晕、无力、恶心、食欲不振、腹泻

第二节 氰化物中毒解救药

氰化物是作用最快最强的毒物之一，分为无机氰化物和有机氰化物。常见的无机氰化物有氢氰酸、氰化钾及氰化钠；有机氰化物指桃、杏、梅、樱桃等核仁和木薯等植物中含有的各种氰苷，可水解产生氢氰酸，误食过量可中毒。

氰化物进入机体后，很快释出CN^-，与细胞色素氧化酶中的Fe^{3+}结合，阻断氧化过程中的电子传递，使组织不能利用氧，引起细胞缺氧，可出现呼吸中枢麻痹，如救治不及时，可很快导致死亡。氰化物中毒的解救药可分为两类：高铁血红蛋白形成剂和供硫剂。对氰化物中毒的解救，除采用一般急救措施外，首先使用亚硝酸类或大剂量亚甲蓝使酶复活，再用硫代硫酸钠加速毒物排出。

一、高铁血红蛋白形成剂

亚硝酸钠(sodium nitrite)

【药理作用】

亚硝酸钠作用较慢，但生成的高铁血红蛋白量较多。能使血红蛋白中的Fe^{2+}氧化为Fe^{3+}，形成高铁血红蛋白。由于高铁血红蛋白中的Fe^{3+}与氰化物中CN^-的结合力比氧化型细胞色素氧化酶中的Fe^{3+}更强、更牢固，故既能清除血液中游离的氰离子，还能夺取已经与氧化型细胞色素氧化酶结合的氰离子，从而达到保护和恢复细胞色素氧化酶活性的作用，并解除氰离子的毒性。但与氰化高铁血红蛋白结合的氰离子还能解离释放，使症状重现，故还应给予硫代硫酸钠，使氰化物转变为无毒的硫氰酸盐，从机体排出。

$$\begin{matrix}\text{高铁血红蛋白}\\ + \\ \text{氰化细胞色素}\\ \text{氧化酶(失活)}\end{matrix} \rightleftharpoons \begin{matrix}\text{氰化高铁血红蛋白}\\ + \\ \text{细胞色素氧化酶(复活)}\end{matrix}$$

【临床用途】

氰化物中毒。

【不良反应】

主要有：①注射速度过快时出现扩张血管反应：恶心、呕吐、头昏、头疼等；②高铁血红蛋白症反应：发绀、呼吸困难、循环衰竭等。

二、供 硫 剂

硫代硫酸钠(sodium thiosulfate)

【药理作用】

硫代硫酸钠又名大苏打、海波($Na_2S_2O_3 \cdot 5H_2O$)，具有活泼的硫原子，能供给硫，在转硫酶(硫氰酸酶)的作用下，硫代硫酸钠能同体内游离的或与高铁血红蛋白结合的氰离子结合，形成无毒的硫氰酸盐从肾排出体外，与亚硝酸盐配合使用，疗效可显著提高。

$$\underset{\text{(硫代硫酸钠)}}{Na_2S_2O_3} + CN^- \xrightarrow[\text{(肝肾脑)}]{\text{转硫酶}} \underset{\text{(亚硫酸钠)}}{Na_2SO_3} + SCN^-\text{(无毒)}$$

(硫氰酸根)

硫代硫酸钠在血液中能生成亚硫酸钠，亚硫酸根离子可与钡离子化合成无毒的亚硫酸钡，从肾排出体外。硫代硫酸钠是钡盐中毒的特效解毒药。

笔记栏

【临床用途】

(1) 氰化物中毒。

(2) 砷、汞、铋、碘、钡中毒。

(3)荨麻疹、疥疮、花斑癣。

【不良反应】

头晕、无力、恶心、呕吐等。

第三节　高铁血红蛋白血症解毒药

血液中的氧主要以氧合血红蛋白的形式运输。当血红蛋白中的 Fe^{2+} 氧化成 Fe^{3+} 时，便失去运 O_2 的能力，称为高铁血红蛋白血症，从而导致组织缺氧，产生发绀、呼吸困难、晕厥、循环衰竭等反应。引发高铁血红蛋白血症的原因有三种：①误食工业用盐亚硝酸钠；②食用含有大量亚硝酸盐的烂白菜及腌渍的酸菜；③大剂量伯氨喹等药物中毒。

亚甲蓝(methylthionine)

【药理作用】

亚甲蓝又名美蓝，为一种氧化还原剂，进入机体后，在酶的作用下产生递氢作用，其氧化还原作用与剂量有关。因剂量不同对血红蛋白有相反的作用，高浓度时(5～10mg/kg 体重，缓慢静注)具有氧化性，直接使血红蛋白氧化为高铁血红蛋白，可用于氰化物中毒的急救，但疗效较差，仅适用于轻度中毒的病例；低浓度时(1～2mg/kg 体重，缓慢静注)具有还原性，在还原型辅酶Ⅰ脱氢酶的作用下，亚甲蓝还原成为还原型亚甲蓝，还原型亚甲蓝可将高铁血红蛋白还原为能携 O_2 的正常血红蛋白，用以治疗高铁血红蛋白血症。

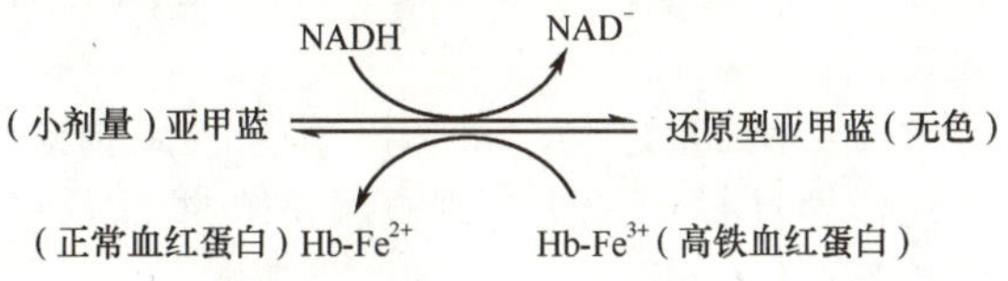

【临床用途】

小剂量应用于急性苯胺、硝基苯中毒时引起高铁血红蛋白症的治疗，与大剂量维生素 C、葡萄糖合用可提高亚甲蓝的疗效。以 1%溶液 5～10 ml 加入 25%葡萄糖溶液 20～40 ml 静脉缓慢注射，如有必要，1～2 小时后可重复 1 次；大剂量用于治疗氰化物中毒。

【不良反应】

腹痛、恶心、心前区疼痛、眩晕及神志不清等。

第四节　有机磷酸酯类中毒解毒药

一、有机磷酸酯类概述

(一) 有机磷酸酯类的分类

有机磷酸酯类(organophosphate)可与胆碱酯酶牢固结合而产生毒性作用，属于难逆性胆碱酯酶抑制剂，毒性很强。可分为以下两类：

1. 农业杀虫剂　敌敌畏、乐果、对硫磷、内吸磷、美曲膦酯等。

2. 神经毒剂　塔崩、沙林、梭曼等。

(二) 有机磷酸酯类中毒的机制

有机磷酸酯类的作用机制与可逆性抗胆碱酯酶药相似，只是与胆碱酯酶(AChE)结合更加牢固，形成难以水解的磷酰化胆碱酯酶，使酶活性被抑制且难以恢复，胆碱酯酶失去水解乙酰胆碱(ACh)的能力，造成体内乙酰胆碱大量堆积而引起一系列中毒症状。若不及时使用胆碱酯酶复活药，胆碱酯酶可在几分钟至几小时内“老化”而失活，此时即使用胆碱酯酶复活药，也不能恢复酶的活性，必须等待新生的胆碱酯酶出现。所以病人一旦中毒应迅速去除毒物，紧急采取救治措施，而且要持续进行。

(三) 有机磷酸酯类中毒的表现

有机磷酸酯类通过呼吸道、消化道、皮肤和黏膜吸收后均可引起中毒。轻度中毒表现以 M 样症状为主；中度中毒同时表现出 M 样症状和 N 样症状；严重中毒时，除 M 样和 N 样症状外，还有中枢神经系统症状。

1. M 样症状　激动 M 受体引起：

(1) 眼：瞳孔缩小、视力模糊、眼痛。

(2) 腺体：流涎、流泪、流涕、汗多、呼吸道分泌物多，肺部有湿啰音。

(3) 呼吸系统：胸闷、气短、呼吸困难。

(4) 胃肠道：恶心、呕吐、腹痛、腹泻、大小便失禁。

(5) 心血管系统：心率减慢、血压下降或血压升高。

2. N_2样症状 激动N_2受体引起肌肉震颤、抽搐、肌无力或麻痹。

3. 中枢症状 有机磷酸酯类中毒后，脑内乙酰胆碱堆积过多，可导致烦躁不安、头痛、头晕、昏迷、窒息、血压下降。

有机磷酸酯（有毒性）+ 胆碱酯酶（有活性）⟶ 磷酰化胆碱酯酶（失活性）⟶ ACh↑

ACh↑ ⟶ {MR兴奋、NR兴奋、中枢兴奋} ⟶ {M样症状、N样症状、中枢症状}

二、常用解毒药

（一）M受体阻断药

阿托品（atropine）

【药理作用】

阿托品为M受体阻断剂，能与M受体结合，用于有机磷中毒病人时，可使堆积的乙酰胆碱不能作用于M受体，从而竞争性地拮抗乙酰胆碱对M胆碱受体的激动作用，解除有机磷酸酯类中毒的M样症状。又因其能通过血-脑屏障，也可对抗部分中枢症状，但对骨骼肌兴奋症状无效，也不能使被抑制的胆碱酯酶复活，故常和胆碱酯酶复活药合用。

【临床用途】

有机磷酸酯轻度中毒可肌内注射，中、重度中毒应肌内或静脉注射，用量根据病情确定。阿托品应用原则是早期、足量、反复用药，当达到阿托品化（瞳孔较前散大、口干、皮肤干燥、面部绯红、肺部湿啰音消失）后再减量维持。同时，应尽早应用胆碱酯酶复活药，防止阿托品过量中毒。

除阿托品外，其他M受体阻断药如东莨菪碱等也能对抗有机磷酸酯类毒物引起的M样症状。

（二）胆碱酯酶复活药

胆碱酯酶复活药（cholinesterase reactivators）是一类能使已被有机磷酸酯类毒物抑制的胆碱酯酶恢复活性的药物。目前常用的有氯解磷定、碘解磷定等。它们的分子中都含有季铵基和肟基两个不同的功能基团，带正电的季铵氮可与磷酰化胆碱酯酶的阴离子部位以静电引力相结合，肟基可与磷酰化胆碱酯酶的磷酰基形成共价键结合，形成肟类-磷酰化胆碱酯酶复合物，进而磷酰肟从磷酰化胆碱酯酶上脱落，游离出胆碱酯酶，恢复其水解乙酰胆碱的活性。

氯解磷定（pralidoxime chloride）

氯解磷定属于盐酸盐，恢复AChE活性作用强、不良反应小、水溶性好、使用方便、可静脉或肌内注射，是临床上胆碱酯酶复活药中的首选药。

【药理作用】

既能使被有机磷酸酯抑制的胆碱酯酶恢复活性，又能直接与游离的有机磷酸酯结合，从而双重解除毒性。

1. 直接解毒作用 氯解磷定能直接与体内游离的有机磷酸酯结合，形成无毒的磷酰化氯解磷定由尿中排出，从而保护了胆碱酯酶不受有机磷酸酯类毒物的影响：

有机磷＋氯解磷定⟶磷酰化氯解磷定＋HX

2. 恢复胆碱酯酶活性 本药能和磷酰化胆碱酯酶中的有机磷酰基结合，使胆碱酯酶游离，活性恢复：

磷酰化胆碱酯酶＋氯解磷定⟶磷酰化氯解磷定＋胆碱酯酶（复活）。

【临床用途】

用于各种急性有机磷酸酯类中毒，能迅速解除N样症状，消除肌束颤动。应用原则是早期、适量、反复应用。但对M样症状效果差，故应与阿托品同时应用。

【不良反应】

（1）肌内注射时局部有轻微疼痛。

（2）静脉注射过快（＞500mg/min）可出现头痛、乏力、眩晕、视力模糊、复视、恶心及心动过速。

（3）用药量过大（＞8 g/24 h）可导致神经-肌肉传导阻滞，严重者呈现癫痫发作、抽搐及呼吸抑制。

碘解磷定（pralidoxime iodide）

本药简称派姆（PAM），为最早应用的胆碱酯酶复活药。属于碘盐，复能作用差、水溶解度低（5%），只能静脉给药，不能肌内注射；不良反应（心动过速）明显，静脉注射过快可导致呼吸肌抑制等危象，是临床上次选的胆碱酯酶复活药。

三、临床用药原则

1. 联合用药　根据有机磷酸酯中毒程度，可采用胆碱酯酶复活剂与阿托品联合用药，轻度中毒可单用胆碱酯酶复活药。两药合用时，应减少阿托品的用量，以免发生阿托品中毒。阿托品能对抗M样中毒症状，作用快。胆碱酯酶复活药不但能恢复胆碱酯酶的活性，而且能直接与有机磷酸酯结合，对抗烟碱样中毒症状，二者合用能取得较好的疗效。

2. 尽早、足量用药　磷酰化胆碱酯酶易老化，故给药愈早疗效愈好；足量给药疗效高，恢复快。胆碱受体阻断药足量的指标是：用药后M样中毒症状迅速消失或出现轻度阿托品化。胆碱酯酶复活药足量的指标是：用药后烟碱样中毒症状消失，全血或红细胞中胆碱酯酶活性分别恢复到50%～60%或30%以上。

3. 重复用药　中、重度中毒或毒物尚不能从吸收部位彻底清除时，应重复给药，以巩固疗效。

4. 根据病情选择用药　胆碱酯酶复活药对甲拌磷、内吸磷、对硫磷、甲胺磷和肟硫磷等中毒疗效不明显。双复磷对敌敌畏及美曲磷酯中毒疗效较碘解磷定为好。胆碱酯酶复活药对中毒24～48小时后已老化的有机磷酸酯无复活作用，此时应以胆碱受体阻断药治疗为主。

第五节　生物毒素中毒解救药

蛇毒是毒蛇所分泌的有毒物质，主要有神经毒和血液毒等。神经毒可引起肌肉瘫痪，呼吸麻痹；血液毒可引起出血，如出血量大可致失血性休克。毒蛇咬伤处需及时处理，并注射抗毒血清进行解毒。

精制抗蛇毒血清：以蛇毒为抗原，对马进行免疫，使马血中产生抗体后制成血清，它能中和蛇毒。目前，已有蝮蛇、银环蛇、五步蛇、眼镜蛇等精制抗蛇毒血清。抗蛇毒血清注射后可引起过敏反应，如发热、皮疹、胸闷、气短、苍白、恶心、呕吐等。

（谢文利）

笔记栏

中文药名索引

M

英文药名索引